FAKTEN FOCUS

350 deutsche Kliniken im Test

Die FOCUS-Klinikliste mit dem Lexikon für Patienten und ihre Angehörigen

FAKTEN FOCUS

In derselben Reihe erscheinen:

FOCUS Fakten **Selbstständig mit Zukunft**
Das Lexikon für Existenzgründer

FOCUS Fakten **Naturkatastrophen**
Das Lexikon zu ihren Ursachen und Folgen

FOCUS Fakten **Ernstfall Erbfall**
Das Lexikon zum Erben und Vererben

in Vorbereitung:

FOCUS Fakten **Bulle und Bär – Geld verdienen an Börse und Finanzmärkten**
Das Lexikon für Börsenneulinge

FOCUS Fakten **Der Euro**
Das Lexikon zur neuen Währung

FOCUS Fakten **Wie war das noch ...?**
Allgemeinbildung in Geschichte und Politik

FAKTEN FOCUS

350 deutsche Kliniken im Test

Die FOCUS-Klinikliste mit dem Lexikon für Patienten und ihre Angehörigen

Herausgegeben von Meyers Lexikonredaktion
in Zusammenarbeit mit der
FOCUS Magazin-Verlag GmbH, München

MEYERS LEXIKONVERLAG

Redaktion: Klaus M. Lange

Das vorliegende Buch basiert auf der Serie »Die große Klinik-Liste« aus »FOCUS. Das moderne Nachrichtenmagazin«:
Konzeption der Serie: Ulrike Bartholomäus, Karl-Richard Eberle unter Mitarbeit von Klaus Patzak und Dr. Christoph Unger aus FOCUS Heft 42 (1998), S. 176–201
»**Starkes Geschlecht – schwierige Patienten**«: Texte von Gaby Miketta und Karl-Richard Eberle aus FOCUS Heft 43 (1998), S. 198–219
»**High-Tech-Medizin mit Wohlfühlklima**«: Texte von Dr. Heike Kovacs, Dagmar Metzger und Ulrike Bartholomäus aus FOCUS Heft 45 (1998), S. 202–219
»**Genesen ist kein Kinderspiel**«: Texte von Dr. Hans Haltmeier und Karl-Richard Eberle aus FOCUS Heft 45 (1998), S. 202–219
»**Multi-Medizin für Senioren**«: Texte von Beatrice Lugger und Karl-Richard Eberle aus FOCUS Heft 46 (1998), S. 210–227
Diese Texte wurden für das vorliegende Buch von Ingrid Suvak M.A. zusammengefasst.
Redaktionsschluss Texte: November 1998

Redaktion der Klinikliste: Klaus Patzak und Dr. Christoph Unger
Die Klinikliste wurde von der FOCUS-Redaktion »Forschung und Technik« nochmals aktualisiert.
Redaktionsschluss Listen: August 1999

Erarbeitung des Lexikons A–Z und des Anschriftenteils: Dr. Ulla Schmollinger

Das gesamte Werk wurde in neuer Rechtschreibung verfasst. Die in diesem Buch verwendeten Texte aus »FOCUS. Das moderne Nachrichtenmagazin« wurden auf die neue Rechtschreibung umgestellt.

Die Deutsche Bibliothek – CIP-Einheitsaufnahme
350 deutsche Kliniken im Test: Die FOCUS-Klinikliste mit dem Lexikon für Patienten und ihre Angehörige/ hrsg. von Meyers Lexikonredaktion in Zusammenarbeit mit der FOCUS Magazin-Verl.-GmbH, München. Bearbeitet von Ulla Schmollinger und Ingrid Suvak. [Red.: Klaus M. Lange,]. – Mannheim; Leipzig; Wien; Zürich: Meyers Lexikonverl., 1999
(FOCUS Fakten)
ISBN 3-411-07861-3

Typographie: Norbert Wessel
Infografiken: Uschi Kostelnik
Herstellung: Nicole Rieser
Umschlaggestaltung: Hans Helfersdorfer, Heidelberg
Satz: TypoLitho Krill, Mannheim
Druck und Bindearbeit: Franz Spiegel Buch, Ulm
Printed in Germany
ISBN 3-411-07861-3 E D C B

Vorwort

Die Kliniken in Deutschland sind im Wandel begriffen. Bezeichnete man vor einigen Jahren noch die Chefärzte als »Halbgötter in Weiß« und fürchtete die Stationsschwester als »Drachen«, muss man heute feststellen, dass diese Klischees nicht mehr stimmen. Die Kliniken heute stehen unter enormem Druck. Sie werden unter anderem für die hohen Kosten des Gesundheitswesens verantwortlich gemacht, müssen ihre Wirtschaftlichkeit und Effizienz nachweisen, und ihr Personal soll den Patienten freundlich und kompetent gegenübertreten. Den Patienten jedoch beherrschen Zweifel und Ängste, wenn er ins Krankenhaus muss. +++

+++ Im November 1998 veröffentlichten die Nachrichtenagenturen das Ergebnis einer Umfrage der Wickert-Institute unter 5000 Personen. Diese brachte dabei zutage, dass die Angst vor ärztlichen Kunstfehlern am weitesten verbreitet ist: Fast 60 % der Interviewten führten sie an erster Stelle an. Angst vor Schmerzen nannten knapp 48 %, Angst vor Infektionen führten immerhin fast 30 % der Befragten an. Die so genannte Apparatemedizin war ebenfalls knapp 30 % unheimlich. Trotz aller Vorbehalte müssen jährlich rund 15 Millionen Menschen stationär in Krankenhäusern aufgenommen werden, noch mehr kommen durch eine ambulante Versorgung oder als Besucher mit dem Krankenhaus und seinem Personal in Berührung. +++

+++ Ebenfalls im Herbst 1998 veröffentlichte das Münchner Magazin FOCUS eine Klinikliste als Ergebnis einer Umfrage in deutschen Krankenhäusern. 350 Klinikchefs hatten die von der FOCUS-Redaktion verschickten Fragebögen beantwortet, die dann von der Redaktion aufbereitet und im Oktober und November in fünf aufeinander folgenden Heften als Tabelle präsentiert wurden. +++

+++ In seiner neuen Reihe FOCUS Fakten legt Meyers Lexikonverlag diese Listen zusammen mit einem Lexikon für Patienten und deren Angehörige nun in einem Buch vor. Es soll die Funktionsweise der Krankenhäuser und die modernen Untersuchungs-, Diagnose- und Operationsmethoden durchschaubar machen. Informierte Patienten haben weniger Angst, weniger ängstliche Patienten genesen schneller. Anschriften von Patientenverbänden und Hinweise auf Seiten im Internet ergänzen das Informationsangebot. Den Listen vorangestellt wurde ein Überblick über das deutsche Krankenhauswesen, der Entwicklungslinien aufzeigt. +++

+++ Der Verlag dankt allen, die am Entstehen des Buches beteiligt waren und das pünktliche Erscheinen möglich gemacht haben. +++

Mannheim,
im Herbst 1999 MEYERS LEXIKONVERLAG

Die Entscheidung für das richtige Krankenhaus

Jedes Jahr müssen in Deutschland rund 15 Millionen Menschen ins Krankenhaus. Wird man über die Notwendigkeit eines Klinikaufenthalts rechtzeitig informiert und nicht als »Notfall« eingeliefert, so steht man als Patient bei der Wahl der passenden Klinik unter Umständen vor einer schwierigen Entscheidung.

+ + + Wer sich beispielsweise im Raum Osnabrück einer Herzoperation unterziehen muss, hat allein dort die Wahl zwischen drei verschiedenen Krankenhäusern. Für den künftigen Patienten ist jedes der Häuser eine fremde Welt mit eigener Sprache und unbekannten Spielregeln, die oftmals auch der überweisende Arzt nicht kennt. Dabei kann die Entscheidung für die richtige Klinik von großer Bedeutung für den Erfolg einer Behandlung sein. Denn zwischen den verschiedenen Krankenhäusern bestehen meist nicht nur Unterschiede hinsichtlich der Qualität des eigentlichen Eingriffs, sondern auch bezüglich der jeweiligen Spezialgebiete, der technischen Ausstattung und damit der Möglichkeiten, auf unvorhergesehene Entwicklungen während einer Operation oder während des Klinikaufenthalts zu reagieren.

Das Wissen um solche Unterschiede drückt sich auf Patientenseite in der Forderung nach mehr Information aus: Eine Umfrage unter 1 001 Krankenhauspatienten ergab, dass rund 50 Prozent der männlichen Patienten Wert auf mehr Informa-

KRITERIEN FÜR DIE WAHL EINER KLINIK:

Antwort	der befragten Frauen	der Männer
Sehr gute medizinische Qualität	48 %	40 %
Getrennte Männer- und Frauenstationen	22 %	12 %
Nach Entscheidung des Arztes	65 %	
Empfehlung von Bekannten	28 %	
Informationsmaterial der Klinik		16,1 %
Ärztesuchdienst		7 %

ANFORDERUNGEN AN EINE KLINIK DURCH DIE PATIENTEN:

Antwort	der befragten Frauen	der Männer
Kürzere Liegezeiten	21 %	32,8x%
Kürzere Wartezeiten	40 %	50,6 %
Mehr Transparenz und Information	25 %	50 %

Quelle: GfK Marktforschung

tion in der Krankenhausmedizin legen; bei der Wahl des Krankenhauses verlassen sich rund 16 Prozent der Männer auf Informationsmaterial aus den Kliniken, immerhin 7 Prozent nehmen dafür Ärztesuchdienste in Anspruch. Dagegen überlassen 65 Prozent der Frauen die Wahl der Klinik ihrem behandelndem Arzt, 28 Prozent verlassen sich dabei auf Empfehlungen von Bekannten. +++

Deutsche Kliniken im Vergleich

Eine aktuelle Erhebung des Tumorchirurgen Peter Schlag aus Berlin belegt, dass bei Operationen von Enddarmkrebs die Rückfallquote je nach Erfahrung des Operateurs zwischen 10 und 45 Prozent variieren kann. Ebenso steigt die Qualität von kleineren Eingriffen, wie zum Beispiel einer Magenspiegelung oder Blinddarmoperation, mit der Erfahrung des Arztes; und nicht alle Kliniken, welche die endoskopischen Verfahren anbieten, sind tatsächlich darauf spezialisiert.

+++ Auch die Überlebenschance von untergewichtigen Frühgeborenen ist davon abhängig, ob sie in einem Krankenhaus mit einem eigens dafür ausgerüsteten so genannten Perinatalzentrum zur Welt kommen: Neben technischen Möglichkeiten ist in solchen Zentren auch ein Team von Spezialisten jederzeit verfügbar, sodass der gefährliche Transport der »Frühchen« nach der Geburt vermieden und die Rate von Hirnblutungen und damit die Wahrscheinlichkeit einer späteren Behinderung gesenkt werden kann.

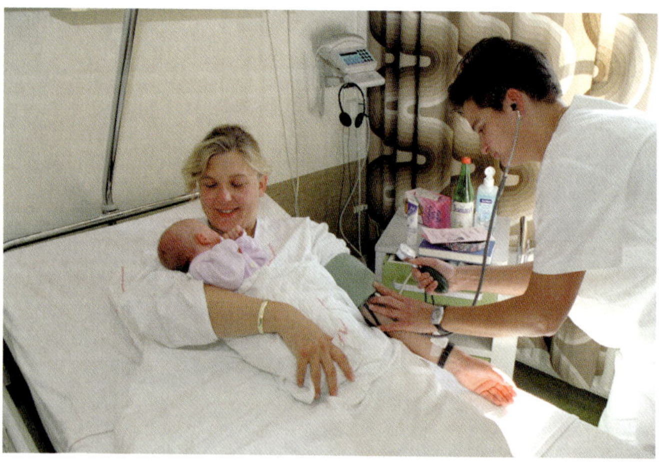

Gleichgültig auf welcher Station man liegt: Die Blutdruckmessung gehört zum täglichen Ritual beim Klinikaufenthalt.

Beispiele wie diese machen deutlich, dass die Wahl der richtigen Klinik maßgeblich ist für den Heilungserfolg und unter Umständen sogar die Überlebenschancen eines Patienten beeinflusst. Aufgrund der fehlenden Transparenz hinsichtlich Spezialisierung und Behandlungsqualität der Kliniken erfolgt die Auswahl einer Klinik jedoch häufig völlig unsystematisch. Der umfassende Vergleich von Krankenhäusern, dessen Ergebnis die Klinikliste ist, kann hier eine nützliche Entscheidungshilfe darstellen. +++

Unterschiede in der Versorgungsqualität

Wie bedeutsam die Wahl des richtigen Krankenhauses auch für die Qualität der medizinischen Versorgung sein kann, zeigen die Beispiele auf den folgenden Seiten. Viele Kliniken versuchen bereits heute, auf Wünsche und Bedürfnisse ihrer »Kunden« einzugehen. Die Bereitschaft zur Flexibilität zahlt sich auch für die Kliniken selbst aus: Mit einer besseren Bettenauslastung und zufriedeneren Patienten weisen viele von ihnen Erfolgsbilanzen auf. Die Beispiele machen auch deutlich, in welchem Maß die Patienten durch ihre Entscheidung auf den langfristigen Erfolg einer Behandlung einwirken können: Krankenhäuser mit psychologischer Betreuung im Rahmen ganzheitlicher medizinischer Konzepte, Spezialkliniken für Kinder und ältere Patienten sowie interdisziplinäre Ärzteteams sind Grundlage für eine patientenorientierte Behandlung und damit auch für größere Heilungschancen.

Die Versorgung der Patienten hat in den meisten Bereichen ein hohes medizinisches Niveau erreicht, so lautet das Ergebnis der FOCUS-Umfrage für die neuen Bundesländer. Viele der ostdeutschen Kliniken befinden sich allerdings noch in der Sanierungsphase. Mit rund 21 Milliarden Mark unterstützen Bund und Länder die Aufbauarbeit im Bereich der medizinischen Versorgung, welche bis zum Jahr 2004 flächendeckend abgeschlossen sein soll. Bereits jetzt halten aber viele Krankenhäuser dem internationalen Vergleich stand.

+++ Moderne Technologien und die Entwicklung neuer Operationstechniken verschafften beispielsweise dem Herzzentrum Leipzig weltweite Anerkennung, insbesondere auch im Bereich der Kinderkardiologie. Dresden verfügt seit einiger Zeit über eine der modernsten Herzkliniken, im Juni 1998 wurde das Herzzentrum Coswig eröffnet. +++

Neue Klinikkonzepte

Vor allem kleinere Häuser versuchen, mit neuen Konzepten vermehrt auf die Wünsche ihrer Patienten einzugehen. So werden durch gezielte Veränderungen in der Klinikstruktur sowie durch den Einsatz moderner Technik die Liege- und Wartezeiten in Krankenhäusern verkürzt. Das spart oft nicht nur Geld, sondern entspricht auch den Wünschen vieler Patienten. Eine repräsentative Umfrage ergab, dass immerhin 40 Prozent der Frauen und rund 50 Prozent der Männer kürzere Wartezeiten in Krankenhäusern begrüßen würden; vor allem Männer möchten so schnell wie möglich wieder entlassen werden: Fast ein Drittel der deutschen Männer, so das Ergebnis der Umfrage, fordert im Fall eines Klinikaufenthaltes kürzere Liegezeiten.

+++ die Servicequalität in Krankenhäusern, bislang eher Nebensache, gewinnt zunehmend an Bedeutung. Laut Umfrageergebnis wünschen sich rund 20 Prozent der Frauen eine bessere pflegerische Betreuung und mehr Sauberkeit im Krankenzimmer; 56 Prozent der Männer würden ihre Geschäfte per Telefon, Fax und Computer während ihres Klinikaufenthalts gerne weiterführen – Forderungen, denen immer mehr Krankenhäuser zu entsprechen versuchen. +++

VOLLSTATIONÄRE BEHANDLUNGEN

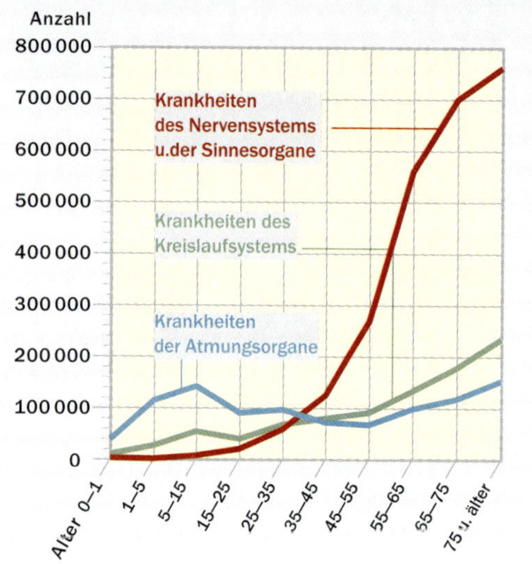

Anzahl der vollstationären Behandlungen bei den Krankheiten an den verschiedenen Körpersystemen und Altersstufungen.

Moderne Klinikstrukturen verkürzen Liege- und Wartezeiten

Beispielhaft für eine neue, patientengemäßere Klinikstruktur ist die Euro-Med-Clinic in Fürth. Hier finden sich vor allem Patienten, die besonders viel Wert darauf legen, nach einem Eingriff schnell wieder fit zu sein, um arbeiten zu können. Mit großen Erfolg wird dieses Angebot seit der Gründung der Klinik 1994 vor allem von männlichen Patienten angenommen: Mit rund 80 000 Patientenkontakten jährlich beweist das Krankenhaus, dass sein neues Konzept ankommt. In der Privatklinik liegen Diagnose und The-

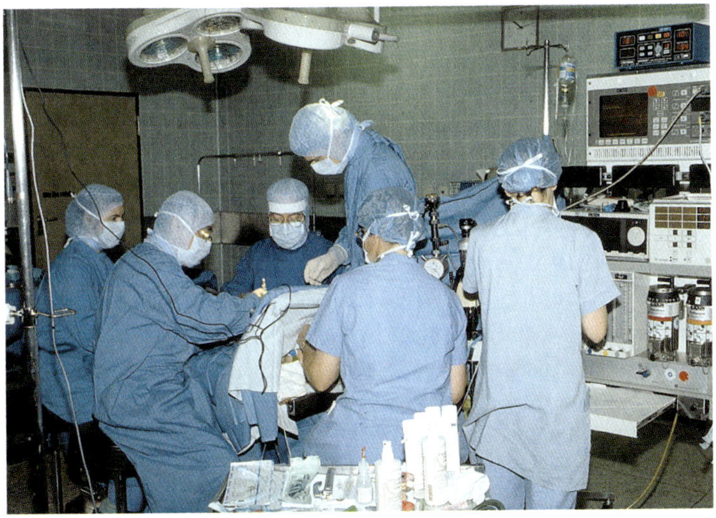

Operationen sind Teamarbeit: Am Kopfende sitzt der Anästhesiearzt mit seinen Geräten, rechts und links vom Patienten arbeiten die Chirurgen und OP-Schwestern.

rapie immer in der Hand des Chefarztes, der als Belegarzt die Klinikeinrichtung nutzt. Dies gilt für alle Fachrichtungen, nur bei Herzoperationen müssen Betroffene auf die nahe gelegene Erlanger Universitätsklinik ausweichen. Durch das Belegarztsystem können lange Wartezeiten vermieden werden; bereits wenige Stunden nach der Diagnose wird mit der Planung der Operation begonnen. Vor allem Freiberufler und Unternehmer schätzen die kürzeren Liegezeiten: Im Gegensatz zum Bundesdurchschnitt von 11,4 Tagen kann die Euro-Med-Clinic ihre Patienten im Schnitt bereits nach 6,9 Tagen entlassen. Als erstes Krankenhaus in Norddeutschland richtete die Harzklinik in Bad Harzburg ein ambulantes OP-Zentrum ein: Niedergelassene Ärzte, wie Gynäkologen, Urologen oder Chirurgen weisen ihre Patienten ins Krankenhaus ein und operieren sie selbst. Je nach Eingriff kann der Patient bereits einige Stunden später wieder entlassen werden. +++

Digitale Vernetzung bringt Vorteile

Die bessere zeitliche Anbindung der Therapie an die Diagnose bringt nicht nur Zeitvorteile für den Patienten, sondern oft auch finanzielle Vorteile für die Klinik. Die Vernetzung zwischen ambulanter und stationärer Diagnostik und anschließender Therapie ist daher eine wesentliche Voraussetzung für eine schnellere und kostengünstigere medizinische Versorgung.

+++ So bietet zum Beispiel die urologische Abteilung im Krankenhaus Am Urban in Berlin seit längerem niedergelassenen Urologen eine neue Form der Zusammenarbeit an: Mittels Computer und einer speziellen Software überweist der behandelnde Arzt seine Patienten inklusive aller Kranken- und Diagnosedaten an die Klinik. Dadurch verkürzt sich die Wartezeit für den Patienten bis zur eigentlichen Operation auf ein Minimum. Bei schwerwiegenden Erkrankungen kann bereits einen Tag nach der Überweisung mit der Therapie begonnen werden. Durch die Vernetzung zwischen Arzt und Klinik kann außerdem eine optimale Nachbehandlung sichergestellt und dadurch der Klinikaufenthalt verkürzt werden.

Auf moderne Computertechnik setzt auch die Herzklinik Leipzig: Sie plant die Einführung eines digitalen Krankenblattes, das von der Fieberkurve bis zum Röntgenbild alle Daten eines Patienten speichert. Durch die bessere Organisation können Kosten und Zeit gespart werden.

Durch digitale Technik und Vernetzung können auch solche Patienten das Wissen von Fachleuten nutzen, die nicht in unmittelbarer Nähe einer Spezialklinik wohnen. Dem Trend der zunehmenden Zentralisierung medizinischer Leistungen begegnet beispielsweise das Ärzteteam der Gießener Kinderklinik durch die Einrichtung einer »digitalen Ambulanz«: Dieses von der Hessen-Media geförderte Projekt ermöglicht die schnelle Übertragung von Ultraschallaufnahmen, Röntgenbildern und anderen Patientendaten. Fachärzte in anderen Bundesländern können so vor Ort kompliziertere Fälle mit ihren Gießener Kollegen diskutieren. Auf diese Weise kann zum Beispiel ein Verdacht auf einen angeborenen Herzfehler ausgeschlossen und unter Umständen der riskante Transport des Säuglings vermieden werden. +++

Mit besserem Service zum Erfolg

Vor allem kleinere Spezialkliniken reagieren flexibel auf die Wünsche von Patienten und setzen auf Patientenzufriedenheit durch ein besonderes Serviceangebot: Dass ein Klinikaufenthalt, auch wenn er immer kürzer wird, so angenehm wie möglich sein soll, versteht sich für Häuser wie die Euro-Med-Clinic in Fürth von selbst. Hier kümmert sich beispielsweise eine Gästebetreuerin um die Wünsche der Patienten, ob es nun um die Bereitstellung eines Computers, eines Internetzugangs oder eines Pyjamas geht.

+ + + Auch die Arthro-Klinik in Essen, spezialisiert auf Knie- und Hüftgelenkoperationen, bemüht sich um einen verbesserten Service: Patienten können zwischen den verschiedenen Menüs aus acht nahe gelegenen Restaurants wählen, die ihnen von einem »Room-Service« serviert werden. Auch die Vorstellung, dass sich Patienten für die Dauer ihres Aufenthaltes vom Alltagsleben verabschieden müssen, gehört hier der Vergangenheit an: Von der Arthro-Klinik aus können Patienten einkaufen oder z.B. einen Steuerberatertermin vereinbaren. Solche Veränderungen entsprechen den Wünschen der meisten männlichen Patienten. Nach einer Umfrage legen 66,3 Prozent bei der Wahl einer Klinik Wert auf schöne, komfortable Zimmer und eine angenehme Atmosphäre; ohnehin – so jeder dritte Mann – stehen die Krankenhausleistungen in keinem angemessenen Verhältnis zu den Kosten.

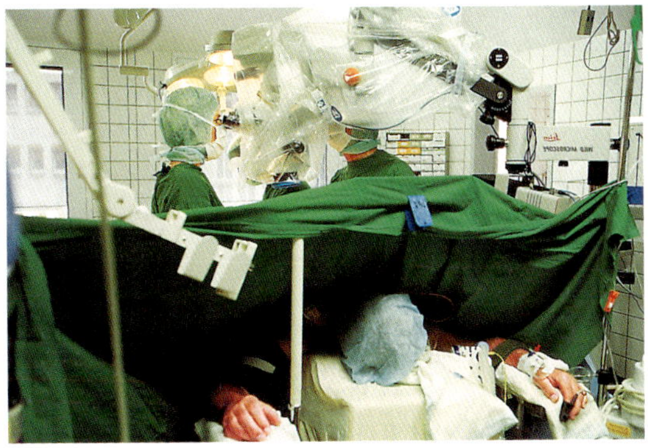

Eine Mikro-Bandscheibenoperation in der Orthopädischen Klinik in Bochum: Der Operateur blickt durch das Operationsmikroskop auf sein Operationsfeld.

Die Klinik der Zukunft versteht sich als Hotel mit medizinischer Versorgung. Bereits heute wird der Patient in der Arthro-Klinik in Essen als Kunde betrachtet. Vor allem Großkliniken mit über 1 000 Betten müssen sich anstrengen, um mit den kleinen und daher meist besser organisierten Privatkliniken mitzuhalten.

Ein Brücke zwischen Hochleistungsmedizin und individueller Krankenpflege schlägt dagegen das Krankenhaus Köln-Porz mit seinem 1991 gestarteten Pflegeprogramm. Das Krankenhaus reagierte damit auf den allgemeinen Mangel an individueller Zuwendung und Betreuung durch das Pflegepersonal, der vor allem von Patienten hoch technologisierter Krankenhäusern immer wieder kritisiert wird. Bestandteil des Pflegeprogramms ist dabei auch die regelmäßige Überprüfung des Erfolgs vorgenommener Veränderungen. Diese betreffen vor allem die Reorganisation von Arbeitsabläufen: Stationssekretärinnen entlasten beispielsweise das Pflegepersonal von zeitraubenden Büroarbeiten; einzelne Arbeitsschritte, wie das morgendliche Fiebermessen, die Medikamentenausgabe oder die Versorgung der Patienten mit Getränken, werden von einer einzelnen, jeweils für eine bestimmte Patientengruppe zuständigen Pflegekraft ausgeführt; und um zeitintensive Arbeitsgänge zu vermeiden, ist der »Pflegewagen« mit Verbänden, Salben und Wäsche ein ständiger Begleiter des Pflegepersonals. + + +

Umdenken bei Diagnose und Behandlung

Wie schnell sich ein Patient von einem operativen Eingriff wieder erholt, hängt auch von der Art der Operation selbst ab. Vor allem in Fachkliniken und Fachabteilungen bemühen sich immer mehr Mediziner um weniger invasive Operationstechniken, die zu einer geringeren Belastung des Körpers und verkürzten Liegezeiten führen. Immer mehr Konzepte, beispielsweise in der operativen Frauenheilkunde, berücksichtigen gleichzeitig die möglichen psychischen Folgen eines Eingriffs. So ersparen organerhaltende Operationsweisen dem Organismus nicht nur langfristige und damit häufig langwierige Umstellungen; sie bedeuten oft auch mehr Lebensqualität für die Patientinnen.

+++ Die Wahl einer patientengemäßen Operationstechnik zum Beispiel bei älteren Menschen kann nicht zuletzt auch prophylaktische Wirkung haben und so die Wahrscheinlichkeit für weitere Eingriffe verringern. Die Anwendung gezielterer Diagnose- und Therapieverfahren speziell bei der Patientengruppe der über 70-Jährigen ermöglicht häufig zumindest eine Verzögerung von Krankheitsabläufen.

Auch das Wissen um die seelischen Belastungen, die meist mit operativen Eingriffen einhergehen, hat das Angebot in Kliniken zunehmend verändert: Viele Häuser beschäftigen bereits heute einen oder mehrere Psychologen, die zum einen wirkungsvolle Vorarbeit, zum Beispiel zur Angstreduktion, leisten, und zum anderen Patienten mit spezifischen Angeboten durch die oftmals schwierige Zeit des Heilungsprozesses begleiten. Jede Patientengruppe, so wissen Psychologen, bedarf zur erfolgreichen Bewältigung einer Erkrankung eine jeweils eigene Art der psychologischen Betreuung. Vor allem in Fachkliniken können Patienten daher immer häufiger auf spezielle Angebote zurückgreifen, um mit ihrer veränderten Lebenssituation schneller und besser klarzukommen. +++

Spezielle Operationstechniken für schnelleren Heilungserfolg

Neuere Operationsweisen, zum Beispiel der Einsatz moderner endoskopischer Verfahren, bewirken schon seit einiger Zeit eine schnellere Genesung und damit auch eine

Verkürzung des Klinikaufenthalts. Nach einer Prostataentfernung kann beispielsweise heute ein Patient bereits nach sechs bis acht Tagen das Krankenhaus wieder verlassen. Auch bei einer so genannten »Schlüssellochoperation« am Herzen, bei welcher der Bypass nur durch einen kleinen Schnitt zwischen den Rippen eingesetzt wird, bleibt der Patient heute vier Tage weniger in der Klinik als noch vor einigen Jahren.

+++ Häufig hängt aber die Anwendung moderner Operationsweisen auch vom Engagement der Ärzte und ihrer Krankenhäuser ab. Beispielhaft bemüht sich die Harzklinik in Goslar um schonendere Eingriffe und damit auch eine Verkürzung der Liegezeiten: Dank einer speziellen Operationstechnik können hier Patienten nach einem Eingriff am Dickdarm bereits nach durchschnittlich 8,5 Tagen entlassen werden – wesentlich früher als nach einer Dickdarmoperation mit herkömmlichen Mitteln. +++

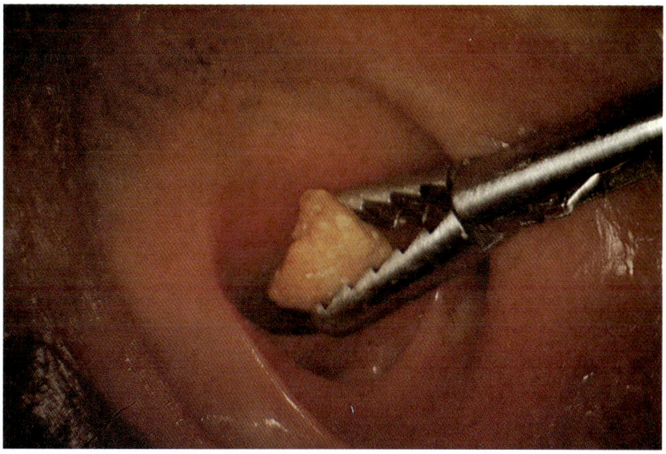

Minimalinvasive Operationstechniken, hier die Entfernung eines Nierensteins mit einer Steinzange, hinterlassen besser heilende Wunden und führen zu kürzeren Klinikaufenthalten.

Moderne Frauenheilkunde überwindet alte Gegensätze

Immer mehr Frauenärzte setzen sich heute für sanftere Formen der Frauenheilkunde ein. Noch vor wenigen Jahren zog beispielsweise die Diagnose von Geschwulsten in der Gebärmutter fast zwangsläufig eine Gebärmutterentfernung (Hysterektomie) nach sich. In den letzten 15 Jahren hat sich jedoch das Bewusstsein für die Folgen eines solchen Eingriffs verändert. Immer mehr Frauenärztinnen und Frauenärzte, aber auch die Patientinnen selbst, wissen heute um die körperlichen und seelischen Belastungen durch eine operative Entfernung der Gebärmutter. Dieser »Trend« schlägt sich auch in der Statistik nieder: Nach Erhebungen des Emnid-Institutes wurden 1990 in Westdeutschland noch 149 000 Gebärmutterentfernungen durchgeführt – heute sind es rund ein Viertel weniger. Die organerhaltende Entfernung von Geschwulsten ist jedoch, sofern es die Art der Erkrankung erlaubt, ein weitaus komplizierterer Eingriff als die totale

Gebärmutterentfernung. Für viele Frauen ist es deshalb auch heute nicht einfach, eine Klinik zu finden, die bereit ist, die weniger belastende, aber aufwendigere Operation durchzuführen.

+++ Um Qualitätssicherung in der operativen Gynäkologie bemüht man sich in der Frauenklinik der Städtischen Kliniken Dortmund. In Zusammenarbeit mit der Deutschen Gesellschaft für Gynäkologie und Geburtshilfe wurde hier die Leistung von operativ tätigen Frauenärzten überprüft. Diese nach dem ehemaligen leitenden Chefarzt der Frauenklinik benannte »Koester-Studie« zeigt, dass trotz aller Bemühungen auch heute noch viele Gynäkologen vermeidbare operative Eingriffe durchführen, darunter solche, die ihre Patientinnen aufgrund von Bagatellproblemen, beispielsweise bei harmlosen Eierstockzysten, operieren: Je nach Krankenhaus, so die Studie, variiert die Häufigkeit dieser operativen Maßnahme zwischen sechs und 60 Prozent. Dabei sind diese Zystenoperationen nach Einschätzung des Dortmunder Klinikchefs in maximal 15 Prozent der Fälle wirklich gerechtfertigt.

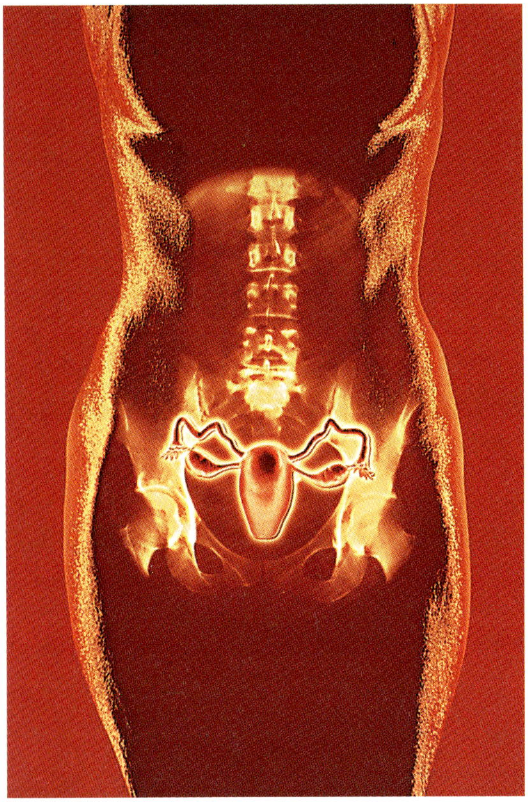

Die primären Geschlechtsorgane der Frau, Eierstöcke, Eileiter und Gebärmutter, sind hier auf einen Frauenkörper projiziert.

Weniger Stress für Mutter und Kind: Unter diesem Motto arbeiten die Ärzte des Vinzenz-Palotti-Hospitals in Bensberg. Um werdenden Eltern das positive Erlebnis einer stressarmen Geburt zu ermöglichen und dem Kind die Ankunft in der Welt so angenehm wie möglich zu machen, wurde versucht, im Wehenzimmer und in den Kreißsälen ein uterusähnliches Klima zu schaffen: Wände, Böden und Möbel sind altrosa gestrichen, das Licht ist gedämpft, die Ecken der Räume wurden abgerundet und die Technik für den Notfall liegt diskret, aber griffbereit hinter Vorhängen oder in Schubladen. Gleichzeitig können werdende Mütter hier zwischen verschiedenen Geburtspositionen wählen. Mehr als 2 000 Frauen entschieden sich dabei beispielsweise für eine Geburt in der Badewanne – eine Entbindungsart, bei der die Dammschnittrate um die Hälfte reduziert ist und sowohl der Blutverlust als auch der Schmerzmittelverbrauch geringer sind. +++

Integrierte Prophylaxe

Patientengerechtere Operationsweisen erfordern nicht immer die spezielle Ausstattung einer Klinik oder die besonderer Ausbildung des Operateurs. Häufig reicht es auch, dass der Chirurg die spezifischen Bedürfnisse seiner Patienten berücksichtigt. So konnten beispielsweise in der Chirurgischen Klinik Heidelberg Heilungsprozesse nach Knochenbrüchen bei älteren Patienten auch ohne spezielle geriatrische Ausstattung verbessert werden: Durch die Anwendung bestimmter Operationstechniken bemüht man sich hier darum, den mit dem Eingriff verbundenen Muskelabbau zu vermeiden. Um dem Kraftverlust vorzubeugen, versuchen die Mediziner, Oberschenkelbrüche möglichst belastungsstabil zu operieren. Die Patienten können meist schon wenige Tage nach dem Eingriff wieder aufstehen und in die Geriatrie überwiesen werden, wo nach den eigentlichen Ursachen gesucht wird, da Knochenbrüche gerade bei älteren Menschen häufig Folge von Sehproblemen, schwankendem Blutdruck oder Sinnestrübung durch Medikamente sein können.

Neue Wege in der Gedächtnisforschung

Die gezieltere Auseinandersetzung mit den Ursachen von Krankheiten ermöglicht eine bessere Diagnose und Behandlung. So erforschen beispielsweise Ärzte der Psychiatrischen Klinik der Ludwig-Maximilians-Universität München in einer ambulanten »Gedächtnissprechstunde« mittels Magnetresonanz- und Computertomographieaufnahmen die Hirnleistungsstörungen älterer Menschen. So können Hinweise auf Alzheimer- und andere Demenzerkrankungen gefunden werden. Manchmal decken auch Laboruntersuchungen einen Vitamin-B_{12}-Mangel oder eine Schilddrüsenunterfunktion auf, die das Gedächtnis beeinträchtigen. Rechtzeitige Behandlung und geeignete Therapie könnte bei vielen Patienten die fortschreitende Demenz verzögern. Neue Medikamente können gering- bis mittelschwere Fälle der Alzheimerkrankheit für ein bis zwei Jahre stabilisieren. Ebenso kann die Lebenssituation von Parkinsonpatienten durch eine gezielte Medikation entscheidend verbessert werden. Für die Patienten bedeutet dies ein längeres selbst bestimmtes Leben.

Der Mann als Patient

Vor allem Männer gelten unter Medizinern als »Gesundheitsmuffel«. Häufig betrachten sie ihren Körper als »Leistungsmaschine« und kümmern sich zu wenig um dessen Gesunderhaltung. So nutzen beispielsweise nur 16 Prozent der Männer die Krebsvorsorge und suchen häufig erst dann ärztliche Hilfe, wenn ein Tumorleiden bereits fortgeschritten ist, ein Umstand, durch den sich die Heilungschancen bereits drastisch verringern. Auf dem Jahreskongress der deutschen Urologen 1998 in Hamburg forderten deshalb Ärzte, der Urologe müsse zum Ansprechpartner für den Mann werden, zum »Männerarzt«, ähnlich wie der Gynäkologe der Ansprechpartner für die Frau sei.

+++ Viele Männer, so wissen Psychologen, haben Angst davor, einen Arzt aufzusuchen. Sie fürchten zum Beispiel, sich mit ihren Beschwerden lächerlich zu machen oder scheuen die Diagnose einer schweren Krankheit. Einen Vorteil haben verheiratete Männer: Sie profitieren von ihrer Frau als »Gesundheitsmanagerin«, denn häufig ist es die Ehefrau, die ihren Mann drängt, sich Zeit für einen Arztbesuch zu nehmen, oder die einen Krankenhaustermin vereinbart.

Die Bedeutung psychischer Voraussetzungen rückt nun auch bei Mediziner vermehrt in Bewusstsein. Einige Kliniken verändern ihr Angebot und beziehen vermehrt Psychologen in ihre Arbeit ein. So beschäftigt beispielsweise das Klinikum Kreis Herford mehrere Psychologen, die vor allem männlichen Patienten helfen, Ängste zu überwinden und damit langfristige Heilungserfolge zu sichern: Neben Gesprächen bieten Psychologen beispielsweise den Krebspatienten Übungen zur Entspannung und zur Angstreduktion. +++

Psychologische Hilfe für mehr Lebensqualität

Insbesondere schwer invasive Eingriffe, wie die Entfernung eines Organs nach einer Krebsoperation, verändern das Leben der Betroffenen unter Umständen tief greifend und langfristig. Zudem hat sich unter Medizinern und Patienten auch das Wissen um die Bedeutung psychischer Voraussetzungen für die Entstehung schwerwiegender Krankheiten durchgesetzt. Die sinnvolle Behandlung zum Beispiel einer

Brustkrebspatientin darf sich daher nicht nur auf die Entfernung des erkrankten Gewebes beschränken, sondern muss auch die möglichen psychischen Ursachen der Krankheit berücksichtigen, um Behandlungserfolge langfristig zu sichern.

+++ Beispielhaft ist hier die Abteilung für gynäkologische Rehabilitation der Kliniken am Burggraben in Salzuflen. Auf dieser Station werden Patientinnen nach einer schweren Operation behandelt und psychologisch betreut. Zum Angebot der Klinik gehört neben zahlreichen Sport- und Hobbyangeboten auch eine intensive psychologische Hilfe. Denn gerade Eingriffe der operativen Gynäkologie ziehen häufig Folgen nach sich, die von großer seelischer Bedeutung für die Frau sind; so wirkt sich beispielsweise die Entfernung der Gebärmutter oder einer Brust oft auch auf das Körperempfinden, die Sexualität und das Selbstwertgefühl einer Frau aus. +++

+++ Auch die Diabetes Klinik in Bad Mergentheim bemüht sich um patientenorientierte Behandlungsmethoden: Für Kinder, die an Diabetes erkrankt sind, besteht hier die Möglichkeit einer psychologischen Betreuung, durch die frühzeitig Weichen für den richtigen Umgang mit der Krankheit gestellt werden sollen. In zweiwöchigen Intensivkursen lernen Kinder und Jugendliche alles Wissenswerte über den Diabetes und werden dabei auch auf kritische Situationen im Alltag vorbereitet. Eine beispielhafte Behandlung von Rheumakranken bietet die Fachklinik für Rheumakranke in Bad Kreuznach: Im Gegensatz zu anderen Kliniken erhalten hier bereits 90 Prozent der Patienten, die mit Cortison behandelt werden, gleichzeitig eine Knochenschwundprophylaxe. Durch die Initiative des Hauses konnte in Rheinland-Pfalz eine flächendeckende Versorgung für rheumakranke Patienten aufgebaut werden. +++

Patientengerechte Versorgung

Der Fortschritt im Bereich der medizinischen Forschung und das zunehmende Wissen um die komplexen Ursachen einzelner Krankheiten macht in vielen Bereichen die Spezialisierung von Ärzten und Krankenhäusern notwendig. Die optimale Behandlung insbesondere schwerwiegender Erkrankungen kann oft nur noch in Spezialkliniken sichergestellt werden, in denen sowohl die Ausstattung als auch das Personal optimal auf die Bedürfnisse ihrer Patienten ausgerichtet sind. Da sich nur wenige Häuser mehrere Spezialisierungen leisten können, setzen einzelne Kliniken immer häufiger ihren Schwerpunkt auf die Behandlung einer bestimmten Krankheit oder einer bestimmten Patientengruppe. Diese »Zentrenbildung« führt einerseits zu einer verbesserten Versorgung, kann aber andererseits für viele Patienten auch erheblich längere Anfahrtswege bedeuten, da die Zentrenbildung die Schließung von Fachabteilungen anderer Kliniken fördert.

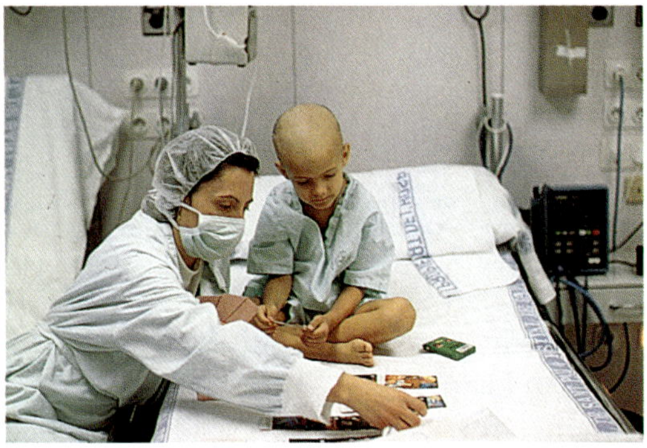

Kinder benötigen besondere Aufmerksamkeit, Kinderkrankenschwestern lernen in ihrer Ausbildung auch Beschäftigungsspiele, damit ihre kleinen Patienten sich nicht langweilen. Zum Schutz vor der Ansteckung des durch die Chemotherapie geschwächten Kindes müssen Personal und Angehörige Schutzkleidung tragen.

+++ Solche Nachteile nehmen beispielsweise Eltern schwer kranker Kinder gerne in Kauf: So wählen laut einer repräsentativen Umfrage 97 Prozent der Eltern kranker Kinder eine Klinik danach aus, ob es sich um eine Spezialklinik für Kinder handelt; gleichzeitig achten 94 Prozent der Eltern darauf, dass die Klinik auf dem neuesten Stand der medizinischen Entwicklung ist; 86 Prozent betonten die Bedeutung einer kindgerechten Betreuung; nur 70 Prozent wählten die Klinik nach der Nähe zum Wohnort, dagegen spielt für 90 Prozent der Eltern der Ruf einer Klinik eine wesentliche Rolle bei der Entscheidung für ein Krankenhaus. +++

Spezialisierung für größere Heilungschancen

Vor allem Kinder sind im Falle einer Erkrankung auf medizinische Betreuung angewiesen, die verstärkt auf die Bedürfnisse dieser Patientengruppe Rücksicht nimmt. Insgesamt, so Mediziner, sinke in den Krankenhäusern zwar die

Zahl der Kinder mit leichteren Krankheiten; zugleich steige aber die Zahl der schwer kranken Patienten, wie zum Beispiel krebskranker Kinder. Diese Entwicklung schlägt sich jedoch nur langsam auf die Ausbildung von Kinderärzten und die Ausstattung der Kliniken nieder: Für einen Kinderarzt in einer Klinik reicht es nicht mehr, Allroundexperte für das kranke Kind zu sein. Immer häufiger ist auch eine Spezialisierung in bestimmten Bereichen der Diagnostik erforderlich. So muss ein pädiatrischer Radiologe bei der Behandlung krebskranker Kinder unter Umständen die Farb-Dopplersonographie und eine schonende Röntgentechnik ebenso einsetzen können wie den Magnetresonanztomographen, durch den Untersuchungen ohne Strahlenbelastung erfolgen. Diese technischen Geräte ermöglichen besonders kindgerechte Diagnoseverfahren. Sie gehören jedoch nur in wenigen Krankenhäusern zur Standardausstattung.

+++ Die Reaktion auf diese Entwicklungen in der Kinderheilkunde besteht in einem hoher Grad an Spezialisierung einzelner Häuser. Diesen Weg schlug beispielsweise die Kinderorthopädische Klinik im oberbayerischen Aschau ein. Als einziges orthopädisches Krankenhaus Deutschlands behandelt es ausschließlich Kinder und Jugendliche. Die meisten Patienten kommen mit schweren Formen der Spastik, angeborener Gelenksteife oder Klumpfüßen in die 115-Betten-Klinik mit angeschlossenem Rehazentrum. Die Bilanz von etwa 2 500 Operationen im Jahr verschaffte dem Aschauer Haus einen exzellenten internationalen Ruf. Denn bei komplizierten Verfahren, wie zum Beispiel der Ilisarow-Methode zum Verlängern oder Drehen von fehlgebildeten Knochen, hängt der Erfolg einer Behandlung wesentlich von der Erfahrung des Arztes ab.

Ähnliches gilt für die Kinderkardiologie: Hier geht man von etwa jährlich 150 Eingriffen aus, die nötig sind, um beim behandelnden Arzt eine ausreichende Erfahrungsgrundlage und damit die medizinische Qualität sicherzustellen. Diese hohe Zahl an Eingriffen kann meist nur in spezialisierten Häusern realisiert werden, ein Umstand, der die Herausbildung weniger, aber hoch spezialisierter Kliniken zur Folge hat. So werden beispielsweise in der Kinderklinik Gießen

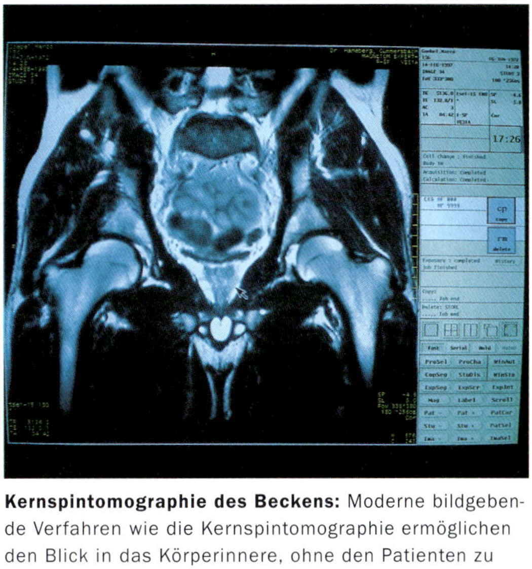

Kernspintomographie des Beckens: Moderne bildgebende Verfahren wie die Kernspintomographie ermöglichen den Blick in das Körperinnere, ohne den Patienten zu stark zu belasten.

rund 350 Herzoperationen jährlich vorgenommen, wobei etwa 30 Prozent der Patienten aus anderen Bundesländern stammen.
Auch die Größe eines Krankenhauses kann Erfahrungsgrundlagen der Ärzte sicherstellen. So verfügt das Kinderkrankenhaus auf der Bult in Hannover über 295 Betten und bietet das gesamte Spektrum moderner Kinderheilkunde – von der Frühgeborenenmedizin bis zur Kinder- und Jugendpsychiatrie. Von unschätzbarem Wert ist beispielsweise die Erfahrung der Anästhesisten eines solchen Hauses, denn bei einem 600 Gramm schweren Patienten stellt häufig schon das Legen einer Infusion hohe Ansprüche an den Mediziner. +++

Altersgemäße Medizin sichert Behandlungserfolge

Nach Angaben der Gesellschaft der Kinderkrankenhäuser und Kinderabteilungen Deutschlands (GKinD) werden nur 47 Prozent aller Kinder in Kliniken kindgerecht versorgt. Häufig erfolgt beispielsweise die Behandlung durch Erwachsenenmediziner, durch Ärzte also, die nicht genügend mit den Besonderheiten des kindlichen Organismus vertraut sind. Mögliche Folgen einer solchen Behandlung sind unnötige Schmerzen, überlange Behandlungszeiten oder sogar Fehldiagnosen.
+++ Negativ für die Entwicklung kindgerechter Untersuchungsverfahren ist vor allem die im Vergleich zur Erwachsenenmedizin geringe Zahl der Patienten. 1996 lagen nur etwa sechs Prozent aller insgesamt in Deutschland stationär behandelten Menschen in Abteilungen für Kinderheilkunde oder Kinderchirurgie. Im Jahr 1996 verließen die insgesamt 850 000 minderjährigen Patienten einer Abteilung für Kinderheilkunde die Klinik nach durchschnittlich 7,4 Tagen – fast 2 Tage früher als noch 1991. Zunehmend kürzere Liegezeiten und weiterhin abnehmende Geburtenzahlen treiben vor allem kleinere Kliniken ins wirtschaftliche Abseits: Allein im Zeitraum zwischen 1991 und 1996 mussten 41 Kinderkliniken und Fachabteilungen schließen.
Neben der Sicherung einer hochwertigen medizinischen Versorgung wird durch Spezialisierung und Größe eines Krankenhauses oft auch erst die altersgemäße Unterbringung und Pflege der Patienten möglich. So gehört beispielsweise im Kinderkrankenhaus auf der Bult in Hannover die Mitaufnahme eines Elternteils zum Standard der Klinik, auch dann,

wenn sie medizinisch nicht unbedingt notwendig erscheint. Für 25 bzw. 35 DM pro Tag können Mütter oder Väter seit Beginn des Jahres 1999 ihre Unterbringung in der Klinik als Wahlleistung in Anspruch nehmen – eine Möglichkeit, die bisher in vielen Kinderkliniken noch nicht besteht, obwohl sie laut einer repräsentativen Umfrage von 97 Prozent aller Eltern gewünscht wird. Denn gerade in der Kinderheilkunde geht es nicht nur um die medizinische Behandlung von Krankheiten, sondern auch darum, die schädlichen »Nebenwirkungen« eines Klinikaufenthaltes abzumildern. Der Einsatz von Clowns auf Kinderstationen, Angebote wie Kindertheater und Spielmöglichkeiten, deren Wirkung insbesondere im therapeutischen Bereich liegt, gehören in den USA beispielsweise längst zum Klinikalltag, sind in Deutschland aber eher die Ausnahme. +++

Bedarfsorientierte Versorgung älterer Menschen

Die Abteilung für Akutgeriatrie des Krankenhauses München-Neuperlach gleicht auf den ersten Blick einer Station für Innere Medizin. Sie verfügt allerdings über mehr Personal und gewisse Extras: Die Bäder sind behindertengerecht gestaltet, an allen Flurwänden sind Laufstangen angebracht, Farben und Bilder in den Gängen erleichtern die Orientierung. Vorbildlich ist auch der Neubau der geriatrischen Klinik des Krankenhauses Bethesda in Ulm: Weil ein Sturz bei älteren Menschen leichter zu Knochenbrüchen führt, wurden im gesamten Haus stoßabsorbierende, schwingende Böden verlegt. Im Essener Krankenhaus Berge, der ersten geriatrischen Klinik in Deutschland mit Qualitätszertifikat, versucht man mit einem besonderen Konzept älteren Patienten die Rückkehr in die Selbstständigkeit zu erleichtern: Nach der Entlassung aus der Akutgeriatrie besteht dort die Möglichkeit, in Tageskliniken den Alltag zu Hause zunächst zu trainieren. Mit diesem Gesamtkonzept soll der so genannte »Drehtüreffekt« vermieden werden, demzufolge ein Großteil der über 65-jährigen Patienten binnen vier Wochen nach der Entlassung aus dem Krankenhaus erneut eingewiesen wird.

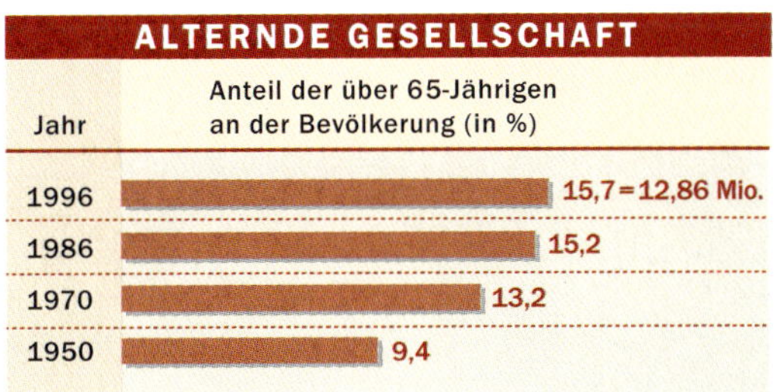

Die demographische Veränderung in der Gesellschaft: Der Anteil alter Menschen in der Bevölkerung nimmt deutlich zu.

+++ In Spezialhäusern wie diesen können ältere Menschen optimal versorgt werden. Über die Notwendigkeit einer Behandlung in geriatrischen Zentren entscheiden einfache

Untersuchungen, beispielsweise zur Seh- und Hörkraft, zur Bewegungsfähigkeit sowie zur geistigen Leistungsfähigkeit eines Patienten. Den Erfolg von Behandlungen in geriatrischen Zentren belegt eine Studie von 1 000 Patienten im Evangelischen Krankenhaus Gesundbrunnen in Hofgeismar: Ein Jahr nach ihrer Entlassung lebten noch 81 Prozent der einstigen Patienten in der eigenen Wohnung. Trotz solcher Erkenntnisse sind Krankenkassen seit einigen Jahren immer weniger bereit, für geriatrische Rehabilitationsmaßnahmen zu zahlen. Durch die Kürzungen der Kassen ist beispielsweise die durchschnittliche Aufenthaltsdauer der Patienten in Hofgeismar von 40 Tagen im Jahr 1995 auf heute 28 Tage zurückgegangen. Die fatale Folge solcher kurzsichtiger Sparmaßnahmen kann die erneute Einlieferung des Patienten und im schlimmsten Fall eine endgültige Pflegebedürftigkeit sein. +++

Aufholbedarf in der Medikamentenentwicklung

Immerhin ein Viertel der über 70-Jährigen, so das Ergebnis der Berliner Altersstudie von 1996, wird mit fünf oder mehr Medikamenten gleichzeitig behandelt. In Einzelfällen, so Mediziner, nehmen ältere Patienten häufig sogar mehr als 20 verschiedene Präparate am Tag ein.

Dabei baut der Körper mit zunehmendem Alter viele Wirkstoffe schlechter ab, gleichzeitig kommt es bei alten Menschen häufig zu besonderen Wechselwirkungen zwischen einzelnen Medikamenten – ein Umstand, so die Mediziner, auf den die Arzneimittelentwicklung vermehrt Rücksicht nehmen müsste. Denn die meisten Medikamente werden vor der Markteinführung an 30- bis 40-Jährigen getestet, aber dann überwiegend über 70-Jährigen verschrieben. Die Folge sind gesundheitliche Schäden und Unverträglichkeiten, gegen die im Allgemeinen wieder neue Medikamente verschrieben werden: Ein fataler Kreislauf, der nur durch besondere Aufmerksamkeit durchbrochen werden kann.

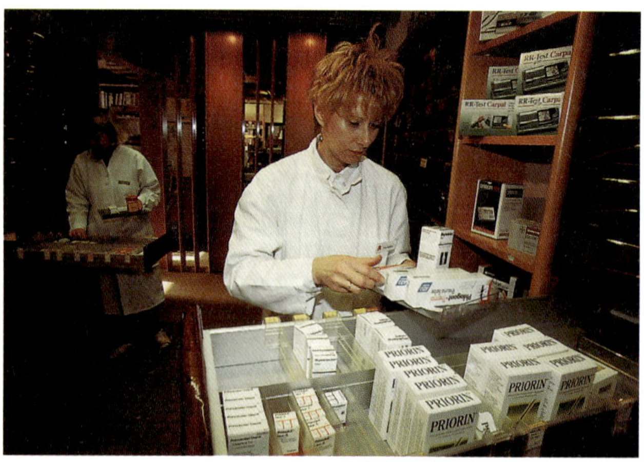

Für die Versorgung der Patienten mit Arzneimitteln spielt die Krankenhausapotheke eine wichtige Rolle.

Interdisziplinäre Zusammenarbeit

Die Ursachen einer Krankheit, so weiß man heute, sind oft vielfältig und nicht allein auf die Fehlfunktion eines einzelnen Organs zurückzuführen. Um die Art einer Erkrankung möglichst genau zu diagnostizieren und anschließend wirksam zu therapieren, ist es daher meist sinnvoll, ein Team von Ärzten aus verschiedenen Fachbereichen zurate zu ziehen und nicht nur einen einzelnen Spezialisten. Durch die interdisziplinäre Zusammenarbeit verschiedener Ärzte, so belegen Studien, könnte in vielen Krankenhäusern insbesondere die Diagnose, aber auch der langfristige Behandlungserfolg verbessert werden.

+++ Die Weiterführung dieses Gedankens bildet die Grundlage so genannter ganzheitlicher Konzepte: Neben dem Wissen um die komplexen Zusammenhänge des menschlichen Organismus wird dabei auch das Zusammenspiel von Körper und Psyche berücksichtigt. Die langfristig erfolgreiche Heilung einer körperlichen Erkrankung, so die These ganzheitlicher Medizin, ist nur dann gesichert, wenn die Behandlung sowohl die komplexen körperlichen Ursachen als auch psychische und soziale Faktoren mit einbezieht. +++

Teamarbeit für effektive Behandlung

Dass die interdisziplinäre Zusammenarbeit innerhalb einer Klinik die medizinische Versorgung verbessert, wissen die Ärzte des Krankenhauses München-Neuperlach: Auf der »Gastro-Station« entscheiden Chirurg und Internist gemeinsam, welche Untersuchungen für eine Diagnose notwendig sind und welche Therapie geeignet ist. Vor allem bei Bauchspeicheldrüsen- und Darmerkrankungen, Gelbsucht durch Krebs und bei unklaren Bauchschmerzen hat sich dieses System bereits bei 1 600 Patienten im Jahr bewährt.

+++ Die interdisziplinäre Zusammenarbeit verschafft beispielsweise dem Thüringer Klinikum Meiningen auch finanzielle Vorteile: Das 544-Betten-Haus wurde innerhalb von 27 Monaten gebaut und ist nun seit mehreren Jahren in Betrieb. Neben den intensivmedizinischen Betten bietet das Klinikum 50 so genannte Intermediate-Care-Betten, für die nicht nur der Chefarzt einer Abteilung, sondern Ärzte verschiedener Fachbereiche gemeinsam verantwortlich sind. Zusammen überwachen sie diejenigen Patienten, die noch nicht fit genug für die normale Station sind. Dadurch muss der Patient zwar öfter verlegt werden als in anderen Kliniken; im Gegenzug arbeitet das Klinikum Meiningen aber mit 40 Prozent geringeren Kosten als vergleichbare Krankenhäuser. +++

Neue Konzepte für Schlaganfallpatienten

Bei einem Schlaganfall bleiben in der Regel nur drei bis sechs Stunden, um die jeweils geeignete Therapie zu bestimmen sowie unter Intensivbedingungen weitere Funktionsausfälle und neue Infarkte zu verhindern. Auch hier hat sich deshalb das Konzept der interdisziplinären Zusammenarbeit bewährt: Auf Spezialstationen, so genannten »Stroke Units« mit besonderer personeller und technischer Ausstattung, kann das Risiko von Folgeschäden wirksam verringert werden. Neurologen, Kardiologen, Internisten und Neuroradiologen arbeiten dort eng zusammen und suchen sofort und systematisch mittels Computertomographie, Echokardiographie und Laboranalysen nach Ursache und Ort eines Schlaganfalls.

+++ Schnellstmöglich wird in den »Stroke Units« auch auf die Schädigungen reagiert: Sprach- und Ergotherapeuten sowie Krankengymnasten beginnen häufig schon einen Tag nach dem Schlaganfall mit speziellen Übungen, um Sprach- und Bewegungsfähigkeit der Patienten wieder herzustellen und so letztlich eine spätere Pflegebedürftigkeit zu vermeiden. In deutschen Kliniken gibt es derzeit erst 26 solcher Stationen, obwohl Schlaganfallpatienten dort eine nachweislich bessere Heilungschance erwartet. +++

Multimedizin für Senioren

Ältere Patienten, so Mediziner, haben meist einen besonderen Versorgungsbedarf: Sie sind häufig »multimorbid«, das heißt, sie haben oft mehrere akute und chronische Krankheiten gleichzeitig – zum Beispiel Alterszucker, Osteoporose und Herzrhythmusstörungen. Die erfolgreiche Behandlung einer einzelnen Erkrankung muss sich daher in verstärktem

Maße am Gesamtbefinden des Patienten orientieren. Die Altersmedizin, die Geriatrie, ist ein besonderer Zweig der Medizin, der neben einer speziellen Ausbildung auch besonders ausgestattete Kliniken erfordert, die sich meist durch ein interdisziplinäres Ärzteteam auszeichnen. Derzeit gibt es in Deutschland rund 250 geriatrische Zentren. Beispielhaft ist das Evangelische Krankenhaus Gesundbrunnen in Hofgeismar, das 1967 als erste geriatrische Klinik Deutschlands gegründet wurde. Bei 120 Betten arbeiten dort heute neun Ärzte, 80 Pflegekräfte, 14 Physiotherpeuten, 14 Ergotherapeuten, fünf Logopäden, ein Sozialarbeiter, ein Diätberater und ein Musiktherapeut. +++

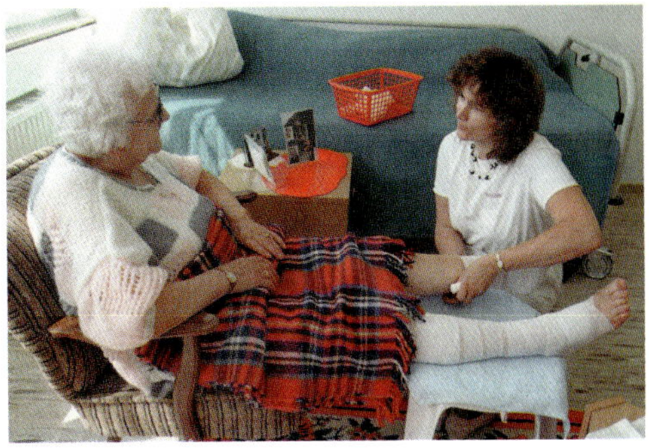

Die ambulante Versorgung alter Menschen mit Pflegeleistungen verhindert heute oft den Umzug in ein Alten- oder Pflegeheim.

Fachgrenzen überwinden

Interdisziplinäres Denken bewirkt zumeist, dass das Konzept der Trennung verschiedener Abteilungen aufgehoben wird. Im Brustzentrum der Kliniken der nordrhein-westfälischen Landeshauptstadt Düsseldorf arbeiten beispielsweise gynäkologisch-operative Senologen (Brustspezialisten) unter anderem mit Strahlentherapeuten, Radiologen, medizinischen Onkologen und Chirurgen zusammen. Nach amerikanischem Vorbild haben sich hier die 14 Mediziner des Teams zusammengeschlossen und auf ein Organ spezialisiert. In der 50-Betten-Abteilung werden neben Krebspatientinnen auch Frauen mit Silikonunverträglichkeit oder Rückenproblemen wegen zu schwerer Brüste behandelt. Bei Operationen an der Brust, beispielsweise nach der Diagnose eines Brustkrebses, hat das Team nicht nur den Tumor selbst, sondern auch das kosmetische Ergebnis im Blick. 70 bis 80 Prozent der Krebsoperationen werden dabei organerhaltend durchgeführt. Ist das nicht möglich, können sich Frauen die Brust hier plastisch rekonstruieren lassen.

+++ Auch die Universitätsklinik Tübingen setzt in der Brustkrebsforschung auf Teamarbeit: Gemeinsam mit Immunologen arbeitet hier Ärzte an einem neuen Therapiekonzept, das sich aus bekannten Behandlungsformen und einer Art Impfung zusammensetzt. Diese erfolg versprechende neue Strategie befindet sich derzeit noch in einer frühen klinischen Erprobungsphase.

Teamarbeit bewährt sich auch in der Geburtshilfe: Die Universitäts-Frauenklinik in Aachen hat sich auf problematische Geburten spezialisiert und deshalb an das perinatologische Zentrum eine Neugeborenen-Intensivstation angeschlossen. +++

Ganzheitliches Denken setzt sich durch

Das Krankenhaus der Zukunft versteht sich immer mehr als »Gesundheitszentrum«, in dem Fachärzte verschiedener Richtung zusammenarbeiten, um gemeinsam eine einzelne Erkrankung zu behandeln. Moderne Kliniken streben bereits heute nicht nur eine engere Zusammenarbeit von Arzt und Operateur an. Neue, interdisziplinäre Behandlungsmethoden beinhalten auch ganzheitliche Vorgehensweisen und sinnvolle Prophylaxe, zur Diagnose und Therapie gehört immer häufiger auch die umfassende Ursachenforschung. Einer Blasenspiegelung oder Herzkatheteruntersuchung folgt gemäß solchen Ansätzen beispielsweise ein Gespräch mit dem Ernährungsberater des Krankenhauses, falls der Patient gleichzeitig an Übergewicht leidet. Hightechmedizin und Wohlfühlklima sind dann kein Widerspruch mehr. So steht in der gynäkologischen Abteilung des Gemeinschaftskrankenhauses Herdecke der »ganze Mensch« im Mittelpunkt jeder Behandlung und nicht nur das zu behandelnde Organ. Das Ärzteteam des Klinikums arbeitet nach Prinzipien der anthroposophischen Medizin, welche von einer grundlegenden Einheit von Körper, Geist und Seele ausgeht. Neben der Anwendung schulmedizinischer Diagnose- und Therapiemethoden berücksichtigen die Mediziner hier auch die seelische Verfassung ihrer Patientinnen, ihr soziales Umfeld und ihre Lebensgeschichte. Mal-, Musik- und Bewegungstherapie sollen den kranken Frauen helfen, sich über mögliche seelische Ursachen ihres Leidens klar zu werden und die Folgen einer Erkrankung besser zu bewältigen.

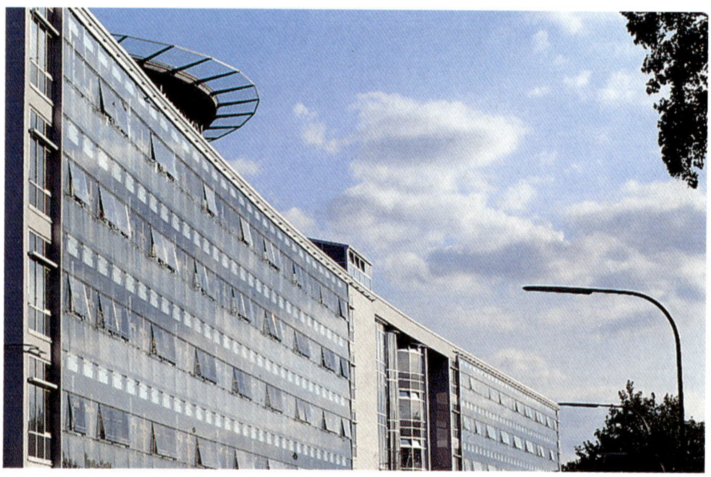

Herzklinik Ludwigshafen: Moderne Kliniken, wie das 1997 fertig gestellte Herzzentrum in Ludwigshafen, garantieren medizinische Versorgung auf höchstem Niveau.

Die Klinikliste

Neue Klinikstrukturen und Operationsmethoden, die Einrichtung von Fachkrankenhäusern mit gezielten Pflegekonzepten sowie das Umdenken in den Bereichen der interdisziplinären Zusammenarbeit und neue, ganzheitliche Konzepte bewirken Unterschiede in der Qualität der medizinischen Versorgung.

+++ Für Patienten ist es daher wichtig, bei der Entscheidung für eine Klinik Auswahlmöglichkeiten und -kriterien zu kennen. Der umfassende Vergleich von Krankenhäusern hinsichtlich ihrer jeweiligen Spezialgebiete, ihrer technischen Ausstattung und ihrer medizinischen Qualität kann dabei eine nützliche Entscheidungshilfe bieten. Die von FOCUS zu diesem Zweck durchgeführte Studie basiert auf der größten bundesweiten Krankenhausbefragung, die bislang durchgeführt wurde. +++

Vorbild USA

In den Vereinigten Staaten haben Krankenhausvergleiche bereits Tradition. Seit 1992 veröffentlicht beispielsweise der Staat Pennsylvania die Sterberaten nach Bypassoperationen für 41 Kliniken des Bundesstaates. Die Staaten New York und New Jersey schlossen sich an und geben mittlerweile ebenfalls jährlich die Erfolgszahlen für diese Operation bekannt.

Eine medizinische Fachzeitschrift veröffentlichte 1998 eine Vergleichsstudie über die Sterberaten von Herzinfarktpatienten in Pennsylvania, Colorado und Kalifornien. Die Zeitschrift »U.S. News & World Report« publiziert regelmäßig Vergleiche der besten Hospitäler und Rehakliniken.

Transparenz als Notbremse

Die englische Regierung nahm einen Klinikskandal zum Anlass, um ab Oktober 1998 ein Qualitätssicherungssystem für Krankenhäuser einzuführen. Die Eltern von 29 Kindern, die nach einer Herzoperation starben, klagen derzeit gegen das Bristol-Royal-Infirmery-Krankenhaus. Der Tod der Kinder, so die Anklage, sei auf die stümperhafte Arbeit zweier Herzchirurgen zurückzuführen – ein Vorwurf, der von Kollegen der Operateure bestätigt wird und zum größten Ermittlungsverfahren in der britischen Medizingeschichte führte. Durch die regelmäßige Veröffentlichung von Daten soll in Zukunft das Risiko der Wiederholung eines solchen Skandals gesenkt werden.

+++ Nur selten veröffentlichen deutsche Kliniken ihre streng geheimen Daten. Das Klinikum Nürnberg griff – ebenfalls nach einem Skandal in der Herzchirurgie – zu dieser bislang ungewöhnlichen Maßnahme. Einem dort tätigen Herzchirurgen waren insbesondere von niedergelassenen Internisten eine zu hohe Sterblichkeitsquote, unnötige Eingriffe und von ihm zu verantwortende Komplikationen nach Operationen vorgeworfen worden. Der Skandal führte zur Entlassung des Herzchirurgen und zur anschließenden Veröffentlichung der neuen Erfolgszahlen der Nürnberger Klinik im Mai 1998. Die Zahlen belegten einen deutlichen Rückgang der Sterblichkeit, nachdem der beschuldigte Arzt dort keine Eingriffe mehr vornahm. +++

Initiativen für mehr Offenheit

Eine Diskussion über Qualitätssicherung und mehr Transparenz in der Medizin wird derzeit immer häufiger auch unter den Vertretern der Interessengruppen selbst geführt: So beschlossen im September 1998 die Bundesärztekammer, der Verband der Angestellten-Krankenkassen (VdAK) und die Deutsche Krankenhausgesellschaft ein Pilotprojekt, durch welches Krankenhäuser in Deutschland einheitlich bewertet werden sollen. Anhand von Modellkliniken sollen hierfür zunächst verbindliche Qualitätsmerkmale ermittelt und in einem Punktesystem umgesetzt werden. Pluspunkte gibt es dabei zum Beispiel auch für Patientenumfragen oder das Führen einer Infektionsstatistik. Letzteres findet derzeit nur in etwa 20 Prozent der Kliniken statt, obwohl sich zwischen 500 000 und 700 000 Patienten jährlich während ihrer Behandlung mit Krankenhauskeimen infizieren.

350 KLINIKEN IM VERGLEICH

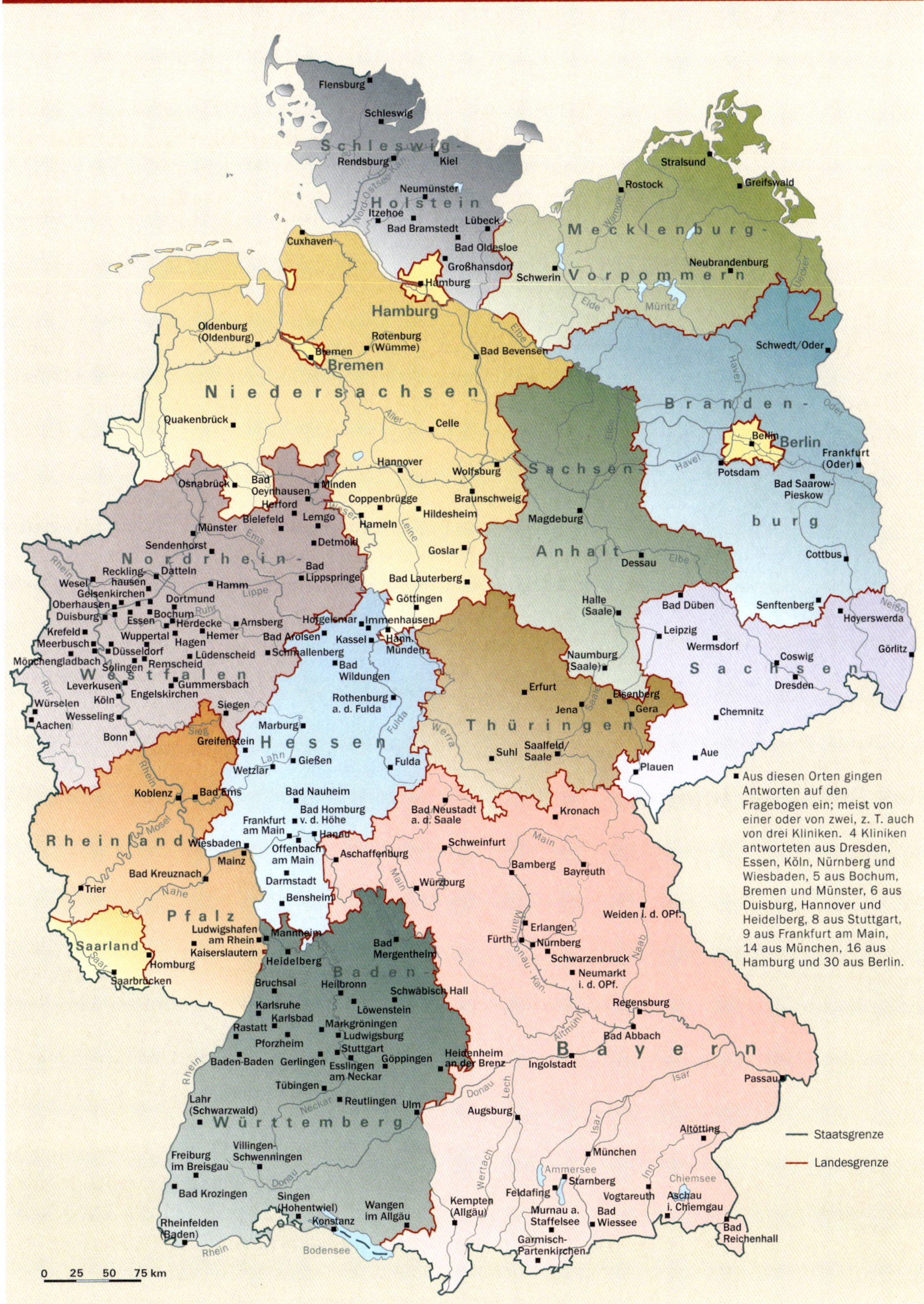

■ Aus diesen Orten gingen Antworten auf den Fragebogen ein; meist von einer oder von zwei, z. T. auch von drei Kliniken. 4 Kliniken antworteten aus Dresden, Essen, Köln, Nürnberg und Wiesbaden, 5 aus Bochum, Bremen und Münster, 6 aus Duisburg, Hannover und Heidelberg, 8 aus Stuttgart, 9 aus Frankfurt am Main, 14 aus München, 16 aus Hamburg und 30 aus Berlin.

Informationen nur für Insider?

Obwohl die Zahl der Initiativen zur Qualitätssicherung in deutschen Kliniken seit einigen Jahren steigt, bleibt für Patienten der Informationsbedarf bestehen. Die verschiedenen Programme beinhalten meist eine bundesweite Überprüfung medizinischer Klinikschwerpunkte. Die ermittelten Daten sollen lediglich Ärzten zur Verfügung stehen, obwohl durch sie eine öffentlichkeitswirksame Aufklärung erreicht werden könnte.

+++ So erheben zum Beispiel bereits heute fast sämtliche Geburtsabteilungen die Säuglingssterblichkeit ihres Hauses. Anhand dieser in der »Perinatalstudie« zusammengefassten Daten werden aber nur die in Krankenhäusern tätigen Gynäkologen jährlich über die Erfolge und Misserfolge ihrer Kollegen informiert. Ab Oktober 1998 erfassen auf diese Weise auch die kinderchirurgischen Kliniken bundesweit ihre medizinischen Spezialisierungen, um einen Überblick über Art und Häufigkeit der verschiedenen Eingriffe in den entsprechenden Abteilungen der Krankenhäuser zu erhalten. Ein allgemeines Qualitätssicherungsprogramm für chirurgischen Abteilungen existiert dagegen überhaupt nur in einigen Bundesländern. +++

Das Recht auf Information

Solange die in solchen Programmen erhobenen Daten ausschließlich Ärzten vorbehalten sind, verlassen sich viele Rat suchende Patienten unter anderem auf so genannte Lotsendienste, wie etwa die Firma ArztPartner aus München, welche ausgesuchte Ärzte und Kliniken vermittelt. Im September 1998 wurde das Unternehmen jedoch von der Bayerischen Landesärztekammer abgemahnt: Die Rundfunkspots der Firma verstießen gegen das Werbeverbot für Ärzte.

+++ Dagegen lehnte das Hamburger Landgericht im September 1998 die Klage gegen zwei Informationsbroschüren der Techniker-Krankenkasse ab, in welchen Ärztelisten eines Berliner Praxisnetzes enthalten waren. Auch das Bayerische Landgericht räumt dem Presserecht und der Patienteninformation Vorrang vor dem sehr strengen Werbeverbot für Ärzte ein. Anlass für den Urteilsspruch war die 1997 erhobene Klage der Bayerischen Landesärztekammer gegen die »Ärzteserie« im Nachrichtenmagazin FOCUS, in der über 750 von Fachärzten und Patientengruppen empfohlene Spezialisten genannt wurden. In der Urteilsbegründung hieß es unter anderem, dass nach Listen spezialisierter Ärzte ein Bedürfnis bestehe, weil nicht davon auszugehen sei, dass alle Ärzte eines Fachgebietes gleichermaßen qualifiziert seien. +++

Die empirischen Grundlagen der Klinik-Liste

Die Auswahl der 385 für diesen Krankenhausvergleich angeschriebenen Kliniken erfolgte auf der Grundlage von Empfehlungen, welche sich aus einer Befragung von fast 2 000 Ärzten sowie von über 800 Selbsthilfegruppen ergaben. 90 Prozent der angeschrieben Krankenhäuser beantworteten den FOCUS-Fragebogen: Mehr als 350 Kliniken, darunter 30 Unikliniken, fast sämtliche Maximalversorger sowie mehr als 80 überregional bekannte Spezialhäuser, erteilten der Redaktion Auskunft. In dem Fragebogen konnten die Klinikchefs der einzelnen Häuser Angaben zu medizinischen Schwerpunkten, Behandlungs-, Personal- und Bettenzahlen sowie zu Besonderheiten ihres Angebots machen. Erfasst wurden Spezialisierungen für Chirurgie, Innere Medizin, Gynäkologie, Kinderheilkunde, Orthopädie und Urologie. Ein Sachverständigenteam von Medizinern und Fachredakteuren wertete die Antworten aus und vereinheitlichte sie.

+++ Positiv zu bewerten ist die Resonanz der Krankenhäuser auf die Umfrage, die große Mehrheit beantwortete den Fragebogen. Mehr als 180 Klinikchefs bekundeten daneben zusätzlich ihre Sympathie gegenüber dieser Initiative für mehr Transparenz in der Medizin.

Eingeflossen sind auch die Ergebnisse einer Umfrage bei über 800 Selbsthilfegruppen. Diese waren aufgefordert, Angaben zu folgenden Aspekten zu machen: Qualität der medizinischen Versorgung und der Pflege, subjektive Beurteilung des Behandlungserfolgs, Zusammenarbeit der Krankenhäuser mit niedergelassenen Ärzten, Service und Engagement der Kliniken für optimale Patientenzufriedenheit.

Die folgenden Tabellen sind nach Regionen geordnet und enthalten die Ergebnisse der beschriebenen Umfragen. Die dadurch entstandene Klinikliste soll Patienten helfen, sich ein Bild über das Spektrum einer Klinik zu machen, für eine anschließende Entscheidung können sie jedoch nur Hilfestellung sein. +++

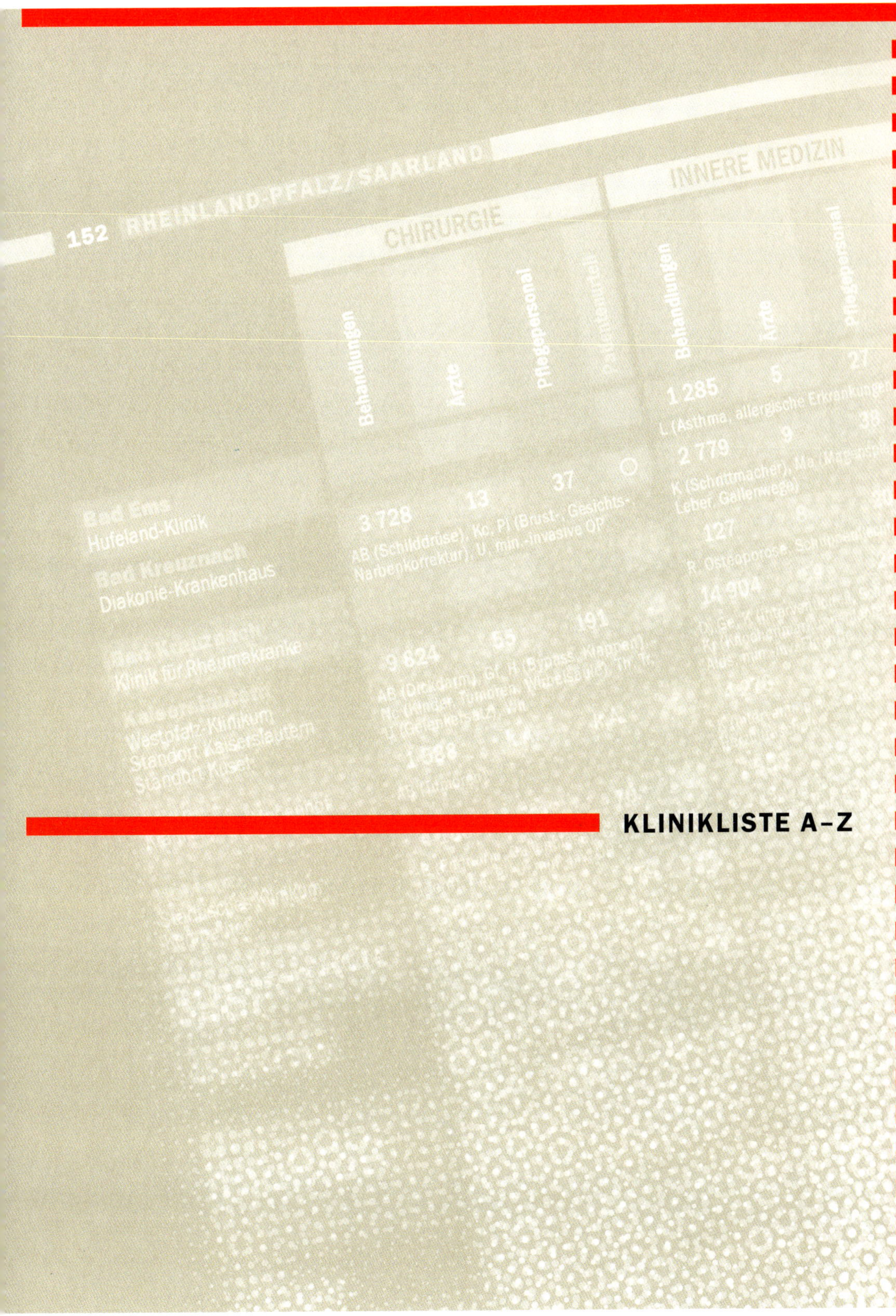

KLINIKLISTE A–Z

CHIRURGIE

Klinik	Behandlungen	Ärzte	Pflegepersonal	Patientenurteil	Schwerpunkte
Altötting Kreiskrankenhaus Alt-/Neuötting	4 516	19,5	45,5	● (lila)	AB, Gf, U, minimal-invasive Operationen, erweiterte Krebschirurgie
Aschaffenburg Klinikum Aschaffenburg	8 572	38	103	○	AB, Gf (Magen, Darm), H, Ha, Nc, Th, U, Wh (Wirbelsäulenchirurgie bei Verletzungen und Krebs, künstliche Hüft-, Knie- und Schultergelenke), minimal-invasive Operationen
Aschau Orthopädische Kinderklinik					
Augsburg Hessing Stiftung Orthopädische Fachkliniken					
Augsburg Zentralklinikum und Kinderkliniken	20 890	107	294	● (lila)	AB (Schilddrüse), Gf, H, Kc (Neugeborenenchirurgie), Nc (Kinderneurochirurgie, Hirntumoren), Pl, Th, U, Wh, minimal-invasive Operationen
Bad Abbach* BRK-Rheuma-Zentrum					
Bad Neustadt Herz- und Gefäß-Klinik Klinik für Handchirurgie	10 829	67	288	● (lila)	Gf, H (Herzkranzgefäße, Herzklappen), Ha, Kc, U (Gliedmaßenreplantation), Rheuma, kindliche Fehlbildungen, minimal-invasive OP
Bad Reichenhall Städtisches Krankenhaus	2 826	14	37	○	AB mit minimal-invasiver Chirurgie, Gf, U
Bad Wiessee Medical Park St. Hubertus					
Bamberg* Klinikum Bamberg	6 748[3]	k.A.	k.A.	● (lila)	AB (Leber), Gf, Ha, Th, U (künstliche Gelenke), Wh, Schrittmacher, min.-inv. OP
Bayreuth Klinikum Bayreuth	5 871	k.A.	k.A.	● (blau)	AB, Gf, H (Herzkranzgefäße), Th, U, Wh, minimal-invasive Eingriffe
Coburg Landkrankenhaus Coburg					Krankenhaus wurde empfohlen, beteiligte sich aber nicht an der FOCUS-Umfrage
Dachau Kreiskrankenhaus Dachau				● (lila)	Krankenhaus wurde empfohlen, beteiligte sich aber nicht an der FOCUS-Umfrage
Erlangen Universitätsklinik Erlangen	9 689	77	154	● (lila)	AB, Gf, H, Ha, Kc, MKG, Nc (hoch spezialisierte Verfahren der Neurochirurgie, unter anderem bei Epilepsie), Pl, Th, Tr, U, Wh (robotergestützte Hüftimplantation), minimal-invasive Operationen

INNERE MEDIZIN

Klinik	Behandlungen	Ärzte	Pflegepersonal	Patientenurteil	Schwerpunkte
Altötting Kreiskrankenhaus Alt-/Neuötting	3 339	17	45	● (lila)	D, K, Ma (minimal-invasive Eingriffe), Ni (Dialyse)
Aschaffenburg Klinikum Aschaffenburg	7 335	29	113	○	D (Diabetes), Ge, K (interventionell), Kr, L (Lungentumoren), Ma (minimal-invasive Eingriffe), Ni (verschiedene Dialyseformen), Vergiftungen
Aschau Orthopädische Kinderklinik					
Augsburg Hessing Stiftung Orthopädische Fachkliniken					
Augsburg Zentralklinikum und Kinderkliniken	16 988	110	263	● (blau)	D (Diabetes), K, Kr (Knochenmarktransplantationen), L, Ma (minimal-invasive Eingriffe), Ni, R, Vergiftungen, Infektionen (Aids, Tropenkrankheiten), Steinbehandlungen mittels Laser
Bad Abbach* BRK-Rheuma-Zentrum	2 053	13	38	● (rot)	D (Diabetes), R, Osteoporose, minimal-invasive Techniken
Bad Neustadt Herz- und Gefäß-Klinik Klinik für Handchirurgie	6 574	22	80	● (rot)	K (gesamtes Spektrum der interventionellen Therapie und Diagnostik bei Herz- und Gefäßerkrankungen)
Bad Reichenhall Städtisches Krankenhaus	5 030	20	71	● (blau)	D (Diabetes), Kr, L, minimal-invasive Eingriffe
Bad Wiessee Medical Park St. Hubertus	750	6	11	○	K (Weiterbehandlung und Reha nach Infarkt, Operation u. Transplantation)
Bamberg* Klinikum Bamberg	11 839	k.A.	k.A.	○	K (interventionell), Kr, Ma, Ni (Dialyse), Transplantationsnachsorge
Bayreuth Klinikum Bayreuth	8 758	k.A.	k.A.	○	D, K (interventionell), Kr, L, Ma
Coburg Landkrankenhaus Coburg				● (blau)	
Dachau Kreiskrankenhaus Dachau				● (lila)	
Erlangen Universitätsklinik Erlangen	9 578	133	230	● (lila)	D, Ge, K (interventionelle Therapie), Kr (Knochenmarktransplantationen), L, Ma, Ni (Dialyse), R (Autoimmunerkrankungen), minimal-invasive Techniken

FRAUENHEILKUNDE

Klinik	Behandlungen	Ärzte	Pflegepersonal	Patientenurteil	Perinatalzentrum	Schwerpunkte
Altötting Kreiskrankenhaus Alt-/Neuötting	2 537	10	21	● (lila)	✓	B, G, Gebärmutterentfernung ohne Bauchschnitt
Aschaffenburg Klinikum Aschaffenburg	7 014	13	59	● (lila)	✓	B (Brustaufbau), G (Risikoschwangerschaften), Senkungsoperation, Tumoren, minimal-invasive Techniken
Aschau Orthopädische Kinderklinik						
Augsburg Hessing Stiftung Orthopädische Fachkliniken						
Augsburg Zentralklinikum und Kinderkliniken	4 678	26	88	● (blau)	✓	B (Brustaufbau), G (Risikoschwangerschaften), minimal-invasive Tumoroperationen und Senkungs-OP
Bad Abbach* BRK-Rheuma-Zentrum						
Bad Neustadt Herz- und Gefäß-Klinik Klinik für Handchirurgie						
Bad Reichenhall Städtisches Krankenhaus	1 117	5	14	○		B, G, Becken- und Vaginal-, min.-inv. OP, Brustaufbau
Bad Wiessee Medical Park St. Hubertus						
Bamberg* Klinikum Bamberg	5 438	k.A.	k.A.	○	✓	B, G, Tumoren, Inkontinenz- und Senkungs-OP
Bayreuth Klinikum Bayreuth	4 733	k.A.	k.A.	○	✓	B (Wiederaufbau), Becken- und Vaginaloperationen, minimal-invasive Eingriffe
Coburg Landkrankenhaus Coburg						
Dachau Kreiskrankenhaus Dachau				● (rot)		
Erlangen Universitätsklinik Erlangen	7 474	42	95	○	✓	B, F, G (Risikoschwangerschaften), Zyklusstörungen, Becken- und Vaginaloperationen, Tumoren, minimal-invasive Eingriffe

1) ohne Funktionsdienst
2) davon 100 Betten geriatrische Klinik
3) einschließlich Kinder

KINDERHEILKUNDE				ORTHOPÄDIE				UROLOGIE				ALLGEMEINE BEMERKUNGEN ZUR KLINIK							
Behandlungen	Ärzte	Pflegepersonal	Patientenurteil	Behandlungen	Ärzte	Pflegepersonal	Patientenurteil	Behandlungen	Ärzte	Pflegepersonal	Patientenurteil	Behandlungen ges.	Betten gesamt	Ärzte gesamt	Pflegepersonal ges.	Beurteilung Service	Patientenumfrage	Qualitätsstatistik	EZ-Zuschlag in DM
2 260	11	37	○					1 812	7	17	● rot	16 461	407	91	297[1]	● lila	ja	ja	140
Fr, Kk, Kl, N (Epilepsie), Allergologie				Belegabteilung				Ku, P, Tumoren, Steine, Laser				5 A, Dialyse; Schulungen: Asthma, Bluthochdruck, Diabetes; Herzsport; führend in der Qualitätssicherung							
4 961	10	25	○					1 826	7	16	○	29 877	668	160	439[1]	● lila	ja	ja	245
Fr, Kd, N (Epilepsie), Infektionen, Entwicklungs- und Verhaltensstörungen								I, Ku, P (künstliche Schließmuskel), Tumortherapie, minimal-invasive Eingriffe				13 A, Kpk, TZ, Schlaganfall-Fachabteilung, Schlaflabor, Dialyse, Strahlentherapie; Ambulanzen: Tumoren, Schmerz, Gefäße, künstlicher Darmausgang, Hand							
				2 000	10	35	● lila					2 000	60	10	35	● blau	ja	ja	130
				Arm- und Beinverlängerung, Operation des offenen Rückens								1 A, einzige rein kinderorthopädische Klinik in Deutschland, Sprechstunden: Spastik, offener Rücken, erbliche Gelenkfehlstellungen, Neuroorthopädie							
				5 100	26	109	● rot					5 100	350[2]	26	109	● blau	ja	ja	209
				Gp, Gs, W (Verkrümmungen, Bandscheiben), Tumoren, Kinderorthopädie								3 A, Geriatrie, selbst entwickelte Implantate für Hüft- und Wirbelsäulenoperationen. Behandlungszentrum für behinderte Kinder. Berufsgenossenschaftliche Ambulanzen							
6 279	30	142	● blau					2 876	13	36	○	55 554	1 604	574	1 784	● blau	ja	ja	190
Fr, Kd, Kk (Herzkatheter), Kkr, Kl, Kn, intensivmedizinische Betreuung, N								I, P, Ku, (Ersatzblasen, Nierentumoren, Harnableitung)				20 A, Kpk, TPZ (Niere), TZ, hauptamtliches Qualitätsmanagement, zahlreiche Ambulanzen u. a.: Rheuma, Hand, Schmerz, künstlicher Darmausgang, Tumor							
				2 107	17	62	● rot					4 150	310	34	104	● rot	ja	ja	95
				Gp, Gs, nichtoperative Orthopädie, Rheuma-OP								4 A, orthopädische Fachklinik. Kooperationsvertrag mit der Uniklinik Regensburg; minimal-invasive Techniken							
												16 954	382	89	368	● lila	ja	ja	140
												5 A, HZ, hand-, herz- und gefäßchirurgische Spezialklinik, 24-stündiger handchirurgischer Notfall- und Replantationsdienst, Servicezentrum für Dialysepatienten							
												9 827	302	47	143	○	ja	ja	163
								Belegabteilung				4 A, angegliederte Spezialklinik für Atemwegserkrankungen. Ambulanzen: Krebs, künstlicher Darmausgang, Gefäße							
				2 750	15	25	○					3 500	300	21	37	○	ja	ja	–
				Gp, Gs, Nc, U, W (Weiterbehandlung und Reha nach OP)								2 A, nicht operatives Zentrum für Schmerztherapie und Akupunktur, Reha-Zentrum des Deutschen Skiverbands							
2 375	k.A.	k.A.	○					2 878[3]	k.A.	k.A.	● lila	30 500	805	181	512	● lila	ja	ja	218
Fr, Allgemeine Kinderheilkunde								Ku, M, P, minimal-invasive Eingriffe				11 A, modern ausgestattete Nuklearmedizin und Strahlentherapie, Belegabteilungen HNO, MKG, Augenheilkunde							
3 258	k.A.	k.A.	○	862	k.A.	k.A.	○					25 599	684	152	529	● lila	ja	ja	210
Fr, Kkr, Kl, N, Schädelhirntrauma				Gp, Gs, W, Rheuma (konservativ und operativ)								12 A, geriatrische Tagesklinik, Palliativmedizin im Aufbau, Ambulanzen: Reproduktionsmedizin, Tumoren, künstlicher Darmausgang, Rheuma							
			● blau													● blau			
																● rot			
6 904	64	248	● lila	k.A.	k.A.	k.A.	○	2 852	19	15	○	54 133	1 570	732	1 470	● lila	ja	ja	185
Fr (Risikogeburten), Kd, Kk (auch operativ), Kkr (Knochenmarktransplantationen), Kl, Kn, N (Epilepsie)				Gp, Gs, W Muskelerkrankungen				J, Ku, M, P, Nierentransplantationen, Nierensteine, organerhaltende, minimal-invasive Eingriffe				28 A, HZ, Kpk, TPZ (Herz, Lunge, Nieren, Leber),TZ. Eine Vielzahl von Ambulanzen und Sprechstunden, überregional bekannte Neurochirurgie, Radiochirurgie, Behandlungszentrum für Enddarm-, Brust- und Blasenkrebs.							

CHIRURGIE

Klinik	Behandlungen	Ärzte	Pflegepersonal	Patientenurteil	Schwerpunkte
Erlangen Waldkrankenhaus St. Marien	2 019	10	30	○	AB (Dickdarm, Galle, Schilddrüse), Gf
Feldafing* Klinik Feldafing					
Fürth Klinikum Fürth	8 396	33	79	● (blau)	AB (Bauchspeicheldrüse, Magen, Dickdarm), Kc, Th, U, Wh (künstliche Hüft- und Kniegelenke), minimal-invasive Eingriffe
Garmisch-Partenkirchen Kinderkl. d. Rummelsberger Anstalten d. Inneren Mission					
Gauting Zentral-KH d. LVA Oberbay.				● (rot)	Krankenhaus wurde empfohlen, beteiligte sich aber nicht an der FOCUS-Umfrage
Ingolstadt Klinikum Ingolstadt	8 455	35	97	○	AB, Gf, Ha (Replantationen), Kc, Nc (Wirbelsäule, Mikrochirurgie), Th, U, Wh, minimal-invasive Eingriffe
Kempten Klinikum Kempten-Oberallgäu	5 670	k.A.	k.A.	● (blau)	AB, Gf, Ha (plastische Wiederherstellung), MKG, Th, U
Kronach Frankenwaldklinik	3 400	23	68[5]	● (lila)	AB (Dickdarm, Galle), Gf, U (Hüft- und Knieprothesen), minimal-invasive Operationen
Landshut Klinikum Landshut				● (blau)	Krankenhaus wurde empfohlen, beteiligte sich aber nicht an der FOCUS-Umfrage
München Arabellaklinik Dr. Bonner					Krankenhaus wurde empfohlen, beteiligte sich aber nicht an der FOCUS-Umfrage
München Deutsches Herzzentrum	2 007	28	52	● (lila)	H (Bypass, Herzklappen-Rekonstruktion, Herzfehler,), minimal-invasive OP
München* Frauenklinik vom Roten Kreuz					
München* Klinikum Großhadern der Ludwig-Maximilians-Universität[7]	9 317	110	386	● (blau)	AB (Speiseröhre, Magen, Darm), Gf (Bauchschlagader), H (angeborene Herzfehler), MKG, Nc (Bandscheibe, Hirntumoren), Pl, Th, Tr, U (Wirbelsäule), Wh, minimal-invasive Operationen
München* Klinikum Innenstadt der Ludwig-Maximilians-Universität[7]	11 447	67	k.A.	● (blau)	AB (Schilddrüse, Nebenniere), Gf, Ha, Pl, Th, U (Gelenkchirurgie), Wh, minimal-invasive Operationen, interdisziplinäre Behandlung von Weichteilkrebs
München* Klinikum rechts der Isar der Technischen Universität	8 200	71	210	● (blau)	AB (Speiseröhre, Magen, Leber, Bauchspeicheldrüse), Gf, Ha, MKG, Nc (Wirbelsäule), Th, Tr, Pl, U, Wh, Schluckstörungen, minimal-invasive Chirurgie

INNERE MEDIZIN

Klinik	Behandlungen	Ärzte	Pflegepersonal	Patientenurteil	Schwerpunkte
Erlangen Waldkrankenhaus St. Marien	4 323	28	77	● (lila)	D (Diabetes), Ge, K (interventionell), Kr, Ma, R, Geriatrie
Feldafing* Klinik Feldafing	1 600	9	k.A.	● (lila)	Ge (Schwerpunkt), K, Ma
Fürth Klinikum Fürth	11 539	40	121	● (blau)	D (Diabetes), Ge, K (interv.), Kr (Entw. neuer Verfahren), L (Asthma), Ma (Leber, Gallenwege), min.-inv. Techniken
Garmisch-Partenkirchen Kinderkl. d. Rummelsberger Anstalten d. Inneren Mission					
Gauting Zentral-KH d. LVA Oberbay.					
Ingolstadt Klinikum Ingolstadt	11 237	63	183	● (blau)	D (Diabetes), Ge, K (interventionell), Kr, L, Ma (Leber), Ni, minimal-invasive Techniken
Kempten Klinikum Kempten-Oberallgäu	5 442	k.A.	k.A.	● (lila)	D (Diabetes), Ge, K, Kr, Ma, Ni (Dialyse)
Kronach Frankenwaldklinik	4 600	20	83[5]	● (blau)	D (Diabetes)
Landshut Klinikum Landshut				● (blau)	
München Arabellaklinik Dr. Bonner					
München Deutsches Herzzentrum	4 358	k.A.	k.A.	● (lila)	K (Gefäßstützen, gesamtes Spektrum der interventionellen Therapie)
München* Frauenklinik vom Roten Kreuz					
München* Klinikum Großhadern der Ludwig-Maximilians-Universität[7]	11 529	148	313	● (blau)	D (Schilddrüse), K (interventionell), Kr (Knochenmarktransplantationen), Ma (Magen, Gallensteine), Ni (Dialyse), Behandlung vor und nach Transplantation, minimal-invasive Techniken
München* Klinikum Innenstadt der Ludwig-Maximilians-Universität[7]	13 889	116	k.A.	● (lila)	D (Schilddrüse, Riesenwuchs, Diabetes), Ge, K (intervent.), Kr (Drüsenkrebs), L (Bronchialkrebs), Ma (Darmentzündungen), Ni (Autoimmunerkrankungen), R
München* Klinikum rechts der Isar der Technischen Universität	14 758	88	189	● (blau)	D, Ge, K (interventionell), Kr (Knochenmarktransplantationen), L, Ma, Ni, R, Vergiftungen, minimal-invasive Eingriffe

FRAUENHEILKUNDE

Klinik	Behandlungen	Ärzte	Pflegepersonal	Patientenurteil	Perinatalzentrum	Schwerpunkte
Erlangen Waldkrankenhaus St. Marien						Belegabteilung
Feldafing* Klinik Feldafing						
Fürth Klinikum Fürth	6 370	17	34[1]	○	✓	B, G (Risikoschwangerschaften), Allgemeine Frauenheilkunde, Inkontinenz, Senkungsoperationen
Garmisch-Partenkirchen Kinderkl. d. Rummelsberger Anstalten d. Inneren Mission						
Gauting Zentral-KH d. LVA Oberbay.						
Ingolstadt Klinikum Ingolstadt	5 238	17	57	○	✓	B, Krebs (radikal, ultraradikal), Gebärmuttersenkung, Inkontinenz, F, G (Hochrisikoschwangerschaften)
Kempten Klinikum Kempten-Oberallgäu	3 186	k.A.	k.A.	○	✓	B, G (Risikoschwangerschaften), Tumoren
Kronach Frankenwaldklinik	2 490	9	33[5]	● (rot)		B (Wiederaufbau), G, Krebs, Inkontinenz, min.-inv. Operationen
Landshut Klinikum Landshut				● (lila)		
München Arabellaklinik Dr. Bonner						
München Deutsches Herzzentrum						
München* Frauenklinik vom Roten Kreuz	5 069	12	45	● (blau)	✓	B (Brustaufbau), G (Risikoschwangerschaften), Tumoren, Inkontinenz
München* Klinikum Großhadern der Ludwig-Maximilians-Universität[7]	8 033	41	127	● (lila)	✓	B (hoch spezialisierte Brustkrebstherapie), F (künstliche Befruchtung), G (wiederholte Fehlgeburten), Tumoren, Kindergynäkologie
München* Klinikum Innenstadt der Ludwig-Maximilians-Universität[7]	8 935	34	k.A.	○	✓	B (Wiederaufbau), G (Risikoschwangerschaften), F, Tumoren, Psychosomatik, Inkontinenz
München* Klinikum rechts der Isar der Technischen Universität	4 019	26	59	● (lila)	✓	B (brusterhaltend), G (Risikoschwangerschaften), Tumoren (Bauchhöhlen-OP), minimal-invasive Operationen

1) ohne Hebammen
2) keine Einzelzimmer vorhanden
3) Planbetten
4) ohne Funktionsdienst
5) einschließlich Intensivpersonal, ohne Funktionsabteilung
6) zzgl. Betten des Deutschen Herzzentrums
7) Die Kliniken Großhadern und Innenstadt sind zum 1.3.99 fusioniert.

KINDERHEILKUNDE Behandlungen	Ärzte	Pflegepersonal	Patientenurteil	ORTHOPÄDIE Behandlungen	Ärzte	Pflegepersonal	Patientenurteil	UROLOGIE Behandlungen	Ärzte	Pflegepersonal	Patientenurteil	ALLGEMEINE BEMERKUNGEN ZUR KLINIK Behandlungen ges.	Betten gesamt	Ärzte gesamt	Pflegepersonal ges.	Beurteilung Service	Patientenumfrage	Qualitätsstatistik	EZ-Zuschlag in DM
				2 394	19	52	● (violett)	3 063	18	20		10 376	380	50	203	● (violett)	ja	ja	248
				Gp (gesamtes Spektrum) W, Kinderorthopädie, Rheuma				I, M, P, Tumoren, Steinentfernung, min.-inv. Eingriffe				6 A, volldigitale Röntgenabteilung; Ambulanzen u. a.: Rheuma, Kinderorthopädie, Venen							
												1 600	100	9	k.A.	● (blau)	ja	ja	220
												1 A, interdisziplinäre Betreuung von Patienten mit arteriellen Durchblutungsstörungen; Diabetesschulung							
3 251	16	92	○					2 440	7	25	● (blau)	33 568	763	154	426	● (blau)	ja	ja	210
Fr (Schwerpunkt), Kc, Kd (Diabetes), Kk, Kl, N (Epilepsie)								I, Ku, M, P, Nieren- und Harnblasentumoren, Steinentfernung, minimal-invasive Eingriffe				8 A, TZ, Beschwerde-Hotline für Patienten, Mitglied im Netz der gesundheitsfördernden Krankenhäuser (WHO-Auszeichnung), sozialpädiatrisches Zentrum, geriatrische Rehabilitation							
4 356	k.A.	k.A.	○									4 356	180	k.A.	k.A.	● (violett)	nein	nein	–[2]
Fr, Kc, Kd (Diabetes), Kk, Kn, N, Rheuma												1 A, größte Rheumakinderklinik Europas; Schulung für Eltern rheumatisch erkrankter Kinder, sozialpädiatrisches Zentrum							
				2 441	18	53	○	2 756	10	33	○	38 938	1 060[3]	283	754[4]	● (violett)	ja	ja	173
Belegabteilung				Gp (individuelle Prothesenplanung, Austausch von Prothesen), Infektstation				J, Ku, M, P, plastische Rekonstruktionen, minimal-invasive Eingriffe				20 A, Schlaflabor, fachübergreifende Rehabilitation im Akutkrankenhaus, ab 1999 Schlaganfall-Fachabteilung, Nieren- und Gallensteinzertrümmerer							
2 291	k.A.	k.A.	● (rot)					2 354	k.A.	k.A.	○	20 696	560	115	383	● (violett)	ja	ja	128
Fr, Kd, Kk, Kkr, Kl (Mukoviszidose)				Belegabteilung				M, Ku, I, P, plast. Rekonstruktionen, min.-inv. OP				8 A, TZ, Beratungen und Schulungen: Diabetes, Ernährung, Mukoviszidose, Schmerz, Gefäße							
												11 000	330	52	192	● (blau)	ja	ja	165
												5 A, Schulungen: Diabetes, künstlicher Darmausgang; Kooperation mit naturheilkundlich orientierten Kliniken							
																● (blau)			
1 080	k.A.	k.A.	● (rot)									6 300	171	105	190	● (violett)	ja	ja	179
Kk, Kinderherzchirurgie, Herzfehler (insbes. Säuglinge)												3 A, HZ, eines der größten Herzzentren Europas, Entwicklung von neuen Operationsverfahren, u. a. mit Robotern							
												8 893	180	12	85[4]	● (blau)	ja	ja	245
												1 A, TZ, überregionales Zentrum für Brustkrebstherapie und Pränatalmedizin; Homöopathie in der Geburtshilfe							
447	3	17	● (blau)	2 137	23	65	○	2 408	19	58	○	46 264	1 338	574	1 546	● (blau)	ja	nein	220
Fr, Kk (Transplantationen, Herzkatheter), Kinderorthopädie				Gp (gesamtes Spektrum), Gs, W (Verkrümmungen), Tumoren, angebor. Fehlbildungen, nichtoperative Orthopädie				Ku, P, Steinzertrümmerung, Tumoren, plastische Rekonstruktionen (Blase), minimal-invasive Operationen, Lasertherapie				15 A, HZ, Kpk, TPZ (überregional bekanntes Zentrum Herz/Lunge, Leber, Niere), TZ, Dialyse, Schlaganfall-Fachabteilung, viele Spezialambulanzen u. a.: Epilepsie, Parkinson, Schmerzen, künstlicher Darmausgang; Schulungen für Diabetespatienten							
8 124	85	k.A.	● (blau)									51 990	1 158	524	k.A.	○	ja	ja	220
Fr, Kc, Kd, Kk, Kkr, Kl (Allergien, Mukoviszidose), N (offener Rücken), Verbrennungen												12 A, HZ, TZ, TPZ (Herz/Lunge, Leber, Niere); Tropenmedizin, Stoffwechsel-, Muskelerkrankungen, Psychiatrie (Gedächtnissprechstunde), große Dermatologie, Brandbetten, Ambulanzen: Aids, Gefäßleiden, Hodentumoren							
270	25	16	○	1 791	24	46	○	2 040	16	37	○	36 737	1 116[6]	516	908	● (blau)	ja	ja	190
Fr, Kd, Kk, Kkr, Kl (Mukoviszidose), Kn (Dialyse, Transplantationen), N, Rheuma				Gp (Prothesenwechsel), Gs, W, Sport- und Kinderorthopädie, Tumoren, minimal-invasive Operationen				I, P, M (Erektionsstörungen), Kn, Tumoren, rekonstruktive Chirurgie, minimal-invasive Operationen				16 A, HZ, Kpk, TPZ (Leber, Nieren), TZ (interdisziplinär), Schlaganfall-Fachabteilung, Ambulanzen u. a.: Aids, genetische Beratung bei Tumorerkrankungen, Schmerz, Allergien (Dermatologie, Kinder), Vergiftungen							

CHIRURGIE

Klinik	Behandlungen	Ärzte	Pflegepersonal	Patientenurteil	Schwerpunkte
München Krankenhaus Dritter Orden	5 559	25	k.A.	○	AB (Schilddrüse), Gf, Ha, MKG, Th, U (Gelenkersatz Knie/Hüfte/Schulter)
München Krankenhaus Bogenhausen				● blau	Krankenhaus wurde empfohlen, beteiligte sich aber nicht an der FOCUS-Umfrage
München Krankenhaus der Barmherzigen Brüder München	2 046	12	44	○	AB (Leber-, Bauchspeicheldrüsen- und Dickdarmtumoren; Inkontinenz), Gf, U (Reha von Oberschenkelbrüchen)
München Städtisches Krankenhaus Harlaching	4 620	38	194	● lila	AB (Bauchspeicheldrüse, Magen, Darm, Tumoren), U (Wirbelsäule, Nervenverletzungen, Gelenkersatz Hüfte/Knie), Wh
München Krankenhaus Martha-Maria	2 774	17	49	○	AB, U, Schilddrüsen- und Nebenschilddrüsenoperationen
München Krankenhaus Neuperlach	9 088	44	204	○	AB (Darm, Kältechirurgie von Lebertumoren, Bauchspeicheldrüse, auch minimal-invasiv), Gf (Gefäßstützen), Ha, U
München* Krankenhaus Schwabing	>9 000[4]	k.A.	k.A.	● blau	AB (Gallenblase, Dickdarm), Gf, Ha, Nc (Bandscheibenvorfall), U (künstliche Gelenke), Wh, minimal-invasive Eingriffe
München Städtisches Krankenhaus Thalkirchner Straße					
München Kreiskrankenhaus München-Pasing	3 677	19	67	● lila	AB (Magen, Darm) minimal-invasive Eingriffe, Gf, Ha, U, Gelenkersatz (Hüfte)
München Rotkreuz-Krankenhaus	2 152	10	34	○	AB (Bauchspeichel-, Schilddrüse), Gf, minimal-invasive Chirurgie, U
Murnau/Staffelsee Berufsgenossenschaftliche Unfallklinik Murnau	7 718[5]	60[5]	k.A.	● rot	Ha (Replantat.), Nc, Pl (Mittelgesichtsbrüche), U, Wh, Brandverletzungen
Neumarkt i. d. Opf.* Klinikum Landkreis Neumarkt i. d. Opf.	5 168	24	81	○	AB, Th, U, Schilddrüse, vorbereitende Gefäßoperation zur Dialyse
Nürnberg Kliniken Dr. Erler GmbH	4 874	20	67	● blau	Ha, Pl (Brust, Fettgewebe, Nase, Ohren), U, Weichteiltumoren
Nürnberg Klinikum Nürnberg	24 392	106	312	● lila	AB, Gf (besondere Techniken bei Hauptschlagader-OP), H, Ha, Kc, Nc, MKG, Pl, Th, Tr, U, Wh, minimal-invasive Operationen
Nürnberg* Krankenhaus Martha-Maria Nürnberg	2 384	12	k.A.	● lila	AB (Leber, Bauchspeicheldrüse, Galle, Tumoren), auch minimal-invasiv
Nürnberg St.-Theresien-Krankenhaus	2 965	13	39	● rot	AB (Schilddrüsen), U, Gelenkprothesen, minimal-invasive Operationen

INNERE MEDIZIN

Klinik	Behandlungen	Ärzte	Pflegepersonal	Patientenurteil	Schwerpunkte
München Krankenhaus Dritter Orden	5 851	35	k.A.	● rot	D (Diabetes), K, Kr, Ma, Geriatrie
München Krankenhaus Bogenhausen				● lila	
München Krankenhaus der Barmherzigen Brüder München	2 655	16	62	● rot	Kr (Lebertumoren), Therapie von Lebererkrankungen und Fettsucht, Geriatrie-Reha, minimal-invasive Lasertherapie
München Städtisches Krankenhaus Harlaching	13 195	73	265	● lila	K, Kr, Ma, (Lasertechnik), Ni (Dialyse, Transplantationsvorbereitung und -nachsorge)
München Krankenhaus Martha-Maria	797	k.A.	18	● rot	K, Ma (minimal-invasiv)
München Krankenhaus Neuperlach	20 029	83	306	● lila	D (Hochrisikodiabetiker), Ge, K, Kr, L (Tumoren), Ma (chronisch-entzündliche Darmerkrankungen), Geriatrie
München* Krankenhaus Schwabing	>21 000[4]	k.A.	k.A.	● blau	D (Diabetes), Ge, K (Herzinfarkt), Kr, L, Ma, Ni (Dialyse), Infektabteilung (Tropenmedizin, Aids), minimal-invasive Eingriffe
München Städtisches Krankenhaus Thalkirchner Straße					
München Kreiskrankenhaus München-Pasing	6 221	30	110	○	D (Bauchspeicheldrüse), Ge, K (Herzinfarkt, Schrittmacher), Kr, L, Ni, Ma (Leber), Ni
München Rotkreuz-Krankenhaus	3 895	23	70	● lila	D, K, L (Bronchienspiegelung), Ma, R
Murnau/Staffelsee Berufsgenossenschaftliche Unfallklinik Murnau					
Neumarkt i. d. Opf.* Klinikum Landkreis Neumarkt i. d. Opf.	6 263	23	73	○	K (Schrittmacher), Kr, Ma, Ni (Nierenversagen), R, Multiorganversagen
Nürnberg Kliniken Dr. Erler GmbH					
Nürnberg Klinikum Nürnberg	32 766	207	824	● lila	D, K, Kr (Knochenmarktransplantationen), L, Ma, Ni, Immunkrankheiten, Aids, Geriatrie, Vergiftungen
Nürnberg* Krankenhaus Martha-Maria Nürnberg	2 727	14	k.A.	● lila	K (Hochdruckkrankheiten), Kr, palliative Krebstherapie
Nürnberg St.-Theresien-Krankenhaus	4 895	15	53	● lila	D, K (auch invasive Techniken, Schrittmacher), Kr, Ma (Spiegelungen)

FRAUENHEILKUNDE

Klinik	Behandlungen	Ärzte	Pflegepersonal	Patientenurteil	Perinatalzentrum	Schwerpunkte
München Krankenhaus Dritter Orden	2 413	12	k.A.	● blau	✓	G, Gebärmuttersenkung, vaginale OP, Bauchspiegelung
München Krankenhaus Bogenhausen						
München Krankenhaus der Barmherzigen Brüder München						Belegabteilung
München Städtisches Krankenhaus Harlaching	4 252	16	71	○	✓	B, G (Risikoschwangerschaften, Risikogeburten), Gebärmuttersenkung, min.-inv. Eingriffe
München Krankenhaus Martha-Maria						
München Krankenhaus Neuperlach	3 235	13	35	○		B (ganzheitliche Behandlung), G, gutartige Tumoren, Beckenbodenschwäche
München* Krankenhaus Schwabing	>2 000[4]	k.A.	k.A.	● blau	✓	B (brusterhaltende OP, Wiederaufbau), G (Risikoschwangerschaften), Tumoren, min.-inv. Eingriffe
München Städtisches Krankenhaus Thalkirchner Straße						
München Kreiskrankenhaus München-Pasing	1 706	11	24	● lila		B, Gebärmuttersenkung, minimal-invasive Eingriffe, G
München Rotkreuz-Krankenhaus						
Murnau/Staffelsee Berufsgenossenschaftliche Unfallklinik Murnau						
Neumarkt i. d. Opf.* Klinikum Landkreis Neumarkt i. d. Opf.	3 329	11	41	● lila		B, Nuklearmedizin, Beckenbodenrekonstruktion
Nürnberg Kliniken Dr. Erler GmbH						
Nürnberg Klinikum Nürnberg	7 962	33	149	○	✓	B, F, G, OP von verschlepptem Gebärmuttergewebe, Inkontinenz, Tumoren
Nürnberg* Krankenhaus Martha-Maria Nürnberg						Belegabteilung
Nürnberg St.-Theresien-Krankenhaus						Belegabteilung

1) nur vollstationär
2) zusammen mit staatlicher Poliklinik
3) zuzügl. 25 Betten geriatrische Rehabilitation
4) Schätzung
5) inkl. Urologie und Orthopädie

KINDERHEILKUNDE				ORTHOPÄDIE				UROLOGIE				ALLGEMEINE BEMERKUNGEN ZUR KLINIK							
Behandlungen	Ärzte	Pflegepersonal	Patientenurteil	Behandlungen	Ärzte	Pflegepersonal	Patientenurteil	Behandlungen	Ärzte	Pflegepersonal	Patientenurteil	Behandlungen ges.	Betten gesamt	Ärzte gesamt	Pflegepersonal ges.	Beurteilung Service	Patientenumfrage	Qualitätsstatistik	EZ-Zuschlag in DM
												13 546	465	96	259	🟣	ja	ja	195
												6 A, HZ, Knochentransplantation nach Zahnverlust zur Vorbereitung für ein Zahnimplantat, Radiojodtherapie							
			🔵													🟣			
				1 518	8	25		2 378	11	35	○	>10 000	423	68	241	🟣	ja	ja	180
				Gp (Hüfte/Knie), Gs, W (Therapie der Lendenwirbelsäule)				Ku, M, Endourologie, Nierenoperation, Nierensteine				5 A, Forschungsschwerpunkt: Fettleibigkeit; Eigenblutspende, Naturheilverfahren, Palliativstation, Schmerztherapie nach Operation							
4 937	18	88	🟣					2 682	17	49	○	31 387[1]	1008	258	840	🔴	ja	ja	307
Fr, Kd, Kk, Kkr, Kl, Immunologie, Allergologie, Kinderpsychosomatik, Infektionen								I, Ku, M (Erektionsstörungen), P, Tumorchirurgie, Nierensteine				20 A, TZ, Steinzertrümmerung, Schmerztherapie, Schlaganfall-Fachabteilung, Palliativstation, Psychosomatik, Augenchirurgie							
												4 161	150	21	75	○	ja	ja	337
												2 A, endokrinologische Ambulanz, psychosoziale Patientenbetreuung, klinikeigener Patientenfahrdienst							
												>23 500	801	199	517	🟣	ja	ja	304
												12 A, Modellklinik für die Versorgung älterer Patienten (Gedächtnistraining); Zentrum für Gefäßkrankheiten; Tageskliniken für Krebsheilkunde und Schmerztherapie							
>6000[4]	k. A.	k. A.	🔵									>42 000[4]	1337	389	k. A.	🔵	ja	ja	k. A.
Fr, Kc, Kk, Kkr, Kn, N, Neurochirurgie, Schwerstbrandverletzte												10 A, TZ, Kpk, TPZ (Knochenmark), eine der größten Infektabteilung in Deutschland, Drogenentzugsstation, Aids-Tagesklinik, Ambulanzen u. a.: künstlicher Darmausgang, Schmerz							
												5 075	175	62[2]	81	🔵	ja	ja	276
												1 A, große dermatologische Fachklinik, Ambulanzen: Lichtbehandlung, Allergien, Akne, Haarerkrankungen							
												14 183	451	94	585	○	ja	ja	286
												5 A, enge Zusammenarbeit mit niedergelassenen Ärzten, gynäkologische Notfallambulanz							
												12 346	323	33	168	○	nein	nein	195
				Belegabteilung				Belegabteilung				3 A, bekannte Belegabteilungen für Orthopädie (Gelenkersatz, Kinderorthopädie), Augenheilkunde und Radiologie							
												7 718	425	108	480	🟣	ja	ja	200
												11 A, große Knochenbank; Überdruckkammer für Intensivpatienten; Versorgung bis zur Wiedereingliederung							
												15 571	463	83	257	🔴	ja	ja	155
Belegabteilung								Belegabteilung				5 A, Ambulanzen für Herzultraschall, Nierenleiden, Schrittmacher; Dolmetscher für zahlreiche Sprachen							
				2 119	12	57	○					7 066	244	44	124	🟣	ja	nein	200
				Gp, Gs, W, Robodoc-Operationen, Hüfte								4 A, Sprechstunden u. a.: handchirurgische und ästhetische Chirurgie, ambulante Operationen							
4 471	26	105	○					3 283	15	59	○	75 018	2 458	656	2 247	🟣	ja	ja	230
Fr, Kk, Kkr, Kl (Asthma), N, Neurochirurgie, rheumatische Erkrankungen, Diabetes								I, Ku, M, P (Laser, urologische Implantate, gutartige Prostatavergrößerung)				38 A, HZ, TPZ, (Nieren), TZ, Zentren für Schwerbrandverletzte und Schlafmedizin, Schlaganfall-Fachabteilung, Schmerzambulanz, alternative Krebstherapie, Naturheilverfahren, Reha							
												10 892	370	42	175	🟣	ja	ja	330
				Belegabteilung				Belegabteilung				3 A, Kooperation mit über 100 Praxen, Schwerpunkte: Prostatadiagnostik, Schmerztherapie, geriatrische Reha							
												13 206	316[3]	44	181	🔵	ja	ja	218
								Belegabteilung				3 A, TZ, Strahlentherapie: Modellprojekt Qualitätssicherung; Geriatrische Rehabilitation							

CHIRURGIE

Klinik	Behandlungen	Ärzte	Pflegepersonal	Patientenurteil	Schwerpunkte
Passau Klinikum Passau	4 426	17	55	●	Gf, H, Ha, U (Wirbelsäule, Becken), minimal-invasive Techniken, Tumorchirurgie
Regensburg* Caritas-Krankenhaus St. Josef	3 948	17	47	●	AB (Darm, Brüche), Ha, Pl, Wh (auch ästhetische Chirurgie), minimal-invasive Chirurgie, Brusterkrankungen
Regensburg Klinikum der Universität Regensburg	8 205[2)]	91[1)]	158[1)]	●	AB, Gf, H (minimal-invasive Operationen), Kc, Nc (Gefäßfehlbildungen, Operationen in Unterkühlung), Th, Tumoren
Regensburg Krankenhaus der Barmherzigen Brüder Regensburg	6 571	32	113	○	AB (Tumorchirurgie), Gf, Ha (Replantationen), Th, U, minimal-invasive Technik, Prothesen (Hüfte/Knie)
Rosenheim Klinikum Rosenheim				●	Krankenhaus wurde empfohlen, beteiligte sich aber nicht an der FOCUS-Umfrage
Schwarzenbruck Krankenhaus Rummelsberg					
Schweinfurt Leopoldina-Krankenhaus der Stadt Schweinfurt	6 786	32	89	●	AB (Darm, Lebertumoren), Nc (Hirntumoren, Wirbelsäule), U (Gelenkersatz)
Starnberg Kreiskrankenhaus Starnberg	2 605	11	30	○	AB, Gf, Ha, Kc, Pl, U, Wh
Vogtareuth* Behandlungszentrum Vogtareuth	4 451	31	64	○	Gf, Ha, Nc (Tumoren), Pl (Brustrekonstruktion), Wirbelsäulenchirurgie
Weiden* Klinikum Weiden i. d. Opf.	5 608	21	66	○	AB (Leber, Magen/Darm, Schilddrüse), Gf, U (Nervenverletzungen), Wh
Würzburg Klinikum der Universität Würzburg	11 248	60	186	○	AB (Speiseröhre), Gf (Bauch- und Halsschlagadern), Ha, H (minimal-invasive Bypass-Operation), Kc, MKG, Nc (Hörnerven), Pl, Th, Tr, U (Wirbelsäule, Becken), Wh, Tumorchirurgie
HESSEN					
Bad Arolsen* Tinnitusklinik Große Allee					
Bad Nauheim W.G. Kerckhoff Herz- und Rheumazentrum	2 248	27	88	●	H (Bypass, Herzklappen, Schrittmacher), Tr
Bad Wildungen Werner-Wicker-Klinik					Krankenhaus wurde empfohlen, beteiligte sich aber nicht an der FOCUS-Umfrage

INNERE MEDIZIN

Klinik	Behandlungen	Ärzte	Pflegepersonal	Patientenurteil	Schwerpunkte
Passau Klinikum Passau	8 331	37	138	○	Ge (Schlaganfall), K (interventionell), Kr, Infektionen, Transplantationsnachsorge
Regensburg* Caritas-Krankenhaus St. Josef	3 184	19	58	●	D (Diabetes), Ge (interventionell), Ni (Transplantationsvorbereitung/-nachsorge, Dialyse), K (Bluthochdruck)
Regensburg Klinikum der Universität Regensburg	7 031[2)]	83[1)]	128[1)]	●	D, Ge, K, Kr (Stammzellentransplantationen), Ma, R, Infektionen (Gelbsucht, Aids, Tropenerkrankungen)
Regensburg Krankenhaus der Barmherzigen Brüder Regensburg	9 141	48	127	●	D (Diabetes), Ge, K, Kr (Chemo- und Strahlentherapie), L, Ma, Infektionen, Geriatrie-Reha, minimal-invasive Diagnostik
Rosenheim Klinikum Rosenheim				●	
Schwarzenbruck Krankenhaus Rummelsberg	1056	9	40	○	D (Diabetes, Knochenstoffwechsel), R (degenerative Erkrankungen des Bewegungsapparates), Geriatrie, Naturheilkunde
Schweinfurt Leopoldina-Krankenhaus der Stadt Schweinfurt	8 884	28	93	○	D (Diabetes), K (interventionell), Ma (Entzündungen des Darms), Ni (Dialyse)
Starnberg Kreiskrankenhaus Starnberg	2 701	14	44	○	Ge, K, Kr, L, Ma, R, minimal-invasive Eingriffe
Vogtareuth* Behandlungszentrum Vogtareuth					
Weiden* Klinikum Weiden i. d. Opf.	8 188	36	131	○	D, Ge, K, Kr, L, Ma (minimal-invasive Eingriffe), Ni (Diabetes)
Würzburg Klinikum der Universität Würzburg	9 066	96	236	●	D (Diabetes, Hormonfunktionstest), K, Kr (Stammzellentransplantationen), L (Spiegelung, spez. Lasertherapie bei Krebs), Ma (minimal-invasive Eingriffe), Ni (alle Dialyseverfahren), Hochdruckerkrankungen
HESSEN					
Bad Arolsen* Tinnitusklinik Große Allee					
Bad Nauheim W.G. Kerckhoff Herz- und Rheumazentrum	5 112	37	72	●	K (Herzinfarkt, Herzschwäche, Klappenfehler, Rhythmusstörungen)
Bad Wildungen Werner-Wicker-Klinik					

FRAUENHEILKUNDE

Klinik	Behandlungen	Ärzte	Pflegepersonal	Patientenurteil	Perinatalzentrum	Schwerpunkte
Passau Klinikum Passau	3 088	11	34	○	✓	B, G, Tumoren, Brustchirurgie
Regensburg* Caritas-Krankenhaus St. Josef	2 133	7	31	○		B, Tumoren, Beckenoperationen, minimal-invasive Verfahren
Regensburg Klinikum der Universität Regensburg						
Regensburg Krankenhaus der Barmherzigen Brüder Regensburg						
Rosenheim Klinikum Rosenheim						
Schwarzenbruck Krankenhaus Rummelsberg						
Schweinfurt Leopoldina-Krankenhaus der Stadt Schweinfurt	3 982	13	37	●	✓	B, G (Risikogeburten), Tumoren, Inkontinenz
Starnberg Kreiskrankenhaus Starnberg	3 920	11	30	○	✓	B, G, Naturheilverfahren, minimal-invasive Eingriffe
Vogtareuth* Behandlungszentrum Vogtareuth						
Weiden* Klinikum Weiden i. d. Opf.	2 775	9	35	●	✓	B, Tumoren, minimal-invasive Eingriffe
Würzburg Klinikum der Universität Würzburg	4 437	32	86	○	✓	B, F (künstliche Befruchtung), G (Risikoschwangerschaften und Geburten), Tumoren (Chemotherapie, familiärer Krebs), Inkontinenz, Senkungsoperationen
HESSEN						
Bad Arolsen* Tinnitusklinik Große Allee						
Bad Nauheim W.G. Kerckhoff Herz- und Rheumazentrum						
Bad Wildungen Werner-Wicker-Klinik						

1) Änderungen möglich
Klinikum im Aufbau
2) seit 31.7.1998
3) ab 15.10.1998

KINDERHEILKUNDE Behandlungen	Ärzte	Pflegepersonal	Patientenurteil	ORTHOPÄDIE Behandlungen	Ärzte	Pflegepersonal	Patientenurteil	UROLOGIE Behandlungen	Ärzte	Pflegepersonal	Patientenurteil	ALLGEMEINE BEMERKUNGEN ZUR KLINIK Behandlungen ges.	Betten gesamt	Ärzte gesamt	Pflegepersonal ges.	Beurteilung Service	Patientenumfrage	Qualitätsstatistik	EZ-Zuschlag in DM
				1 622	8	28	○					23 377	558	127	388	● (violett)	ja	nein	150
				Gp (Hüfte, Knie), Gs, W, Kinderorthopädie, Tumoren				Belegabteilung				9 A, HZ, ab 1999 Schlaganfall-Fachabteilung, Sprechstunden u. a.: Proktologie, Hand-, Kinder-, Unfallchirurgie							
								2 375	12	32	○	11 982	331	68	179	● (violett)	ja	ja	175
								I, M, Früherkennung, Blasenkrebs, Tumoren, Steine				6 A, TPZ (Nieren, in Zusammenarbeit mit anderen Häusern), WHO-Gütesiegel für Diabetiker- und Elternschulung, Patienteninformation							
												22 723[1]	626[1]	311[1]	347[1]	● (blau)	ja	ja	198
												14 A, HZ, Kpk, TZ, TPZ (Herz/Lunge, Leber, Nieren), Implantationszentrum (HNO); Spezialklinik für Haut- und Augenerkrankungen, Immuntherapie							
								1 048	4	9	○	20 732	628	148	395	● (blau)	ja	ja	160
								P, minimal-invasive Steinzertrümmerung, Tumoren				11 A, Kpk, TZ, Gefäßzentrum; Digitalisierung sämtlicher Röntgenaufnahmen; Mitglied im „Netz gesundheitsfördernder Krankenhäuser“ (WHO-Projekt), Chirurg. u. Kardiologische Tagesklinik							
			● (violett)								● (rot)					● (blau)			
				7 046	34	185	○					8 780	411	50	255	○	ja	ja	190
				Gp (Hüfte, Knie, Schulter), Gs, W (Deformität, Instabilität, Bandscheibe), Fehlstellung der Gelenke, Kinderorthopädie								3 A, Frühkindliche Hirnschäden, Skelettfehlbildungen, Kinderrheumatologie, Schmerzbehandlung, Epilepsie							
4 845	13	80	○					1 694	8	31	● (blau)	26 916	644	139	453	● (rot)	ja	ja	170
Fr, Kk, N (Epilepsie), Kinderpsychiatrie								P, Ku, Tumoren, Steinzertrümmerung				9 A, Kpk, Schwerpunkt: Unfall- und Vielfachverletzte, Neugeborenen-Notarzt, Frühgeborenen-Intensivbetten							
2 200	10	31	○									13 000	320	55	204	○	ja	ja	184
Fr, Kc, Kk, allgemeine Kinderheilkunde								Belegabteilung				5 A							
600	8	50	○									8 113	268	61	190	○	ja	ja	270
N (Epilepsie, Entwicklungsstörungen, Wachkoma)				Belegabteilung								9 A, schwer behandelbare Epilepsien, Diagnose, Behandlung und Nachsorge aller Gefäßerkrankungen							
2 573	12	63	○					1 841	9	15	● (violett)	22 582	618	129	473	● (rot)	ja	ja	162
Fr, N, Kd (Diabetes) Kl								Ku, Laser, Steinzertrümmerung, Tumoren				8 A, TZ, Sprechstunden: u. a. künstlicher Darmausgang, Enddarm, Kinderkardiologie, Gefäßleiden, Schrittmacher							
6 198	41	137	● (blau)					2 077	18	59	○	50 004	1 559	651	1 488	● (blau)	ja	ja	180
Fr, Kd, Kk, Kkr (Hirntumoren), Kl, (Mukoviszidose, Asthma), N, Neurochirurgie, Rheumatologie, Infektionen, Bluter								M, Ku (angeborene Fehlbildungen), P, Tumoren (Blasenersatz), Penisprothesen				19 A, HZ, Kpk, TPZ (Herz/Lunge, Leber, Nieren), TZ, Dialyse, Sprechstunden: Fettleibigkeit, Kinderwunsch, Schwangerschaft, Diabetesschulung, Schmerz, sozialpädiatrische Zentrale, Schlaganfall-Fachabteilung im Aufbau							
												512	105[1]	11	15	● (blau)	ja	ja	–
												1 A, Spezialkrankenhaus für Ohrgeräusche (Tinnitus), Hörstörungen, Schwindel, Psychosomatik							
												7 560	232	79	160	● (rot)	ja	ja	250
												3 A, TPZ (Herz/Lunge), Dialysemöglichkeit, Forschungsklinik der Max-Planck-Gesellschaft, Rheumaklinik der Universität Gießen; Rheumasprechstunden, Kinderorthopädie, Gelenkspiegelungen und -prothetik							
							● (violett)				● (rot)					● (violett)			

Klinik	CHIRURGIE Behandlungen	CHIRURGIE Ärzte	CHIRURGIE Pflegepersonal	CHIRURGIE Patientenurteil	INNERE MEDIZIN Behandlungen	INNERE MEDIZIN Ärzte	INNERE MEDIZIN Pflegepersonal	INNERE MEDIZIN Patientenurteil	FRAUENHEILKUNDE Behandlungen	FRAUENHEILKUNDE Ärzte	FRAUENHEILKUNDE Pflegepersonal	FRAUENHEILKUNDE Patientenurteil	FRAUENHEILKUNDE Perinatalzentrum
Bensheim* Klinik Auerbach Dr. Vetter KG					k.A.	9	59	○					
					R (gesamtes Spektrum der Inneren Medizin)								
Darmstadt Klinikum Darmstadt	5 290	31	100	● (blau)	11 950	56	177	● (lila)	4 366	15	43	● (lila)	✓
	AB, Gf, Th (Wirbelsäule), U, Wh, Krebs, minimal-invasive Eingriffe				D (Diabetes), Ge, K, Kr (Immuntherapien), Ma (Infektionen), Ni				B, F, G, Krebsbestrahlung und -operationen				
Frankfurt/M. Berufsgenossenschaftliche Unfallklinik	10 500	76	312	● (blau)									
	Ha, Nc, Pl, U, Wh, Hüft- und Knieprothesen mit Robotereinsatz												
Frankfurt/M. Bürgerhospital	4 029	15	160	● (blau)	2 684	14	120	○	2 922	9	60	○	
	AB, Gf, Kc, Pl, U (auch Ersatz von Schultergelenken), Wh				D (Diabetes), K				G, gesamtes Spektrum der Diagnostik, minimal-invasiv				
Frankfurt/M. Herzzentrum Frankfurt	1 803	32	136	● (rot)									
	H (minimal-invasive Techniken, Laser, Bypass-OP ohne Herz-Lungen-Maschine)												
Frankfurt/M. Klinikum der Johann Wolfgang Goethe Universität	5 565	77	228	● (blau)	11 089	118	244	● (lila)	5 278	25	72	○	✓
	AB (Nieren- und Leberchirurgie), Gf, H (Bypass- und Herzklappenoperationen) Kc (angeb. Fehlbildungen d. Magen-Darmtraktes, MKG, Nc, Tumorchirurgie, min.-inv. Eingriffe, Th				D (Diabetes, Schilddrüse), Ge, K (interventionell), Kr (Knochenmarktransplantationen), L, Ma, Ni (Dialyse), R, Infektionen (Leber, Tropenmedizin, Aids)				B, G (Risikoschwangerschaften), F, Tumoren (neue OP-Techniken und Medikamente), Inkontinenz-OP				
Frankfurt/M. Krankenhaus Nordwest	k.A.	k.A.	k.A.	● (blau)	k.A.	k.A.	k.A.	● (blau)	k.A.	k.A.	k.A.	○	
	AB (Leber, Bauchspeicheldrüse, Fettleibigkeit), Gf, Ha, Th, U, (Hüfte, Knie), min.-inv. OP				K (interventionell), Kr (Immuntherapie), Ma (Laser bei Tumoren)				B, F (künstliche Befruchtung), spezielle Tumortherapie, G				
Frankfurt/M. Orthopädische Universitätsklinik Friedrichsheim													
Frankfurt/M. St.-Elisabethen-Krankenhaus	2 664	11	50	● (blau)	2 783	16	57	○					
	AB (Darm, Galle), Tumor- und Venenchirurgie, Lasertherapie				K, Ma (minimal-invasive Eingriffe), Ni (Dialyse), Akutgeriatrie								
Frankfurt/M.* St.-Marien-Krankenhaus	3 057	15	60	● (blau)	2 102	14	68	○	3 290	10	30	○	
	AB (Darm, Schilddrüse), Hüft- und Knieoperationen				K, Kr, Ma (minimal-invasive Eingriffe)				B, G, Krebs, minimal-invasive Eingriffe, Akupunktur				
Frankfurt/M. St.-Markus-Krankenhaus													
	Krankenhaus wurde empfohlen, beteiligte sich				aber nicht an der FOCUS-Umfrage								
Frankfurt/M. Städtische Kliniken Frankfurt-Höchst	7 020	52	161	● (rot)	6 830	41	173	○	5 950	17	83	○	✓
	AB (Galle, Brüche), Gf (Hauptschlagader), Kc, Nc, Th, U (Wirbelsäule), minimal-invasive Operationen				D (Diabetes), K (interventionell), Kr, Ma, Geriatrie				B, G (Risikoschwangerschaften und -geburten), minimal-invasive Eingriffe, Tumoren				
Fulda* Städtisches Klinikum Fulda	7 057	38	113	○	8 669	42	120	● (blau)	4 486	11	37	○	✓
	AB (Schilddrüse), Gf, H (Bypass, Herzklappen), Ha, Nc, Th, Tr, U				K (Gefäßstützen), Kr (Chemotherapie), Ni (Dialyse), Ma (minimal-invasive Eingriffe)				B, G, Tumoren, minimal-invasive Eingriffe				
Gießen* Klinikum der Justus-Liebig-Universität	8 789	118	213	● (lila)	7 904	90	284	● (lila)	4 532	21	63	○	✓
	AB (Leber, Bauchspeicheldrüse, Darm, Schilddrüse), Gf, H, MKG, Nc, Pl, Th (Lunge), Tr, U (Schwerstverletzte), Sportmedizin (Knorpel- und Knochentransplantationen, Gelenkchirurgie)				D (Diabetes und Schilddrüsenerkrankungen), K, Kr (Blutkrebs), L (Spiegelung der Bronchien), Ma (minimal-invasive Eingriffe), Ni (Dialyse)				B, F (künstliche Befruchtung), G (Risiko- und Frühgeburten, Diagnostik), Tumorchirurgie, Strahlentherapie				
Greifenstein Pneumologische Klinik Waldhof Elgershausen					2 200	10	48	○					
					L (Tuberkulose, Schlafstörungen, Tumoren, chronische Erkrankungen des Rippenfells)								

1) maximal

KINDERHEILKUNDE Behandlungen	Ärzte	Pflegepersonal	Patientenurteil		ORTHOPÄDIE Behandlungen	Ärzte	Pflegepersonal	Patientenurteil		UROLOGIE Behandlungen	Ärzte	Pflegepersonal	Patientenurteil		ALLGEMEINE BEMERKUNGEN ZUR KLINIK Behandlungen ges.	Betten gesamt	Ärzte gesamt	Pflegepersonal ges.	Beurteilung Service	Patientenumfrage	Qualitätsstatistik	EZ-Zuschlag in DM	
															<2 000	123	9	k.A.	● (violett)	ja	ja	160	1 A, Klinik mit Schwerpunkt Akut-Rheumatologie und Physiotherapie, Tagesklinik für Innere Medizin und Rheuma
										2 000	9	24	○	P, Behandlung von Blasen- und Nierentumoren	30 854	971	231	602	● (blau)	ja	ja	185	15 A, HZ (ohne Herzchirurgie), Dialyse, Schlaganfall-Fachabteilung
															10 500	361	82	384	○	ja	ja	202	2 A, Kpk, Transplantation angezüchteter körpereigener Knorpelzellen; urologische Sprechstunde bei Rückenmarkschäden
			○	Kc (auch Neugeborene)											11 805	322	60	400	● (violett)	ja	ja	175	7 A, Augenheilkunde, Suchterkrankungen, Sprechstunden: Schilddrüse, Enddarm, Augen, Gefäße, Chirurgie
															2 486	117	32	136	● (rot)	ja	ja	179	3 A, HZ, Interventionelle Kardiologie (Katheter, Gefäßstützen)
8 887	54	192	● (blau)	Fr, Kd (Stoffwechselerkrankungen), Kk, Kkr (Leukämie), Kl (Mukoviszidose, Asthma), Kn, N (Epilepsie)						1 898	15	32	○	J, Ku, P, radikale Tumor-OP mit Nervenschonung, Blasenersatz, minimal-invasive Techniken	44 668	1 380	640	1 420	● (blau)	ja	ja	200	36 A, TPZ (Herz/Lunge, Leber, Niere), TZ, Dialyse; Ambulanzen: Rheuma, Allergie/Asthma, Bluter, Aids, Mukoviszidose, Bluthochdruck, Diabetes, Nieren
										k.A.	k.A.	k.A.	● (violett)	I, Ku, M (Erektionsstörungen), P, Tumor-OP	18 628	602	k.A.	k.A.	● (blau)	ja	nein	272	10 A, TZ, Palliativstation, Schlaganfall-Fachabteilung, Diabetikerschulung; Gefäß-, Hand-, Herzschrittmacher-Sprechstunden
					5 591	43	182	● (blau)	Gp, Gs, Ha, U, W, Wh, Rheuma, Tumoren, Gelenkschäden				○		5 591	300	56	182	○	ja	ja	200[1]	1 A, TZ, Rheumazentrum, Sprechstunden: Bluter, Schmerzen; Sporttraumatologie; MS- und Osteoporose-Gruppe
										1 156	5	19	○	I, P, Tumoroperationen	<11 000	270	37	134	● (blau)	ja	ja	195	3 A, Gefäßsprechstunde, Diabetesschulung, Ernährungsberatung
															12 710	370	74	194	● (blau)	ja	ja	195	6 A, Notfallambulanz, Strahlentherapie, Diabetesschulung, Ernährungsberatung
3 850	17	123	● (blau)	Fr, Kl, angeborene Fehlbildungen, Infektionen der Verdauungsorgane	2 490	14	62	○	Gp (Hüfte, Knie), Gs (Schulter, Knie), Kinderorthopädie	1 600	9	27	○	Ku, M (Wiederherstellung der Zeugungsfähigkeit), P, Nierentumoren	34 520	1 106	259	812	○	ja	ja	250	13 A, Kpk, Ambulanzen: Netzhaut, Schlaganfall, Ohrgeräusche (Tinnitus), Tumorsprechstunde; geriatrische und psychiatrische Tageskliniken
2 883	14	95	○	Fr, Kd (Diabetes), Kk, Kl (Asthma)	3 603	16	46	○	Gp, W, Replantationen, Hand-, Schulter- und Knieoperationen	3 073	14	39	○	M, P, Tumoroperationen, schmerzfreie Zertrümmerung von Harnsteinen	39 207	891	235	677	● (violett)	ja	ja	239	15 A, HZ, TPZ (Herz/Lunge, Niere), TZ, Ambulanzen: Männerheilkunde, Nerven, Hirnanhangsdrüse, Schmerz, Kinderherz, für Angehörige psychisch Kranker
6 091	40	135	● (violett)	Fr, Kk (Katheter), Kkr (Blutkrebs, Weichteiltumoren), Kl (Mukoviszidose), N (Epilepsie, Entwicklungsstörungen)	1 832	18	55	● (violett)	Gp (Hüfte, Knie, Schulter, Ellenbogen), Gs (Knie, Schulter, Hand), W (Tumoren, Bandscheibe), Kinderorthopädie	1 920	12	28	○	Ku, M (Wiederherstellung der Zeugungsfähigkeit), P, Tumoroperationen, Lasertherapie	40 448	1 283	590	1 115	● (violett)	ja	ja	250	27 A, HZ, Kpk, TPZ (Nieren, Herz/Lunge), TZ, Inselzellentransplantationen bei Diabetes, intensivmedizinisches Zentrum für schwerstes Lungenversagen; Sprechstunden u. a.: MS, Aids, Kinderneurochirurgie, psychosomatisch bedingte Hautkrankheiten
															2 200	106	10	48	○	nein	ja	100	1 A, TZ (nichtoperativ), Lungenfachklinik, Ambulanzen: Allergie, Mukoviszidose, Asthmaschulung

CHIRURGIE

Klinik	Behandlungen	Ärzte	Pflegepersonal	Patientenurteil	Schwerpunkte
Hanau Klinikum Stadt Hanau	6 242	32	109	○	AB (Schild- und Bauchspeicheldrüse, Darm), Gf (Hals- und Bauchschlagader), Th, U, Tumoren, minimal-invasive Eingriffe
Hofgeismar Evang. Krankenhaus Gesundbrunnen					
Immenhausen Fachklinik für Lungenerkrankungen					
Kassel Kinderkrankenhaus Park Schönfeld	2 198	10	50	🟣	AB, Nc, Pl, Th, U, Fehlbildungen (Trichterbrust), Laserchirurgie
Kassel Kurhessisches Diakonissenhaus				🟣	Krankenhaus wurde empfohlen, beteiligte sich aber nicht an der FOCUS-Umfrage
Kassel Klinikum Kassel	7 980	54	157	🟣	AB (Galle, Leberzysten, Bauchspeichel- und Schilddrüse), Gf, Ha, Kc, MKG, Nc, Pl, Th, U, Wh, Tumoren, minimal-invasive Eingriffe
Marburg* Klinikum der Philipps-Universität	5 916	32	112	🔵	AB (Schilddrüse), Gf (Hals- und Bauchschlagadern), H (Klappen), Ha (Replantationen), Kc, MKG, Nc, Pl, Th (Tumoren), Tr, U, Wh, minimal-invasive Chirurgie
Offenbach Städtische Kliniken Offenbach	9 004	51	238	🔵	AB (Tumoren), Gf, Ha, Kc, MKG, Nc, Th, U (auch degenerative Knochenerkrankungen; Gelenke), minimal-invasive Eingriffe
Rotenburg a. d. Fulda* Herz- und Kreislaufzentrum	973	22	60	○	H (Bypass, Herzklappe, Herzkranzgefäße)
Wetzlar* Kreiskrankenhaus Wetzlar	5 634	k.A.	k.A.	🔵	AB (Bauchspiegelung), Gf (Gefäßverschluss), Pl, U, minimal-invasive Eingriffe
Wiesbaden Deutsche Klinik für Diagnostik	k.A.	14	k.A.	🔴	AB (Darm: Inkontinenz, Mastdarmvorfall, Fisteln, Entzündungen), Pl
Wiesbaden Dr. Horst-Schmidt-Kliniken	6 358	37	76	🟣	AB (Galle, Schilddrüse), Gf, Ha, Nc (Bandscheibe), Th (Brustkorbspiegelungen), U (Prothesen), Tumoren
Wiesbaden Orthopädische Klinik					
Wiesbaden St.-Josefs-Hospital	5 461	31	110	🟣	AB (Darm: Inkontinenz, Fisteln, Entzündungen; Schilddrüse), Gf (Schlagader-OP), H, (Bypass, Herzklappe), Th, U

INNERE MEDIZIN

Klinik	Behandlungen	Ärzte	Pflegepersonal	Patientenurteil	Schwerpunkte
Hanau Klinikum Stadt Hanau	10 106	35	117	🔵	K (Herzkatheter, Schrittmacher), L, Ma (minimal-invasive Eingriffe), Ni, Kr
Hofgeismar Evang. Krankenhaus Gesundbrunnen	1 082	9	k.A.	○	Ge, K, Geriatrie (Schlaganfall), neurologische Erkrankungen (MS, Parkinson)
Immenhausen Fachklinik für Lungenerkrankungen	2 665	10	50	🟣	K (Rechtsherzkatheter), Kr (Lungenkrebs), L, Allergien, minimal-invasive Diagnostik
Kassel Kinderkrankenhaus Park Schönfeld					
Kassel Kurhessisches Diakonissenhaus					
Kassel Klinikum Kassel	10 001	47	177	○	K (invasiv), Kr (Knochenmarktransplantationen), Ma (Leber), Ni (Dialyse, Knochenstoffwechselstörungen)
Marburg* Klinikum der Philipps-Universität	11 500	58	183	○	D (Diabetes), Ge, K (Prävention), Kr (Speiseröhre), L (Asthma), Ma (Funktionsprüfung), Ni (Dialyse), R, Schlafmedizin, minimal-invasive Techniken
Offenbach Städtische Kliniken Offenbach	8 815	61	214	○	D (Diabetes), K (Schrittmacher), Kr, L, Ma (minimal-invasiver Ultraschall), Ni (Dialyse), Bluthochdruck, Aids
Rotenburg a. d. Fulda* Herz- und Kreislaufzentrum	4 539	20	68	🔴	K (Erweiterung von Herzkranzgefäßen, Herzkatheter)
Wetzlar* Kreiskrankenhaus Wetzlar	7 520	k.A.	k.A.	🟣	D, K (interventionell), Kr, Ma, Ni (Dialyse), minimal-invasive Techniken
Wiesbaden Deutsche Klinik für Diagnostik	k.A.	50	k.A.	🟣	D, Ge, K, Kr (Blutkrebs), L, Ma, Ni (Dialyse), R, Infektionen
Wiesbaden Dr. Horst-Schmidt-Kliniken	8 403	48	189	🔵	D, K, Kr, L, Ma (Krebs der Speiseröhre und des Magens), Ni (Nierenentzündungen), Bluthochdruck, Infektionen
Wiesbaden Orthopädische Klinik					
Wiesbaden St.-Josefs-Hospital	7 265	34	80	○	D (Diabetes), K (Kranzgefäße, Rhythmusstörungen), Kr, Ma (entzündliche Darm- und Lebererkrankungen)

FRAUENHEILKUNDE

Klinik	Behandlungen	Ärzte	Pflegepersonal	Patientenurteil	Perinatalzentrum	Schwerpunkte
Hanau Klinikum Stadt Hanau	4 756	15	61	○	✓	B (Plastische Chirurgie), Inkontinenz, Krebschirurgie, minimal-invasive Eingriffe
Hofgeismar Evang. Krankenhaus Gesundbrunnen						
Immenhausen Fachklinik für Lungenerkrankungen						
Kassel Kinderkrankenhaus Park Schönfeld						
Kassel Kurhessisches Diakonissenhaus						
Kassel Klinikum Kassel	5 015	17	62	○	✓	B (brusterhaltende Chirurgie und Rekonstruktion), G (Risiko- und Frühgeburten)
Marburg* Klinikum der Philipps-Universität	5 087	16	73	○	✓	B (Brustwiederaufbau), F (künstliche Befruchtung), G (alternative Methoden), Tumoren, minimal-invasive Operationen
Offenbach Städtische Kliniken Offenbach	5 565	18	85	🟣	✓	B (brusterhaltende Therapie, plastischer Wiederaufbau), G (Frühgeburten), Tumoren
Rotenburg a. d. Fulda* Herz- und Kreislaufzentrum						
Wetzlar* Kreiskrankenhaus Wetzlar	4 040	k.A.	k.A.	○		B, G, Becken- und Vaginaltumoren, minimal-invasive Eingriffe
Wiesbaden Deutsche Klinik für Diagnostik	k.A.	2	k.A.	○		B, F, Diagnose frühkindliche Missbildung, Hormonstörungen
Wiesbaden Dr. Horst-Schmidt-Kliniken	7 263	21	57	○	✓	B, G, Tumoren, minimal-invasive Eingriffe, Inkontinenz
Wiesbaden Orthopädische Klinik						
Wiesbaden St.-Josefs-Hospital	3 927	19	48	○		B (minimal-invasive Gewebeentnahme, brusterhaltende Chirurgie), G, Tumoren, Inkontinenz

KINDERHEILKUNDE					ORTHOPÄDIE					UROLOGIE					ALLGEMEINE BEMERKUNGEN ZUR KLINIK								
Behandlungen	Ärzte	Pflegepersonal	Patientenurteil		Behandlungen	Ärzte	Pflegepersonal	Patientenurteil		Behandlungen	Ärzte	Pflegepersonal	Patientenurteil		Behandlungen ges.	Betten gesamt	Ärzte gesamt	Pflegepersonal ges.	Beurteilung Service	Patientenumfrage	Qualitätsstatistik	EZ-Zuschlag in DM	
3 110	11	55	● (rot)	Fr, N, Diabetesbehandlung, Infektionen											25 512	816	142	499	● (blau)	ja	ja	190	15 A, TZ, Dialyse; Ambulanzen: Inkontinenz, Eigenblutspende, Gefäße, Schmerz, Akupunktur, künstlicher Darmausgang, Schrittmacher, Krebsheilkunde
															1 120	140	9	98	● (violett)	ja	ja	138	1 A, geriatrische Spezial- und Tagesklinik; betreutes Wohnen, Psychiatrie, Hirnleistungstraining, Musiktherapie
															2 665	115	k.A.	k.A.	○	ja	ja	120	1 A, Asthmaschulung, Schlaflabor, Lasertherapie, spezielle palliative Maßnahmen und Lasertherapie bei Lungenkrebs
3 295	10	51	● (violett)	Kl (Asthma, Mukoviszidose), Kkr, Urologie											5 403	148	23	106	● (violett)	ja	ja	72	2 A, TZ, Kinderbrandbetten, Notfallambulanz, Frührehabilitation schwer schädelhirnverletzter Kinder, offener Rücken
																			● (violett)				
3 400	16	92	○	Fr, Kkr, N, Beratungsstelle für misshandelte Kinder						2 742	13	31	○	Ku, I, Tumoren, plastische Operationen	39 500	1 269	298	820	● (violett)	ja	ja	225	19 A, HZ, Kpk, TPZ, TZ, ambulante Chemotherapie, Sprechstunden für künstlichen Darmausgang, Schmerzen; Dialyse (auch Training für Heimdialyse)
4 230	12	59	○	Fr (künstl. Mutterkuchen), Kkr (Blut, Nerven, Hirn), Kn (Dialyse), N, Neurochirurgie	1 854	8	33	○	Gp (Prothesen, Hüfte u. Knie), Gs, W (Verkrümmungen), Kinderorthopädie (Hüfte, Fuß), Rheuma	2 054	9	31	● (violett)	I, Ku (Fehlbildungen), M (Erektionsstörungen), P, Tumoren, Steine, minimal-invasive Techniken	43 500	1 255	315	902	● (blau)	ja	ja	200	26 A, HZ, Kpk, TPZ (Niere, Herz/Lunge), TZ, Inselzellentransplantationen bei Diabetes, intensivmedizinisches Zentrum für schwerstes Lungenversagen; Sprechstunden u. a.: MS, Aids, Kinderneurochirurgie, psychosomatische Hautkrankheiten
2 332	15	80	○	Behandlung schwer brandverletzter Kinder, Infektionen						3 699	12	31	○	I, P, M, Tumoren (überregionaler Arbeitskreis), Steinzertrümmerung	34 132	1 092	260	1 037	● (blau)	ja	ja	250	15 A, Kpk, TZ, Brandbetten; Druckkammerzentrum; Sprechstunden: Niere, Schrittmacher, künstlicher Darmausgang, Gefäße, Schmerz, Risikoschwangerschaften
															5 512	160	42	128	● (rot)	ja	ja	210	2 A, HZ, Dialyse, Raucherentwöhnung, Stressbewältigung (autogenes Training), Rehabilitation
										2 422	k.A.	k.A.	● (violett)	I, Ku, P, minimal-invasive Eingriffe	21 831	649	109	474	● (violett)	ja	nein	210	8 A, Lehrkrankenhaus der Universität Gießen, Ambulanzen u. a.: Diabetes, Dialyse, Tumoren; Kindernotfall-Ambulanz
k.A.	8	k.A.	○	Kd, Kn (Frühdiagnose v. Nierenerkrankung), Kl, N						k.A.	1	k.A.	● (rot)	Ku, P, I, M (Potenzstörungen) minimal-invasive Eingriffe	4 515	163	86	129	● (violett)	ja	ja	160	5 A, HZ, Kpk (jeweils ohne Chirurgie), TZ, TPZ, Schlaflabor; Ambulanzen: Mukoviszidose, Gerinnungsstörungen
4 390	27	146	● (violett)	Fr, Kd, Kkr, Kl (Asthma und Allergien), N (Epilepsie)						2 589	13	30	○	I, Ku, M, P, minimal-invasive Eingriffe	36 391	998	263	880	● (rot)	ja	ja	238	Kpk, TZ, Dialyse, Schlaganfall-Fachbehandlung, Homecare-Angebot (Hilfe bei künstlicher Ernährung, Wundliegen, künstlichem Darmausgang), Stammzellentransplantationen
					2 004	13	53	○	Gp, Gs, W, Fußoperationen, Beinverlängerung						2 004	118	16	53	○	ja	ja	201	1 A, Ambulanzen: Kinderorthopädie, Extremitäten-Rekonstruktion, Schulung für Patienten mit künstlichen Gelenken
															17 400	456	110	346	● (violett)	ja	ja	195	7 A, HZ, TZ, ästhetische Brustchirurgie, Fettabsaugen; Ambulanzen: entzündliche Darmerkrankungen, Inkontinenz, Erkrankungen des Immunsystems

CHIRURGIE

Krankenhaus	Behandlungen	Ärzte	Pflegepersonal	Patientenurteil	Schwerpunkte
Berlin Auguste-Viktoria-Krankenhaus	3 017	33	91	🟣	AB (Chemotherapie bei Lebermetastasen mit speziell implantiertem System), Gf, Th (Speiseröhre), U (Gelenke)
Berlin Deutsches Herzzentrum	4 983	99	300	🟣	Gf, H (Bypass, Klappen, angeborene Herzfehler, Kunstherzen), Tr
Berlin DRK-Kliniken Mark Brandenburg	3 000	18	65	🔵	AB (Magen, Darm), G, Th (Lungen-, Speiseröhrenkrebs), U, min.-inv. Eingriffe
Berlin Evangelisches Geriatriezentrum					
Berlin Evangelisches Krankenhaus Königin Elisabeth	2 944	17	42	○	AB, Gf (Hals- und Bauchschlagadern), Schilddrüse, minimal-invasive Operationen
Berlin Evangelisches Waldkrankenhaus Spandau	2 689	15	55	🟣	AB (Gallenblase, Leistenbruch), Gf, H, U, minimal-invasive Operationen
Berlin Franziskus-Krankenhaus	2 123	k.A.	k.A.	🟣	Gf (Hals- und Bauchschlagadern, Bypässe am Bein, Krampfadern)
Berlin Humboldt-Krankenhaus Reinickendorf	4 618	30[1]	82	🟣	AB (Darm, Galle), Gf (Hauptschlagader, Beingefäße), Ha, Pl, U, Wh, Gelenkchirurgie (Hüfte, Knie, Schulter)
Berlin Immanuel-Krankenhaus					Krankenhaus wurde empfohlen, beteiligte sich aber nicht an der FOCUS-Umfrage
Berlin Klinikum Buch	7 996	50	101	🟣	AB (Galle, Darm, Schilddrüse), Gf, Na, U, Tumoroperationen, minimal-invasive Eingriffe
Berlin Krankenhaus Am Urban	6 733	39	95	🔵	AB (Enddarm, Gallensteine), Ha, Pl, U, minimal-invasive Eingriffe
Berlin Krankenhaus Bethel	2 399	15	49[2]	🔵	AB (Darm, Schild-, Nebenschilddrüse), Nc, U, Wh, Gelenke, minimal-invasive Operationen
Berlin Krankenhaus im Friedrichshain	5 725	50	112	🔵	AB (Schilddrüse, Galle), Gf, U, Gelenke, minimal-invasive Chirurgie
Berlin Krankenhaus Moabit	5 146	25	85	○	AB (Galle, Brüche), Gf (Krampfadern, Bypässe), Ha, U
Berlin Krankenhaus Neukölln	5 809	57	128	🟣	AB (Bauchspeichel- und Schilddrüse, Leber), Gf (Haupt- und Halsschlagadern), Nc (Tumoren, Hirnblutungen, Unfälle), Th, U, minimal-invasive Operationen
Berlin Krankenhaus Prenzlauer Berg	3 815	14	58	○	AB (Galle), Pl (Brust), U (Gelenkprothesen), minimal-invasive Eingriffe

INNERE MEDIZIN

Krankenhaus	Behandlungen	Ärzte	Pflegepersonal	Patientenurteil	Schwerpunkte
Berlin Auguste-Viktoria-Krankenhaus	5 724	38	170	○	D, K (Gefäßstützen), Ma (Lasertherapie von Tumoren), Aids, infektionen, Geriatrie, minimal-invasive Techniken
Berlin Deutsches Herzzentrum	1 140	20	31	🔴	K (Aufweitung von Kranzgefäßen, Gefäßstützen, Schrittmacher, Laser)
Berlin DRK-Kliniken Mark Brandenburg	7 100	22	80	○	K, Kr, L (Heimbeatmung, Schlafmedizin), Ma Sucht, Alkohol), min-inv. Eingriffe
Berlin Evangelisches Geriatriezentrum	282	4	6	○	Reha nach schweren Erkrankungen (Schlaganfall, Knochenbruch)
Berlin Evangelisches Krankenhaus Königin Elisabeth	3 285	20	67	🟣	Ge, K (Aufweitung von Herzkranzgefäßen), Ma, Ni
Berlin Evangelisches Waldkrankenhaus Spandau	5 508	20	70	○	D (Diabetes), K (Schrittmacher), Kr, Ma
Berlin Franziskus-Krankenhaus	2 099	k.A.	k.A.	○	Ge (Gefäßaufweitungen, Gefäßstützen)
Berlin Humboldt-Krankenhaus Reinickendorf	6 187	64[1]	132	○	D (Diabetes), K (Gerinnselauflösung), Ma (spezielle Ultraschalluntersuchungen), Ni, Infektionen, Geriatrie
Berlin Immanuel-Krankenhaus				🔴	
Berlin Klinikum Buch	6 927	56	179	○	D (Diabetes), K (Rhythmusstörungen), Kr, L (Lungenentzündungen), Ma, Ni, Geriatrie, Naturheilverfahren
Berlin Krankenhaus Am Urban	8 434	52	129	🔵	D (Diabetes), Ge, K (Herzkranzgefäße), Kr, Ma, Infektologie
Berlin Krankenhaus Bethel	2 252	15	49	○	D (Diabetes), K (Herzkranzgefäße), Ma Geriatrie (Reha)
Berlin Krankenhaus im Friedrichshain	5 552	47	132	○	K, Ma, Ni (Dialyse), Geriatrie Sauerstoff-Überdruckkammer
Berlin Krankenhaus Moabit	6 654	42	180	🟣	D (Diabetes), K, Kr (Chemotherapie), Naturheilkunde, Bluthochdruck
Berlin Krankenhaus Neukölln	19 908	101	312	○	D (Diabetes, Schilddrüse), Ge (Bluthochdruck), K (Gefäßstützen, Schrittmacher), Kr (Immuntherapie), L (Infektologie), Ma, Geriatrie
Berlin Krankenhaus Prenzlauer Berg	5 665	40	151	○	K, Ma, Stoffwechsel- und Infektionskrankheiten, Rehabilitation

FRAUENHEILKUNDE

Krankenhaus	Behandlungen	Ärzte	Pflegepersonal	Patientenurteil	Perinatalzentrum	Schwerpunkte
Berlin Auguste-Viktoria-Krankenhaus	3 033	20	50	○		F, G, Tumoren (Eierstöcke, Gebärmutter), minimal-invasive Eingriffe
Berlin Deutsches Herzzentrum						
Berlin DRK-Kliniken Mark Brandenburg						
Berlin Evangelisches Geriatriezentrum						
Berlin Evangelisches Krankenhaus Königin Elisabeth						
Berlin Evangelisches Waldkrankenhaus Spandau	3 861	12	49	○	✓	B (plastische OP), G, Becken- und Vaginaltumoren
Berlin Franziskus-Krankenhaus						
Berlin Humboldt-Krankenhaus Reinickendorf	3 449	15[1]	40	○		B (Rekonstruktion), F, G, Tumoren, Gebärmutterentfernung ohne Bauchschnitt
Berlin Immanuel-Krankenhaus						
Berlin Klinikum Buch	4 593	14	50	○	✓	B, F, G, Tumorchirurgie, minimal-invasive Eingriffe, OP an den Harnwegen
Berlin Krankenhaus Am Urban	3 625	13	42	○		B, G, Tumoren, Inkontinenz, minimal-invasive Eingriffe
Berlin Krankenhaus Bethel						
Berlin Krankenhaus im Friedrichshain	3 969	20	48	○	✓	B, G, Schwangerschaft und Diabetes, Tumoren
Berlin Krankenhaus Moabit	1 743	9	21	○		B, Inkontinenz, minimal-invasive Techniken, Tumoren
Berlin Krankenhaus Neukölln	3 110[3]	19[3]	72[3]	○	✓	B (Plastische Chirurgie), G, spezielle Ultraschalluntersuchung und OP von Tumoren, minimal-invasive Techniken
Berlin Krankenhaus Prenzlauer Berg						

1) Zeitraum 1996
2) inkl. Belegabteilungen Urologie und HNO
3) ohne Geburtsmedizin

KINDERHEILKUNDE				ORTHOPÄDIE				UROLOGIE				ALLGEMEINE BEMERKUNGEN ZUR KLINIK							
Behandlungen	Ärzte	Pflegepersonal	Patientenurteil	Behandlungen	Ärzte	Pflegepersonal	Patientenurteil	Behandlungen	Ärzte	Pflegepersonal	Patientenurteil	Behandlungen ges.	Betten gesamt	Ärzte gesamt	Pflegepersonal ges.	Beurteilung Service	Patientenumfrage	Qualitätsstatistik	EZ-Zuschlag in DM
								1 391	11	22	○	18 549	739	150	462	🟣	ja	ja	198
								I (Blasenersatz), M (Impotenz: Diagnostik, Prothesen), P, Tumoren				9 A, größte Aidsklinik Europas mit Tagesklinik; Schlaganfall-Fachabteilung, Psychiatrie, Strahlentherapie, Ambulanzen: Schmerz, Gefäße, künstlicher Darmausgang							
736	22	55	🔴									7 600	187	198	475	🔴	ja	ja	220
Kk (angeborene Herzfehler)												3 A, HZ, TPZ (Herz/Lunge), großes spezialisiertes Herzzentrum; Dialyse, Gefäßambulanz, genetische Untersuchungen							
												9 000	260	53	145	🟣	ja	ja	120
												5 A, TZ, Ambulanzen: Lungen- und Atemwegserkrankungen, Krebs, Gefäße, interventionelle Radiologie							
												1 300	142	11	72	○	ja	ja	–
												1 A, Fachklinik mit teil- und vollstationärer Versorgung; Diabetikerschulungen, Logopädie, Geriatrieforschung							
								1 511	5	14	🔴	15 125	670	124	399	🔵	ja	ja	150
								P, Tumor-OP, Nierenentfernung				6 A, Schwerpunkt Urologie; Dialyse, Epilepsiezentrum, Gefäßzentrum, psychiatrische Ambulanz							
1 363	8	24	○	3 041	19	66	○					15 441	642	111	326	🟣	ja	ja	229
Fr, Kc, Kl (Asthma), Magen, Darm, Orthopädie				Gp (Hüfte, Knie), Gs, W,Kreuzbandrekonstruktionen								7 A, TZ, Brandbetten, Eigenblutspende, Ambulanzen u. a.: Tumoren, Gefäße, Kinderorthopädie, Schwangerenberatung							
								1 859	k.A.	k.A.	○	5 020	234	k.A.	k.A.	🔵	nein	nein	295
								P, Tumoren, minimal-invasive Eingriffe				3 A, Gefäßambulanz, Gefäßsportgruppe, Diabetikerschulungen							
								1 451	7[1]	20	○	16 422	568	167[1]	395	🟣	ja	ja	225
								M (Impotenz), P (Laser), Steintherapie (minimal-invasiv), Tumor-OP				10 A, Dialyse, Ambulanzen u. a.: Impotenz, Kinderwunsch, Schluckstörungen, Gefäße, Schmerz, Inkontinenz, Nachsorge nach Nierentransplantation							
							🔴									🔴			
4 240	26	91	🔵	2 155	13	46	🟣	1 336	7	20	○	32 949	1 252	373	823	🔵	ja	ja	164
Fr, Kc, Kkr, Kl (Mukoviszidose), Kn, N, Rheuma, Allergien				Gp, Gs, W, Fuß- und Rheumachirurgie, Kinder- und Kinderneuroorthopädie				I, Ku, P, Nieren- und Blasentumoren, Steinleiden				22 A, Kpk, TZ, Dialyse, Gefäßzentrum, Unfallschwerpunkt, Ambulanzen u. a.: Schmerz, Gefäße; Gesundheitsberatung, Herzschrittmacher							
								2 064	10	24	🔵	25 081	757	204	505	🔵	ja	ja	230
								M, P, Tumoren, Steine, Ersatzblase				12 A, HZ, Ambulanzen: Schwerpunkt Urologie, weitere: Krebs, Herz, Gefäße, Fettsucht; Diabetikerschulung							
												5 195	258	38	136	🔵	ja	ja	178
								Belegabteilung				5 A, Schwerpunkt Schilddrüsen- und Nebenschilddrüsen-Chirurgie; Ambulanzen: Eigenblutspende, Gelenke, Unfälle							
2 728	16	76	○					1 995	13	28	○	22 179	680	234	521	🔵	ja	ja	100
Fr, Kn, Urologie, HNO, Allergien, Infektionen								Ku, P, Tumoren, Steinleiden				14 A, Kpk (Neuro- und Kieferchirurgie, HNO), TZ, Schmerzbehandlung, Geburtshilfewagen							
								1 743	8	20	○	16 698	515	180	390	🔵	ja	ja	245
								P, Tumoren, Steinleiden				12 A, TZ, Ambulanzen: Naturheilkunde, Schmerz, Gefäße; psychosoziale Betreuung Krebskranker							
2 964	28	104	🟣	2 160	18	51	○	1 996	10	34	○	42 955	1 650	484	1 099	🟣	ja	ja	181
Fr, Kk (spez. Ultraschall), Kl (Langzeitbeatmung), physikalische Therapie frühkindlicher Hirnschäden				Gp (Hüfte, Knie), Gs, degenerative Gelenkkrankheiten, Knorpelschäden, Tumoren				I, P, Tumoroperationen (Blase, Niere), Steintherapie				21 A, Kpk, TZ, Unfallschwerpunkt, fachübergreifender Schmerzarbeitskreis, weitere Abteilungen: HNO, Augen, Dermatologie, Neurologie, Psychiatrie, Laser- und Strahlentherapie, Ambulanzen: Krebs, Schilddrüse							
												10 791	404	75	251	○	ja	ja	180
												6 A, Ambulanzen: Schmerz, Plastische Chirurgie, Herzschrittmacher, Infektionen							

CHIRURGIE

Klinik	Behandlungen	Ärzte	Pflegepersonal	Patientenurteil	Schwerpunkte
Berlin Krankenhaus Spandau	3 879	20	63	● (blau)	AB (Speiseröhre), Gf, Ha, Kc, Th, U, Wh, Tumoren, Gelenke, minimal-invasive Operationen
Berlin Krankenhaus Waldfriede	1 941	11	25	○	AB, Gf (Krampfadern), Ha, Gelenkspiegelungen und -prothesen, Tumoren
Berlin Krankenhaus Zehlendorf	6 358	50	171	● (violett)	AB, Gf, Ha, Pl, Th (Lungentumoren), U, minimal-invasive und Fußoperationen
Berlin Martin-Luther-Krankenhaus	4 522	27	75	● (blau)	AB (Magen, Darm), Gf, Ha, Pl, U (Gelenkersatz, Sportverletzungen), WH
Berlin Max-Bürger-Zentrum					
Berlin Oskar-Helene-Heim					
Berlin Oskar-Ziethen-Krankenhaus Lichtenberg	5 139	33	131	● (violett)	AB (Schilddrüse), Ha, Th, U (Unfallkrankenhaus), WH, minimal-invasive Operationen
Berlin Park-Klinik Weißensee	4 046	14	44	○	AB (Darm), Ha, Pl, U, Tumoren, Gelenke, minimal-invasive Operationen
Berlin Schloßpark-Klinik	1 777	12	47	● (blau)	AB (Schilddrüse, Magen, Darm), Gf (Krampfadern), MKG, Fußchirurgie
Berlin St.-Joseph-Krankenhaus Tempelhof	4 324	23	59	● (violett)	AB (Bauchspeicheldrüse, Tumoren), Gf, Ha, Kc (auch minimal-invasive Eingriffe), U (Knie-, Sportchirurgie)
Berlin Universitätsklinikum Benjamin Franklin der Freien Universität	3 996	42	75	● (blau)	AB (entzündliche Darmerkrankungen, Schilddrüse), H, Ha, Kc, MKG, Nc, Pl, Th, U, Wh (Magen-, Darm-, Schließmuskelersatz), Mikrochirurgie von Hormondrüsen, große Tumoroperationen
Berlin Klinikum der Humboldt-Universität zu Berlin-Buch Campus Robert Rössle-/Franz-Vollhard-Klinik	2 299	24	60	● (violett)	spezielle Tumorchirurgie (Magen, Darm, Leber, Bauchspeicheldrüse, Knochen, Brust), Einsatz von Laser- und Überwärmungstherapie
Berlin Klinikum der Humboldt-Universität zu Berlin Campus Charité-Mitte	19 939 3)	146 3)	566 3)	● (violett) 3)	AB (Therapie von Übergewicht durch Anbringen eines „Magenbändchens"), Gf, H (Kranzgefäße), MKG, Nc, Pl, Tr, U, Tumoren, minimal-invasive Operationen
Berlin Klinikum der Humboldt-Universität zu Berlin Campus Virchow-Klinikum					AB (Leber, Gallengang, Bauchspeicheldrüse), Gf, H, Ha, Kc (Brandverletzte), MKG, Nc (Sondeneinlage bei Parkinson), Tr, U, Wh (Fehlbildungen), Tumoren, minimal-invasive Eingriffe

INNERE MEDIZIN

Klinik	Behandlungen	Ärzte	Pflegepersonal	Patientenurteil	Schwerpunkte
Berlin Krankenhaus Spandau	5 947	33	117	○	D (Diabetes), K, Kr, L, Ma (minimal-invasive Eingriffe), Ni
Berlin Krankenhaus Waldfriede	2 193	13	51	○	D (Diabetes), Ge, K (Schrittmacher), Kr, Ma (minimal-invasive Eingriffe)
Berlin Krankenhaus Zehlendorf	8 365	57	199	○	K (Herzschrittmacher), L (Tumoren), Ma, Schlaganfall, Schlafstörungen
Berlin Martin-Luther-Krankenhaus	3 498	18	62	○	D (Diabetes), Ge, K (Schrittmacher), L, Ma (minimal-invasive Eingriffe), Infektionen
Berlin Max-Bürger-Zentrum	2 156	18	101	● (violett)	Geriatrie (Hirn- und Herzgefäßerkrankungen), Sozialmedizin, Reha
Berlin Oskar-Helene-Heim					
Berlin Oskar-Ziethen-Krankenhaus Lichtenberg	6 352	27	130	○	K, L, Ma (jeweils invasive Techniken), Tumoren, Geriatrie
Berlin Park-Klinik Weißensee	2 928	13	46	● (rot)	D (Diabetes), K, Ma (minimal-invasive Eingriffe an den Gallenwegen), R
Berlin Schloßpark-Klinik	1 782	12	45	○	D (Diabetes), K, L, Ma, R
Berlin St.-Joseph-Krankenhaus Tempelhof	6 388	33	88	○	D (Diabetes), K, Kr, Ma (minimal-invasive Eingriffe), Ni (Dialyse), R, Bluthochdruck
Berlin Universitätsklinikum Benjamin Franklin der Freien Universität	8 182	102	110	● (blau)	D (Hirnanhangdrüse), Ge, K (Herzentzündung), Kr (Knochenmark-/Stammzellentransplantationen, Immuntherapie), L, Ma (neue Tumortherapien), Ni, R, Aidsbehandlung (auch ambulant)
Berlin Klinikum der Humboldt-Universität zu Berlin-Buch Campus Robert Rössle-/Franz-Vollhard-Klinik	9 460	73	176	● (violett)	Ge, K (Vererbungsdiagnosen), Kr (neue Medikamente, Immun-/Gentherapie, Stammzellentransplantationen, kombinierte Strahlen-/Chemotherapie), Ni
Berlin Klinikum der Humboldt-Universität zu Berlin Campus Charité-Mitte	30 220 3)	253 3)	664 3)	● (violett) 3)	D, Ge, K, Kr (neue Medikamente, Chemotherapie, Knochenmarktransplantationen), L, Ma (Erbkrankheiten am Darm, Leberkoma), Ni, R
Berlin Klinikum der Humboldt-Universität zu Berlin Campus Virchow-Klinikum					K, Kr (Gen-, Antikörper- und Überwärmungstherapie), Ma, Ni (diverse Blutreinigungsverfahren), Infektionen (Aids, hochansteckende Viren), minimal-invasive Eingriffe

FRAUENHEILKUNDE

Klinik	Behandlungen	Ärzte	Pflegepersonal	Patientenurteil	Perinatalzentrum	Schwerpunkte
Berlin Krankenhaus Spandau						
Berlin Krankenhaus Waldfriede	2 569	10	33	○		B (plastische Brustchirurgie), G, Tumoren, Inkontinenz
Berlin Krankenhaus Zehlendorf						
Berlin Martin-Luther-Krankenhaus	2 226	11	38	○		B, G, Tumoren, Inkontinenz, minimal-invasive Eingriffe
Berlin Max-Bürger-Zentrum						
Berlin Oskar-Helene-Heim						
Berlin Oskar-Ziethen-Krankenhaus Lichtenberg	5 960	19	108	○		B, G, Geschlechtsumwandlung, plastische Operationen, Tumoren, Laser
Berlin Park-Klinik Weißensee	1 711	8	24	○		B (plastisch), minimal-invasive Eingriffe, Laser, Harnwege
Berlin Schloßpark-Klinik						
Berlin St.-Joseph-Krankenhaus Tempelhof	3 943	13	24	○		B, G, plastische Brustchirurgie, Tumoren (Vor- und Nachsorge)
Berlin Universitätsklinikum Benjamin Franklin der Freien Universität	4 070	29	35	○	✓	B (Wiederaufbau), G (diagnostische Punktion, fetale Bluttransfusion), Tumoren (Bestrahlung während der Operation), Immuntherapie
Berlin Klinikum der Humboldt-Universität zu Berlin-Buch Campus Robert Rössle-/Franz-Vollhard-Klinik						
Berlin Klinikum der Humboldt-Universität zu Berlin Campus Charité-Mitte	15 084 3)	64 3)	281 3)	○ 3)	✓ 3)	B, F, G (Mehrlingsschwangerschaft), spezialisierte Tumor- und Chemotherapie, Inkontinenz, Laser-OP, Kindergynäkologie
Berlin Klinikum der Humboldt-Universität zu Berlin Campus Virchow-Klinikum						B, F, G (Risikoschwangerschaft, Mehrlinge, Fehlbildungen), Tumoren (Chemotherapie), gynäkologische Urologie (neue OP-Techniken)

1) ohne Psychiatrie
2) inkl. klinischer und theoretischer Institute
3) Angaben gelten für Klinikum Charité-Mitte und Virchow-Klinikum zusammen

KINDERHEILKUNDE				ORTHOPÄDIE				UROLOGIE				ALLGEMEINE BEMERKUNGEN ZUR KLINIK							
Behandlungen	Ärzte	Pflegepersonal	Patientenurteil	Behandlungen	Ärzte	Pflegepersonal	Patientenurteil	Behandlungen	Ärzte	Pflegepersonal	Patientenurteil	Behandlungen ges.	Betten gesamt	Ärzte gesamt	Pflegepersonal ges.	Beurteilung Service	Patientenumfrage	Qualitätsstatistik	EZ-Zuschlag in DM
												13 214	782	110[1]	370[1]	● (blau)	ja	ja	190
												12 A, TZ, Schlaganfall-Fachabteilung, Palliativstation; Ambulanzen: Schmerz, Gefäße, Migräne, Schilddrüse, Schlaflabor							
												6 537	230	41	111	○	ja	nein	190
												3 A, Schmerzsprechstunde, Zentrum für Gesundheit: Nichtraucherprogramm, Gesprächsgruppen							
909	5	16	○									14 932	600	152	394	● (blau)	ja	ja	175
Kl (Mukoviszidose, Asthma), Allergien												9 A, TZ, Behandlung von Querschnittgelähmten; Ambulanzen: Gefäße, Tumoren, künstlicher Darmausgang							
												<10 088	334	78	200	● (blau)	ja	ja	245
												5 A, Bewegungsbad, Brustchirurgisches Zentrum; Ambulanzen: Schulter, Schrittmacher Gefäße, Schmerz							
												3 569	381	41	218	○	ja	ja	120
												6 A, große Jugend- und Alterspsychiatrie (Spezialisierung: Alzheimer-Erkrankung), stationär und Tagesklinik							
				6 400	32	160	● (violett)					6 400	237	41	178	● (violett)	ja	ja	150
				Gp, Gs, W, Hand- und Mikrochirurgie, Replantation, Rheuma								1 A, TZ, Orthopädische Klinik und sportmedizinisches Zentrum der Freien Universität; Dialyse, Kinderorthopädie, Chiropraktik							
4 729	29	131	○									19 494	580	140	500	● (violett)	ja	ja	120
Fr, Kd, Kl (Mukoviszidose), N (Epilepsie), Magen und Darm, Kindergynäkologie												7 A, Ambulanzen: Nieren; Kinder- und Jugendmedizin im Krankenhaus Lindenhof: Neuropsychiatrie, Gynäkologie, Nachbetreuung brandverletzter Kinder							
				1 382	7	21	○					12 179	350	79	223	● (violett)	ja	ja	195
				Gp, Gs, Rheuma, Sportverletzungen								7 A, TZ, Dialyse, Gefäß- und Schmerzsprechstunde, Bewegungsbad; weitere Fachgebiete: Neurologie, HNO							
												8 431	359	60	204	● (blau)	ja	ja	192
												6 A, Ambulantes Operationszentrum, Ambulanzen: Rheuma, Schmerz, Parkinson, Tumoren, Venen; Gesundheitszentrum							
4 405	17	77	○	k.A.	k.A.	k.A.						16 500	518	105	397	● (blau)	ja	ja	145
Fr, Kc, Kl (Asthma), N (Epilepsie), Allergien, Infektionen				Gp, Gs, W								7 A, Dialyse; Ambulanzen: Schmerz, Tumoren, Gefäße, Enddarm, minimal-invasive OP und Kinderchirurgie; für Kinder: Asthmaschulung und Allergieberatung							
1 071	21	89	● (blau)					1 545	14	23	● (blau)	33 465	1 245	710[2]	1 303	● (blau)	ja	ja	240
Fr (Herz-Lungen-Maschine für unreife/schwer kranke Neugeborene), Kn (Dialyse, Transplantationen), N (Entwicklungsstörungen)								Ku, M (Zeugungsfähigkeit), P (auch komplette Entfernung), organerhaltende Nierentumor-OP, Blasenersatz				22 A, Kpk, TPZ (Niere), TZ, Schlaganfall-Fachabteilung; Unfallschwerpunkt; Lasermedizin, Strahlentherapie; Ambulanzen: Aids, Schmerz, Osteoporose, Geschlechtsumwandlungen, Schwindel, Allergie, Akne, Ohr; Zentrum für vererbbaren Brust- und Eierstockkrebs							
												11 759	288	122	257	● (violett)	ja	ja	250
												2 A, HZ, TZ, fächerübergreifende Spezialklinik für alle Krebserkrankungen; Ambulanzen: Untersuchung des famil. Krebsrisikos, Gefäße, Herzschwäche und Rhythmusstörungen, Gerinnungsambulanz, Fettstoffwechsel							
8 246[3]	140[3]	498[3]	● (violett)[3]	k.A.[3]	16[3]	43[3]	● (violett)[3]	k.A.[3]	23[3]	42[3]	○[3]	97 780[3]	2 457[3]	1 082[3]	2 892[3]	● (violett)[3]	ja[3]	ja[3]	172[3]
Fr, Kc, Kk (auch invasiv), Kn, N, angeborene Herzfehler, diverse Dialyseverfahren				Gp, Gs, W (computergestützt), Becken, Rheuma, (Knochen-) Tumoren, Korrekturen				Ku, M (Prothesen), P, Nierentransplantationen, minimal-invasive Eingriffe				29 A (in Wedding und Mitte), Kpk, TPZ (Leber, Herz, Niere, Bauchspeicheldrüse), TZ, Dialyse; Ambulanzen u. a.: Schmerz, Hormone; Schlaflabor, Zentrum für familiären Brustkrebs, Dermatologie, Strahlentherapie, Psychiatrie							
Fr (unreife Frühchen), Kc, Kd, Kk, Kkr, Kl (Mukoviszidose), Kn, N, Infektionen (Lunge, Hirn), Rheuma												Kpk, TPZ (Niere, Leber, Lunge, Bauchspeicheldrüse), TZ, Schlaganfall-Fachabteilung; Zentren: Schwerverletzte, Palliativstation, Mukoviszidose, schweres Lungenversagen; Aids-Tagesklinik für Kinder; Ambulanzen: Schwindel, Epilepsie, Parkinson, Betreuung von Transplantationspatienten							

CHIRURGIE

Klinik	Behandlungen	Ärzte	Pflegepersonal	Patientenurteil	Schwerpunkte
Bad Saarow Humaine Klinikum Bad Saarow/Fürstenwalde	4 716	16	53	● (violett)	Gf (Hals- und Bauchschlagader), U, Schilddrüsen- und Tumorchirurgie
Cottbus Carl-Thiem-Klinikum	10 815	47	170	● (violett)	AB (Galle, Darm, Schilddrüse), Gf, Ha, Kc, MKG, Nc, Pl, Zh, U, Wh, Tumorchirurgie
Frankfurt (Oder) Klinikum Frankfurt (Oder)	4 608	22	82	● (violett)	AB (Schwerpunkt Tumorchirurgie, Kopftumoren, minimal-invasive Chirurgie bei Krebs), Gf, MKG, Nc, Th, U (schwere Unfälle), Pl
Potsdam Klinikum Ernst von Bergmann	6 760	33	115	● (blau)	AB (Bauchspeicheldrüse), Gf (Bypässe, (Schlagadern), Ha, Kc (auch Neugeborene), Th (Tumoren), U (schwere Unfälle), Wh, minimal-invasive Eingriffe
Schwedt Klinikum Uckermark	4 091	16	43	○	AB (Schilddrüse, Galle, Brüche), Gf (Schlagadern)
Senftenberg Klinikum Niederlausitz	5 633	23	81	○	AB (Galle, Schilddrüse), Gf, Ha, Nc (Wirbelsäule), Pl, U (auch Gelenkprothesen)
MECKLENBURG-VORPOMMERN					
Greifswald Klinikum der Ernst-Moritz-Arndt-Universität	3 463	29	72	● (violett)	AB (Leber, Bauchspeicheldrüse, Speiseröhre, Darm), Gf (Bypässe), Kc, Nc (Kinder, Schmerztherapie, Tumoren), Th (Lunge), U, minimal-invasive OP
Neubrandenburg Klinikum Neubrandenburg	6 933	39	83	○	AB (Darm, Schild- und Nebenschilddrüse), Gf (Hals- u. Bauchschlagader), Ha, Kc, MKG, Nc, Th (Lunge), Pl, U, Wh, Rheuma- und minimal-invasive Operationen, Laser
Rostock Klinikum der Universität Rostock	7 899	36	173	● (violett)	AB (Bauchspeicheldrüse, Leber, Dickdarm), Gf, H, Kc, MKG, Nc, Pl, Th, Tr, U, Wh
Rostock Klinikum Südstadt	4 888	14	47	● (blau)	AB (Schilddrüse, Brust, Darm, Tumoren), Gf (Halsschlagader), Pl, U (Gelenke, Rheuma), Wh
Schwerin Klinikum Schwerin	6 094	36	122	○	AB (Bauchspeicheldrüse), Gf, Kc, Nc (Wirbelkörperersatz-OP), Tumoren, minimal-invasive Eingriffe
Stralsund Klinikum der Hansestadt Stralsund	4 003	15	65	● (violett)	AB, Gf (Bauch- und Beingefäße), Kc (Hodenfehllage), Pl (Kopf-Hals-Bereich), U

INNERE MEDIZIN

Klinik	Behandlungen	Ärzte	Pflegepersonal	Patientenurteil	Schwerpunkte
Bad Saarow Humaine Klinikum Bad Saarow/Fürstenwalde	4 549	20	88	● (rot)	D, K (Schrittmacher), Kr, (Stammzelltherapie) L (Asthma, Atemstillstand während des Schlafs), Ma (Bauchspeicheldrüse)
Cottbus Carl-Thiem-Klinikum	11 340	44	164	● (violett)	D, Ge, K, Kr (Leukämie), L (Lungenkrebs), Ma, Ni, R
Frankfurt (Oder) Klinikum Frankfurt (Oder)	5 990	21	93	○	K (Herzschrittmacher), Kr (Schwerpunkt Krebstherapie, L, Ma, Ni (Dialyse)
Potsdam Klinikum Ernst von Bergmann	9 697	52	180	● (blau)	D (Schilddrüse), Ge (Bluthochdruck), K (Schrittmacher), Kr (Blutkrebs), Ma, Ni, Infektions- und Tropenkrankheiten, Aids, Gerinnungsstörungen
Schwedt Klinikum Uckermark	4 970	19	67	○	D (Diabetes), K, Kr, Ma, Ni (Dialyse), Schlaganfall
Senftenberg Klinikum Niederlausitz	6 334	23	84	○	D (Diabetes), Ge, K, Kr, L, Ma (Magen- und Darmspiegelungen), Geriatrie
MECKLENBURG-VORPOMMERN					
Greifswald Klinikum der Ernst-Moritz-Arndt-Universität	7 085	42	110	○	K (Aufweitung von Kranzgefäßen), Kr (Chemotherapie, Stammzellentransplantationen), Ma, Ni (Nierenversagen), Bluthochdruck, Vergiftungen (Blutwäsche)
Neubrandenburg Klinikum Neubrandenburg	8 495	36	93	○	D, Ge, K (Schrittmacher), Kr, L (Asthma, Lungen), Ma (minimal-invasive Eingriffe), Ni, R, Gerinnungsstörungen, Infektionen (Tbc), Schlaflabor, Allergien
Rostock Klinikum der Universität Rostock	9 895	70	217	● (blau)	D, K (invasiv), Kr (Knochenmarktransplantationen), L, Ma (Bauchspeicheldrüse), Ni (Dialyse/Entgiftung), Schlaflabor, Bluthochdruck
Rostock Klinikum Südstadt	5 567	20	76	● (rot)	Ge, L, K, Kr, Ma, R (mit Tagesklinik)
Schwerin Klinikum Schwerin	15 009	58	210	○	K (Gefäßstützen, Gefäßaufweitung, Schrittmacher), Ma (minimal-invasive Eingriffe), Ni (Dialyse), Lasertherapie
Stralsund Klinikum der Hansestadt Stralsund	5 390	29	78	○	K (Gefäßstützen, Schrittmacher), Kr, L, Ma, Ni (Gewebeproben), minimal-invasive Techniken (Darm, Galle, Bauchspeicheldrüse, Lunge)

FRAUENHEILKUNDE

Klinik	Behandlungen	Ärzte	Pflegepersonal	Patientenurteil	Perinatalzentrum	Schwerpunkte
Bad Saarow Humaine Klinikum Bad Saarow/Fürstenwalde	2 143	7	21	● (rot)		B, G, Chemotherapie, minimal-invasive Eingriffe, Tumoroperationen
Cottbus Carl-Thiem-Klinikum	4 837	16	49	● (blau)	✓	B, F, G (Risikogeburten), Tumoren, minimal-invasive Eingriffe
Frankfurt (Oder) Klinikum Frankfurt (Oder)	2 110	8	24	● (blau)		B (plastische Brustchirurgie, Hochdosis-Chemotherapie) G, Tumoren, Infektionen
Potsdam Klinikum Ernst von Bergmann	3 764	14	50	○	✓	B, G, Tumoren (Operationen und Chemotherapie), minimal-invasive Eingriffe, Senkungsoperationen
Schwedt Klinikum Uckermark	2 675	7	22	● (blau)	✓	B, G (Risikoschwangerschaften), Tumoren, minimal-invasive Eingriffe
Senftenberg Klinikum Niederlausitz	1 530	5	20	○		B, G, Gebärmutteroperationen, Inkontinenz, Tumoren
MECKLENBURG-VORPOMMERN						
Greifswald Klinikum der Ernst-Moritz-Arndt-Universität	4 063	19	54	● (violett)	✓	B, F (künstliche Befruchtungen), G (Risikogeburten), Tumoren, minimal-invasive Eingriffe
Neubrandenburg Klinikum Neubrandenburg	3 439	13	36	○		B (plastische OP), F (künstliche Befruchtung), G (genetische Beratung, Fruchtwasseruntersuchungen), Tumoren
Rostock Klinikum der Universität Rostock	4 494	18	75	○	✓	B (plastische Operationen), F, G (Risikogeburten, Infektionen), Tumorchirurgie
Rostock Klinikum Südstadt	3 897	11	44	● (rot)	✓	B, F, G (Risikischwangerschaften), Tumoren, Harnwege, min.-inv. OP, Inkontinenz-OP
Schwerin Klinikum Schwerin	4 775	15	51	○	✓	B, F (künstliche Befruchtung), G, Tumoren, plastische Brustchirurgie, Inkontinenztherapie
Stralsund Klinikum der Hansestadt Stralsund	2 592	10	32	● (violett)	✓	B, F (künstliche Befruchtung), G, minimal-invasive Eingriffe, plastische Brustoperation

1) ohne Institute und Zahnmedizin

KINDERHEILKUNDE

Behandlungen	Ärzte	Pflegepersonal	Patientenurteil	Schwerpunkte
1 954	6	25	○	Kl (Mukoviszidose), N (Epilepsie), Infektionen, Unfälle, HNO
4 420	20	95	○	Fr, Kd, Kk (Herzfehler), Kkr , Kl, Kn, (Blutkrebs), Rheuma
2 600	11	41	○	Fr, Kl, Kkr, Immunerkrankungen, Magen-Darm-Erkrankungen
1 171	15	39	○	Fr, Kc, Kl (Mukoviszidose), N, minimal-invasive Eingriffe, Magen-Darm-Erkrankungen
2 071	8	29	○	Fr, Kl (Asthma), N, Allergien, Schlaflabor
1 608	4	22	○	Fr, allgemeine Kinderheilkunde
3 905	26	118	●	Fr, Kc, Kd, Kkr, Kl, N (Epilepsie), Allergien, Infekte, Rheuma, Fehlbildungen, Brandbetten
2 863	11	54	●	Fr, Kc, Kd (Wachstum), Kl, Kn, N, Neurochirurgie, Allergien, Immunschwäche, Vergiftungen
3 645	28	114	○	Fr, Kc, Kd, Kk (angeborene Herzfehler), Kkr, Kn (Nierenversagen), N, Vergiftungen
1 230	6	27	●	Fr (Intensivmed.), Kl (Asthma), Kk (Echokardiographie), N, Infektionen
2 795	17	67	○	Kc, Kd, Kk, Kkr, N, Ultraschall, minimal- invasive Techniken, Hörstörungen (HNO)
2 854	9	43	○	Fr, Kc, Kkr (Knochenmarkpunktion), N, Magen-, Darm- und Lebererkrankungen

ORTHOPÄDIE

Behandlungen	Ärzte	Pflegepersonal	Patientenurteil	Schwerpunkte
702	5	13	○	Gp, Gs, Osteoporosetherapie, minimal-invasive Eingriffe
2 263	10	40	○	Gp, Gs, W, Rheuma, Kinderorthopädie
983	7	20	○	Gp, Gs, W (auch konservative Therapien), Rheuma-OP
1 593	8	26	○	Gp (Hüfte, Knie), Gs, W (Bandscheibe)
1 444	11	29	○	Gp, Gs, W (Bandscheiben), Kinderorthopädie, Korrekturen bei Fehlstellungen
1 797	10	31	○	Gp (Hüfte, Knie), Gs, W (Bandscheibe), Rheumachirurgie
1 553	13	44	○	Gp, Gs, W, Chirotherapie
2 064	10	37	○	Gp (Hüfte, Knie), Gs, W, Kinderorthopädie
782	4	12	○	Gp, Gs, W (Bandscheibenoperationen mit Laser), minimal-invasive Schulteroperationen

UROLOGIE

Behandlungen	Ärzte	Pflegepersonal	Patientenurteil	Schwerpunkte
2 925	6	14	○	P, Tumoren, verschiedene Nierensteintherapien
1 689	7	20	○	I, Ku, M, P, Tumoren, Steine, Hodenoperationen
1 049	5	15	○	I (Frauen), Tumoren (OP und Chemotherapie), Nierensteine
2 056	8	25	○	M (Wiederherstellung der Zeugungsfähigkeit), P, Tumor-OP (Hoden), minimal-invasive Steinentfernung
1 115	6	13	○	P, diverse Steintherapien, Tumor-OP
934	4	14	○	I, Ku, P, Blasen-OP, Steine, Katheterimplantation
1 455	9	20	●	M (Penisprothesen), P, Tumoren, Nierensteine, Harnverhalt bei MS und Querschnittlähmung
1 459	7	14	●	J, K, Ku, M, P, Tumoren (Operationen u. Chemotherapie), Steine, Laser, minimal-invasive Eingriffe
1 488	12	48	○	M, P, Inkontinenz, Prothesen, minimal-invasive Techniken, Tumoren, Steine
1 025	5	12	○	P, Tumoren (Blase), Steintherapie
2 444	9	27	○	P, Tumoren (Niere, Prostata), Harnableitung, Steinzertrümmerung
804	4	11	○	P, Steine, Tumoren, Tuberkulose an den Harn- und Geschlechtsorganen

ALLGEMEINE BEMERKUNGEN ZUR KLINIK

Behandlungen ges.	Betten gesamt	Ärzte gesamt	Pflegepersonal ges.	Beurteilung Service	Patientenumfrage	Qualitätsstatistik	EZ-Zuschlag in DM	Bemerkungen
20 555	613	118	372	●	ja	ja	110	11 A, TZ, Mukoviszidoseambulanz, Gefäß-, Tumorsprechstunde, Schlaflabor für Kinder, Strahlentherapie
42 365	1 325	274	776	●	ja	ja	122	26 A, HZ, TPZ, TZ, Dialysestation, Sozialpädiatrisches Zentrum, Diabetikerschulungen, Gefäßsprechstunde, Musik- und Maltherapie
22 925	845	168	519	●	ja	ja	130	14 A, TZ, eine der größten Krebskliniken in Ostdeutschland, interdisziplinäre Krebstherapie, Strahlentherapie; Dialysestation, Ambulanzen: Nuklearmed., Neurochirugie
>30 000	1 003	229	591	●	ja	ja	–	18 A, TZ, Dialyse, Notfallambulanz, Laserchirurgie, Ambulanzen: Thorax, Ohr, Mukoviszidose, Gefäße, Reise- und Tropenmedizin, Impfstelle; Strahlentherapie, Dermatologie, Psychiatrie, Neurologie
17 285	529	91	285	●	ja	nein	93	11 A, TZ, Dialysestation, Sozialpädiatrisches Zentrum, Tumor- und Gefäßsprechstunde, Diabetikerschulungen, Blutspendezentrale
16 684	620	60	218	○	ja	ja	150	8 A, Schlaganfall-Fachabteilung, Geriatrie, Ambulanzen: Krebs, Schmerz, Gefäße, Schrittmacher, Proktologie, BG-Verfahren
32 447	987	360	663	●	ja	ja	100	20 A, Kpk, TPZ (Niere), TZ, Schlaganfall-Fachabteilung, Dialyse, Ambulanzen: Schmerz, künstlicher Darmausgang, Gefäße; Volkskrankheiten (Gesundheitsvorsorge), Zentrum für Kinder- und Jugendmedizin
31 990	1 003	219	507	●	ja	ja	130	17 A, TZ, Krebs-Tagesklinik, Palliativstation, Dialyse, Kinderwunschzentrum, Spezialklinik für Kinderchirurgie, Sehschule, Strahlentherapie, Psychiatrie, Schlaflabor für Kinder, zentrale Impfstelle, Ambulanzen: Gefäße, Schmerz, Mukoviszdose
38 430	1 138	342[1)]	1 066	●	ja	ja	–	15 A, HZ, TPZ (Herz, Leber, Nieren, Bauchspeicheldrüse), TZ, Schlaganfall-Fachabteilung, Dialyse, Zentrum für Vergiftungen, Ambulanzen: Schmerz, Gefäße, künstlicher Darmausgang; Eltern-Kind-Hotelstation
15 720	475	102	238	●	ja	ja	145	5 A, TZ, Dialyse, spezielles Angebot für Krebskranke: Palliativstation, Tagesklinik, Hospiz; Ambulanzen: künstlicher Darmausgang, Gefäße, Schmerz, Rheuma
41 875	1 130	260	664	○	ja	ja	169	18 A, HZ, Kpk, TZ, Dialyse, Eigenblutspende, Ambulanzen: künstlicher Darmausgang, Gefäße, Schmerz; Diabetikerschulungen, Ernährungsberatung, Studien zur Krebstherapie
20 518	684	123	583	●	ja	ja	k.A.	13 A, HZ, TZ, Dialyse, Ambulanzen: Kinderwunsch, Inkontinenz, Schmerz, Gefäße, künstlicher Darmausgang; Klinik für Alkohol- und Drogenkranke, Psychiatrie (auch Kinder), Psychotherapie

CHIRURGIE

Ort / Klinik	Behandlungen	Ärzte	Pflegepersonal	Patientenurteil	Schwerpunkte
Aue Helios-Klinikum Aue	4 740	21	80	● blau	AB, Gf, Ha, Kc, U, (Gelenkersatz Hüfte und Knie)
Bad Düben Waldkrankenhaus Bad Düben					
Chemnitz Klinikum Chemnitz	13 023	72	268	○	AB (Darm, Galle) GF, Ha, Kc, MKG, Nc, Pl, Th, U, Gelenkchirurgie, Inkontinenzbehandlung
Coswig Fachkrankenhaus Coswig	1 092	5	14	○	AB (Schilddrüse), Th (spezielle Lungentumoren)
Dresden Herz- und Kreislaufzentrum Dresden	3 138	41	153	● rot	H (Herzklappen, Bypass, Bauchschlagader, minimal-invasive Techniken), Kc, Tr
Dresden Krankenhaus Dresden-Friedrichstadt	6 931	46	134	● lila	AB (Bauchspeicheldrüse, Magen, Darm), Gf (Schlagadern), Ha, MKG, Nc, U (Proth.), Wh
Dresden Städtisches Krankenhaus Dresden-Neustadt	4 738	22	88	● lila	AB (Bauchspeicheldrüse, Magen, Speiseröhre, Darm), Gf, Kc, Nc, U
Dresden Universitätsklinikum Carl Gustav Carus der Technischen Universität	7 847	62	193	● blau	AB (Bauchspeicheldrüse), Gf, Ha, Kc, MKG, Nc (Hirntumoren), Pl, Th, U (Wirbelsäule, Knochenverlängerung), Wh, genetisch bedingte Tumoren
Görlitz Städtisches Klinikum Görlitz	4 013	23	90	● lila	AB (Schilddrüse), Gf (Arterien), Nc, Tumoren, Gelenkspiegelungen und -ersatz
Hoyerswerda Klinikum Hoyerswerda	6 541	39	104	● lila	AB (Galle, Schilddrüse, Darm), Gf, Ha, Kc, Wh, U (auch Gelenkspiegelungen), minimal-invasive Eingriffe, Tumoren
Leipzig Herzzentrum Leipzig	4 517	61	201	○	H (Bypässe, Klappen, Hauptschlagader), Tr, Kinderherzchirurgie
Leipzig Städtisches Klinikum „St. Georg"	8 940	45	127	○	AB (Magen, Darm, Schilddrüse), Gf, Nc, Pl, Th, U (Wirbelsäule), Wh, Tumoren
Leipzig Universitätsklinikum Leipzig	11 347	79[2]	212[2]	● blau	AB (Leber), Gf, Kc (auch Neugeborene), Nc (Hirngefäße, Tumoren), Th, Tr, U (auch Wirbelsäule und Nervenverletzungen), Wh, Tumoroperationen
Plauen Vogtland-Klinikum Plauen	5 660	20	63	● blau	AB (Galle, Tumoren), Gf, Ha, Kc, Th, U (Knieprothesen), Wh
Wermsdorf Sächsisches Krankenhaus Hubertusburg, Wermsdorf	1 408	5	19	○	AB, Pl, U, Leisten-/Hoden-OP
Zwickau Heinrich-Braun-Krankenhaus				● blau	Krankenhaus wurde empfohlen, beteiligte sich aber nicht an der FOCUS-Umfrage

INNERE MEDIZIN

Ort / Klinik	Behandlungen	Ärzte	Pflegepersonal	Patientenurteil	Schwerpunkte
Aue Helios-Klinikum Aue	5 007	20	80	● blau	D, Ge, K (Herzschrittmacher), Kr, L, Ma, Ni (Dialyse), R
Bad Düben Waldkrankenhaus Bad Düben					
Chemnitz Klinikum Chemnitz	23 880	90	425	● blau	D (Diabetes: Insulinpumpenbehandlung), K, Kr, L, Ma (minimal-invasive Eingriffe), Ni
Coswig Fachkrankenhaus Coswig	4 814	18	67	● rot	Kr (Lungentumoren), L (Asthma, Tuberkulose), Schlafmedizin
Dresden Herz- und Kreislaufzentrum Dresden	8 925	23	92	● lila	D, K (Schwerpunkt: Herzleistungsschwäche; Gefäßaufweitungen, Gefäßstützen)
Dresden Krankenhaus Dresden-Friedrichstadt	9 830	63	213	● blau	D, Ge, K, Kr, L, Ma (min.-inv. Techniken), Ni, R, Immunkrankheiten, Muhoviszidose
Dresden Städtisches Krankenhaus Dresden-Neustadt	8 882	42	176	● blau	Kr, Ma (minimal-invasive Eingriffe, Laser), Infektionen, Akutgeriatrie
Dresden Universitätsklinikum Carl Gustav Carus der Technischen Universität	6 910	95	193	● lila	D, Ge, K (Rhythmusstörungen), Kr (Knochenmarktransplantation), L, Ma, Ni (Dialyse), R, Gicht, Infektionen, Immunologie, Intensivmedizin
Görlitz Städtisches Klinikum Görlitz	6 055	30	103	● lila	K (Schrittmacher), Kr, L (Lungenspiegelungen), Ma (minimal-invasive Eingriffe), Ni
Hoyerswerda Klinikum Hoyerswerda	5 620	23	116	○	K, (Erweiterung von Kranzgefäßen), Kr, L, Ma (minimal-invasive Eingriffe), Infektionen, Lebererkrankungen
Leipzig Herzzentrum Leipzig	10 661	44	90	● rot	K (Katheter, Rhythmusstörungen, Gefäßstützen und -aufdehnung, Laser)
Leipzig Städtisches Klinikum „St. Georg"	9 947	30	144	○	K (Gerinnselauflösung bei Infarkt), Kr, Ni, Infektionen, Tropenkrankheiten, Geriatrie
Leipzig Universitätsklinikum Leipzig	8 401	98	208	● lila	D (Fettstoffwechsel), K, Kr (Knochenmarktransplantationen), L, Ma, Ni, R, Geriatrie, Infektions- u. Tropenmedizin, Immunschwäche, minimal-invasive Eingriffe
Plauen Vogtland-Klinikum Plauen	4 346	20	67	● blau	D, K, Kr, Ma, Ni
Wermsdorf Sächsisches Krankenhaus Hubertusburg, Wermsdorf					verlegt ins Kreiskrankenhaus Oschatz
Zwickau Heinrich-Braun-Krankenhaus				● blau	

FRAUENHEILKUNDE

Ort / Klinik	Behandlungen	Ärzte	Pflegepersonal	Patientenurteil	Perinatalzentrum	Schwerpunkte
Aue Helios-Klinikum Aue	1 815	7	23	○	✓	B, G (Frühgeburten), Tumoren, minimal-invasive Eingriffe
Bad Düben Waldkrankenhaus Bad Düben						
Chemnitz Klinikum Chemnitz	4 913	21	78	● lila		B, F, G, Tumor- und plastische Brust-OP, min.-inv. Eingriffe
Coswig Fachkrankenhaus Coswig						
Dresden Herz- und Kreislaufzentrum Dresden						
Dresden Krankenhaus Dresden-Friedrichstadt	3 267	19	57	○		B (brusterhaltende OP, Wiederaufbau), G
Dresden Städtisches Krankenhaus Dresden-Neustadt	2 523	10	28	○		B, G (Frühgeburten), Tumoren (OP und Chemotherapie)
Dresden Universitätsklinikum Carl Gustav Carus der Technischen Universität	4 502	23	69	○	✓	B, F (künstliche Befruchtung), G (Gebärmutterentfernung), Tumoren, Zyklusstörungen, Inkontinenz
Görlitz Städtisches Klinikum Görlitz	2 363	8	30	○		B, G, Tumoren, Gebärmutterentfernung
Hoyerswerda Klinikum Hoyerswerda	1 827	8	31	○	✓	B, G, Tumoren, Gebärmutterentfernung, Senkungsoperation
Leipzig Herzzentrum Leipzig						
Leipzig Städtisches Klinikum „St. Georg"	3 930	10	34	○	✓	B, G (Risikoschwangerschaft), Tumoren, Inkontinenz, min.-inv. OP
Leipzig Universitätsklinikum Leipzig	5 245	32	74	○	✓	B, F (künstliche Befruchtung), G (Risikoschwangerschaften, Frühgeburten), Tumoren, plastisch-rekonstruktive OP
Plauen Vogtland-Klinikum Plauen	2 385	8	12	● rot		B, G, Tumoren
Wermsdorf Sächsisches Krankenhaus Hubertusburg, Wermsdorf						
Zwickau Heinrich-Braun-Krankenhaus				● blau		

1) Einzelzimmer ab 70 DM
2) ohne Neurochirurgie

KINDERHEILKUNDE Behandlungen	Ärzte	Pflegepersonal	Patientenurteil	ORTHOPÄDIE Behandlungen	Ärzte	Pflegepersonal	Patientenurteil	UROLOGIE Behandlungen	Ärzte	Pflegepersonal	Patientenurteil	ALLGEMEINE BEMERKUNGEN ZUR KLINIK Behandlungen ges.	Betten gesamt	Ärzte gesamt	Pflegepersonal ges.	Beurteilung Service	Patientenumfrage	Qualitätsstatistik	EZ-Zuschlag in DM
2 132	9	58		1 132	6	22	○	2 259	8	25	○	20 787	692	123	418	● (blau)	k.A.	k.A.	k.A.
Fr, Kd, Kk, Kl, Kn, N				Gp (Hüfte, Knie), Gs, W				J, Ku, M, P, min.-inv. Eingriffe, Steine, Nierentumoren				13 A, HZ, TPZ (Niere), Psychiatrische Tagesklinik mit 10 Tagesplätzen							
				4 500	18	86	○					6 000	180	24	86	○	ja	ja	–
				Gp, Gs, W (Bandscheiben), Hand- und Rheuma-OP								1 A, Unfallbehandlung, Kinderorthopädie, Sportmedizin, Knorpeltransplantation							
4 841	23	152	● (rot)									53 236	1 861	327	1 180	● (blau)	ja	nein	70[1]
Fr, Kd, Kkr, Rheuma												24 A, TZ, Gefäß- und Schmerzsprechstunde, Diabetikerschulungen, Dialyse, Ambulanzen: u. a. Neurochirurgie,							
												5 052	220	28	97	● (rot)	ja	nein	65
												2 A, TZ, Gefäß- und Schmerzsprechstunde, Allergie- und Lungenfachambulanz, Akupunktur							
												8 925	160	78	245	● (lila)	ja	ja	120
												2 A, HZ, TPZ (Herz/Lunge), Spezialklinik für Herzerkrankungen, Ambulanzen: Herzschwäche, Schrittmacher							
256	2	5	○	1 460	10	43	○	1 401	8	28	○	28 822	950	261	615	● (lila)	ja	ja	167
Fr				Gs, Gp (auch Schulter), W (Bandscheibe), Fuß				I, M, P, Nierentumoren, Steine, plastische OP				16 A, TZ, Dialyse, Schlaflabor, Gefäßzentr., Ambulanzen: Rheuma, Leber, Hand, Schmerz, künstliche Darmausgang, Tropenmedizin							
2 150	9	49	○									21 350	732	124	442	● (blau)	ja	ja	100
Fr (Neugeborenenintensivtherapie), Kkr												7 A, Schlaflabor, Diabetikerschulungen, Aids, Schmerztherapie, Ambulanz: Neurochirurgie; Musik- und Maltherapie							
5 707	52	154	● (blau)	2 476	27	77	● (rot)	3 255	18	48	○	41 018	1 256	679	1 069	● (lila)	ja	ja	75
Fr, Kc (Fehlbildungen des Enddarms), Kkr (Tumoren, Blutkrebs), Kl, N, Unfallchirurgie				Gp, Gs, W (Verkrümmungen), Arthrose, Prothesen, Tumoren, Diabetesspätfolgen				I, K, M, P, Tumoren, Steine, OP der Harnblase und männlichen Geschlechtsorgane, Transplant., Prothesen				21 A, HZ, Kpk, TPZ (Niere), TZ, Brandbetten, Ambulanzen: Strahlentherapie, Nuklearmedizin, Immunschwäche, Gefäße, Schmerz, künstlicher Darmausgang; Asthmaschulung, Krebsberatungstelefon							
2 479	8	58	○					1 756	6	21	○	20 874	692	132	408	● (blau)	ja	ja	80
Fr, N, Allergien, Magen, Darm, Infektionen								Ku, M (Zeugungsfähigkeit), P, Steine				14 A, HZ, TZ, Dialyse, Diabetikerschulung; Ambulanzen u. a.: Neurochirurgie, Urologie, Augen, HNO; Reit-, Mal-, und Kochtherapie							
1 618	11	66	○	1 931	10	42	○	1 045	5	14	○	19 531	689	123	421	● (blau)	ja	ja	125
Fr, Kd (Diabetes), Kinder- und Jugendpsychiatrie, Infektionen				Gp (auch Schulter), Gs, W, Rheumachirurgie, Kinderorthopädie				P, Tumoren (OP und Chemotherapie), Steinzertrümmerung, Blasenersatz				12 A, TZ, Dialyse, Schlaflabor, Ambulanzen: künstlicher Darmausgang, Gefäße, Handchirurgie, Sterilität, Asthmaschulung, Kinder- und Jugendpsychiatrie							
491	11	24	○									14 625	344	145	315	● (rot)	ja	ja	120
Kk (Herzkatheter, Rhythmusstörungen)												3 A, HZ, TPZ (Herz), Ernährungsberatung, Wohnmöglichkeit für Eltern erkrankter Kinder, Kinderintensivstation							
2 616	11	55	○					3 071	10	36	○	27 928	875	189	524	● (blau)	ja	ja	80
Kl, Kn, N, Magen- und Darmerkrankungen								I, Ku, M (Prothesen), P, Tumoren (Blasenersatz)				14 A, HZ, Kpk, TZ, Dialyse, Brandbetten, Schlaganfall-Fachabteilung, Palliativmedizin, Ambulanz u. a.: Insektengiftallergie							
4 325	42	135	● (blau)	1 761	20	59	○	2 199	16	26	○	39 681	1 454	641	1 036	● (blau)	ja	ja	150
Fr, Kc, Kd, Kl (Lungenspiegelung), Kkr, Magen- und Darmerkrankungen, Neurochirurgie				Gp (Hüfte, Knie), Gs, Tumoren, Kinderorthopädie, Fußoperationen				I, Ku, P, Tumoren (Nieren- und Blasenentfernungen, Steinbehandlung, Prothesen				23 A, Kpk, TPZ (Leber, Niere), TZ (Brustkrebszentrum), Brandbetten, Schlaganfall-Fachabteilung, Rheumazentrum, Ambulanzen: Mukoviszidose, Aids, Infektions- und Tropenmedizin, Diabetikerschulung, Schmerz							
1 899	7	50	○	1 102	6	20	○	1 303	7	14	○	20 194	674	122	350	● (blau)	ja	ja	102
Fr, Kd, Kn, Infektionen, Rheuma				Gp, W, Kinderorthopädie, Arthrosebehandlung				P, Ku, M, Steintherapie, Tumoren (Nieren), min.-inv. Eingriffe				12 A, Dialyse, Ambulanzen: Krebs, Gefäße; weitere Abteilungen: Neurologie, Neurochirurgie, Augenheilkunde							
												7 225	350	41	208	○	ja	nein	–
				verlegt ins Kreiskrankenhaus Oschatz								3 A, N, Psychiatrie, Kinderneuropsychiatrie; Schlaganfalltelefon, Schmerz; Psychotherapie; Suchtberatung							
			● (blau)								● (blau)					● (blau)			

CHIRURGIE

Klinik	Behandlungen	Ärzte	Pflegepersonal	Patientenurteil	Schwerpunkte
Dessau Städtisches Klinikum Dessau	4 873	25	61	● (blau)	AB (Schilddrüse), Gf, U
Halle an der Saale Berufsgenossenschaftliche Kliniken Bergmannstrost	6 024	54	139	● (blau)	AB (Schilddrüse, „Magenbändchen" bei Fettsucht), Ha, Nc, Pl, U, Wh, Reha
Halle an der Saale Martin-Luther-Universität Halle Wittenberg	7 408	21[3) 4)]	68[4)]	● (blau)	AB (Bauchspeicheldrüse), Gf, H (Klappen, Bypässe), Kc, MKG, Nc (Tumoren, Schmerztherapie), Th (Lungenkrebs), Tumorchirurgie
Halle an der Saale St.-Barbara-Krankenhaus					Krankenhaus wurde empfohlen, beteiligte sich aber nicht an der FOCUS-Umfrage
Halle an der Saale Städtisches Krankenhaus Martha-Maria	3 825	14	48	○	AB, U, Tumorchirurgie, minimal-invasive Eingriffe
Magdeburg Otto-von-Guericke-Universität Magdeburg	9 845	78	222	● (lila)	AB (Anbringen eines „Magenbändchens" bei Fettsucht), Gf, H, Ha, Kc, MKG, Nc (Hirntumoren der Sprachregion), Pl, Tr, U, Wh
Magdeburg Städtische Klinik Magdeburg	7 064	27	114	○	AB (Schilddrüse, Magen), Gf (Halsschlagader), H, Kc, MKG, Nc (Hirnblutungen), U, diabetischer Fuß, Tumoren
THÜRINGEN					
Bad Berka Zentralklinik Bad Berka				● (lila)	Krankenhaus wurde empfohlen, beteiligte sich aber nicht an der FOCUS-Umfrage
Eisenberg Waldkrankenhaus Rudolf Elle	2 088	8	38	● (blau)	AB (Galle, Dickdarm, Schilddrüse), U, Tumorchirurgie
Erfurt Klinikum Erfurt	8 913[5)]	50	208	● (blau)	AB (Schilddrüse, Darm), Gf, Ha (Replantation), Kc, Nc (Hirnanhangdrüse, Rückenmark), Th, U, Wh, Tumoren
Gera Wald-Klinikum Gera	9 778	40	170	○	AB (Schild- und Bauchspeicheldrüse, Galle, Magen, Darm), Gf (Halsschlagadern, Krampfadern), Th, Tumoren
Jena Klinikum der Friedrich-Schiller-Universität	10 371	84	190	● (lila)	AB (Galle, Leber, Bauchspeicheldrüse), Gf, Kc (minimal-invasive Eingriffe; Laser- und Kältetherapie von Blutschwämmen), MKG, Nc, Pl, Th, Tr, U (Gelenkprothesen/-spiegelungen)
Nordhausen Südharz-Krankenhaus				● (lila)	Krankenhaus wurde empfohlen, beteiligte sich aber nicht an der FOCUS-Umfrage
Saalfeld Thüringen-Klinik Georgius Agricola	3 173[5)]	k.A.	k.A.	● (lila)	AB (Schilddrüse, Galle), G (Rekonstruktion), U, Tumoren, minimal-invasive Eingriffe
Suhl Klinikum Suhl	4 564	24	73	○	AB (Bauchspeicheldrüse, Leber; minimal-invasive Eingriffe), Gf (Halsschlagadern), MKG, Th

INNERE MEDIZIN

Klinik	Behandlungen	Ärzte	Pflegepersonal	Patientenurteil	Schwerpunkte
Dessau Städtisches Klinikum Dessau	8 499	36	124	○	Ge, K, Kr, L, Ma, Ni (Nierenversagen)
Halle an der Saale Berufsgenossenschaftliche Kliniken Bergmannstrost	2 849	18	57	○	D, K, L, Ma (Schwerpunkt), Allergien, Berufskrankheiten, Immunschwäche
Halle an der Saale Martin-Luther-Universität Halle Wittenberg	9 396	73[3)]	144	● (blau)	D (Störungen des Fettstoffwechsels), K, Kr (Knochenmarktransplantationen), L, Ma (Leber), Ni, R, Infektionen, Immunkrankheiten, Bluthochdruck
Halle an der Saale St.-Barbara-Krankenhaus					
Halle an der Saale Städtisches Krankenhaus Martha-Maria	5 123	18	69	○	D (Diabetes), K, Kr, L, Ma
Magdeburg Otto-von-Guericke-Universität Magdeburg	7 384	64	181	● (blau)	D, Ge (Durchblutungsstörungen), K (Herzstrommessung), Kr (Knochenmarktransplantationen), L (Heimbeatmungstherapie), Ma (Gastritis), Ni, R
Magdeburg Städtische Klinik Magdeburg	10 341	31	160	● (blau)	D, K (Katheter, Gerinnsel), Kr (Chemotherapie), L, Ma (min.-inv. Eingriffe), Ni, Osteoporose, Geriatrie; Intensivtherapie
THÜRINGEN					
Bad Berka Zentralklinik Bad Berka				● (lila)	
Eisenberg Waldkrankenhaus Rudolf Elle	1 860	7	31	○	D (Diabetes), K, Ma
Erfurt Klinikum Erfurt	12 281[5)]	40	176	● (blau)	D (Diabetes), K (Herzrhythmusstörungen, Gefäßverkalkung, Gefäßstützen), Kr (Leukämie), L, Ma, Blutgerinnung
Gera Wald-Klinikum Gera	9 427	33	168	● (lila)	K (Herzkatheter, Infarktbehandlung), Kr (Krebs der oberen Luftwege), Ma (minimal-invasive Eingriffe), Ni, Schlaganfälle
Jena Klinikum der Friedrich-Schiller-Universität	12 373	102	247	● (lila)	D, Ge, K, Kr, L (Asthma), Ma (minimal-invasive Eingriffe), Ni (Betreuung von Transplantationspatienten), R, Geriatrie, Vergiftungen, Essstörungen, Bluthochdruck, Allergien
Nordhausen Südharz-Krankenhaus				● (lila)	
Saalfeld Thüringen-Klinik Georgius Agricola	3 477[5)]	k.A.	k.A.	● (lila)	Ge, K (Schrittmacher), Kr, L, Ma (minimal-invasive Gallensteinentfernung)
Suhl Klinikum Suhl	5 593	25	89	● (blau)	Ge (Intervention), K (Gefäßstützen, Schrittmacher), Kr, Ma (minimal-invasive Eingriffe)

FRAUENHEILKUNDE

Klinik	Behandlungen	Ärzte	Pflegepersonal	Patientenurteil	Perinatalzentrum	Schwerpunkte
Dessau Städtisches Klinikum Dessau	3 365	13	40	● (lila)	✓	B, G (komplizierte Schwangerschaften), Tumoren
Halle an der Saale Berufsgenossenschaftliche Kliniken Bergmannstrost						
Halle an der Saale Martin-Luther-Universität Halle Wittenberg	5 229	26[3)]	70	● (blau)	✓	B, F (künstliche Befruchtung), G (Risikogeburten, spezieller Ultraschall), Inkontinenz, Tumoren
Halle an der Saale St.-Barbara-Krankenhaus						
Halle an der Saale Städtisches Krankenhaus Martha-Maria	1 943	8	30	● (blau)	✓	B, G, Tumoren
Magdeburg Otto-von-Guericke-Universität Magdeburg	6 782	25	79	○	✓	B, F, G
Magdeburg Städtische Klinik Magdeburg	3 597	12	44	○	✓	B, G (Risiko), Tumoren, minimal-invasive Eingriffe, OP der weiblichen Harnwege
THÜRINGEN						
Bad Berka Zentralklinik Bad Berka						
Eisenberg Waldkrankenhaus Rudolf Elle						
Erfurt Klinikum Erfurt	5 508[5)]	20	102	○	✓	B (Wiederaufbau), G, Tumoren (Chemotherapie, OP), Wechseljahre
Gera Wald-Klinikum Gera	4 848	15	57	○	✓	B, G, minimal-invasive Eingriffe (Sterilisation, Bauchhöhlenschwangerschaft), Tumoren
Jena Klinikum der Friedrich-Schiller-Universität	4 431	29	74	● (blau)	✓	B (brusterhaltende OP, Wiederaufbau), G (Schwangerschaftskomplikationen), Tumoren
Nordhausen Südharz-Krankenhaus				● (rot)		
Saalfeld Thüringen-Klinik Georgius Agricola	1 556[5)]	k.A.	k.A.	● (lila)		B, G, Tumoren, Harnwege, minimal-invasive Eingriffe
Suhl Klinikum Suhl	4 149	12	38	● (blau)	✓	B (plastische Brustchirurgie), G (Risikogeburten), Tumoren

3) inkl. Personal für Lehre und Forschung
4) nur Allgemeinchirurgie
5) ohne interne Verlegungen
6) ohne Neonatologie

KINDERHEILKUNDE				ORTHOPÄDIE				UROLOGIE				ALLGEMEINE BEMERKUNGEN ZUR KLINIK							
Behandlungen	Ärzte	Pflegepersonal	Patientenurteil	Behandlungen	Ärzte	Pflegepersonal	Patientenurteil	Behandlungen	Ärzte	Pflegepersonal	Patientenurteil	Behandlungen ges.	Betten gesamt	Ärzte gesamt	Pflegepersonal ges.	Beurteilung Service	Patientenumfrage	Qualitätsstatistik	EZ-Zuschlag in DM
1 267	9	43	○	1 894	10	34	○					23 574	704	164	427	● (blau)	ja	ja	–
Fr, Kd (Diabetes), N, angeborene Fehlbildungen				Gp, Gs, Fuß- und Rheuma-Operationen								13 A, TZ, Stammzelltransplantation, Dialyse, Gefäßsprechstunde, Diabetikerschulungen, Ernährungsberatung							
												11 704	452	132	404	● (blau)	ja	ja	170
												10 A, Brandbetten, Rückenmarkverletzten-Zentrum, Ambulanzen: Tumoren, berufsgenoss. Heilverfahren							
3 713	36[3]	108	● (blau)	2 280	23[3]	46	○	1 917	14[3]	44	○	34 558	1 254	497[3]	917	● (blau)	ja	ja	150
Fr, Kc (Schwerbrandverletzte), Kd, Kk, Kkr, Immunschwäche, Urologie, Magen, Darm				Gp (Gelenkprothesen für Ellenbogen und Finger), Gs, W (Tumoren, Verkrümmung)				P, Tumoren (Immuntherapie), Steine, Nierentransplantationen, minimal-invasive Eingriffe				24 A, HZ, Kpk, TPZ (Herz/Lunge, Niere), Dialyse, Brandbetten, Schlaganfall-Fachabteilung, Eigenblutspende, Ambulanzen: Gedächtnis, Angst, Schmerz, Knochenkrankheiten, Umwelt- und Reisemedizin, Bluthochdruck, Gefäße							
			● (blau)													● (blau)			
1 884	7	31	○	1 817	9	33	○	2 279	8	30	○	18 711	610	105	319	● (lila)	nein	nein	117
Fr, Kd, Kl (Asthma), Allergien				Gp, Schulter, nichtoperative Orthopädie, Laser				P, minimal-invasive Eingriffe, Tumoren (Hoden, Blase)				9 A, TZ, Brandbetten, Schlaflabor, Zentrum für Herzrhythmusstörungen, Schmerzsprechstunde, Umweltmedizin							
4 658	33	128	● (blau)	3 005	28	54	○	2 109	12	32	○	11 236	1 269	503	981	○	ja	ja	195
Fr, Kc, Kd, Kk, Kkr, Kl, Kn				Gp, Gs (minimal-invasive Operationen bei Sportverletzungen), W (Tumoren)				M, P				29 A, HZ, TPZ (Leber), TZ, Dialyse, Gefäß- und Schmerzsprechstunde							
2 235	8	43	○					1 861	6	24	○	27 509	827	155	515	● (blau)	ja	ja	145
Fr, Kc, Kk, Kl, Kn, N (Epilepsie), Neurochirurgie, Urologie								Ku, P, Steine, minimal-invasive Therapie, Tumoren (Blase, Niere)				14 A, TZ, Krebs-Tagesklinik, Nachbetreuung von Patienten mit Hirntumoren; Ambulanzen: Schilddrüse; Urologische-, HNO- und Gastroenterologische Sprechstunde, Pädiatrie (Chirurgie, Niere)							
							● (lila)									● (lila)			
				4 725	36	144	○					8 751	405	66	213	● (blau)	ja	ja	115
				Gp, Gs, W, Hand-, Fuß- und Rheuma-OP								3 A, Orthopädie der Universitätsklinik Jena, Sport- und Kinderorthopädie, Ambulanzen: Gefäße, Schmerz, Tumoren							
2 926[5,6]	16	94	● (blau)	1 997[5]	13	59	○	2 247[5]	12	35	○	46 774	1 391	305	1 022	○	ja	ja	–
Fr, Kd, Kk, Kkr, Kl (Mukoviszidose), Kn, N (Epilepsie), Rheuma				Gp, Gs, W, Sportmedizin, Hand-, Rheuma-OP, Kinderorthopädie, Knorpel				M, P, Tumoren, minimal-invasive Eingriffe, Steine, Plastische Urologie				19 A, Kpk, TZ, Schlaganfall-Fachabteilung, Brandbetten, Dialyse, Ambulanzen u. a.: Sexualmedizin, schwerhörige Kinder, Giftinformation, Epilepsie, Muskelerkrankungen							
2 314	11	58	○					3 235	12	45	○	34 058	1 150	227	705	● (blau)	ja	ja	160
Kl, Kn (Nierenbeckenentzündung), N, Gelbsucht, Durchfälle								Ku (auch Säuglinge), P, Tumoren (Blase, Niere), Prothesen				15 A, TZ, Dialyse, Schlaganfall-Fachabteilung, Ambulanzen: Chemo- und Strahlentherapie, Schmerz, Gefäße, künstlicher Darmausgang; Diabetikerschulung, Logopädie							
5 239	35	126	● (lila)					2 255	16	40	○	47 286	1 354[7]	424	994	● (blau)	ja	ja	120
Fr, Kkr (Knochenmarktransplantationen), N (Epilepsie), Wachstum, Urologie, Immunologie								P, Nierentransplantation, Steinzertrümmerungen, Tumor-OP, minimal-invasive Eingriffe				25 A, TPZ (Leber, Niere, ab 1999: Bauchspeicheldrüse, Lunge, Darm), TZ, Dialyse, HNO; Laser; Ambulanzen: Tumoren, künstlicher Darmausgang, Gefäß, Schmerz; Schule für langzeiterkrankte Kinder							
			● (rot)													● (blau)			
1 667[5]	k.A.	k.A.	● (lila)	1 047[5]	k.A.	k.A.	○	1 288[5]	k.A.	k.A.	○	14 211	505[7]	k.A.	k.A.	● (blau)	ja	ja	120
Fr, Kd (Diabetes), Kk, Kl, N, Blutgerinnung				Gp (Hüfte, Knie), Gs, Kinderorthopädie				Ku, P, Steine (Laser), Tumoren (Blase, Niere)				10 A, TZ, Dialyse, Schlaflabor, Schulungen für Patienten mit Harnsteinen, Asthma, Gefäßleiden, künstlicher Darmausgang							
2 807	12	60	● (blau)	1 190	8	31	○	1 673	8	17	○	25 069	798	157	415	○		ja	–
Fr, Kc, Kd (Diabetes), Rheuma, Immunologie				Gp, Gs, W (Bandscheibe, Tumoren), Kinder				P, Tumoren (OP, Chemotherapie), Harnsteine				16 A, TZ, Dialyse, Ambulanzen: Gefäße, Schmerz; Diabetikerschulungen							

Klinik	Chirurgie: Behandlungen	Chirurgie: Ärzte	Chirurgie: Pflegepersonal	Chirurgie: Patientenurteil	Innere Medizin: Behandlungen	Innere Medizin: Ärzte	Innere Medizin: Pflegepersonal	Innere Medizin: Patientenurteil	Frauenheilkunde: Behandlungen	Frauenheilkunde: Ärzte	Frauenheilkunde: Pflegepersonal	Frauenheilkunde: Patientenurteil	Perinatalzentrum
Aachen Luisenhospital	5 316	18	62	● (rot)	4 453	14	60	● (lila)	2 828	8	32	● (lila)	
	AB (Schilddrüse, Gallenblase), Gf (Bauchschlagader), Ha, Pl, Th, U, Wh				D, K (Rhythmusstörungen), Kr, L, Ma, Schluckstörungen, minimal-invasive Eingriffe				B (Wiederaufbau), G, Tumoren, Harninkontinenz				
Aachen Marienhospital Aachen	4 249	13	46	○	3 365	10	65	○	2 653	8	29	○	
	AB (Nebenschilddrüse), Gf, H, Th, U (Gelenkersatz), Wh, minimal-invasive Operationen				D (Diabetes), K (Herzschwäche, Rhythmusstörungen), Kr, Ma, Bluthochdruck				B (erhaltend), G (ganzheitlich), Krebs, minimal-invasive Eingriffe				
Aachen Universitätsklinikum der RWTH	8 610	84	294	● (blau)	13 129	91	257	● (blau)	3 838	25	72	● (blau)	✓
	AB, Gf, H, Ha, Kc, MKG, Nc (Gehirngefäß-Fehlbildungen), Pl (Verbrennungen), Th, Tr, U, Wh, Tumorchirurgie, Laser- und Kältetherapie, minimal-invasive Operationen				D (Nebenniere, Nebenschilddrüse), K (intervent.), Kr (Speiseröhre, Knochenmarktransplantation), L, Ma, Ni, R, Vergiftungen, minimal-invasive Eingriffe, Laser				B (Aufbau), F, G (natürliche Geburt, Akupunktur, Risikoschwangerschaft), Tumoren, minimal-invasive Eingriffe				
Bad Lippspringe Karl-Hansen-Klinik								● (lila)					
	Krankenhaus wurde empfohlen, beteiligte sich aber nicht an der FOCUS-Umfrage												
Bad Oeynhausen Auguste Viktoria Klinik													
Bad Oeynhausen Herzzentrum Nordrhein-Westfalen	5 346	73	316	● (blau)	9 104	50	140	● (lila)					
	H (Bypass, Herzklappen, Herzfehler), Th, Tr, minimal-invasive Eingriffe				D (Diabetes), K (interventionell), Ma, Bluthochdruck, minimal-invasive Eingriffe								
Bielefeld Krankenanstalten Gilead	4 011	19	68	● (blau)	4 598	24	126	● (blau)	2 450	11	34	○	✓
	AB (Schilddrüse, Gallenblase), Gf, Th, U (Becken, Wirbelsäule), Wh, minimal-invasive Eingriffe				D (Diabetes), K, Kr (Blutkrebs), L, Ma, Ni (Dialyse), Schlaflabor, minimal-invasive Eingriffe				B, G (Risikoschwangerschaft), Tumoren, minimal-invasive Eingriffe				
Bielefeld Städtische Kliniken Bielefeld-Mitte	5 575	23	69	○	7 956	41	82	● (lila)	2 981	9	34	○	
	AB (Schilddrüse, Dickdarm), Th, U (künstliche Gelenke), minimal-invasive Operationen				D, Ge, K, Kr, Ni, R, minimal-invasive Eingriffe, Knochenschwund				B, G (Akupunktur, Homöopathie), Tumoren				
Bochum Augusta-Kranken-Anstalt	3 637	19	77	○	7 588	48	161	● (lila)	2 552	9	30	○	
	AB (Tumoren der Speiseröhre; Magen, Darm, Leber), Gf (Bauchschlagader)				D, K, Kr (Blutkrebs), L (Früherkennung von Tumoren), Ma, Ni, R, Infektionen				B (erhaltend), G (Wassergeburt, Homöopathie), Krebs				
Bochum Berufsgenossenschaftliche Kliniken Bergmannsheil	8 289	k.A.	k.A.	● (rot)	7 663	k.A.	k.A.	● (lila)					
	AB, H, Ha (Replantation), Nc (Querschnittlähmung), Pl, Th, Tr, U (Wirbelsäule), Wh, Infektionen, minimal-invasive Operationen				D, Ge, K, Kr (Speiseröhre, Dickdarm), L, Ma, Ni, R, Infektions-, Tropen- und Schlafmedizin, minimal-invasive Eingriffe								
Bochum Knappschafts-Krankenhaus	2 593	18	73	● (lila)	4 337	21	50	○	1 752	10	22	○	
	AB (Krebs: Leber, Bauchspeicheldrüse, Dickdarm), Gf, MKG, Nc, Tr, U				D (Diabetes), Kr, Ma (Leberentzündung, Dickdarm), minimal-invasive Eingriffe				B (erhaltend), G, Tumoren, Inkontinenz, minimal-invasive Eingriffe				
Bochum Marien-Hospital Wattenscheid					1 905	12	113	○					
					D, Ge, K, L, Ma, Schwerpunkt: Geriatrie (Akutbehandlung und Reha)								
Bochum St.-Josef-Hospital Universitätsklinik	2 860	19	60	● (blau)	5 975	23	110	● (rot)					
	AB (Leistenbruch, Schilddrüse), Gf (Krampfadern), minimal-invasive Operationen				D, K (Rhythmus), Kr, Ma, R, minimal-invasive Eingriffe								
Bonn Augenklinik Dardenne													
Bonn Johanniter-Krankenhaus				● (rot)									
	Krankenhaus wurde empfohlen, beteiligte sich aber nicht an der FOCUS-Umfrage												
Bonn Malteser-Krankenhaus	4 063	16	50	○	3 911	17	89	○	2 540	10	29	● (lila)	
	AB (Schilddrüse), Ha/Pl (Fehlbildungen, Nervenrekonstruktion), Th, U				D (Diabetes), K, Ma (Gallensteine), Geriatrie (Schlaganfall), minimal-invasive Eingriffe				B, G, Tumoren, Inkontinenz-OP, minimal-invasive Eingriffe				
Bonn Med. Einrichtungen der Univ.								● (lila)				● (lila)	
	Krankenhaus wurde empfohlen, beteiligte sich aber nicht an der FOCUS-Umfrage												

1) ohne Funktionsdienst

KINDERHEILKUNDE				ORTHOPÄDIE				UROLOGIE				ALLGEMEINE BEMERKUNGEN ZUR KLINIK							
Behandlungen	Ärzte	Pflegepersonal	Patientenurteil	Behandlungen	Ärzte	Pflegepersonal	Patientenurteil	Behandlungen	Ärzte	Pflegepersonal	Patientenurteil	Behandlungen ges.	Betten gesamt	Ärzte gesamt	Pflegepersonal ges.	Beurteilung Service	Patientenumfrage	Qualitätsstatistik	EZ-Zuschlag in DM
												13 999	389	54	192	● (blau)	ja	ja	195
												5 A, TZ, geriatrische Reha-Klinik, Ambulanzen: Schmerz, Tumoren, Gefäß, (Schwangerschafts-)Diabetes; Hotelqualität							
												15 088	342	54	162	○	ja	ja	215
												5 A, TZ, Ambulanzen u. a.: Kardiologie, Tumoren, künstlicher Darmausgang, Gefäßleiden, Schmerz							
5 336	48	140	○	2 119	20	43	● (lila)	2 461	17	40	○	47 240	1 480	580	1 470	● (blau)	ja	ja	90/150
Fr, Kd, Kk, Kkr, Kl (Mukoviszidose), N, Allergien, Bettnässen, Entwicklungsstörungen				Gp (Prothesenwechsel), Gs, W, Tumoren, Infektionen, Rheuma, Kinderorthopädie (Fehlbildungen)				Ku, M (Erektionsstörungen), P, Harnblasenersatz, Steine (Laser), Geschlechtsumwandlung				29 A, Kpk, HZ, TPZ (Herz, Leber, Niere), TZ, Brandbetten, Ambulanzen: Leber, angeborene Herzfehler, Mukoviszidose, Wirbelsäule, Osteoporose, Kinderwunsch, Immunologie, psychosoziale Krebsberatung; Kinder- und Jugendpsychiatrie							
																● (lila)			
				2 750	16	64	○					2 750	156	16	64	○	ja	ja	170
				Gp, Gs, W, Rheuma-, Hand-, Sportorthopädie								1 A, Fachklinik für Orthopädie, Ambulanzen: Wirbelsäule, Rheumatologie, Hand- und Fußchirurgie, Schulter, Kinder, Amputierte							
754	18	60	● (lila)									13 892	456	170	378	● (blau)	ja	ja	250
Kk (Ultraschall), minimal-invasive Eingriffe												4 A, HZ, TPZ (Herz/Lunge), Ambulanzen u. a.: angeborene Herzfehler, Blutgerinnung, Transplantationsnachsorge							
5 146	23	110	● (blau)									24 068	925	162	648	● (blau)	ja	ja	195
Fr, Kc (Tumoren, Fehlbildungen), Kkr, Kl (Asthma, Bronchitis), N (Epilepsie)												9 A, Kpk, TZ, Früh- und Neugeborenen-Intensivmedizin, Ambulanzen u. a.: künstlicher Darmausgang, Tumoren, Gefäßleiden, Schmerz, Diabetes- und Ernährungssprechstunde							
				1 145	8	13	○					21 726	676	147	359	● (lila)	ja	ja	180
				Gp (Hüfte, Knie), Gs, Kinderorthopädie, Rheuma								10 A, stillfreundliches Krankenhaus, Ambulanzen u. a.: Tumoren, Dialyse, Strahlentherapie, Drogenberatung							
								1 981	9	24	○	16 074	614	111	337	● (lila)	ja	ja	226
								I, Ku, M (Erektionsstörung), P, Blase, Niere				12 A, HZ, TZ, Dialyse ambulant; in allen angegebenen Abteilungen minimal-invasive Techniken; Ambulanzen							
												16 549	626	175	604	● (lila)	ja	ja	230
												18 A, HZ, TZ, traditionsreiches Unfallkrankenhaus, Brandbetten, Ambulanzen u. a.: Muskelkrankheiten, Hand, Schmerz, Tumoren, Plastische Chirurgie; Allergologie, Schlafmedizin							
												15 259	511	128	282[1]	● (blau)	ja	ja	184
												9 A, Kpk, TPZ (Niere, Bauchspeicheldrüse), TZ, Ambulanzen: Leber, Magen/Darm, Tumoren, Gefäße, Schmerz							
												1 905	180	12	113	○	ja	ja	198
												2 A, Geriatrisches Zentrum mit stationärer, Tages- und Kurzzeitpflege; Reha-Klinik (Schlaganfall, Parkinson)							
3 894	25	82	● (rot)	2 813	14	45	● (rot)					20 249	683	128	396	● (blau)	ja	ja	260
Fr, Kl, N (Epilepsie), Verbrennungen				W (Bandscheibe), Knie, Arthrose, Rheuma								8 A, HZ, TZ, Brandbetten, Laserzentrum, Ambulanzen: Aids, Tumoren, Gefäßleiden, künstlicher Darmausgang							
												2 859	27	17	26	● (lila)	ja	nein	154
												1 A, Augenfachklinik, Schwerpunkt: ambulante OP (5000 pro Jahr)							
																● (rot)			
								2 050	6	24	○	12 000	431	66	212	● (lila)	ja	ja	179
								I, P, Tumoren der Harnblase, minimal-invasive Operationen				7 A, Abteilung für unheilbare Tumorpatienten (mit Hausbetreuung), Ambulanzen u. a.: Schmerz, Schrittmacher							
			● (blau)																

CHIRURGIE

Krankenhaus	Behandlungen	Ärzte	Pflegepersonal	Patientenurteil	Schwerpunkte
Bonn St.-Marien-Hospital	4 089	17	k.A.	● (lila)	AB (Leber, Dickdarm), Gf, Kc (Fehlbildungen), Th, mini.-inv. Operationen (Gallenblase)
Datteln Vestische Kinderklinik					
Detmold Klinikum Lippe-Detmold	5 655	k.A.	k.A.	○	AB (Tumoren, Schilddrüse), Gf, Th, U (Gelenke, Osteoperose, Becken, Schulter-), minimal-invasive OP
Dortmund Hüttenhospital					
Dortmund St.-Johannes-Hospital	3 042	32	99	● (lila)	AB (Gallenblase), Gf (Halsschlagader), H (Bypass), Th, minimal-invasive Operationen
Dortmund Städtische Kliniken	10 871	86	285	● (blau)	AB (Darm, Schilddrüse), Gf, H (Bypass, Klappen), Ha, Kc, MKG , Nc (Bandscheiben), Pl, Th, U, Wh, Tumoren
Düsseldorf Evangelisches Krankenhaus				● (lila)	Krankenhaus wurde empfohlen, beteiligte sich aber nicht an der FOCUS-Umfrage
Düsseldorf Kliniken der Landeshauptstadt Düsseldorf, Krankenhaus Gerresheim	4 307	20	105	● (rot)	AB (Speiseröhre, Dickdarm), Gf (Hals- und Bauchschlagadern, Schrittmacher), Th
Düsseldorf Florence Nightingale-Krankenhaus	6 329	k.A.	k.A.	● (blau)	AB (Schilddrüse), Ha, Kc, Pl, Th (Lungentumoren), U
Düsseldorf Marien-Hospital	3 759	19	66	● (lila)	AB (Dickdarm, Gallenblase), Gf (Krampfadern), Th, U (Hüfte)
Düsseldorf Universitätsklinikum				● (blau)	Krankenhaus wurde empfohlen, beteiligte sich aber nicht an der FOCUS-Umfrage
Duisburg Berufsgenossenschaftliche Unfallklinik	6 500	59	247	○	Ha (Replantation), Pl, U (Wirbelsäule, Becken, Gelenkersatz), Wh, Infekte
Duisburg Evangelisches und Johanniter Klinikum	11 806	103	286	○	AB (Leber, Darm), Gf, H (Bypass, Klappen, angeb. Herzfehler), Kc, Nc (Bandscheiben), Th, U (Gelenkersatz), Tumoren
Duisburg Katholisches Klinikum Duisburg Zentrum					
Duisburg Katholisches Klinikum St.-Johannes-Hospital	4 502	22	93	○	AB, Gf, Pl, Th, U, Wh, Tumoren, minimal-invasive Eingriffe, Laser
Duisburg St.-Joseph-Hospital	2 083	9	42	○	AB (Tumoren), Tr (Haut), min.-inv. OP
Duisburg Klinikum Duisburg	6 176	29	155	● (rot)	AB, Gf, Nc, Th, U, Rheumachirurgie
Engelskirchen Aggertal-Klinik der LVA					

INNERE MEDIZIN

Krankenhaus	Behandlungen	Ärzte	Pflegepersonal	Patientenurteil	Schwerpunkte
Bonn St.-Marien-Hospital	3 142	12	k.A.	● (blau)	Ge (Gefäßverschluss), K (Schrittmacher), L, Ma, minimal-invasive Eingriffe
Datteln Vestische Kinderklinik					
Detmold Klinikum Lippe-Detmold	10 195	k.A.	k.A.	● (lila)	D (Diabetes), Ge, K (interventionell), Kr, L, Ma (Leber), Ni (Dialyse), minimal-invasive Eingriffe
Dortmund Hüttenhospital	2 680	15	92	○	Geriatrie (Schlaganfall, Parkinson)
Dortmund St.-Johannes-Hospital	11 577	34	131	● (lila)	D, K (interventionell), Kr, Ma (Spiegelungen), Ni (Dialyse)
Dortmund Städtische Kliniken	11 041	66	252	● (lila)	D (Diabetes), Ge, K (interventionell), Kr, L, Ma, Ni, R, Infektionen (Aids, Tuberkulose), minimal-invasive Eingriffe
Düsseldorf Evangelisches Krankenhaus					
Düsseldorf Kliniken der Landeshauptstadt Düsseldorf, Krankenhaus Gerresheim	4 452	18	80	● (rot)	Kr, Schlaganfall, Intensivmedizin, minimal-invasive Eingriffe
Düsseldorf Florence Nightingale-Krankenhaus	7 944	k.A.	k.A.	● (rot)	K, Kr (Blutkrebs), L, Ma (Tumoren des Dick- und Mastdarms), Ni (Dialyse)
Düsseldorf Marien-Hospital	3 273	18	76	● (lila)	K (medikamentöse Therapie), Kr, Ma, Ni (Dialyse, Bluthochdruck)
Düsseldorf Universitätsklinikum				● (blau)	
Duisburg Berufsgenossenschaftliche Unfallklinik					
Duisburg Evangelisches und Johanniter Klinikum	16 117	81	250	○	D (Diabetes), Ge, K (interventionell), Kr, L, Ma (Tumoren), Ni, Schlaganfall, Akupunktur, minimal-invasive Eingriffe
Duisburg Katholisches Klinikum Duisburg Zentrum	2 624	16	101	○	K (interventionell), Kr, Ma (minimal-invasive Eingriffe), Ni, Geriatrie, Immunstörungen
Duisburg Katholisches Klinikum St.-Johannes-Hospital	5 762	31	112	○	D, K, Kr (Blutkrebs, Stammzellentransplantation), L, Ma, minimal-invasive Eingriffe, R
Duisburg St.-Joseph-Hospital					
Duisburg Klinikum Duisburg	4 032	24	90	○	Kr, Ma (Magen, Darm, Leber), R
Engelskirchen Aggertal-Klinik der LVA	1 300[2)]	10	27	○	Ge (Anschlußheilbehandlung)

FRAUENHEILKUNDE

Krankenhaus	Behandlungen	Ärzte	Pflegepersonal	Patientenurteil	Perinatalzentrum	Schwerpunkte
Bonn St.-Marien-Hospital	2 868	11	k.A.	○	✓	B, G, Tumoren, Kindergynäkologie, minimal-invasive Eingriffe
Datteln Vestische Kinderklinik					✓	
Detmold Klinikum Lippe-Detmold	3 464	k.A.	k.A.	○	✓	B (brusterhaltende Operationen), G, Tumoren, Inkontinenz-OP
Dortmund Hüttenhospital						
Dortmund St.-Johannes-Hospital	4 383	12	50	● (lila)		B, G, Becken- und Vaginaltumoren, minimal-invasive Operationen
Dortmund Städtische Kliniken	4 725	18	68	● (lila)	✓	B (brusterhaltende u. wiederherstellende OP), G, Tumoren, Inkontinenz- und Senkungs-OP
Düsseldorf Evangelisches Krankenhaus				● (lila)		
Düsseldorf Kliniken der Landeshauptstadt Düsseldorf, Krankenhaus Gerresheim	3 156	5	55	● (rot)		B (brusterhaltende Operationen, Wiederaufbau), G, Tumoren, Inkontinenz
Düsseldorf Florence Nightingale-Krankenhaus	3 172	k.A.	k.A.	● (rot)	✓	B, G, Becken- und Vaginaltumoren
Düsseldorf Marien-Hospital	2 261	8	31	● (lila)		B, G, Tumoren, Inkontinenz- OP, minimal-invasive Eingriffe, Laser
Düsseldorf Universitätsklinikum				● (blau)		
Duisburg Berufsgenossenschaftliche Unfallklinik						
Duisburg Evangelisches und Johanniter Klinikum	1 301	7	16	○		B, G, Tumoren, Inkontinenz-OP, Geschlechtsumwandlung, minimal-invasive Operationen
Duisburg Katholisches Klinikum Duisburg Zentrum						
Duisburg Katholisches Klinikum St.-Johannes-Hospital	2 216	10	33	○	✓	B, G (Risikoschwangerschaften), Tumoren, minimal-invasive OP
Duisburg St.-Joseph-Hospital						
Duisburg Klinikum Duisburg	1 554	10	37	● (blau)	✓	B, F, G, Tumoren, Inkontinenz
Engelskirchen Aggertal-Klinik der LVA						

1) zzgl. 110 Reha-Betten für Kardiologie und Dermatologie
2) gerundet

KINDERHEILKUNDE				ORTHOPÄDIE				UROLOGIE				ALLGEMEINE BEMERKUNGEN ZUR KLINIK							
Behandlungen	Ärzte	Pflegepersonal	Patientenurteil	Behandlungen	Ärzte	Pflegepersonal	Patientenurteil	Behandlungen	Ärzte	Pflegepersonal	Patientenurteil	Behandlungen ges.	Betten gesamt	Ärzte gesamt	Pflegepersonal ges.	Beurteilung Service	Patientenumfrage	Qualitätsstatistik	EZ-Zuschlag in DM
2 524	11	k.A.	○									12 935	369	73	237	🔵	ja	ja	210
Fr, Kc, Kk, Kl, N, Kinderurologie												6 A, Schwerpunkt Kinderheilkunde; Ambulanzen: Kinderkardiologie, Krebs- und Gefäßleiden, Schrittmacher							
7 809	51	277	🟣									7 809	280	k.A.	k.A.	🟣	ja	ja	–
Fr, Kd, Kk, Kkr, Kl, N												6 A, TZ, Kinderklinik der Univ. Witten: Schlaflabor, Musiktherapie							
3 120	k.A.	k.A.	○	1 634	k.A.	k.A.	○	2 583	k.A.	k.A.	○	25 290	832	139	542	○	ja	ja	240
Fr, Kd (Diabetes), Kl, N (Epilepsie), Allergien, Schlaflabor				Gp (Prothesenwechsel), Gs, W (Bandscheibe), Hüftfehlbildung				I, Ku, P, Tumoren, plastische OP, Steine, minimal-invasive Eingriffe				9 A, TZ, Ambulanzen aller Fachbereiche, u. a.: Kinder- und Jugendpsychiatrie, Krebs- und Gefäßleiden, Schmerz, künstlicher Darmausgang							
												2 800	144	15	92	🟣	ja	ja	170
												2 A, Geriatrische Fachklinik (Station, Tagesklinik, Ambulanz)							
												23 349	579	134	396	🟣	ja	nein	209
												7 A, HZ, TZ, Dialyse, Ambulanzen u. a.: Krebs- und Gefäßleiden, Wundambulanz; Selbsthilfegruppe von Herzklappenpatienten							
4 996	36	153	○	3 475	19	57	○	3 602	15	52	○	51 682	1 783	453	1 171	○	ja	ja	299
Fr (Risikogeburten), Kd (Diabetes), Kk, Kkr, N				Gp (Hüfte, Knie), Gs, Sport- und Kinderorthopädie (Hüftfehlbildung)				M, P, Nieren- und Blasentumoren, Steine, minimal-invasive Eingriffe				12 A, HZ, Kpk, TZ, Brandbetten, Ambulanzen u. a.: Aids, Dialyse, Krebs, Wundambulanz, künstlicher Darmausgang; Sehbehinderten- und Blindenbetreuung							
																🟣			
374	11	25	🔵									12 595	430	74	265	🟣	ja	ja	194
N (Epilepsie, Hör- und Sprachstörungen, Entwicklungsstörungen)												6 A, TZ, interdisziplinäres Brustzentrum, Dialyse, Schwerstkrankenzimmer mit Unterbringung für Angehörige; Unfallsprechstunde, Schrittmacherambulanz							
2 090	k.A.	k.A.	○									19 385	616	k.A.	k.A.	🟣	ja	nein	180
Fr, Kl, Infektionen (Hirnhautentzündung)												10 A, TZ Flughafenkrankenhaus, Ambulanzen: Schmerz, Krebsleiden, Psychiatrie; sozialpädiatrisches Zentrum							
								1 119	6	13	○	16 400	478	98	242	🟣	ja	ja	190
								I, Ku, P, Tumoren, Steinentfernung, min.-inv. Operationen				6 A, TZ (fachübergreifende Krebsabteilung), Ambulanzen: Unfall, Schulter- und Enddarmleiden, Krebsnachsorge							
			🔵				🔴									🟣			
												6 500	289	63	247	○	k.A.	k.A.	165
												2 A, hoch spezialisierte Unfallklinik, Replantationszentrum, Knorpelzüchtung zur Transplantation, Brandbetten							
								3 749	13	58	○	39 516	1338	349	767	○	ja	ja	210
								I, P, Tumoren (kontinenzerhaltende OP), Steine, minimal-invasive Eingriffe				18 A, HZ, Kpk, TZ, Dialyse, Schlaflabor, Ambulanzen u. a.: Blasenentleerungsstörungen, Kathederablation, Harninkontinenz, Schmerz, Tumor- und Gefäßleiden							
								1 879	7	32	○	5 706	316	37	211	○	ja	ja	185
								I, Ku, M, P, Wiederherstellung der Harnröhre, Steine				5 A, Dialyse, alterspsychiatrische Station und Tagesklinik, Gedächtnistraining, Parkinson, Nierensteinbehandlung							
2 608	11	72	○	1 587	8	26	○					16 955	590	115	345	○	ja	ja	185
Fr, Kd, Kk, Kkr, Kl, N (Epilepsie), Kinderorthopädie				Gp (Wechsel-OP), Gs, W (Krebs), Rheuma				verlegt ins Katholische Klinikum Duisburg-Zentrum				10 A, TZ, krebsheilkundliches Schwerpunktkrankenhaus; Ambulanzen: Geburtshilfe, Orthopädie, Gefäßch., Notfallpraxis							
												2 083	77[1]	13	45	○	ja	ja	185
												2 A, Druckkammertherapie: Tauchunfälle, Verbrennungen							
3 117	19	117	○									>16 121	773	152	806	🔴	ja	ja	195
Fr, Kc, Kkr												16 A, Kpk, TZ, Ambulanzen u. a.: Schmerz, Gefäße							
				1 500[2]	10	10	○					2 800[2]	216	25	45	○	ja	ja	○
												2 A, Raucherentwöhnung, Gehschulung nach Amputationen							

CHIRURGIE

Klinik	Behandlungen	Ärzte	Pflegepersonal	Patientenurteil	Schwerpunkte
Essen Alfried Krupp von Bohlen und Halbach Krankenhaus	3 613	18	63	○	AB (Magen-, Darmkrebs), Gf (Hals-, Bauchschlagader), U, minimal-invasive Operationen
Essen Elisabeth-Krankenhaus	4 281	25	54	● (violett)	AB (Tumoren), Gf (Hals-, Bauchschlagader, Bypass, Krampfadern), Kc (Fehlbildungen), U
Essen Kliniken Essen-Mitte	2 024	11	k.A.	○	AB (Darmkrebs), MKG (Tumoren der Augenhöhlen), U, Wh, minimal-invasive Operationen
Essen Marienhospital					Krankenhaus wurde empfohlen, beteiligte sich aber nicht an der FOCUS-Umfrage
Essen Ruhrlandklinik für Pneumologie u. Thoraxchirurgie	1 391	19	59	○	Th (Tumoren), min.-inv. OP, Lungenchirurgie
Essen Universitätsklinikum				● (blau)	Krankenhaus wurde empfohlen, beteiligte sich aber nicht an der FOCUS-Umfrage
Gelsenkirchen Knappschaftskrankenhaus Bergmannsheil Buer	6 733	29	138	● (blau)	AB, Ha, Nc (Bandscheibe, Hirnblutung), Pl, Th, U, Wh, minimal-invasive Operationen
Gummersbach Kreiskrankenhaus	4 670	25	55	○	AB (Tumoren, Schilddrüse), Ha, Kc, U (Wirbelsäule), minimal-invasive Eingriffe
Hagen Klinik Ambrock					
Hagen St.-Josefs-/St.-Marien-Hospital	k.A.	12	41	○	AB (Tumoren, Schilddrüse), Gf (Unterschenkel-Bypass, Hauptschlagader), U
Hamm St. Marienhospital Hamm	4 972	28	101	● (violett)	AB (Schilddrüse, Tumoren), Gf (Bauchschlagader, Bypass), Kc (Wasserkopf), Th, U (künstliche Gelenke, Wirbelsäule)
Hemer Lungenklinik Hemer	1 278	6	47	○	Th (Lungentumoren, Rippenfellerkrankungen), Chirurgie der Luftröhre
Herdecke Gemeinschaftskrankenhaus				● (violett)	Krankenhaus wurde empfohlen, beteiligte sich aber nicht an der FOCUS-Umfrage
Herford Klinikum Kreis Herford	4 910	25	98	○	AB (Darm: Krebs, Entzündung), Gf, U (Wirbelsäule, Knocheninfektionen), Wh
Herne Marienhospital	2 927	13	70	● (blau)	AB (Tumoren), Gf (Bypass), Ha, Kc, Fuß- und Rheuma-OP, minimal-invasive Eingriffe
Herne Rheumazentrum Ruhrgebiet					
Köln Eduardus-Krankenhaus	1 450	8	25	○	AB (Leistenbruch, Gallenblase), Gf (Krampfadern, Gefäßverschluss)
Köln Kliniken der Stadt Köln-Merheim	3 437	k.A.	k.A.	● (violett)	AB (Gallenblase, Leistenbruch), Gf, Tr, U (Schwerpunktkrankenhaus)

INNERE MEDIZIN

Klinik	Behandlungen	Ärzte	Pflegepersonal	Patientenurteil	Schwerpunkte
Essen Alfried Krupp von Bohlen und Halbach Krankenhaus	5 386	26	80	● (violett)	K (Rhythmusstörungen, Herzkatheder), Kr, Ma (Magengeschwür), Ni (Dialyse)
Essen Elisabeth-Krankenhaus	14 982	42	221	● (rot)	D (Diabetes), Ge, K, Kr, Ma (Geschwüre), Ni (Dialyse), minimal-invasive Eingriffe
Essen Kliniken Essen-Mitte	2 700	35	k.A.	● (violett)	Kr (Speiseröhre, Magen, Bauchspeicheldrüse, Dickdarm, Lunge)
Essen Marienhospital				● (violett)	
Essen Ruhrlandklinik für Pneumologie u. Thoraxchirurgie	4 608	17	57	● (violett)	L (Allergien, Mukoviszidose, Tumoren), interventionelle Lungenheilkunde
Essen Universitätsklinikum				● (blau)	
Gelsenkirchen Knappschaftskrankenhaus Bergmannsheil Buer	1 822	9	41	○	K (Ultraschall), L, Ma, Knochenschwund, minimal-invasive Eingriffe
Gummersbach Kreiskrankenhaus	4 124	16	53	○	K, Kr, Ma (Magen-Darm-Spiegelung), Ni (Dialyse), Intensivmedizin
Hagen Klinik Ambrock	4 667	9	38	● (violett)	L (Asthma, Tumoren, Tuberkulose)
Hagen St.-Josefs-/St.-Marien-Hospital	k.A.	27	59	○	K (interventionell, Schrittmacher), Kr (Blutkrebs, Lymphknoten)
Hamm St. Marienhospital Hamm	5 618	30	118	○	D (Diabetes), Ge, K, Kr (Stammzellentransplantationen), L, Ma (Darm-, Leberentzündung), minimal-invasive Eingriffe
Hemer Lungenklinik Hemer	5 849	17	85	● (violett)	L (Rippenfell, Atemwege), minimal-invasive Eingriffe, Lasertherapie
Herdecke Gemeinschaftskrankenhaus					
Herford Klinikum Kreis Herford	6 410	22	103	● (blau)	K (Infarkt), Kr (Blutkrebs), L, Ma, Infektionen, minimal-invasive Eingriffe
Herne Marienhospital	7 345	40	124	○	D, K (interventionell), Kr, L, Ma (chron. Erkrankungen), Ni, minimal-invasive Eingriffe
Herne Rheumazentrum Ruhrgebiet	1 946	10	46	● (blau)	R (nicht operativ), Gelenkpunktionen
Köln Eduardus-Krankenhaus	2 240	12	42	○	K (Schrittmacher), Ma (minimal-invasive Eingriffe an Magen und Darm), R
Köln Kliniken der Stadt Köln-Merheim	5 701	k.A.	k.A.	● (blau)	D, K (interventionell, Schrittmacher), Kr, Ma, Ni, minimal-invasive Eingriffe

FRAUENHEILKUNDE

Klinik	Behandlungen	Ärzte	Pflegepersonal	Patientenurteil	Perinatalzentrum	Schwerpunkte
Essen Alfried Krupp von Bohlen und Halbach Krankenhaus	2 503	8	29	● (violett)		B, G (sanfte Geburt), Tumoren, Senkung, min.-inv. Operationen
Essen Elisabeth-Krankenhaus	3 204	11	21	● (violett)	✓	B, G, Tumoren, minimal-invasive Eingriffe
Essen Kliniken Essen-Mitte	2 163	9	k.A.	● (violett)		B, G, Tumoren, Inkontinenz, minimal-invasive Eingriffe
Essen Marienhospital				● (violett)		
Essen Ruhrlandklinik für Pneumologie u. Thoraxchirurgie						
Essen Universitätsklinikum						
Gelsenkirchen Knappschaftskrankenhaus Bergmannsheil Buer						
Gummersbach Kreiskrankenhaus	3 261	12	35	● (blau)	✓	B (brusterhaltende OP), G, Tumoren, Inkontinenz-OP
Hagen Klinik Ambrock						
Hagen St.-Josefs-/St.-Marien-Hospital	k.A.	8	19	○		B, G, Schwangerendiabetes, Tumoren, min.-inv. Operationen
Hamm St. Marienhospital Hamm	747	6	24	○		B (plastisch), G, Tumoren, Senkungs- und Inkontinenz-OP, minimal-invasive Operationen
Hemer Lungenklinik Hemer						
Herdecke Gemeinschaftskrankenhaus						
Herford Klinikum Kreis Herford	3 304	11	36	● (blau)		B (plastisch), G, Tumoren, Inkontinenz, min.-inv. Operationen
Herne Marienhospital	1 999	9	34	○		B, G, Tumoren, Inkontinenz, minimal-invasive Eingriffe
Herne Rheumazentrum Ruhrgebiet						
Köln Eduardus-Krankenhaus						
Köln Kliniken der Stadt Köln-Merheim						

KINDERHEILKUNDE				ORTHOPÄDIE				UROLOGIE				ALLGEMEINE BEMERKUNGEN ZUR KLINIK							
Behandlungen	Ärzte	Pflegepersonal	Patientenurteil	Behandlungen	Ärzte	Pflegepersonal	Patientenurteil	Behandlungen	Ärzte	Pflegepersonal	Patientenurteil	Behandlungen ges.	Betten gesamt	Ärzte gesamt	Pflegepersonal ges.	Beurteilung Service	Patientenumfrage	Qualitätsstatistik	EZ-Zuschlag in DM
				2 324	11	25	● (blau)					20 617	552	132	341	○	ja	ja	208
				Gp, Gs, W, min.-inv. OP, Gelenke, Sportverletzungen								11 A, Kpk, TZ, Schlaganfall-Fachabteilung, Ambulanzen: Atmungsstörungen, Allergien, Schmerz, Tumor							
2 441	12	49	● (violett)									24 907	610	119	438	● (violett)	ja	ja	200
Fr, Kd (Diabetes), Kk, Kl (Lungenentzündung), Kn												11 A, HZ, TZ, Geriatrie, Mitglied im Netz „Gesundheitsfördernde Krankenhäuser“ (WHO-Projekt)							
								1 553	9	k.A.	○	14 882	687	109	372	○	ja	nein	175
								I, Ku, P, Tumoren, Blasenersatz, min.-inv. Operationen				11 A, Mitglied im Netz „Gesundheitsfördernde Krankenhäuser“ (WHO-Projekt), ab 1999 Naturheilklinik							
												5 533	234	34	110	○	ja	ja	175
												5 A, TZ, Lungenkrebstherapie, Ambulanzen: Schmerz, Allergie, Schlafmedizin, Mukoviszidose							
			● (violett)				● (violett)				● (violett)					● (violett)			
								1 117	6	22	○	9 334	290	59	214	○	ja	ja	242
								I, M (Erektionsstörungen), P, Tumoren, plastische OP				6 A, Brandbetten, Nachbehandlungs-Schwimmbad, Suchtberatung, Palliativmedizin, Rheumaliga							
2 721	9	38	○									19 293	597	120	360	● (violett)	ja	ja	200
Fr, Kc, Kkr (Blutkrebs), Kl, N (Epilepsie)												8 A, Kpk, TZ, Ambulanzen: Schmerz, künstlicher Darmausgang, Kinderchirurgie und Krebsheilkunde							
												4 667	80	9	38	● (rot)	ja	ja	153
												1 A, Lungenfachklinik; spezialisiert auf Schlafapnoe, Allergologie							
												13 500	490	90	245	● (blau)	ja	ja	243
												9 A, TZ, Ambulanzen: Gefäß- und Krebsleiden, Schmerztherapie, Logopädie, HNO, Augenheilkunde							
			● (violett)	1 544	7	34	○					16 095	795	133	484	● (blau)	ja	ja	220
verlegt in das Evangelische Krankenhaus Hamm				Gp, Gs, W (Bandscheibe), minimal-invasive OP (Knie, Schulter)								19 A, TZ, Brandbetten, Beratung für misshandelte Kinder und deren Eltern, Ambulanzen u. a.: Tumoren, Sportverletzungen, Wirbelsäule, Kinderheilkunde (Allergien, Herz)							
												6 607	240	33	132	○	ja	ja	200
												3 A, Lungen-Fachklinik, videounterstützte Chirurgie, Schlaflabor, Ambulanz: radiologische Tumornachsorge							
																● (violett)			
3 232	12	42	● (blau)					2 033	8	24	○	20 697	711	118	353	● (blau)	ja	ja	190
Fr, Kd, Kl (Bronchien, Asthma), Kn, N (Epilepsie)								Ku, P, Nierenkrebs, Frauenurologie, Steine				12 A, Schlaganfall-Fachabteilung, psychologische Betreuung Krebskranker, Ambulanzen: Schmerz, Eigenblutspende							
								5 363	16	61	○	22 230	618	121	408	○	ja	ja	–
								I (Blasenersatz), Ku, M, P, Steine, Tumoren				9 A, TZ, Ambulanzen: Krebsleiden, Umwelt- und Schlafmedizin, Schmerz, Hand-, Fuß- und Rheumaerkrankungen							
												1 946	150	10	46	○	ja	ja	200
												1 A, Rheumaklinik, Schulungen: Schmerz, Gelenkschutz							
				4 040	19	70	○					8 050	316	54	199	○	ja	ja	189
				Gp, Gs, W, Sportorthopädie, Rheumachirurgie								4 A, Ernährungsberatung, Akupunktur, Ambulanzen u. a.: Gefäßleiden, Schmerzen, Schulter, Knie; Teleradiologie							
												19 075	834	217	518	● (blau)	ja	ja	210
												9 A, Kpk, HZ, TPZ (Leber, Niere), TZ, Brandbetten, Schlaflabor, Dialyse, Ambulanzen: Fettsucht, Sport, Nieren, Leber							

Krankenhaus	CHIRURGIE Behandlungen	Ärzte	Pflegepersonal	Patientenurteil	INNERE MEDIZIN Behandlungen	Ärzte	Pflegepersonal	Patientenurteil	FRAUENHEILKUNDE Behandlungen	Ärzte	Pflegepersonal	Patientenurteil	Perinatalzentrum
Köln Kinderkrankenhaus Amsterdamer Straße	4 340	k.A.	k.A.	● blau									✓
	Kc (Unfallchir., Verbrennungen), Kinderurologie, angeborene Fehlbildungen												
Köln Krankenhaus Porz am Rhein	4 486	30	82	○	5 315	27	95	○	3 744	13	42	● blau	
	AB (minimal-invasive Operationen), Gf (Hals- und Bauchschlagader, Krampfadern), Kc, U				D (Diabetes), K (interventionell), L, Ma, Ni, R, minimal-invasive Eingriffe				B (Wiederaufbau), F (Sterilität), G, Tumoren				
Köln Universitätsklinikum								● lila					
	Krankenhaus wurde empfohlen, beteiligte sich aber nicht an der FOCUS-Umfrage												
Köln St.-Elisabeth-Krankenhaus	3 145	15	41	○	3 816	16	48	○	4 071	14	46	○	
	AB (Tumoren, Gallensteine, Leistenbruch), Gf, U, minimal-invasive Eingriffe				K (Schrittmacher), Ma (Bauchspeicheldrüse, Dickdarm), minimal-invasive Technik				B (brusterhaltende OP), G, Tumoren, Inkontinenz				
Krefeld Klinikum	10 682	62	228	○	10 616	47	185	○	6 740	17	70	○	✓
	AB, Gf (Schrittmacher), H (Herzklappen), Ha, Kc, Nc (Hirntumoren), U, minimal-invasive Operationen				D (Diabetes), Ge, K (interventionell), Kr, L, Ma, Infektionen, Tumoren, minimal-invasive Eingriffe				B, G (Risikoschwangerschaften), Becken- und Vaginaltumoren				
Krefeld St. Josefshospital Uerdingen	4 766	k.A.	k.A.	○	1 911	k.A.	k.A.	○	1 834	k.A.	k.A.	○	
	AB (Enddarm), MKG (Krebs, Fehlbildungen), U, Gelenkers., minimal-invasive Operationen				D (Diabetes), Ge, K, Ma (Gallenwege, Bauchspeicheldrüse)				B, G, Krebs, Senkung, Blutungsstörung, min.-inv. Operationen				
Lemgo Klinikum Lippe-Lemgo	7 080	k.A.	k.A.	○	5 985	k.A.	k.A.	● rot	2 936	k.A.	k.A.	● rot	
	AB (Inkontinenz, Tumoren), Gf, Ha, Pl, Th, U (Gelenkersatz), Wh, minimal-invasive Operationen				D (Diabetes), K (Schrittmacher, Infarkte), Kr (Blut), L, Ma, Ni (Dialyse)				B (brusterhaltend), G, Tumoren, minimal-invasive Operationen				
Leverkusen Klinikum	5 845	25	72	● lila	9 903	31	95	● lila	5 150	13	48	○	✓
	AB (Gallenblase), Gf (Krampfadern), U (Gelenkersatz, Wirbelsäule), min.-inv. OP				K (Herzkranzgefäße), Kr, Ma (entzündliche Erkrankungen), Osteoporose, Geriatrie				B (brusterhaltend), G, Becken- und Vaginaltumoren				
Lüdenscheid Krankenhaus für Sportverletzte Hellersen													
Lüdenscheid Kreiskrankenhaus	6 663	30	k.A.	● lila	10 915	35	k.A.	○	2 300	8	k.A.	● blau	✓
	AB (Blinddarm, Galle, Leistenbruch, Schilddrüse), Gf (Gefäßverschluss)				K (interventionell), L, Ma, Ni (Dialyse)				B, G, Becken- und Vaginal-OP, Wechseljahre				
Meerbusch Rheinisches Rheumazentrum					1 290	7	32	○					
					R (nichtoperativ)								
Minden Stadt- und Kreiskrankenhaus	5 437	29	119	● lila	9 223	42	144	● blau	4 927	16	73	● lila	✓
	AB (Dickdarmtumoren), Gf, MKG, Nc, Th, U (Wirbelsäule), minimal-invasive Operationen				D, K, Kr (Stammzellentranspl.), Ma (Leber, Galle, Bauchspeicheldrüse), Ni, R, Infekte				B, G, Tumoren, Inkontinenz, Senkung, min.-inv. Operationen				
Mönchengladbach Ev. Krankenhaus Bethesda	5 133	22	69	○	3 658	15	56	○	2 274	8	29	● lila	✓
	AB (Darm, Schilddrüse), Ha, MKG, Th, U (Gelenkersatz), minimal-invasive Operationen				D (Diabetes), K, Kr, L, Ma, minimal-invasive Eingriffe				B (Wiederaufbau), G, Tumoren, minimal-invasive Operationen				
Mönchengladbach Krankenhaus Maria Hilf	3 750	19	86	○	5 950	27	106	● rot	1 960	8	31	● blau	
	AB (Leber, Darm, Schilddrüse), Gf, Th, U (Fuß, Knie, Hüfte), minimal-invasive Operationen				K (Schrittmacher), Kr (Stammzellentransplantation), Ma, Ni (Dialyse)				B (brusterhaltend), G, Tumoren, Inkontinenz, Laser				
Mühlheim a. d. Ruhr Evangelisches Krankenhaus								● lila					
	Krankenhaus wurde empfohlen, beteiligte sich aber nicht an der FOCUS-Umfrage												
Münster Clemenshospital	3 615	27	k.A.	● blau	4 594	18	k.A.	○	2 298	8	k.A.	○	
	AB (Tumoren, Galle), Gf (Halsschlagadern), Ha, Nc (Hirntumoren), Th				D, K, Kr (Lunge), L, Schlaganfall, minimal-invasive Eingriffe				B, G, Tumoren, Senkungs-OP, minimal-invasive Operationen				
Münster Fachklinik Hornheide	1 890	12	43	● rot	505	4	19	○					
	MKG (Gesichtsrekonstruktion und -prothesen), Pl, Wh b. Hauttumoren, Laser				Kr (Chemotherapie, Immuntherapie)								
Münster Med. Einrichtungen der Univ.				● blau				● blau					
	Krankenhaus wurde empfohlen, beteiligte sich aber nicht an der FOCUS-Umfrage												

KINDERHEILKUNDE				ORTHOPÄDIE				UROLOGIE				ALLGEMEINE BEMERKUNGEN ZUR KLINIK							
Behandlungen	Ärzte	Pflegepersonal	Patientenurteil	Behandlungen	Ärzte	Pflegepersonal	Patientenurteil	Behandlungen	Ärzte	Pflegepersonal	Patientenurteil	Behandlungen ges.	Betten gesamt	Ärzte gesamt	Pflegepersonal ges.	Beurteilung Service	Patientenumfrage	Qualitätsstatistik	EZ-Zuschlag in DM
6 038	k.A.	k.A.	● blau									10 147	336	63	268	● blau	ja	ja	210
Fr, Kd, Kk, Kl (Asthma), N, Schlafstörungen												2 A, TZ, Kinderkrankenhaus, Brandbetten, Ambulanzen u. a.: Allergie/Asthma, Diabetes, Stoffwechsel, Nierenleiden							
2 720	11	33	○									16 167	480	95	259	● lila	ja	ja	190
Fr, Schlaflabor (Atemtherapie), Homöopathie												8 A, HZ (Therapie und Reha-Zentrum), Dialyse, Herzsportgruppe, Rheumaliga, Schmerz- und Schrittmacherambulanz							
			● lila													● blau			
								2 009	8	26	○	17 731	477	95	242	○	ja	ja	210
								I, M (Erektionsstörungen), P, Tumoren, Steine				7 A, Selbsthilfegruppe bei Inkontinenz, Ambulanzen: künstlicher Darmausgang, Krebs- und Gefäßleiden; Schlaflabor							
5 640	25	122	○					1 304	7	24	○	46 228	1 095	284	790	● blau	ja	ja	265
Fr, Kkr (Blutkrebs), N (Epilepsie), Infektionen								I, M, P, Tumoren, Steinentfernung, minimal-invasive Techniken				16 A, HZ, Kpk, TZ, Dialyse, Ambulanzen: Hand, Gefäße, Aids, Nierenerkrankungen, Kehlkopfleiden, hörgeschädigte Kinder, Mukoviszidose, Bandscheibenvorfall							
								1 960	k.A.	k.A.	○	10 253	292	k.A.	k.A.	○	ja	ja	205
								M, P, Steine, minimal-invasive Eingriffe, Laser				6 A, computergestützte Operationsplanung bei ästhetischen und wiederherstellenden Gesichtsoperationen							
												17 277	572	102	367	● lila	ja	ja	215
												9 A, TZ, Stammzellentransplantation, Dialyse, Ambulanzen: künstlicher Darmausgang, Gefäße, Schmerz							
3 586	12	55	○					1 675	8	17	○	>20 000	747	149	464	● lila	ja	ja	159
Fr, Kl (Lungenentzündung), N (Epilepsie)								P (Laser, min.-inv. OP), Tumoren, plastische OP, Steine				11 A, Ambulanzen: künstl. Darmausgang, Gefäße, Schmerz, Chirurgie, Diabetes; Geriatrie; einzige Tagesklinik für Krebs in NRW							
				7 486	31	k.A.	○					<8 000	306	41	k.A.	○	ja	ja	170
				Gp, Gs, Sehnen, Muskeln, Fußchirurgie								1 A, Sportklinik (für Leistungs-, Breiten-, Behindertensport), Schmerz, Arthrose, Infekte, Muskeln							
4 066	13	k.A.	○					1 928	8	k.A.	○	>35 000	979	206	604	● lila	ja	ja	237
Fr, Kl, Infekte (Lunge), Verdauungsorgane								P, Harnblase, Hoden, Steinentfernung				20 A, Transplantationsvorbereitung und -nachsorge (Herz/Lunge, Niere), Psychosomatik, Psychiatrie, Patienten-Infozentrum							
				1 110	8	29	○					2 400	117	15	61	○	ja	nein	150
				Rheuma (Hüfte, Knie)								2 A, Rheumaklinik, Schmerztherapie, Rheumaschulungen							
3 719	14	81	● blau					2 189	8	28	○	41 051	1 073	224	845	● lila	nein	nein	190
Fr, Kd, Kkr (Blutkrebs), Infektionen								Ku, P, Tumoren, Steine, minimal-invasive OP, Laser				15 A, Kpk, TZ, Dialyse, Schlaganfallzentrum, Ambulanzen: Rheuma, Schilddrüse, Diabetes bei Jugendlichen							
												11 065	364	60	184	● blau	ja	ja	170
												6 A, TZ, Brandbetten, Dialyse, Überdruckkammer, Ambulanzen: Schmerz, diabetischer Fuß, künstlicher Darmausgang							
								2 460	10	42	○	>20 000	624	128	357	● blau	ja	ja	180
								I, Ku, P, Tumoren, Steine, minimal-invasive Operationen				13 A, TZ, Schlaganfall-Fachabteilung, Ambulanzen u. a.: Schlaflabor, Kinderurologie, Krebs, Schmerz, Gefäße							
2 274	11	k.A.	○									14 000	466	92	282	● blau	ja	ja	165
Fr, Kkr (Hirn, Rückenmark), Kl (Mukoviszidose), N, Allergie, Mag.												19 A, Kpk, TZ, Schlaganfall-Fachabteilung in Planung, Zentrum für Lungenheilkunde und -chirurgie							
												3 395	152	31	70	● lila	ja	ja	165
												4 A, TZ, hoch spezialisierte Klinik für Hauterkrankungen, Reha von gesichtsversehrten und -entstellten Patienten							
			● blau																

	CHIRURGIE				INNERE MEDIZIN				FRAUENHEILKUNDE				
	Behandlungen	Ärzte	Pflegepersonal	Patientenurteil	Behandlungen	Ärzte	Pflegepersonal	Patientenurteil	Behandlungen	Ärzte	Pflegepersonal	Patientenurteil	Perinatalzentrum
Münster	2 657	14	48	● (violett)	4 621	19	82	● (violett)	2 125	8	23	○	
Raphaelsklinik	AB (Schilddrüse, Mastdarmtumoren, Inkontinenz), Gf, Kc, U (Becken), min.-inv. OP				D, Ge, K, L (Schlafmedizin), Ma, Ni				B (Wiederaufbau), G, Tumoren, minimal-invasive Eingriffe				
Münster	4 808	21	k.A.	● (blau)	7 046	29	k.A.	○	3 300	12	k.A.	○	✓
St.-Franziskus-Hospital	AB (Schilddrüse, Leistenbruch, Galle, Dickdarm), Gf, U				D, Ge, K (interventionell, Schrittmacher), Ma, Ni (Dialyse)				B (erhaltend), G, Tumoren, Inkontinenz, minimal-invasive OP				
Neuss	3 647	18	89	○	6 874	30	106	○	2 198	9	37	○	✓
Städtische Kliniken Neuss Lukaskrankenhaus	AB (Galle, Enddarm), Gf, Ha, U (Gelenkersatz, Schulter), Wh, minimal-invasive Operationen				D, K, Kr (Blutkrebs), L (Bronchitis), Ma, Ni, Fettsucht, minimal-invasive Eingriffe				B, G, Becken- u. Vaginaltumoren, minimal-invasive Eingriffe				
Oberhausen				● (blau)									
Evangelisches Krankenhaus	Krankenhaus wurde empfohlen, beteiligte sich aber nicht an der FOCUS-Umfrage												
Ratingen					1 020	7	31	○					
Evang. Fachkrankenhaus					nichtoperative Rheumatologie								
Recklinghausen	5 444	k.A.	k.A.	○	4 927	k.A.	k.A.	○	2 538	k.A.	k.A.	○	
Prosper-Hospital	AB (Dick- u. Enddarm), U, minimal-invasive Eingriffe				K, Kr, Ma, Ni, Geriatrie				B, G, Becken- u. Vaginaltumoren, Inkontinenz-OP				
Remscheid	5 900	k.A.	k.A.	○	6 600	k.A.	k.A.	○	3 700	k.A.	k.A.	○	✓
Klinikum Remscheid	AB (Enddarm), Gf, Ha, Pl, U, Schulterchirurgie				K, Kr, Ma, Ni (Dialyse)				B (Wiederaufbau), G (Risiko), Tumoren, min.-inv. Operationen				
Sankt Augustin													
Johanniter Kinderklinik	Krankenhaus wurde empfohlen, beteiligte sich aber nicht an der FOCUS-Umfrage												
Schmallenberg					4 851	16	69	○					
Fachkrankenhaus					L (Asthma), Allergien								
Sendenhorst					1 700	8	42	○					
St.-Josef-Stift					Schwerpunkt Rheumatologie und Folgeerkrankungen								
Siegen	4 177	17	k.A.	● (blau)	6 785	23	k.A.	○					
Kreiskrankenhaus	AB (Blinddarm, Galle), Th, U (Gelenkersatz, Hüfte, Meniskus-OP)				K (interventionell, Schrittmacher), Kr, L, Ma, Ni (Dialyse), R				Belegabteilung				
Solingen	6 433	33	76	○	8 762	32	140	○	2 958	11	32	○	
Städtisches Klinikum	AB (Tumoren), Gf (Bypass, Hals- und Bauchschlagader), Ha, Nc, Th, U (Gelenkersatz), minimal-invasive Eingriffe				D, K (interventionell), Kr, Ma (minimal-invasive Eingriffe an Speiseröhre, Gallenwege), Ni, Intensivmedizin				B, G (Risikoschwangerschaften), Tumoren, Inkontinenz-OP, minimal-invasive Eingriffe				
Wesel	3 529	19	65	○	6 536	23	100	○	2 087	7	27	○	✓
Marien-Hospital	AB (Leber), Gf (Bauch-, Beinschlagadern), Ha, Kc, Pl, U (Wirbelsäule)				D, Ge, K, Kr (Lungenkrebs), L (Schlafmedizin), Ma (Darm), R, Geriatrie				B, G (Risiko), Tumoren, Senkung, minimal-invasive Operationen				
Wesseling	2 759	11	38	○	2 910	9	46	○					
Dreifaltigkeits-Krankenhaus	AB (Dickdarm), Pl (Gesicht, Brust), U				Ge, K, Ma, Schlaganfall, minimal-invasive Eingriffe								
Wetter													
Orthopädische Klinik													
Würselen	3 649	15	k.A.	○	3 602	14	k.A.	● (rot)	1 605	7	k.A.	● (rot)	
Kreiskrankenhaus Marienhöhe	AB (Schilddrüse, Dickdarm, Galle), Gf, U (Gelenkersatz), Wh, minimal-invasive Operationen				Ma, Ni, R, Bluthochdruckerkrankungen, minimal-invasive Eingriffe				B, G, Krebs, Inkontinenz, Altersgynäkologie, min.-inv. Operationen				
Wuppertal	6 566	28	113	○	9 886	41	226	○	6 070	19	81	○	✓
Kliniken St. Antonius	AB (Dick-, Enddarmtumoren, Schilddrüse), Gf, Ha, Th, U, minimal-invasive Operationen				D, K (Infarkt), Kr (Blutkrebs), Ma, Geriatrie, minimal-invasive Eingriffe				B (erhaltend), G, Tumoren, Inkontinenz, min.-inv. Operationen				
Wuppertal	7 878	64	167	● (blau)	13 055	71	227	● (blau)					✓
Klinikum Wuppertal	AB (Dickdarmtumoren, Bauchspeicheldrüse), Gf, H, MKG, Pl, U, minimal-invasive Eingriffe				D, K (interventionell), Kr, Ma (ultraschallgesteuerte Punktionen), Ni, minimal-invasive Eingriffe								

KINDERHEILKUNDE

Behandlungen	Ärzte	Pflegepersonal	Patientenurteil	Bemerkungen
3 337	16	k.A.	● (rot)	Fr, Kd (Diabetes), Kk, Kinderorthopädie
3 267	15	79	○	Fr, Kd, Kk, Kl (Asthma), N, Magen, Darm
			● (blau)	
2 200	k.A.	k.A.	○	Fr, Kd (Diabetes), Kl (Asthma), Allergie
			● (blau)	
600	4	14	○	Schwerpunkt Rheuma im Kindes- und Jugendalter
1 525	9	27	○	Fr (Schwerpunkt), Kk, N (Hirnstrommessungen)
2 114	13	50	○	Fr, Kl (Asthma), N, Allergien, Verhaltensstörungen
4 188	26	95	● (lila)	Fr, Kk, N, Lebererkrankungen

ORTHOPÄDIE

Behandlungen	Ärzte	Pflegepersonal	Patientenurteil	Bemerkungen
2 168	11	k.A.	○	Gp, Gs, W (Bandscheibe), Sport, Rheuma
2 227	11	40	○	Gp (Hüfte, Knie), Gs
3 300	22	104	● (blau)	Gp (Schulter, Ellenbogen, Hüfte, Knie, Finger), Gs, W, Hand
2 800	16	76	● (blau)	Gp, Gs, W, Rheuma
1 839	7	k.A.	● (rot)	Gp, Gs, W, Becken, computerassistierte OP, Rheuma

UROLOGIE

Behandlungen	Ärzte	Pflegepersonal	Patientenurteil	Bemerkungen
				Belegabteilung
2 184	9	21	● (lila)	Ku, P (plastisch), Tumoren, Steine, min.-inv. Eingriffe
2 063	k.A.	k.A.	○	P, Steine, minimal-invasive Eingriffe, Laser
1 674	6	k.A.	○	Ku, P, Tumoren, künstliche Harnableitung, Steine
1 548	9	24	○	M, P, Harnblasentumoren, Steinentfernung
				Belegabteilung
3 580	14	36	○	Ku, P, Tumoren, Blasenrekonstruktion, Steine, minimal-invasive Operationen

ALLGEMEINE BEMERKUNGEN ZUR KLINIK

Behandlungen ges.	Betten gesamt	Ärzte gesamt	Pflegepersonal ges.	Beurteilung Service	Patientenumfrage	Qualitätsstatistik	EZ-Zuschlag in DM	Bemerkungen
11 000	370	58	192	● (lila)	ja	ja	221	6 A, Dialyse, Kurzzeitpflegestation, Ambulanzen: Pflegedienst, künstlicher Darmausgang, Schmerz, Gefäßleiden
20 784	599	112	323	● (lila)	ja	ja	170	10 A, TZ, Dialyse, Ambulanzen: Kinderdiabetologie und -kardiologie, Krebs, Schmerz, Gefäße, künstlicher Darmausgang
20 398	611	123	356	● (lila)	ja	ja	152	10 A, Tz, Dialyse, Schlaflabor, Ambulanzen: Tumoren, Gefäße, Gewichtsreduktion, Schmerz, Kinder; Stammzellentransplantation
				● (blau)				
3 000	156	23	71	○	ja	nein	160	2 A, Rheumaklinik; operative Fußkorrekturen
17 070	581	k.A.	k.A.	○	ja	ja	189	8 A, Dialyse, geriatrische Tagesklinik, Ambulanzen u. a.: Tumoren, künstlicher Darmausgang, Gefäße, Schmerz
21 000	750	140	600	○	ja	ja	214	11 A, TZ, Ambulanzen: Hand, Epilepsie, Stimm- und Sprachtherapie, Akupunktur, Naturheilkunde, genetische Beratung
				● (blau)				
4 851	140	16	69	● (lila)	ja	ja	170	2 A, Klinik für Lungenleiden und Allergien, Asthmaschulung
5 600	326	40	160	● (blau)	ja	ja	185	6 A, Fachklinik für Rheuma und Orthopädie; Kältetherapie gegen Schmerzen, Ambulanz: Wirbelsäulenverkrümmung, Sportmedizin
18 468	601	90	348	● (blau)	ja	ja	135	9 A, TZ, Schlaganfall-Fachabteilung, Ambulanzen u. a.: Psychiatrie, Tumoren, Schmerz
23 600	773	150	619	○	ja	ja	198	12 A, Mitglied im Netz „Gesundheitsfördernde Krankenhäuser“ (WHO-Projekt); Dialyse, Ambulanzen: Fettsucht, Kinderpsychosomatik (misshandelte Kinder), Schmerz
14 500	422	76	258	○	ja	ja	155	9 A, Schlaganfall-Fachabteilung, Ambulanzen: Rheuma, Allergie, Geriatrie, chronisch-entzündliche Darmerkrankungen
5 669	185	24	84	○	ja	ja	183	3 A, Ambulanzen: diabetischer Fuß, berufsgenossenschaftliche Sprechstunde
2 800	180	21	76	● (blau)	ja	ja	175	3 A, Reha für Körperbehinderte, Kinder-, Rheumaorthopädie
11 055	411	72	210	● (lila)	ja	nein	180	6 A, TZ, Dialyse, Geriatrie, Akutgeriatrie, Ambulanzen: Wirbelsäule, Rheuma, Gelenkersatz, Bluthochdruck, Tumoren, Gefäße
25 015	818	117	437	● (blau)	ja	nein	215	11 A, TZ, geriatrische Reha, Ambulanzen: Tumoren, psychologische Krebsberatung, künstlicher Darmausgang, Schilddrüse
36 926	1 176	309	693	● (blau)	ja	ja	259	15 A, Kpk, HZ, TZ, Dialyse, Ambulanzen: Aids, Gallensteine, Wundprobleme, Kinder, Gefäße, künstlicher Darmausgang, Tumoren, Schmerz, Dermatologie; Diabetikerschulung

Krankenhaus	CHIRURGIE Behandlungen	Ärzte	Pflegepersonal	Patientenurteil	INNERE MEDIZIN Behandlungen	Ärzte	Pflegepersonal	Patientenurteil	FRAUENHEILKUNDE Behandlungen	Ärzte	Pflegepersonal	Patientenurteil	Perinatalzentrum
Bremen DIAKO Ev. Diakonie-Krankenhaus	2 668	13	44	● (rot)	3 869	20	87	● (blau)	4 462	14	49	● (rot)	
	AB (Schilddrüse, Darmteilentfernung), Gf (Krampfadern), Th, U, min.-inv. Operationen				Kr (Knochenmarktransplantation), Ma, Ni, minimal-invasive Eingriffe				B, F, G, Tumoren, Inkontinenz, minimal-invasive Operationen				
Bremen Roland-Klinik	1 800	5	k.A.	○									
	Ha (kindliche Fehlbildungen, komplexe Verletzungen, Sehnenverhärtungen)												
Bremen Rotes Kreuz Krankenhaus	3 376	19	83	○	4 743	18	100	○					
	AB (Darm) Gf (Halsschlagadern, Krampfadern), U (Hüftgelenk)				Ma, K (Schrittmacher), Ni (chronische Erkrankungen), R, Bluthochdruck								
Bremen Zentralkrankenhaus Nord								● (blau)					
	Krankenhaus wurde empfohlen, beteiligte sich				aber nicht an der FOCUS-Umfrage								
Bremen Zentralkrankenhaus Ost	3 239	19	64	○	6 961	33	108	○					
	AB (Galle, Dickdarm), Gf, Th (angeb. Lungenerkrankungen, Tumoren), U (Gelenkersatz), minimal-invasive Operationen				D (Diabetes), K (Schrittmacher), Kr, L (schlafbezogene Atmungsstörungen, Lasertherapie), Ma, minimal-invasive Eingriffe								
Bremen Zentralkrankenhaus St.-Jürgen-Straße	8 613	54	150	● (lila)	9 054	55	195	○	6 196	21	70	○	✓
	AB (Leistenbruch, Galle), Gf, Ha, MK6, Nc, PL, Tr, U, Wh Mikrochirurgie, min-inv. Chir.				D, Ge, K (Schrittmacher), Kr (Knochenmarktransplantation), Ma, Ni				B, F, G, Tumore, min.-inv. Chir.				
Bremerhaven Zentralkrankenh. Reinkenheide								● (blau)					
	Krankenhaus wurde empfohlen, beteiligte sich				aber nicht an der FOCUS-Umfrage								

HAMBURG

Krankenhaus	CHIRURGIE Behandlungen	Ärzte	Pflegepersonal	Patientenurteil	INNERE MEDIZIN Behandlungen	Ärzte	Pflegepersonal	Patientenurteil	FRAUENHEILKUNDE Behandlungen	Ärzte	Pflegepersonal	Patientenurteil	Perinatalzentrum
Hamburg Albertinen-Krankenhaus	4 852	34	104	● (rot)	8 674	29	102	● (lila)	4 544	13	45	○	✓
	AB (Dickdarm), Gf, H (Herzklappen), U (Gelenkersatz), minimal-invasive Operationen				D, K (Infarkt, Schrittmacher), Kr, Ma, Immunologie, minimal-invasive Eingriffe				B (brusterhaltend), G (Risiko), Tumoren, min.-inv. Operationen				
Hamburg Allgemeines Krankenhaus Altona	6 997	43	158	● (lila)	18 611	58	198	● (blau)	3 996	14	52	○	✓[1]
	AB (Dickdarm), Gf (Brust-, Bauch-, Halsschlagadern), Nc (Bandscheiben, Hirntumoren), Th, U (Gelenkersatz), Wh, min.-inv. OP				D, K (interventionell), Kr (Blutkrebs, Stammzellentransplantation), L, Ma (minimal-invasive Eingriffe), Infekte				B (brusterhaltend), G (Risikoschw.), Tumoren, min.-inv. OP, Frühgeborenenmed.				
Hamburg Allgemeines Krankenhaus Barmbek	4 090	30	102	○	10 191	63	174	● (rot)	9 919	37	106	● (rot)	✓
	AB (Leistenbruch, Tumoren), Gf (Gefäßprothesen, Schrittmacher), Th, U (Gelenkersatz), minimal-invasive Operationen				D (Diabetes, Schilddrüse), K (interventionell), Kr, Ma (Magen-Darm-Spiegelung), Ni (Dialyse), minimal-invasive Eingriffe				B, G (vorgeburtliche Medizin), Erbkrankheiten, Tumoren, minimal-invasive Eingriffe				
Hamburg Allgemeines Krankenhaus Eilbek	3 121	15	52	○	4 808	19	84	● (rot)					
	AB (Tumoren), U (Gelenkersatz), Rheuma-Operationen, minimal-invasive Operationen				D (Diabetes), K (Herzinfarkt), L, Ma (Magengeschwüre), R								
Hamburg Allgemeines Krankenhaus Harburg	5 839	33	109	○	12 279	60	165	● (lila)	2 231	10	37	○	
	AB (Tumoren), Gf (ohne Hirngefäße), Th, U (Gelenkersatz), Wh, min.-inv. OP				D, K (intervent.), Ge, Kr, L (Schlaflabor, Krebs), Ma, Ni, minimal-invasive Eingriffe, R				B (Wiederaufbau), G, Tumoren, minimal-invasive Operationen				
Hamburg Allgemeines Krankenhaus St. Georg	5 825[3]	43[4]	272[4]	○	4 509	50	210	○					
	H (Herzkranzgefäße, -klappen, Schrittmacher), Ha, U (Wirbelsäule, Becken), Wh, minimal-invasive Operationen				D (Schilddrüse), Ge, K (interventionell), Ma, minimal-invasive Eingriffe								
Hamburg Allgemeines Krankenhaus Wandsbek	6 661	30	66	○	13 324	34	91	● (rot)	2 984	10	32	○	
	AB (Dickdarmkrebs), Gf, Ha (Tumoren), PL, Th, U (Gelenkersatz), Rheuma				D, K (Herzinfarkt), L (Asthma), Ma (Bauchspeicheldrüsenentzündung), Ni				G (Wassergeburt, Risiko), Tumoren, minimal-invasive Eingriffe				
Hamburg Altonaer Kinderkrankenhaus	3 182	9	44	● (lila)									✓[1]
	Kc (Neugeborene, Unfallchirurgie, Urologie, angeb. Fehlbildungen, Lungenchirurgie)												
Hamburg Berufsgenossenschaftliches Unfallkrankenhaus	6 708	71	314	● (rot)									
	Ha, Nc, Pl, U (Robodoc, Wirbelsäule), Wh, Verbrennungen, minimal-invasive Operationen												

1) Perinatalzentrum: Kooperation des Altonaer Kinderkrankenhauses mit dem Allgemeinen Krankenhaus Altona
2) nur vollstationäre Fälle
3) ohne Herzchirurgie
4) einschließlich Herzchirurgie

KINDERHEILKUNDE				ORTHOPÄDIE				UROLOGIE				ALLGEMEINE BEMERKUNGEN ZUR KLINIK							
Behandlungen	Ärzte	Pflegepersonal	Patientenurteil	Behandlungen	Ärzte	Pflegepersonal	Patientenurteil	Behandlungen	Ärzte	Pflegepersonal	Patientenurteil	Behandlungen ges.	Betten gesamt	Ärzte gesamt	Pflegepersonal ges.	Beurteilung Service	Patientenumfrage	Qualitätsstatistik	EZ-Zuschlag in DM
				2 480	12	55	○					14 417	508	90	275	○	ja	ja	210
				Gp, Gs, W (minimal-invasiv), gelenkerhaltende OP								6 A, TZ, Dialyse, Krebstagesklinik, Ambulanzen u. a.: Kinderwunsch, Schulter, Harninkontinenz, Schmerz							
				2 800	8	k.A.	● blau	1 700	5	k.A.	● blau	6 000	200	18	89	○	ja	ja	220
				Gp, Gs, W, Schulter, minimal-invasive Eingriffe				Ku, P, Blasentumoren, min.-inv. Operationen, Laser				3 A, Fachklinik für operative Medizin, Knochenbank, Physikalische Therapie, Sozialdienst							
				563	5	20	● rot					9 345	362	56	137	● lila	ja	nein	200
				Gp (Sprunggelenk, Hüfte, Finger), Rheuma, Knie/Schulter								7 A, Rheuma- und Schmerzzentrum, Dialyse, Ambulanzen: Gefäßleiden, Schmerz, Rheuma							
			● blau													● blau			
												18 000	1 220	195	712	● lila	ja	ja	180
												12 A, neurologisches Zentrum, Zentrum für Psychosomatik und -therapie, Ambulanzen u. a.: Abhängigkeitskranke, Psychiatrie, Tumor, Schmerz, Schrittmacher, Gefäßleiden							
9 152	45	215	● lila					3 224	18	56	○	43 541	1 229	342	946	● blau	ja	ja	240
Fr, Kc, Kd, Kkr, Kl (Mukoviszidose, Asthma), Infekte, Kinderrheuma								I, Ku, M, P, Tumoren, Steinzertrümmerung				19 A, TPZ (Niere), TZ, Dialyse, Ambulanzen u. a.: Krebs, künstlicher Darmausgang, Gefäßleiden, Schmerz, ambulantes operieren							
			● blau																
								1 544	6	21	○	15 000	603	128	322	● rot	ja	ja	170
								M, P, Blasen-, Hodentumoren, min.-inv. Operationen				11 A, HZ, TZ, Dialyse, Eigenblutspende, Geriatrie, Ambulanzen u. a.: Risikoschwangerschaften, Gelenke, Krebs							
								2 054	9	32	○	30 242	965	216	676	● blau	ja	ja	175
								J, M (Hodentumoren), P, Blasen- und Nierentumoren, Steine, min.-inv. Eingriffe				15 A, Kpk, TPZ, TZ, Schlaganfall-Fachabteilung, Dialyse, Tumortagesklinik, Ambulanzen u. a.: Krebs, Schmerz, Knochen- und Gefäßleiden, Schluckstörungen Kurzzeitstation							
				2 034	16	46	○	3 411	12	38	○	34 974	1 128	267	637	● blau	ja	ja	175
				Gp (Robodoc, Hüfte, Knie), Gs, W (Bandscheiben), minimal-invasive Operationen				M (Hodenkrampfadern), P, Steine, Krebs, Ersatzblasen, min.-inv. Operationen				15 A, TZ, Dialyse, Station für unheilbare Tumorerkrankungen, Ambulanzen u. a.: Rückenschmerzen, Krebs, Gefäßkrankheiten, Schmerz							
								2 160	10	21	○	11 624	617	104	363	● lila	ja	ja	150
								I, P, Nieren-, Blasentumoren, min.-inv. Operationen				10 A, fachübergreifende Kurzzeittherapiestation, Reha-Tagesklinik, Ambulanzen u. a.: Rheuma, Gelenke							
								2 493	11	40	● lila	22 991[2]	774	226	700	● blau	ja	ja	175
								I, Ku, M (Erektionsstörungen), P, Tumoren, Laser-OP				11 A, Dialyse, Schlaganfall-Fachabteilung, digitales Röntgen, Frührehabilitation, Ambulanzen u. a.: Krebs, Gefäße, Schmerz							
								1 500	7	24	○	25 000	936	245	809	● blau	ja	ja	175
								M (Hodentumoren), P, Blasentumoren, minimal-invasive Eingriffe				13 A, HZ, TZ, psychologische Krebsberatung, Ambulanzen u. a.: Aids, Schilddrüse, Hand, Allergie, Schwangerenberatung, Krebsleiden, Gefäßkrankheiten							
												17 894	564	125	321	● rot	ja	ja	175
												9 A, Dialysestation, Zentrum für Übergewichtige, Gereatrie, Ambulanzen u. a.: Knochen, Schrittmacher, Schwangere							
7 167	46	161	● lila	53	4	8	● lila					9 289	200	64	208	● blau	ja	ja	150
Fr, Kd (Diabetes), Kl, Kn, N, Allergien, Mukoviszidose				W (Verkrümmung), Knochenverlängerung								5 A, Kinderklinik, Aufnahme von Müttern, Ambulanzen: Allergien, Diabetes, Mukoviszidose, amb. OP							
												7 337	470	127	536	● rot	ja	ja	210
												6 A, Kpk, Brandbetten, Querschnittgelähmten-, Replantations- und Reha-Zentrum, Schmerzsprechstunde							

CHIRURGIE

Klinik	Behandlungen	Ärzte	Pflegepersonal	Patientenurteil	Schwerpunkte
Hamburg Diakonie Krankenhaus Alten Eichen	3 044	11	42	● (lila)	AB (Dickdarm, Leistenbruch), Ha, Pl (Brustwiederaufbau), min.-inv. Operationen
Hamburg ENDO-Klinik	5 320	32	185	○	Nc (Bandscheibenvorfall), U (Gelenkersatz, Austausch-OP), Infektionen
Hamburg Klinik Fleetinsel	478	2	k.A.	○	AB (Gallenblase), Gf (Krampfadern), Ha
Hamburg Klinikum Nord	7 000	35	73	○	AB (Leistenbruch, Gallensteine), Gf, Ha, Th, MKG, Nc (Tumoren, Bandscheiben, Kinderneurochirurgie), U
Hamburg Krankenhaus Bethanien					
Hamburg Marienkrankenhaus	4 702	21	68	● (blau)	AB (Leistenbruch, Galle), Gf, Ha, Th, U (Gelenkersatz), Wh, min.-inv. Eingriffe
Hamburg Universitäts-Krankenhaus Eppendorf	8 553	201[2)]	371	● (blau)	AB (Speiseröhre), Gf, H (Klappen), Ha, Kc (Neugeborene), MKG, Nc, Pl, Th, Tr, U (Becken, Wirbelsäule), Wh, Tumoren, Transfusionsmedizin, min.-inv. Operationen
NIEDERSACHSEN					
Bad Bevensen Herz-Kreislauf-Klinik	1 728	31	106	○	Gf (Hals-, Hauptschlagadern), H (Bypass, Herzklappen), Th
Bad Lauterberg Diabeteszentrum					
Braunschweig Städtisches Klinikum	8 099	44	195	● (lila)	AB (Gallenblase, Blinddarm), MKG, Nc, U (Gelenkersatz), min.-inv. Operationen
Celle Allgemeines Krankenhaus	6 201	32	162	● (blau)	AB (Tumoren, Schilddrüse), U (Gelenkersatz, Wirbelsäule), Wh, min.-inv. Operationen
Coppenbrügge Krankenhaus Lindenbrunn					
Cuxhaven Seehospital Sahlenburg					
Göttingen Kliniken der Georg-August-Universität	8 803	71[1)]	163	● (blau)	AB (Bauchspeicheldrüse, Leber), Gf, H (Bypass, Herzklappen), Ha, Kc, Th, Tr, U (Wirbelsäule, Becken), Wh, endokrine Chir., Tumor-OP, minimal-invasive Operationen
Goslar Harzkliniken	4 544	19	68	● (rot)	AB (Tumoren), Gf, Ha, U (Becken, Wirbelsäule), minimal-invasive Eingriffe
Hameln Kreiskrankenhaus	4 680	22	87	○	AB (Tumoren, Leistenbruch), U (Gelenkersatz), Wh, minimal-invasive Operationen

INNERE MEDIZIN

Klinik	Behandlungen	Ärzte	Pflegepersonal	Patientenurteil	Schwerpunkte
Hamburg Diakonie Krankenhaus Alten Eichen	4 241	16	61	● (lila)	K, L, Ma, Schlafmedizin, Notfall- und Akutmedizin
Hamburg ENDO-Klinik					
Hamburg Klinik Fleetinsel					
Hamburg Klinikum Nord	10 000	54	220	● (lila)	D (Diabetes), Ge (Halsschlagadern), K (Rhythmusstörungen, Herzschwäche), Kr, Ma,Ni, Intensivmedizin, Geriatrie
Hamburg Krankenhaus Bethanien	2 042	13	100	● (rot)	D, Geriatrie (Schlaganfall, Osteoporose)
Hamburg Marienkrankenhaus	8 838	34	106	○	K (Herzkranzgefäße), Kr, L, Ma,
Hamburg Universitäts-Krankenhaus Eppendorf	11 187	133[2)]	309	● (blau)	D (Fettstoffwechsel), Ge, K (interventionell), Kr (Knochenmarktransplant.), L, Ma, Ni, Osteoporose, Infekte, Aids, Psychosomatik, minimal-invasive Eingriffe, Laser
NIEDERSACHSEN					
Bad Bevensen Herz-Kreislauf-Klinik	4 157	45	65	○	Ge (Gefäßstützen), K (interventionell, Schrittmacher), minimal-invasive Eingriffe
Bad Lauterberg Diabeteszentrum	2 738	10	37	● (lila)	D (Diabetes, Stoffwechselkrankheiten)
Braunschweig Städtisches Klinikum	13 113	67	309	● (lila)	Ge (Gefäßverschluss), K (interventionell), Kr, Ma, Ni, minimal-invasive Eingriffe
Celle Allgemeines Krankenhaus	7 490	34	148	● (lila)	K (Infarkt), L (Laser), Ma (Geschwüre), Intensivmedizin, minimal-invasive Eingriffe
Coppenbrügge Krankenhaus Lindenbrunn	800	4	49	○	D (Diabetes), Ge (Gefäßverschluss), K, L, Ma, Ni, R, Geriatrie, Osteoporose
Cuxhaven Seehospital Sahlenburg	659	4	14	○	R (rheumatisch-entzündliche Erkrankungen, chronische Muskel-Knochen-Schmerzen)
Göttingen Kliniken der Georg-August-Universität	11 493	95[1)]	208	● (lila)	D, Ge, K (interventionell, Herzrhythmusstörungen), Kr (Knochenmarktransplantation), L, Ma (Leber, Darmentzündung), Ni, R (Immuntherapie), min.-inv. Eingriffe
Goslar Harzkliniken	4 919	19	56	● (blau)	D, Ge, K, Kr, L (Asthma), Ma, R, minimal-invasive Eingriffe (Magen, Darm)
Hameln Kreiskrankenhaus	9 469	35	108	● (blau)	D, K (intervent.), Kr (Stammzellentransplantation), Ma (Geschwüre)

FRAUENHEILKUNDE

Klinik	Behandlungen	Ärzte	Pflegepersonal	Patientenurteil	Perinatalzentrum	Schwerpunkte
Hamburg Diakonie Krankenhaus Alten Eichen						
Hamburg ENDO-Klinik						
Hamburg Klinik Fleetinsel						
Hamburg Klinikum Nord	2 850	10	28	○	✓	B, G (Risikogeburten, vorzeitige Wehen), Psychosomatik
Hamburg Krankenhaus Bethanien						
Hamburg Marienkrankenhaus	5 122	16	57	○		B, G, Tumoren (Gebärmutter, Eierstöcke)
Hamburg Universitäts-Krankenhaus Eppendorf	6 002	41[2)]	102	○	✓	B (hochspezialisierte Brustkrebstherapie), F, G, Tumoren (sämtliche OP-Techniken), Zyklusstörung, minimal-invasive Eingriffe
NIEDERSACHSEN						
Bad Bevensen Herz-Kreislauf-Klinik						
Bad Lauterberg Diabeteszentrum						
Braunschweig Städtisches Klinikum	3 824	15	52	● (lila)	✓	B, G (Risikoschwangerschaft), Krebs, Inkontinenz
Celle Allgemeines Krankenhaus	4 584	13	56	○	✓	B (Wiederaufbau), G, Tumoren, Senkungs-, min.-inv. Operationen
Coppenbrügge Krankenhaus Lindenbrunn						
Cuxhaven Seehospital Sahlenburg						
Göttingen Kliniken der Georg-August-Universität	5 174	26[1)]	75	○	✓	B, F, G, Becken- und Vaginaltumoren, Inkontinenz, Senkungsoperationen, minimal-invasive Eingriffe
Goslar Harzkliniken	2 975	10	53	○		B (Wiederaufbau), G, Becken- und Vaginaltumoren
Hameln Kreiskrankenhaus	2 889	12	32	○		B, G, Becken- und Vaginaltumoren, minimal-invasive Operationen

1) inklusive wissenschaftliches Personal

KINDERHEILKUNDE				ORTHOPÄDIE				UROLOGIE				ALLGEMEINE BEMERKUNGEN ZUR KLINIK							
Behandlungen	Ärzte	Pflegepersonal	Patientenurteil	Behandlungen	Ärzte	Pflegepersonal	Patientenurteil	Behandlungen	Ärzte	Pflegepersonal	Patientenurteil	Behandlungen ges.	Betten gesamt	Ärzte gesamt	Pflegepersonal ges.	Beurteilung Service	Patientenumfrage	Qualitätsstatistik	EZ-Zuschlag in DM
												7 050	230	39	130	● (lila)	ja	ja	190
												4 A, Ambulanzen u. a.: Tumoren, Schmerzen, künstlicher Darmausgang; operative Behandlung von Fettleibigkeit							
												5 000	291	55	185	● (lila)	ja	ja	213
												2 A, Knochenbank f. Transplantationen, Gelenkersatzzentrum, Schmerztherapie, Physikalische Medizin							
				1 622	3	k.A.	○					2 500	13	6	22	○	ja	ja	238
				Gp, Gs, W, Fußfehlbildungen								2 A, OP-Zentrum (Orthopädie/Chirurgie); Hotelqualität							
3 000	9	32	○									40 000	1 617	300	1 010	● (lila)	ja	ja	175
Fr, Kc, KK, Kd (Diabetes), Kl (Asthma), N, Verdauungsorgane												27 A, Kpk, TZ, Psychiatriezentrum, Dialyse, Ambulanzen u. a.: Neurochirurgie, Neuropädiatrie, Diabetes, Krebs, Schmerzen, Gefäßkrankheiten							
												2 042	171	13	100	● (lila)	ja	ja	145
												2 A, Fachkrankenhaus für Geriatrie und Diabetes/Stoffwechsel							
								1 595	7	19	○	20 721	576	140	404	● (lila)	nein	nein	128
								J, M, P (kontinenzerhaltend), Krebs (Niere, Blase)				11 A, Schmerzsprechstunde, Diabetikerschulung, Physiotherapie, Sozialdienst, Ergotherapie							
5 978	87[2]	222	● (blau)	1 631	23[2]	66	○	2 150	17[2]	57	● (lila)	50 382	1 506	1 300[2]	1 757	● (blau)	ja	ja	229
Fr, Kc, Kd, Kk (Herzfehler), Kkr (Blut), Kl, Kn, N (Epilepsie), Leber- und Lungentransplantation				Gp (Schulter, Hüfte, Knie), Gs, W, Rheuma-, Kinder-, Tumororthopädie, Gelenkerhalt				I, Ku, M, P, Tumoren, Blasenentleerung (Querschnittgelähmte), Steinzertrümmerung				27 A, HZ, Kpk, TPZ (Herz/Lunge, Leber, Niere), TZ, Schlaganfall-Fachabteilung, Ambulanzen (ca. 160) u. a.: Aids, Stoffwechselkrankheiten, Fettsucht, Brust- und Blutkrebs, Rheuma, Gallen- und Nierensteine, MS, Allergien							
												5 885	160	76	171	○	ja	ja	110
												4 A, HZ, Gefäßzentrum, Ambulanzen u. a.: Schrittmacher, Gefäßkrankheiten, Schmerz; Gesundheitstraining							
												2 738	140	10	37	● (lila)	ja	ja	63
												1 A, Fachklinik für Stoffwechsel und Diabetes, Diabetikerkurse							
4 564	19	119	● (blau)					1 329	4	23	○	49 947	1 599	317	1 126	● (blau)	ja	ja	200
Fr, Kkr, N, Infektionen (Mandeln, Mittelohr)								P, Krebs, Steine, Harnleiter, minimal-invasive Operationen				19 A, HZ, Kpk, TZ, Dialyse, Ambulanzen u. a.: Tumoren, Schmerz, Gefäßkrankheiten, künstlicher Darmausgang							
2 877	12	62	○					2 189	7	27	● (blau)	25 483	716	147	508	● (lila)	nein	ja	225
Fr, Kd (Diabetes), Kk, Kkr, Kl, Kn, N, Magen-Darm								Ku, M, P, Tumoren, Steine, minimal-invasive Operationen				12 A, TZ, Ambulanzen u. a.: Schrittmacher, Gefäße, Rheuma, Mukoviszidose, Schulter, Knie, Fuß, Krebs, Diabetes							
												2 200	255	17	147	○	ja	ja	110
												2 A, Klinik für Geriatrie und Neurologie (u. a. Bandscheibenvorfall, Epilepsie, Hirnblutungen und Hirntumoren)							
				1 877	12	63	● (rot)					2 536	155	20	92	● (rot)	ja	ja	110
				Gp (Hüfte, Knie), W, Rheuma, Kinder, Tbc								2 A, Klinik für Rheuma und Wirbelsäulenverkrümmung, Schmerztherapie (psychologische Beratung), Rehabilitation							
5 903	56[1]	168	● (lila)	1 928	16[1]	48	○	2 408	14[1]	36	○	54 777	1 446	673[1]	1 520	● (lila)	ja	ja	246
Fr, Kk (angeborene Herzfehler), Kkr (Blutkrebs), N (MS, Epilepsie, Hirnstrommessung)				Gp (Hüfte, Knie), Gs, W, Knochentumoren, Kinderorthopädie				Ku (angeborene Fehlbildungen), M, P, Tumoren (Niere, Blase), Steine, minimal-invasive Eingriffe				28 A, HZ, Kpk, TPZ (Herz, Leber, Niere), TZ, Dialyse, Immuntherapie (Nierenkrebs), Palliativstation, Giftinformationszentrum, Ambulanzen u. a.: Aids, Erektionsstörungen, künstlicher Darmausgang, Beratung für vererbbare Krankheiten							
												12 841	354	70	307	● (blau)	ja	ja	228
												5 A, Ambulanzen: Rheuma, Tumoren, Schmerz, Gefäßkrankheiten, künstlicher Darmausgang							
1 861	6	37	○					874	4	9	○	19 957	531	104	400	● (blau)	ja	ja	230
Fr, Kd, Kl (Asthma), N (Epilepsie), Infektionen								P, Tumoren, Steine, minimal-invasive Eingriffe				10 A, stillfreundliches Krankenhaus (UNICEF-Auszeichnung), Ambulanzen u. a.: Schrittmacher, Tumoren, Schmerz							

	CHIRURGIE				INNERE MEDIZIN				FRAUENHEILKUNDE				
	Behandlungen	Ärzte	Pflegepersonal	Patientenurteil	Behandlungen	Ärzte	Pflegepersonal	Patientenurteil	Behandlungen	Ärzte	Pflegepersonal	Patientenurteil	Perinatalzentrum
Hann. Münden Nephrologisches Zentrum Niedersachsen					1 771	k.A.	k.A.	● (rot)					
					D, Ge, K (Schrittmacher), Ma, Ni, Bluthochdruck, minimal-invasive Eingriffe								
Hannover Annastift Orthopäd. Fachkrankenhaus													
Hannover Hautklinik Linden													
Hannover Kinderkrankenhaus auf der Bult	3 775	11	k.A.	● (lila)									✓
	Kc (Unfall, Magen, Darm), Kinderurologie (Hoden), Verbrennungen												
Hannover Krankenhaus Friederikenstift Evangelisches Diakoniewerk	7 952	40	117	○	2 941	18	45	● (blau)	3 084	10	29	○	
	AB (Krebs), Gf, Ha, Nc, Pl, U (Gelenkersatz, Robodoc), Wh, minimal-invasive Operationen				D, K (interventionell), Ma (Magen-Darm-Spiegelungen), Intensivmedizin				B, G (Risiko), Tumoren, Inkontinenz, minimal-invasive Eingriffe				
Hannover Krankenhaus Henriettenstiftung	3 032	19	71	○	6 299	37	84	● (blau)	4 720	13	45	○	✓
	AB (Schilddrüse), Gf, MKG, U (Schulter-, Sprunggelenk), Wh (Knorpelzüchtung)				D (Diabetes) K, Kr, L, Ma, Geriatrie (mit Rehabilitation)				B, G, Tumoren, minimal-invasive Eingriffe				
Hannover Krankenhaus Nordstadt													
	Krankenhaus wurde empfohlen, beteiligte sich aber nicht an der FOCUS-Umfrage												
Hannover Krankenhaus Oststadt				● (lila)				● (lila)				● (lila)	
	Krankenhaus wurde empfohlen, beteiligte sich aber nicht an der FOCUS-Umfrage												
Hannover Medizinische Hochschule	11 864	k.A.	k.A.	● (lila)	12 854	k.A.	k.A.	● (blau)					✓
	AB (Leber), Gf, H (Bypass, Klappen), Ha (Replantation), Pl, Th, Tr, U (Wirbelsäule, Bekken), Wh, endokrine Tumor-Chirurgie (Zweiteingriffe), minimal-invasive Operationen				D, Ge, K (radioaktive Gefäßstützen), Kr (Knochenmarktransplantation), L, Ma (chronische Leber-, Magen- Darm-Entzündungen), Ni, R, Immunologie (Aids)								
Hildesheim St. Bernward Krankenhaus	5 133	23	93	○	6 307	25	97	○	3 000	10	32	● (blau)	✓
	AB (Tumoren), Gf (Bauchschlagader), Kc, Th, U, Wh, minimal-invasive Eingriffe				D, K, Kr (Blutkrebs), Ma, Ni, R, Immunologie, Schlaganfall, minimal-invasive Eingriffe				B, G, Tumoren, Osteoporose, Inkontinenz				
Hildesheim Städtisches Krankenhaus	5 502	26	109	○	6 375	29	110	○	4 174	12	45	● (lila)	✓
	AB (Magen, Darm, Galle, Schilddrüse), Gf, Ha, Pl, U (Gelenkersatz, -spiegelung)				D, K (intervent.), Kr, Ma, Ni, R, Infekte, Intensivmedizin, minimal-invasive Eingriffe				B (Wiederaufbau), G, Tumoren, minimal-invasive Eingriffe				
Oldenburg Evangelisches Krankenhaus	7 089	k.A.	k.A.	○	2 046	k.A.	k.A.	○	2 378	k.A.	k.A.	○	
	AB (minimal-invasiv), Ha, Nc (Bandscheibe), Pl, U (Gelenkersatz)				R				F, G, min.-invasive Eingriffe				
Oldenburg Pius-Hospital	2 920	13	41	○	6148	16	64	○	2 360	9	26	○	
	AB (Schilddrüse, Dickdarm), Gf (Hals-, Bauchschlagader), Th (min.-inv. OP, Lunge)				K (interrentionell), Kr (Lunge, Dickdarm, Bronchien), Ma				B, G, Tumoren, Senkungs-OP, minimal-invasive Eingriffe				
Oldenburg Städtische Kliniken	5 622	38	157	● (blau)	10 080	54	164	● (lila)	3 658	14	49	● (lila)	✓
	AB (Speiseröhre, Dickdarm), Gf, H (Bypass, Herzklappen), Kc, MKG, Pl, U (Gelenkersatz-Robodoc), Wh, min.-inv. Operationen				D (Diabetes), Ge, K (interventionell), Kr (Knochenmarktransplantation), Ma (Leber), Ni, Infektionen, minimal-invasive Eingriffe				B (Wiederaufbau), G, Tumoren, Hormonuntersuchung, -behandlung, minimal-invasive Eingriffe				
Osnabrück Marienhospital	4 744	23	75	○	5 841	22	84	○	2 942	10	31	○	✓
	AB (Krebs), Gf, Ha, Pl, U (Kinder, Gelenkersatz), Wh, minimal-invasive Operationen				D, K (interventionell), L (Asthma), Ma (Darm), Ni, minimal-invasive Eingriffe				B, G, Tumoren, Senkung, minimal-invasive Eingriffe				
Osnabrück Klinikum Osnabrück	6 864	35	123	● (lila)	6 383	39	121	○	3 139	12	45	○	
	AB, Gf, Ha, MKG, Pl, Th, U (Gelenkersatz, Wirbelsäule), Wh, Tumoren				D, Ge, K (intervent.), Kr, L, Ma, Ni, R, Infekte, Geriatrie, minimal-invasive Eingriffe				B (Aufb.) G, Senkung, Krebs, Inkontinenz, min.-inv. Operationen				
Quakenbrück Christliches Krankenhaus	2 600	12	38	○	2 150	15	63	● (lila)	1 050	5	17	● (lila)	
	AB (Schilddrüse, Galle), Gf, U (Wirbelsäule), Wh, Schmerzbehandlung				D (Jugend-, Schwangerendiabetes), K, Kr, L, Schlaflabor, Infektionen				G (Risikoschwangerschaften bei Diabetes und Epilepsie)				

1) ohne Funktionsdienst
2) inklusive Kinder- und Jugendpsychiatrie

KINDERHEILKUNDE

Behandlungen	Ärzte	Pflegepersonal	Patientenurteil	
7 095[2]	37[2]	k.A.	● lila	Fr, Kd (Diabetes), Kkr, Kl, N (Wasserkopf)
9 032	k.A.	k.A.	● blau	Fr, Kd, Kk (interventionell), Kl, Kn, Immunologie, Transplantationen, Magen-Darm-Erkrankungen
2 000	8	48	○	Fr, Kd, Kk, N (Epilepsie), Infekte, genetische Beratung
2 736	11	51	● rot	Fr, Kd (Diabetes), Allgemeine Kinderheilkunde
5 261	26	132	● blau	Fr, Kc (Fehlbildungen), Kd, Kl (Mukoviszidose), Kk, N, Allergie, Infekte, min.-in. Operationen
3 151	14	45	○	Fr, Kl, N, Magen-Darm-Erkrankungen

ORTHOPÄDIE

Behandlungen	Ärzte	Pflegepersonal	Patientenurteil	
5 658	34	141	● blau	Gp, Gs, W, Rheuma, Kinderorthopädie
2 538				Gp (Knie, Hüfte), W, Knorpeltransplantationen, Kniegelenk, Fußchirurgie
1 700	9	30	○	Gp (Hüfte, Knie), Gs, W (Bandscheibenvorfall)
1 930	11	42	● blau	Gp, Gs, W, Hüfte, Knie, Kinder-, Rheumaorthopädie

UROLOGIE

Behandlungen	Ärzte	Pflegepersonal	Patientenurteil	
1 046	k.A.	k.A.	● rot	P, Tumoren, minimal-invasive Eingriffe
1 037	7	11	● blau	P, Tumoren (Niere, Blase), minimal-invasive Eingriffe
2 227	k.A.	k.A.	● blau	I (Inkontinenz-OP), P, Tumoren (Niere, Harnblase), Blasenersatz, minimal-invasive Eingriffe
2 400	8	24	○	I, M, P, Tumoren (Blase), Steine, min.-inv. Operationen
2 153	8	31	● lila	I, Ku, P, Tumoren, Steinzertrümmerung, min.-inv. Eingriffe, Blasenersatz
1 365	8	23	○	Ku, M, P, Tumoren, Nierensteine, min.-inv. Operationen

ALLGEMEINE BEMERKUNGEN ZUR KLINIK

Behandlungen ges.	Betten gesamt	Ärzte gesamt	Pflegepersonal ges.	Beurteilung Service	Patientenumfrage	Qualitätsstatistik	EZ-Zuschlag in DM	
2 817	120	k.A.	k.A.	● rot	ja	ja	–	4 A, TPZ (Niere), Nierenfachklinik, Dialyse, Ambulanzen: Transplantationsnachsorge, Bluthochdruck, Schmerzen
5 658	301	46	141	● blau	ja	ja	150	Orthopädische Uniklinik, Ambulanzen: Gelenkersatz, Wirbelsäule, Kinder, Sportverl., Rheuma, Eigenblutbank
3 365	92	31	55[1]	● blau	ja	ja	k.A.	1 A, Hautklinik, Ambulanzen: Neurodermitis, Allergie
13 252	295	66	239	● lila	ja	nein	–	5 A, TZ (Verbund mit Univ.), Brandbetten, Drogentherapiestation (ab 1/99), Kinder- und Jugendpsychiatrie, HNO
17 372	634	113	331	● blau	ja	ja	260	7 A, Schlaganfall-Fachabteilung, Unfallklinik (Gutachten), Ambulanzen u. a.: Schrittmacher, Diabetes, Gefäße
17 436	593	105	335	● blau	ja	ja	270	12 A, Kpk, TZ, Ambulanzen: Gedächtnisschulung, Tumoren, Gefäße, Knie, Schulter, Tumoren, Behandlung von Essstörungen
				● lila				
49 736	1 357	1 165	1 738	● blau	ja	ja	328	Kpk, HZ, TPZ (wichtiges Transplantationszentrum: Herz/Lunge, Leber, Bauchspeicheldrüse, Niere), TZ, Brandbetten, Rettungsmedizin, Ambulanzen u. a.: Tumoren, Schmerz, Gefäßkrankheiten, künstlicher Darmausgang, Hepatitis, Diabetikerberatung
19 700	558	112	336	● lila	ja	nein	160	10 A, TZ, Schlaganfall-Fachabteilung (im Aufbau), Dialyse, Ambulanzen u. a.: Gefäße, Schmerz, Tumoren
24 487	664	128	396	● rot	ja	ja	181	10 A, stillfreundl. Krankenhaus, Dialyse, Ambulanzen u. a.: Schrittmacher, Kinderdiabetes, Krebs, Gefäße, Gelenke
15 598	410	82	277	● blau	ja	ja	145	6 A, Behandlung von Schwerst-Schädel-Hirn-Verletzten, Hals-Nasen-Ohren-Heilkunde, Ambulanzen u. a.: Schmerzen
15 215	412	85	251	● blau	nein	ja	150	9 A, TZ, Ambulanzen u.a.: Herzschrittmacher, fachübergreifende Tumortherapie, Kinderorthopädie; Brustsprechstunde
28 244	690	201	569	● lila	ja	ja	170	18 A, HZ, TZ, Dialyse, Reha-Zentrum (Herz-Kreislauf-Erkrankungen), Ambulanzen u. a.: Schrittmacher, genetische Beratung, Kinder- und Jugendpsychiatrie, Tumoren, HNO, Dermatologie
20 418	571	120	364	○	ja	ja	179	8 A, Kpk, Dialyse, Ambulanzen u. a.: Allergien, kindliche Hörstörungen, vorgeburtliche Erkrankungen, Schmerzen
19 966	638	156	457	● blau	ja	ja	165	11 A, TZ, Schlaganfall-Fachabteilung, Dialyse, Akupunktur, Ambulanzen u. a.: Aids, Methadon-Substitution
9 900[3]	399	62	228	● lila	ja	ja	170	5 A, Schlaganfall-Fachabteilung (2 Plätze), Diabeteszentrum, Radiologie, Akutambulanz für Selbstmordgefährdete

	CHIRURGIE				INNERE MEDIZIN				FRAUENHEILKUNDE				
	Behandlungen	Ärzte	Pflegepersonal	Patientenurteil	Behandlungen	Ärzte	Pflegepersonal	Patientenurteil	Behandlungen	Ärzte	Pflegepersonal	Patientenurteil	Perinatalzentrum
Rotenburg Evangelisch-Lutherisches Diakoniekrankenhaus	6 302	35	110	● (rot)	7 127	27	111	● (rot)	2 865	12	30	● (rot)	
	AB (Speiseröhre, Magen), MKG, Pl, U (orthopädische OP, Gelenkersatz), Wh, minimal-invasive Operationen, Laser, Roboter-OP				D, K (interventionell), Kr (Lunge), L (Asthma), Ma (Bauchspeicheldrüse, Leber), minimal-invasive Eingriffe				B (brusterhaltend), G (Risikoschwangerschaft), Tumoren, minimal-invasive Operationen				
Stade Städtisches Krankenhaus	Krankenhaus wurde empfohlen, beteiligte sich aber nicht an der FOCUS-Umfrage												
Wolfsburg Stadtkrankenhaus	7 288	23	89	○	8 901	33	144	● (violett)	4 190	11	43	○	✓
	AB (Tumoren, Schilddrüse, Dickdarm), Gf, Ha, U (Gelenkersatz und -spiegelungen), WH minimal-invasive Eingriffe				D (Diabetes), Ge, K (interventionell), Kr, Ma, Ni, Intensivmedizin, Infektionen, minimal-invasive Eingriffe, Laser				B (Wiederaufbau), G, Tumoren, Inkontinenz, minimal-invasive Eingriffe				
SCHLESWIG-HOLSTEIN													
Bad Bramstedt Rheumaklinik					2 022	10	47	● (violett)					
					R (entzündlich-rheumatische Erkrankungen der Gelenke und Blutgefäße)								
Bad Oldesloe Kreiskrankenhaus Stormarn	2 880	10	30	○	4 450	12	62	○	2 100	8	24	○	
	AB (Leistenbruch, Galle, Blinddarm), Ha, U (Knochenbrüche)				D (Diabetes), Ge, K (Rhythmusstörungen), L, Ma				B, G, Tumoren, Inkontinenz, minimal-invasive Eingriffe				
Flensburg St.-Franziskus-Hospital	4 834	16	60	● (blau)	5 820	16	63	○					
	AB (Magen-Darm-Erkrankungen), Gf, MKG, Th, U				D (Diabetes), Ge, K (Herz-Kreislauf-Erkrankungen), Kr, Ma, Geriatrie								
Großhansdorf Krankenhaus	1 152	11	39	● (rot)	6 090	20	80	● (violett)					
	Th (Lungentumoren, Luftröhrenoperationen), minimal-invasive Eingriffe, Laser				Kr (Lungenkrebs), L (Tumoren, Bronchitis, Mukoviszidose, Tuberkulose, Asthma)								
Itzehoe Krankenhaus	5 675	24	92	● (blau)	5 305	19	102	○	3 211	9	44	○	✓
	AB (Leber, Dickdarm), Gf, Th, U (Wirbelsäule, Gelenkersatz), Wh, min.-inv. Operationen				K (Schrittmacher), Ma, Ni, minimal-invasive Eingriffe				B, G (Risiko), Tumoren, minimal-invasive Eingriffe				
Kiel Klinikum der Christian-Albrechts-Universität zu Kiel	12 014	135	388	● (blau)	8 032	75	195	○	6 270	33	91	○	✓
	AB, Gf, H (Herzklappen, angeborene Fehlbildungen), Ha, MKG, Nc (Hirntumoren, Schlaganfall, Kinder), Th, Tr, U (Becken, Wirbelsäule), Wh, Tumorchirurgie, minimal-invasive Eingriffe				D, K (interventionell, Schrittmacher), Kr, L (Mukoviszidose), Ma (entzündliche Darmerkrankungen), Ni (Transplantationsnachsorge), Knochenschwund, minimal-invasive Eingriffe				B (brusterhaltende OP, experimentelle Therapien), F (genetische Beratung), G, Tumoren, Inkontinenz-OP, minimal-invasive Eingriffe				
Kiel Lubinus Klinik	2)	2)	2)	● (violett)									
	Gf (Krampfadern), Ha, U, Wh, Gelenkspiegelung, Knorpel-Knochen-Transplantationen												
Kiel Städtisches Krankenhaus	3 658	15	43	● (blau)	13 712	29	177	● (blau)	4 230	9	34	○	✓
	AB (Dickdarm), Ha, Pl (Brustrekonstruktion), U, minimal-invasive Operationen				D, K, Kr (Knochenmarktransplantation), L, Ma, Ni, R, minimal-invasive Eingriffe				B, G (vorgeburtliche Untersuchungen), Tumoren, min.-inv. OP				
Lübeck Universitätsklinikum	10 478	99	261	● (blau)	11 508	98	205	○	5 667	27	77	○	✓
	AB, Gf, H (Herzklappen), Ha (Fehlbildungen), MKG, Nc, Pl, U, Wh, Tumorchirurgie, minimal-invasive Eingriffe (Dickdarm, Gefäß-bypass), Laser				D, Ge, K (interventionell), Kr (Knochenmarktransplantation, Bauchspeicheldrüse), L, Ma, Ni, R, Psychosomatik, minimal-invasive Eingriffe, Laser				B (brusterhaltend), F (ges. Spektrum), G (vorgeburtliche Bluttransfusionen), Tumoren, minimal-invasive Eingriffe				
Neumünster Friedrich-Ebert-Krankenhaus	5 282	26	74	● (blau)	5 557	33	77	○	2 914	9	24	○	✓
	AB (Leistenbruch, Dickdarm, Tumorchirurgie), Gf, Ha, Th, U (Gelenkersatz), min.-inv. OP				D, K (interventionell), Kr, Ma, Ni (Dialyse), Geriatrie, minimal-invasive Eingriffe				B, G, Tumoren, Zyklusstörungen, minimal-invasive Operationen				
Rendsburg Kreiskrankenhaus	7 000	24	89	○	6 500	23	89	○	3 900	9	26	○	
	AB (Tumoren), Gf (Bauchschlagader), Th, U (Wirbelsäule), min.-inv. Operationen				D, K (interventionell), Kr, Ma, Ni (Dialyse), R, minimal-invasive Eingriffe				B (brusterhaltende OP), G, Tumoren, minimal-invasive Eingriffe				
Schleswig Martin-Luther-Krankenhaus	4 809	17	49	● (violett)	5 548	16	61	○	2 244	6	18	○	✓
	AB (Dickdarm, Gallenblase), U (Gelenkersatz)				D, K (interventionell, Schrittmacher), Kr, Ma, Ni				G, Tumoren (Gebärmutter, Eierstöcke)				

1) inklusive Kinder- und Jugendpsychiatrie
2) Orthopädie und Chirurgie arbeiten fachübergreifend. Statistische Angaben sind nicht zu trennen

KINDERHEILKUNDE				ORTHOPÄDIE				UROLOGIE				ALLGEMEINE BEMERKUNGEN ZUR KLINIK							
Behandlungen	Ärzte	Pflegepersonal	Patientenurteil	Behandlungen	Ärzte	Pflegepersonal	Patientenurteil	Behandlungen	Ärzte	Pflegepersonal	Patientenurteil	Behandlungen ges.	Betten gesamt	Ärzte gesamt	Pflegepersonal ges.	Beurteilung Service	Patientenumfrage	Qualitätsstatistik	EZ-Zuschlag in DM
2 390	13	40	○					1 495	7	14	○	23 581	703	180	440	● (rot)	ja	ja	160
Fr, Kd (Diabetes), Kl (Asthma), Ultraschall, keine Operationen								I, P (Laser), Tumoren, Steine, Ersatzblase, minimal-invasive Eingriffe				14 A, Telemedizin (Verbindung mit großen Tumorzentren), Dialyse, Pneumolog. Zentrum, Ambulanzen: Fettsucht, Laserchirurgie, Psychiatrie, Neurologie, Tumoren, Schmerz							
2 567	10	67	○					2 337	9	25	○	27 017	751	145	464	● (lila)	ja	ja	175
Fr, Kd (Diabetes), Kk, Kn, N, Infektionen, Entwicklungsstörungen								Ku, M, P, Tumoren, Steine, Ersatzblase, Laser, minimal-invasive Eingriffe				7 A, TZ, Dialyse, Schlaflabor, Elternmitaufnahme, Ambulanzen u. a.: Kardiologie/Herzrhythmusstörungen, Schrittmacher, Gefäße, Brustkrebs, künstliche Darmausgang							
495	3	12	● (lila)	2 652	18	73	● (lila)					5 169	232	31	132	● (blau)	ja	ja	150
angeborene Skelettkrankheiten, Gelenkentzündungen				Gp (Hand, Sprunggelenk), W, Rheuma-OP								4 A, Zentrum für entzündliche Blutgefäßerkrankungen (einmalig in Deutschland), fachübergreifende Behandlung, Reha							
												9 350	255	42	150	○	ja	ja	266
				Belegabteilung								4 A, Handsprechstunde, Diabetikerschulung, Schwangerenbetreuung, Ernährungsberatung, Bewegungsbad							
				1 280	5	22	○					11 378	351	59	203	● (lila)	ja	ja	179
				Gp, Gs, W								4 A, TZ, Reha, Strahleninstitut, Ambulanzen: künstlicher Darmausgang, Tumoren, Schmerz, Gefäßkrankheiten, Diabetes, Mastdarm							
												6 355	214	31	119	● (lila)	ja	ja	171
												3 A, Fachklinik für Lungenheilkunde, Schlafmedizin, Patientenschulungen: Asthma, chronische Bronchitis, Beatmungstherapie							
3 125	11	39	○					1 516	6	18	● (lila)	20 613	559	108	353	● (blau)	ja	ja	234
Fr, Kl, N, Magen, Darm, Unfallchirurgie								Ku, P, Tumoren (Nieren, Blase), min.-inv. Operationen				10 A, Schlaganfall-Fachabteilung, Dialysestation, Ambulanzen u. a.: Schrittmacher, Tumoren, Gelenke, Gefäße							
5 198	75[1)]	186	● (blau)	1 797	23	51	○	1 872	14	32	● (blau)	51 485	1336	585	1 240	● (blau)	ja	ja	250
Fr, Kd (Diabetes), Kk (interventionell), Kkr (Knochenmarktransplantation), Kl, Kn, N (Hirn-OP), Rheuma				Gp (roboterunterstützt), Gs, W (Verkrümmung), gelenkerhaltende OP, Kinder-, Sport-, Rheumaorthopädie				I, Ku, M (Erektionsstörungen), P, Tumoren (Nieren, Blase), Steinbehandlung, minimal-invasive Eingriffe				20 A, HZ, Kpk, TPZ (Herz/Lunge, Leber, Nieren), TZ, Dialyse, Kinderherzzentrum, Sozialpädiatrie, Schmerzzentrum, Palliativstation (ab 12/98), Ambulanzen u. a.: Sterilität, offener Rücken, Körperbehinderte, Herzrhythmusstörungen, Tumoren, Epilepsie, Osteoporose, Fuß							
				2)	2)	2)	● (lila)					5 429	182	42	110	● (blau)	ja	ja	290
				Gp (Hüfte, Knie, Gs, W (Skoliosen), Tumoren, Rheuma								5 A, computergesteuerte Prothesenplanung, eigenentwickelte Hüft- und Wirbelsäulenimplantate, Kinderorthopädie, OP-Zentrum							
2 870	9	46	○									28 082	651	116	378	● (blau)	ja	ja	145
Fr, Kd (Diabetes), Kkr, N (Epilepsie), Intensivmedizin								Belegabteilung				6 A, TZ, Dialysestation, Blutkrebszentrum, Ambulanzen u. a.: Aids, Diabetes, Schrittmacher, Rheuma, Tumoren							
6 156	50	166	● (blau)	1 251	13	23	○	2 824	19	34	○	43 061	1 201	563	1 043	● (blau)	ja	ja	184
Fr, Kc (Bauchwand), Kd, Kk (Herzfehler), Kkr, Kl (Lungenversagen), Kn, Rheuma				Gp (Prothesenwechsel-OP), Gs, W, OP-Planung an 3D-Computermodellen				I, Ku, M (Samenentnahme), P, Tumoren (Nieren, Blase, Hoden), Ersatzblase, Steine, Laser				19 A, HZ, Kpk, TPZ (Niere), TZ, Laserzentrum, Schlaganfall-Fachabteilung, Psychosomatik, (Kinder-)Brandbetten, Dialyse, innovative Reproduktionsmedizin, Diabetikerschulungen, Ambulanzen u. a.: Aids, Gefäße, Schmerzen							
1 973	13	36	○					1 031	4	14	○	24 147	639	128	392	● (blau)	ja	ja	250
Fr, Kinderintensivstation, Abwehrstörungen								I, Ku, M, P, Tumoren, Steine, min.-inv. Operationen				11 A, Kpk, TZ, Dialysestation, Sauerstoffbehandlung, Strahlentherapie, Ambulanzen u. a.: Tumoren, Gefäßkrankheiten, Schmerzen							
1 600	6	29	○					2 700	7	18	● (blau)	21 000	539	100	307	● (lila)	ja	ja	226
Fr, Kd (Diabetes), N (Epilepsie)								Ku, M, P, Krebs (Niere, Blase), Laser-OP				8 A, TZ, Schlaganfall-Fachabteilung, Dialyse, Gefäßzentrum, Ambulanzen: Rheuma, Gefäße, Krebs, künstliche Darmausgang							
775	3	13	● (blau)									13 323	336	57	211	● (blau)	ja	ja	260
Fr, Kk								Belegabteilung				6 A, HZ, TZ, Dialysestation, Ernährungsberatung, Ambulanzen u. a.: Tumoren, künstlicher Darmausgang, Unfälle							

Klinik	CHIRURGIE Behandlungen	Ärzte	Pflegepersonal	Patientenurteil	INNERE MEDIZIN Behandlungen	Ärzte	Pflegepersonal	Patientenurteil	FRAUENHEILKUNDE Behandlungen	Ärzte	Pflegepersonal	Patientenurteil	Perinatalzentrum
Bad Krozingen Herz-Zentrum	1322	27	38	○	8 647	51	156	○					
	H (herzklappenerhaltende OP, Bypass)				K (interventionell), minimal-invasive Eingriffe								
Bad Mergentheim Diabetes-Klinik					3 300	12	55	● (lila)					
					D (diabetischer Fuß; Insulinpumpe)								
Baden-Baden DRK-Klinik	1 319	6	15	● (blau)									
	Ha (Replant., Rheuma), min.-inv. Operationen												
Baden-Baden Rheumazentrum					2 596	12	59	● (lila)					
					R (entzündliche Erkrankungen, Arthritis)								
Bruchsal Fürst-Stirum-Klinik	4 977	18	68	○	5 560	19	70	○	2 210	7	18	● (blau)	
	Ab (Bauchspeicheldrüse, Gallenblase), U (Gelenkersatz), min.-inv. Eingriffe				D, Ge (Aufweitungen), K (Infarkt), Ma (Darmentzündliche), minimal-invasive Eingriffe				B, G, Tumoren, Gebärmutter, minimal-invasive Eingriffe				
Esslingen Geriatrische Klinik					609	4	36	○					
					Geriatrie (Schlaganfall, Gehstörungen)								
Esslingen Städtische Kliniken	4 890	30	91	● (lila)	4 941	23	106	○	3 378	13	45	○	✓[1]
	AB (Tumoren, Schilddrüse), Gf (Bauchschlag-, Krampfadern), U, min.-inv. Operationen				Ge (Schlaganf.), K (Infarkt), Kr (Leber, Magen) L, Ma (Leberentzündung), Ni				B, F, G, Tumoren, minimal-invasive Eingriffe				
Freiburg Klinik für Tumorbiologie					3 558	26	84	● (rot)					
					Kr (sämtl. Organsysteme), Schmerztherapie, Reha (nach Stammzellentransplantation)								
Freiburg Klinikum der Universität				● (lila)				● (lila)					
	Krankenhaus wurde empfohlen, beteiligte sich aber nicht an der FOCUS-Umfrage												
Gerlingen Klinik Schillerhöhe	1 305	10	34	○	4 156	18	75	● (lila)					
	Th (Tumoren), videosassistierte OP, Laser				Kr (Lunge), L (Schlafmedizin, Allergien)								
Göppingen Klinik am Eichert	7 300	36	165	● (lila)	9 200	40	184	○	2 100	20	74	● (blau)	✓
	Ab (Tumoren; Leistenbruch), Gf, U (Gelenkersatz, Wirbelsäule), min.-inv. Operationen				D (Diabetes), K, Kr, Ma, Ni (Dialyse), Intensivmedizin				G, Tumoren, minimal-invasive Eingriffe (Gebärmutter)				
Heidelberg ATOS Praxisklinik	1 250	28	14	● (blau)									
	AB, Gf, Ha, MKG, Nc, Pl, U, min.-inv. OP												
Heidelberg Bethanien-Krh. Geriatr. Zentr.					2 500	15	102	○					
					Geriatrie (Reha nach Sturz, Inkontinenz)								
Heidelberg Klinikum der Ruprecht-Karls-Universität	9 971	128	356	● (blau)	12 297	185	316	● (blau)	5 769	63	139	● (blau)	✓
	AB (Bauchspeicheldrüse), Gf (Hauptschlagader), H, Kc (Neugeborene), MKG, Nc, Pl, Th, Tr, U (Gelenkersatz), Wh, endokrine Chirurgie, Tumoren, minimal-invasive Operationen				D (Nebenniere, -schilddrüse), Ge, K, Kr (Knochenmarktransplantation), L, Ma (Gallenwege), Ni, R, Psychosomatik, Knochenschwund, minimal-invasive Eingriffe				B, F, G, Tumoren, Hormonstörungen, organerhaltende Laserbehandlung, minimal-invasive Eingriffe				
Heidelberg St. Josefskrankenhaus	2 505	9	23	○	3 080	11	32	● (lila)	1 810	6	19	● (lila)	✓
	AB (Tumoren, Dickdarm, Schilddrüse), Gf (Schrittmacher), U (Gelenkersatz)				D (Diabetes), Ge (Gefäßaufweitung), K, Kr (Blut), L, Ma, minimal-invasive Eingriffe				B (Wiederaufb.), G, Krebs, Inkontinenz, min.-inv. Operationen				
Heidelberg Stiftung Orthopäd. Uniklinik													
Heidelberg Thoraxklinik der LVA Baden	2 054	16	55	○	5 656	28	101	● (lila)					
	Th (Krebs, Lunge, Bronchien)				Kr, L (Atemwege), Schlafapnoe								
Heidenheim Kreiskrankenhaus	5 657	29	80	● (lila)	6 044	26	79	○	3 397	12	42	● (blau)	✓
	AB (Schilddrüse, Galle), Gf (Durchblutung), Ha, Th, U (Gelenkersatz), Wh				D (Diabetes), K (interventionell), Kr, Ma, Ni (Dialyse), Geriatrie, min.-inv. Eingriffe				B, G, Tumoren (Eierstöcke), Inkontinenz, min.-inv. Operationen				
Heilbronn Klinikum Heilbronn	6 984	28	92	● (lila)	7 860	41	143	● (lila)	6 222	19	53	○	✓[1]
	AB (Schilddrüse, Dickdarm), Gf, Ha, Kc, U (Gelenkersatz), Wh, min.-inv. Operationen				D, Ge, K (interventionell), Kr, L, Ma (Gallensteine), R, Infektionen				B (plastische OP) G, Tumoren, min.-inv. Eingriffe				

1) Perinatalschwerpunkt
2. Zahlenangaben in Chirurgie enthalten
3) Kooperation mit der Berufsgenossenschaftlichen Unfallklinik Ludwigshafen

KINDERHEILKUNDE				ORTHOPÄDIE				UROLOGIE				ALLGEMEINE BEMERKUNGEN ZUR KLINIK							
Behandlungen	Ärzte	Pflegepersonal	Patientenurteil	Behandlungen	Ärzte	Pflegepersonal	Patientenurteil	Behandlungen	Ärzte	Pflegepersonal	Patientenurteil	Behandlungen ges.	Betten gesamt	Ärzte gesamt	Pflegepersonal ges.	Beurteilung Service	Patientenumfrage	Qualitätsstatistik	EZ-Zuschlag in DM
												8 000	256	78	194	○	ja	ja	180
												2 A, HZ, Ambulanzen: Gefäß- und Herzkrankheiten							
												3 300	155	12	55	● (lila)	ja	ja	185
												1 A, Diabetikerschulung für jede Diabetesart, Kinderdiabetes							
				1 377	7	30	○					2 696	83	12	45	○	ja	nein	191
				Gp, Gs, Rheuma-OP								2 A, Fachklinik für Orthopädie, Handchirurgie und Rheuma-OP							
												2 596	176	12	59	● (blau)	ja	nein	130
												1 A, Rheumazentrum, Ernährungsberatung							
								1 626	6	13	○	14 516	420	50	170	● (blau)	ja	ja	180
								M, P, Tumoren (Hoden, Niere, Blase), Steine				4 A, Diabetikerschulung, Ambulanzen: Unfallchirurgie, Tumoren, Schmerz, Gefäße, künstlicher Darmausgang							
												609	63	4	36	○	ja	ja	–
												1 A, Akupunktur, Ambulanz für Bewegungsstörungen							
3 248	17	68	● (lila)	2)	2)	2)	○					19 647	641	134	380	● (blau)	ja	ja	275
Fr, Kc (Wasserkopf, Urologie), Kl, N, Infekte				Gp, W (Bandscheibe), Brüche								10 A, Dialyse, Psychosomatik, geriatrischer u. perinataler Schwerpunkt (mit Frühförderung), Fachbereichsambulanzen							
												3 558	80	26	84	● (rot)	ja	ja	197
												1 A, TZ, Krebsspezialklinik, ganzheitliche und psychosoziale Behandlung, Reha; Forschung (auch „alternative“ Therapien)							
			● (lila)				● (lila)									● (lila)			
												5 043	202	30	126	● (lila)	ja	ja	–
												2 A, TZ, Schmerz- und Tumorsprechstunde, Eigenblutspende							
2 000	17	96	○	2 200	12	51	○					27 000	896	206	738	● (rot)	ja	ja	150
Fr, Kl (Asthma), Entwicklungsstörungen				Gp, Gs, W (Bandscheibe), Fußchirurgie				Belegabteilung				9 A, HZ, TZ, Dialyse, Ambulanzen: Knie, Hüfte, Tumoren, Schmerzen, Gefäßkrankheiten, künstlicher Darmausgang							
				3 419	22	58	○					4 668	65	30	72	● (blau)	ja	ja	220
				Gp, Gs, W, Sport, Rheuma								3 A, Hochspezialisierte Modellklinik für ambul. u. stationäre. Eingriffe							
												2 500	188	15	102	○	ja	ja	160
												1 A, Geriatrisches Zentrum der Univ., ganzheitliche Behandlung							
5 343	102	213	● (blau)					2 041	24	50	○	67 758	1 628	1 009	1 545	● (blau)	ja	ja	169
Fr, Kd, (angeborene Störungen), Kk (interventionell) Kkr, Kl (Mukoviszidose), Kn, N, Entwicklungsstörungen, minimal-invasive Eingriffe								I, Ku (Fehlbildungen), M, P, Tumoren (organerhaltende Nieren-OP), Steinentfernung, minimal-invasive Eingriffe				27 A, Kpk (große Kopfklinik), HZ, TPZ (Herz/Lunge, Leber, Niere, Bauchspeicheldrüse), TZ, Dialyse, Brandbetten[3], Akupunktur, Kooperation mit Dt. Krebsforschungszentrum, Kindernephrologie, Ambulanzen u.a.: Allergien, Erektions-, Gedächtnisstörungen, entzündliche Darmerkrankungen							
												8 650	249	37	165	● (lila)	ja	ja	182
												4 A, Ambulanzen: Diabetes (Fuß, Schwangerschaft), Tumoren, Schmerz; Ernährungsberatung, diabetologische Tagesklinik							
				5 697	65	216	● (lila)					5 697	320	65	216	● (rot)	ja	ja	202
				Gp, Gs, W, Tumor, Reha								2 A, Querschnittzentrum; Hand-, Rheuma-, Kinderorthopädie							
												7 724	310	68	197	○	ja	ja	150
												4 A, TPZ (Herz/Lunge, Kooperation mit Univ.), TZ, Schmerzambulanz							
2 273	8	42	○					1 199	5	17	● (rot)	19 815	721	120	394	● (lila)	ja	ja	168
Fr								Ku, P, Krebs, Steine, Blasenersatz, min.-inv. Operationen				10 A, Schlaganfall-Fachabteilung, Gesundheitsfördung Krankenhaus, Ambulanzen: Hand, Fuß, Hormone, Gefäße, Tumoren							
4 699	22	103	● (blau)					2 020	8	19	○	31 578	850	196	548	● (blau)	ja	ja	199
Fr, Kd, (Diabetes), Kk, Kl, N, Haut-, Magen-Darm-Erkrankungen								I, Ku, P, Tumoren, minimal-invasive Eingriffe				15 A, HZ, TZ, Dialyse, Onkologisches und Geriatrisches Zentrum, Ambulanzen u.a.: Mukoviszidose, Psychosomatik, Schmerz, Sport							

CHIRURGIE

Klinik	Behandlungen	Ärzte	Pflegepersonal	Patientenurteil	Schwerpunkte
Karlsbad Klinikum Karlsbad-Langensteinbach					
Karlsruhe Paracelsus-Klinik Durlach					Krankenhaus wurde empfohlen, beteiligte sich aber nicht an der FOCUS-Umfrage
Karlsruhe St.-Vincentius-Krankenhäuser	5 777	28	66	● (blau)	AB (Schilddrüse, Dickdarm), Gf, Ha, Th (Tumor), U (Gelenk-OP), min.-inv. OP
Karlsruhe Städtisches Klinikum	9 501	52	177	● (blau)	AB (Speiseröhre, Dickdarm, Galle), Gf (Hauptschlagader), MKG, U (Vielfachverletzte)
Konstanz Klinikum Konstanz	3 588	19	83	● (blau)	AB (Tumoren, Schild-/Nebenschilddrüse), Gf, Ha, Kc, Pl, U (Wirbelsäule), Wh, Extremitätenverlängerung, min.-inv. Operationen
Lahr Klinikum Lahr	4 856	k.A.	k.A.	○	AB (Tumoren), Gf (Bypass), Th, U/Orthopädie (Gelenkersatz: Knie, Hüfte)
Löwenstein Klinik Löwenstein	1 093	14	46	○	Gf (Bypass), Th (Lungenkrebs, Entfernung von Lungenlappen), min.-inv. Operationen
Ludwigsburg Klinikum Ludwigsburg	9 171	45	156	● (lila)	AB (Schilddrüse), Gf (Haupt-, Halsschlagader), Ha, Nc (Krebs), U (Gelenkersatz, Wirbelsäule), Wh, min.-inv. Operationen
Mannheim Klinikum Mannheim Universitätsklinikum	11 789	70	202	○	AB (Tumoren, Bauchspeicheldrüse, Galle),Gf, Kc, Nc, Th, Tr, U (Gelenkersatz, Wirbelsäule, Becken), minimal-invasive Operationen
Mannheim Theresienkrankenhaus	10 869	32	161	○	AB (Tumoren), Gf (Hals-, Hauptschlagader), U (Gelenke), Wh, min.-inv. Operationen
Markgröningen Klinik Markgröningen					
Pforzheim Städtisches Klinikum	4 820	19	83	● (blau)	AB (Tumoren der Verdauungsorgane), Kc, U (Gelenkersatz), min.-inv. Operationen
Rastatt Kreiskrankenhaus				● (lila)	Krankenhaus wurde empfohlen, beteiligte sich aber nicht an der FOCUS-Umfrage
Ravensburg St. Elisabeth u. St. Nikolaus					Krankenhaus wurde empfohlen, beteiligte sich aber nicht an der FOCUS-Umfrage
Reutlingen Kreiskrankenhaus	6 740	28	k.A.	○	AB (Schilddrüse, Leistenbruch, Galle), Gf, Nc, U (Gelenkersatz)
Rheinfelden Frauenklinik					
Rheinfelden Kreiskrankenhaus	1 341	7	29	○	AB (Schilddrüse), Gf (Krampfadern)

INNERE MEDIZIN

Klinik	Behandlungen	Ärzte	Pflegepersonal	Patientenurteil	Schwerpunkte
Karlsbad Klinikum Karlsbad-Langensteinbach	2 445	17	113	○	D (Diabetes), Ge, K, Ni (Dialyse), Geriatrie, nichtoperativer Schwerpunkt
Karlsruhe Paracelsus-Klinik Durlach					Krankenhaus wurde empfohlen, beteiligte sich aber nicht an der FOCUS-Umfrage
Karlsruhe St.-Vincentius-Krankenhäuser	8 416	37	117	○	D (Diabetes), K (interventionell), Kr (Schwerpunkt), L, minimal-invasive Eingriffe
Karlsruhe Städtisches Klinikum	13 106	77	235	● (rot)	K (interventionell), Kr (Stammzellentransplantation), Ma (Magen-Darm-Spiegelungen), Ni, minimal-invasive Eingriffe
Konstanz Klinikum Konstanz	4 694	20	99	○	D (Diabetes), Kr, Ma, Ni (Dialyse), Schlaganfall, Infektionen
Lahr Klinikum Lahr	5 752	k.A.	k.A.	● (blau)	D, K (interventionell), Kr (Schwerpunkt), L, Ma, Ni, Infekte, minimal-invasive Eingriffe
Löwenstein Klinik Löwenstein	4 105	15	80	○	Kr, L (Spiegelung der Bronchien und des Brustkorbs), Schlafmedizin, Allergien
Ludwigsburg Klinikum Ludwigsburg	9 699	37	179	● (lila)	D (Diabetes, Fettsucht), K (interventionell, Schrittmacher), Ma (Magen-Darm-Spiegelungen, Gallenwege), Ni
Mannheim Klinikum Mannheim Universitätsklinikum	25 680	115	309	○	D, K (interventionell, Schrittmacher), Kr (Blutkrebs, Magen, Darm), L, Ma, Ni, Geriatrie, Infekte, Psychosomatik
Mannheim Theresienkrankenhaus	8 764	37	194	○	K (intervent., Schrittmacher), L (Schlafmedizin), Ma, Ni (Dialyse), min.-inv. Eingriffe
Markgröningen Klinik Markgröningen					
Pforzheim Städtisches Klinikum	5 985	34	115	○	D, Ge, K (interventionell), Ma (Magen, Darm), Ni, Infekte, minimal-invasive Eingriffe
Rastatt Kreiskrankenhaus					Krankenhaus wurde empfohlen, beteiligte sich aber nicht an der FOCUS-Umfrage
Ravensburg St. Elisabeth u. St. Nikolaus					Krankenhaus wurde empfohlen, beteiligte sich aber nicht an der FOCUS-Umfrage
Reutlingen Kreiskrankenhaus	6 723	32	k.A.	○	D, K (Schrittmacher), Kr, Ma (Magen-Darm-Spiegelung), Ni, minimal-invasive Eingriffe
Rheinfelden Frauenklinik					
Rheinfelden Kreiskrankenhaus	1 526	8	39	● (blau)	D, K, Ma, R, Akupunktur

FRAUENHEILKUNDE

Klinik	Behandlungen	Ärzte	Pflegepersonal	Patientenurteil	Perinatalzentrum	Schwerpunkte
Karlsbad Klinikum Karlsbad-Langensteinbach						
Karlsruhe Paracelsus-Klinik Durlach						
Karlsruhe St.-Vincentius-Krankenhäuser	2 961	13	32	● (blau)		B, G (Risiko), Tumoren, gynäkologische Urologie, min.-inv. OP
Karlsruhe Städtisches Klinikum	4 219	12	67	○	✓	B, G, Becken- und Vaginaltumoren, Bauchspiegelung, minimal-invasive Eingriffe
Konstanz Klinikum Konstanz	2 262	7	28	○	✓	B (Wiederaufbau), G (Risikoschwangerschaft), Tumoren, minimal-invasive Operationen
Lahr Klinikum Lahr	2 584	k.A.	k.A.	○		B, G, Tumoren, Senkung, minimal-invasive Eingriffe, Laser
Löwenstein Klinik Löwenstein						
Ludwigsburg Klinikum Ludwigsburg	5 254	14	64	○	✓	B, G, Tumoren, Inkontinenzoperationen, minimal-invasive Eingriffe
Mannheim Klinikum Mannheim Universitätsklinikum	4 255	22	57	○	✓	B (Wiederaufbau), F, G (vorgeburtliche Behandlungen), Tumoren, minimal-invasive Eingriffe
Mannheim Theresienkrankenhaus	2 078	7	21	○		G (Wassergeburt), Tumoren, plastische Operationen
Markgröningen Klinik Markgröningen						
Pforzheim Städtisches Klinikum	6 926	12	40	○	✓	B (Wiederaufbau), G, Tumoren, minimal-invasive Eingriffe
Rastatt Kreiskrankenhaus				● (lila)		
Ravensburg St. Elisabeth u. St. Nikolaus						
Reutlingen Kreiskrankenhaus	4 996	14	k.A.	○	✓	B (Plastische Brustchirurgie), G, Tumoren, Inkontinenz
Rheinfelden Frauenklinik	<3 000	10	35	○		B, G, Tumoren, Fettabsaugung, minimal-invasive Eingriffe
Rheinfelden Kreiskrankenhaus						

KINDERHEILKUNDE				ORTHOPÄDIE				UROLOGIE				ALLGEMEINE BEMERKUNGEN ZUR KLINIK							
Behandlungen	Ärzte	Pflegepersonal	Patientenurteil	Behandlungen	Ärzte	Pflegepersonal	Patientenurteil	Behandlungen	Ärzte	Pflegepersonal	Patientenurteil	Behandlungen ges.	Betten gesamt	Ärzte gesamt	Pflegepersonal ges.	Beurteilung Service	Patientenumfrage	Qualitätsstatistik	EZ-Zuschlag in DM
				2 303	26	131	● rot					7 308	538	91	442	● violett	ja	ja	200
				Gp (Hüfte), W (Tumoren, Bruch, Skoliose)								7 A, Verzahnung von Akutversorgung und Akutreha, Musik-, Bewegungstherapie, Ambulanzen aller Fachbereiche							
				3 516	16	65	○					27 889	811	178	407	○	ja	ja	209
				Gp, Gs, W, Kinder, Fuß, Schulter, Sport								11 A, Schlaflabor, Therapie für Übergewichtige, Ambulanzen u. a.: Hand, Kinderorthopädie, Gefäße, Tumoren, Diabetes							
8 092	37	173	● blau					3 915	13	64	○	48 123	1 504	381	1 397	● blau	ja	ja	249
Fr, Kc (Unfallchirurgie, Leistenbruch), Kk, Kn, Kinderurologie								P, Tumoren, Ersatzblase, Steinzertrümmerung, minimal-invasive Eingriffe				21 A, HZ, TZ, Dialyse, Schlaganfall-Fachabteilung, Pflegeüberleitung, Poliklinik aller Kliniken, Ambulanzen u. a.: Tumoren, Gefäßkrankheiten, künstlicher Darmausgang, Schmerz, Diabetes							
1 525	8	33	○					924	4	10	○	14 863	450	85	310	● blau	ja	ja	222
Fr, Kd (Diabetes), Kk, Kkr, N, Psychosomatik								Ku, P (spez. Therapie), Tumoren (z. B. Blase), minimal-invasive Operationen, Laser				8 A, TZ (Tumor-Tagesklinik ab 1/99, bes. Bestrahlungsverfahren), Schlaganfall-Fachabteilung, Institut für Schmerzbehandlung, Ambulanzen u. a.: Kniechirurgie, Aids, Sterilität							
												19 359	455	k.A.	k.A.	● violett	ja	ja	155
												8 A, HZ, TZ, Schlaganfall-Fachabteilung, Dialyse, Ambulanzen u. a.: Schilddrüse, Schlafstörungen, Gefäße, Tumoren, Schmerz							
												4 995	251	29	126	○	ja	ja	103
												4 A, Schlafmedizin, Training für Langzeitbeatmete, Ambulanzen: Allergie, Lungen, Tumoren, Schmerz, Gefäße							
3 859	19	88	○					2 252	10	30	○	34 010	1 097	231	682	● violett	ja	ja	190
Fr, Kd (Diabetes), Kk, Kl (allergische Erkrankungen), N								Ku, P, Tumoren (Harnblase, Nieren), Nierensteine, minimal-invasive Operationen				14 A, Kpk, TZ, Dialyse, Ambulanzen u. a.: Tumoren, Schmerzen, Gefäßkrankheiten, künstlicher Darmausgang; Diabetikerschulung, ambulante Rehabilitation							
5 702	33	124	○	3 285	21	56	○	2 984	15	25	● rot	60 574	1 478	499	1 058	● blau	ja	ja	240
Fr, Kd, Kk, Kkr, Kl, N, spezielle Behandlung bei Atmungsstörungen				Gp, Gs, W, gelenkerhaltende OP (Arthrose), Hand-, Fußchirurgie				I, Ku, M, P, Tumoren (Niere, Blase, Hoden), minimal-invasive Eingriffe				19 A, HZ, TPZ (Niere), TZ, Schlaganfall-Fachabteilung, Brandbetten, Dialyse, Palliativstation, Schlaflabor, Laserchirurgie (Auge), umfangreiche Ambulanzen, u. a.: Tumoren, Gefäßkrankheiten							
								1 636	5	19	○	21 971	701	109	413	○	ja	ja	210
								P, Tumoren, Steine, Chemotherapie				10 A, Dialyse, Schlaflabor, Ambulanzen u. a.: Leistenbruch, Schrittmacher, Tumoren, künstlicher Darmausgang							
				4 353	22	134	● blau					4 353	213	32	157	● blau	ja	nein	140
				Gp, Gs, W (Bandscheibe), Tumoren, Sport								4 A, Orthopädiewerkstatt, Sprechstunden: Querschnittgelähmte, Wirbelsäulenverkrümmung; Aufbautraining							
2 059	10	54	● blau					1 776	5	15	○	21 720	612	125	483	● violett	ja	ja	199
Fr, Kd, Kl (Mukoviszidose), Magen, Darm								Ku, M, P, Tumoren, Steine, minimal-invasive Eingriffe				9 A, Dialyse, Ambulanzen u. a.: Schrittmacher, Bluterkrankheit, Stuhlinkontinenz, Kinderurologie, Tumoren							
																● violett			
2 034	9	k.A.	● violett					1 626	4	8	○	22 740	727	127	454	○	ja	ja	150
Fr, Ernährung, Entwicklung, plötzlicher Kindstod								P, Krebs, Steine, minimal-invasive und plastische OP				9 A, Dialyse, psychologische Betreuung von Krebspatienten, Ambulanzen: künstlicher Darmausgang, Tumoren, Schmerz, Gefäße							
												3 000	51	12	35	○	ja	ja	227
												1 A, TZ, Spezialklinik für Brustchirurgie (Wiederaufbau, kosmetische OP mit Eigengewebe und Implantaten)							
				1 533	9	35	○					4 256	165	30	103	● violett	ja	ja	225
				Gp, Gs, Kinder, Hüfte								3 A, Ambulanzen: u. a. Schulter, Knie, Hüfte, Rheuma, Schrittmacher							

CHIRURGIE

Klinik	Behandlungen	Ärzte	Pflegepersonal	Patientenurteil	
Schwäbisch Hall Diakonie-Krankenhaus	5 129	25	99	● (blau)	AB (Tumoren, Schilddrüse), Gf, Ha, Kc, Pl, U (Gelenkspiegelung, -ersatz), Wh
Singen Hegau-Klinikum	5 019	26	98	● (blau)	AB (Tumoren, Dickdarm, Leistenbruch, Schilddrüse), Gf, min.-inv. Operationen
Stuttgart Bürgerhospital	2 258	24	45	○	AB, Gf (Krampfadern, Gefäßaufweit.), U (Gelenkersatz), Wh, min.-inv. Operationen
Stuttgart Diakonissenkrankenhaus	3 165	14	39	○	AB (Nebenschilddrüse, -nieren, Leistenbruch, Galle, Darm, min.-inv. OP), Gf (Krampfadern), U
Stuttgart Katharinenhospital	10 265	k.A.	k.A.	● (lila)	AB, Gf, MKG, Nc (Wirbelsäulenfehlbildungen), Pl, Tr, U, Wh, Tumor-, endokrine Chirurgie, minimal-invasive Eingriffe
Stuttgart Krankenhaus Bad Cannstatt	3 583	24	95	○	AB (Magen, Bauchspeicheldrüse, Leistenbruch), U (Gelenkspiegelung)
Stuttgart Marienhospital	7 435	36	96	● (blau)	AB (Gallenblase, Schilddrüse, Darm), min.-inv. Operationen
Stuttgart Olgahospital Pädiatrisches Zentrum	2 604	k.A.	k.A.	● (blau)	AB (Bauch, Tumoren), H, Kc, Nc (Kooperation mit Katharinenhospital), U
Stuttgart Robert-Bosch-Krankenhaus	4 904	36	130	● (lila)	AB (Tumoren), Gf (Hauptschlagader), H (Bypass, Klappen), minimal-invasive Eingriffe
Stuttgart Sportklinik					
Tübingen Berufsgenossenschaftliche Unfallklinik	5 900	63	227	● (lila)	Ha, Pl, U (Wirbelsäule, Becken, Gelenkersatz), Wh, Zweiteingriffe, Rheuma
Tübingen Klinikum der Eberhard-Karls-Universität	7 930	69	175	● (blau)	AB (Speiseröhre, Magen, Leber, Bauchspeicheldrüse, Darm), Gf, H (Kinder), Ha, Kc, MKG, Nc (Hirntumoren, Bandscheibe), Pl, Tr, U, Wh, Tumoren, minimal-invasive Operationen
Ulm Geriatrische Klinik Bethesda					
Ulm Klinikum der Universität	11 644	99	198	● (lila)	AB (Bauchspeicheldrüse, Dickdarm), Gf, H (Bypass, Klappen), Ha, Kc, MKG, Pl, Th, U, Wh (Knochenverlängerung), endokrine und Tumorchirurgie, minimal-invasive Operationen
Ulm Rehabilitationskrankenhaus					
Villingen-Schwenningen Klinikum der Stadt	6 023	30	95	● (blau)	AB (Dickdarm, Schilddrüse), Ha, Pl, U, Wh, Rheuma (Gelenkersatz: Hand, Ellenbogen)
Wangen Fachkliniken	542	6	19	○	Th (Lungenkrebs, Lungenteilentfernung)

INNERE MEDIZIN

Klinik	Behandlungen	Ärzte	Pflegepersonal	Patientenurteil	
Schwäbisch Hall Diakonie-Krankenhaus	5 275	21	83	● (blau)	D, K (Schrittmacher), Kr, L (Entzünd.), Ma, Ni, Geriatrie, minimal-invasive Eingriffe
Singen Hegau-Klinikum	5 727	31	115	○	D, K (interventionell), Kr, L (Schlaflabor), Ma, Ni, R, minimal-invasive Eingriffe
Stuttgart Bürgerhospital	5 515	42	157	○	D, Ge, Kr (Stammzellentransplantation), Ma, R, Aids, Naturheilkunde, Geriatrie
Stuttgart Diakonissenkrankenhaus	3 655	21	74	○	D, K, Kr (Stammzellentransplantation), Ma, Schmerz, Immunologie, min.-inv. Eingriffe
Stuttgart Katharinenhospital	10 432	k.A.	k.A.	● (rot)	D, K (interventionell), Kr (Knochenmarktransplantation), L, Ma, Ni, R, Infektionen (Aids), minimal-invasive Eingriffe
Stuttgart Krankenhaus Bad Cannstatt	2 996	20	77	● (lila)	D, Kr (Bauchspeicheldrüse, Magen), Ma (Leber, Magen-Darm-Spiegelung)
Stuttgart Marienhospital	5 617	36	110	○	D, K (interventionell), Ma, Infektionen, min.-inv. Eingriffe
Stuttgart Olgahospital Pädiatrisches Zentrum					
Stuttgart Robert-Bosch-Krankenhaus	16 688	54	180	● (blau)	D, K (intervent.), Kr (Stammzellentransplantation), Ma, Ni, R, minimal-invasive Eingriffe
Stuttgart Sportklinik					
Tübingen Berufsgenossenschaftliche Unfallklinik					
Tübingen Klinikum der Eberhard-Karls-Universität	18 611	114	300	● (lila)	D (Dialyse), Ge, K (interventionell), Kr (Stammzellentransplantation, Immuntherapie), L, Ma, Ni, R, Infektionen, minimal-invasive Eingriffe
Ulm Geriatrische Klinik Bethesda	1 200	15	52	○	Geriatrie (Reha, Sturzvorbeugung)
Ulm Klinikum der Universität	12 055	109	216	○	D, Ge (Aufweitung, Abstützung), K (interventionell), Kr (Stammzellentransplantation), L, (Asthma), Ma, Ni, Infektionen, Sportmedizin, Immunologie, minimal-invasive Eingriffe
Ulm Rehabilitationskrankenhaus					
Villingen-Schwenningen Klinikum der Stadt	7 318	34	138	○	D, K (Gefäßaufweitung und -stützen), Ma (minimal-invasive Eingriffe), Ni
Wangen Fachkliniken	2 186	7	33	● (rot)	L (Asthma, Tbc, Mukoviszidose), Laser

FRAUENHEILKUNDE

Klinik	Behandlungen	Ärzte	Pflegepersonal	Patientenurteil	Perinatalzentrum	
Schwäbisch Hall Diakonie-Krankenhaus	3 075	12	28	● (lila)	✓	B, G, Tumoren, Inkontinenz-OP, minimal-invasive Eingriffe
Singen Hegau-Klinikum	3 430	9	36	○	✓	B, G (vorgeburtliche Erkrankungen), Tumoren, min.-inv. Operationen
Stuttgart Bürgerhospital						
Stuttgart Diakonissenkrankenhaus	1 257	6	19	● (lila)		B, G (Risikoschwangerschaften), Tumoren, min.-inv. Operatinen
Stuttgart Katharinenhospital						
Stuttgart Krankenhaus Bad Cannstatt						
Stuttgart Marienhospital	5 710	17	54	● (lila)		B, G, Tumoren, Gebärmutterentfernung, Inkontinenz
Stuttgart Olgahospital Pädiatrisches Zentrum	3 819	15[1)]	k.A.	● (rot)		B, G, Humangenetik
Stuttgart Robert-Bosch-Krankenhaus	3 381	13	33	● (rot)		B, G, Tumoren, Inkontinenz-OP, minimal-invasive Eingriffe
Stuttgart Sportklinik						
Tübingen Berufsgenossenschaftliche Unfallklinik						
Tübingen Klinikum der Eberhard-Karls-Universität	6 614	36	150	○	✓	B (brusterhaltend; Immun- und Hochdosis-Chemotherapie), F, G, Tumoren, Inkontinenz-OP, organerhaltende OP
Ulm Geriatrische Klinik Bethesda						
Ulm Klinikum der Universität	6 641	35	88	● (lila)	✓	B, F, G, Tumoren, Senkungsoperationen, minimal-invasive Eingriffe
Ulm Rehabilitationskrankenhaus						
Villingen-Schwenningen Klinikum der Stadt	4 068	12	51	● (blau)	✓	B, G, Tumoren, Senkungs-OP, minimal-invasive Eingriffe
Wangen Fachkliniken						

1) Zahl: Fachärzte
2) Schätzung

KINDERHEILKUNDE					ORTHOPÄDIE					UROLOGIE					ALLGEMEINE BEMERKUNGEN ZUR KLINIK								
Behandlungen	Ärzte	Pflegepersonal	Patientenurteil		Behandlungen	Ärzte	Pflegepersonal	Patientenurteil		Behandlungen	Ärzte	Pflegepersonal	Patientenurteil		Behandlungen ges.	Betten gesamt	Ärzte gesamt	Pflegepersonal ges.	Beurteilung Service	Patientenumfrage	Qualitätsstatistik	EZ-Zuschlag in DM	
3 216	11	65	○	Fr, Kd (Diabetes), Kk (Herzfehler), Kl, N, Infektionen						950	4	11	○	Ku, P, Tumoren, Steine, plastische und min.-inv. OP	20 969	578	105	351	● violett	ja	ja	160	16 A, Dialyse, Asthmaschulung für Kinder, Ambulanzen u. a.: Tumoren, Kinder- und Jugendpsychiatrie, Schrittmacher
1 931	7	30	○	Fr, Kd, Kl (Asthma), Magen-Darm-Erkrankungen						1 575	8	23	○	Ku, P, Tumoren, Steine, minimal-invasive Eingriffe	18 343	115	336	321	○	ja	ja	190	11 A, TZ, Dialyse, Herz-Sportgruppe, Geriatrie, Ambulanzen u. a.: Mastdarm, Gefäße, Tumoren, Schmerz
															11 792	761	123	415	● violett	ja	ja	185	6 A, TZ, Schlaganfall-Fachabteilung, Tageskliniken für Sucht- und Stoffwechselkrankheiten, Kurzzeitchirurgie und Tumoren
										1 309	7	16	○	M, P, Tumoren (Hoden, Niere, Blase), Steine	8 558	351	67	186	● violett	ja	ja	174	8 A, TZ, Sterbebegleitung, Ambulanzen u. a.: Osteoporose, Schilddrüse, Psychosomatik und Essstörungen
										3 353	k.A.	k.A.	● blau	P, Tumoren (Niere, Blase, Hoden), Steine, plastische und min.-inv. OP, Laser	28 956	891	284	554	● blau	ja	ja	195	16 A, TPZ (Niere), Dialyse, Diätberatung, Ambulanzen aller Fachbereiche, u. a.: Tumoren, Schmerz, Gefäßkrankheiten, künstlicher Darmausgang, ambulante Operationen
															8 851	344	74	216	● violett	ja	ja	200	5 A, TZ, Ambulanzen: Allergie, Knie/Schulter, Gefäße, Schmerz, Chemotherapie, Fettsucht; Dermatologie
															25 098	751	170	450	● blau	ja	ja	199	5 A, Brandbetten, Schmerzsprechstunde, Schulungen für Diabetespatienten, Ambulanz: künstlicher Darmausgang
8 310	67[1]	k.A.	● violett	Fr, Kc, Kd, Kk, Kkr (Knochenmarktransplantationen), Kl, Kn	2 278	11[1]	k.A.	● violett	Gp, Gs, W, Kinderorthopädie (Klumpfuß)						20 000	523	145[1]	431	● violett	ja	ja	195	11 A, HZ, TZ, Kinder- und Frauenklinik, Brandbett, Dialyse, sozialpädiatrisches Zentrum, Ambulanzen u. a.: Mukoviszidose
															22 038	602	152	499	● violett	ja	ja	230	13 A, HZ, TZ, Dialyse, geriatrische Reha, Station für unheilbare Tumorerkrankungen, Ambulanzen: Leber, Enddarm
					4 000[2]	13	33	○	Gp, Gs, Fuß, Gelenke						4 000	80	13	33	○	ja	ja	157	9 A, Leistungssport- und Olympiastützpunktbetreuung, Reha
															5 900	327	63	227	● violett	ja	ja	252	4 A, TZ, Brandbetten, Knorpelzüchtung/-verpflanzung, computergestützte OP-Planung/-Navigation, Videokonferenz
6 261	84	244	● blau	Fr, Kc (Leber), Kd, Kk (interventionell), Kkr, Kl, Kn, N (Epilepsie), Mukoviszidose, Magen, Darm, Rheuma	1 498	16	64	○	Gp (Hüfte, Knie), Gs, W, Tumor-, Rheumaorthopädie	1 573	14	46	○	Ku, P, Tumoren (Blase, Nieren), Steinzertrümmerung, -entfernung, Blasenersatz, min.-inv. OP	65 823	1 503	776	1 710	● blau	ja	ja	169	28 A, HZ, Kpk, TPZ (Herz, Leber, Niere, Bauchspeicheldr.), TZ, Dialyse, sozialpädiatrisches Zentrum, fachübergreifende Tumorbehandlung (hochmoderne Strahlentherapie, neuroradiologische Diagnostik, bes. Therapien), Neurologie, Neuropsychologie
															1 200	90	15	52	○	ja	ja	160	1 A, Akut- und Rehabehandlung, Anbindung an Uniklinik Ulm
4 618	28	128	● blau	Fr (Schwerpunkt Neugeborenenmedizin), Kkr (Knochenmarktransplantationen), Immunologie						2 924	15	67	● violett	Ku, P, Tumoren, Ersatzblase, Steinzertrümmerung, Harnleiterschienung, minimal-invasive Eingriffe	40 820	1 050	595	1 248	● violett	ja	ja	188	HZ, TPZ (Niere), TZ, Dialyse, Beratung: Medikamente in der Schwangerschaft, mögliche Erbkrankheiten, Impf- und Tropenberatung; Ambulanzen u. a.: Schmerz, Morbus Crohn, Leber, Stoffwechsel, Tumoren, Diabetes, Schilddrüse; sozialpädiatrisches Zentrum
					2 938	19	64	○	Gp, Gs, W, gelenkerhaltende OP						4 223	232	43	158	○	ja	ja	165	3 A, orthopädische und neurologische Uniklinik, Kinder-, Rheumaorthopädie
3 556	14	81	○	Fr, Kd, Kl, N, Magen-Darm-Erkrankungen	1 328	7	31	○	Gp (Schulter, Hüfte, Knie), Arthrose	2 307	11	32	○	Ku, P, Tumoren, Blasen, Steine, min.-inv. OP	26 448	872	159	528	○	ja	ja	160	9 A, TZ, Brandbetten, Dialyse, Ambulanzen u. a.: Schulter, Tumoren, Schmerz, Gefäßkrankheiten, künstlicher Darmausgang
541	3	20	● rot	Kl (Tbc, Allergologie)											3 327	153	19	103	● rot	nein	ja	180	5 A, Abt. für Schädelhirnverletzte, Reha-Kinderklinik, Schlaflabor

CHIRURGIE

Klinik	Behandlungen	Ärzte	Pflegepersonal	Patientenurteil	Schwerpunkte
Bad Ems Hufeland-Klinik					
Bad Kreuznach Diakonie-Krankenhaus	3 893	13	37	○	AB (Schilddrüse), Kc, MKG, Pl (Brust-, Gesichts-, Narbenkorrektur), U, min.-inv. OP
Bad Kreuznach Rheumakrankenhaus					
Kaiserslautern Westpfalz-Klinikum Standort Kaiserslautern Standort Kusel	9 824	55	191	● (blau)	AB (Dickdarm), Gf, H (Bypass, Klappen), Nc (Kinder, Tumoren, Wirbelsäule), Th, Tr, U (Gelenkersatz), Wh
Koblenz Krankenhaus Marienhof	1 588	k.A.	k.A.	● (blau)	AB (Tumoren)
Koblenz Städtisches Klinikum Kemperhof	4 150	19	70	● (blau)	AB (Enddarm, Gallenblase), Gf (Halsschlagadern), Ha, Pl, U, min.-inv. Operationen
Ludwigshafen Berufsgenossenschaftliche Unfallklinik	8 021	43	179	● (violett)	Ha, Nc, Pl (Brand), U, Wh, Tumoren, Prothesenwechsel, Replantation, Infekte
Ludwigshafen Klinikum der Stadt	5 197	23	67	● (violett)	AB (Schilddrüse, Gallenblase, Leistenbruch, Blinddarm), Gf, H, MKG, Th, U
Mainz Klinikum der Johannes Gutenberg-Universität	9 970	98	188	● (violett)	AB (Speiseröhre, Leber, Bauchspeicheldrüse), Gf, H (Herzfehler), Ha, Kc (Neugeborene), MKG, Nc, Pl, Th, Tr, U (Becken, Wirbelsäule, infizierte Brüche), Wh, endokrine Chirurgie, Tumorchirurgie, minimal-invasive Operationen
Mainz St.-Hildegardis-Krankenhaus	3 153	14	32	● (violett)	AB (Magen, Bauchspeicheldrüse), Th (Lunge), U (Gelenkers.), minimal-invasive Operationen
Mainz St. Vincenz und Elisabeth Hospital	5 381	22	62	○	AB (Schilddrüse, Galle, Leistenbruch, Dickdarm), U (Gelenkersatz), WH; min.-inv. OP
Trier Krankenhaus der Barmherzigen Brüder	7 759	40	75	● (blau)	AB (Tumorchir., min.-inv. Chir.), Gf, H, Ha, (Mikro); Nc (Tumor, Wirbelsäule), Th, U, Wh
SAARLAND					
Homburg a. d. Saar Universitätskliniken des Saarlandes	7 364	66	299	● (blau)	AB (kontinenzerhaltende Mastdarm-OP), Gf, H (angeborene komplexe Herzfehler), Ha, Kc, MKG, Nc, Th (Lungenkrebs), Tr, U, Wh, Tumorchirurgie, minimal-invasive Eingriffe
Saarbrücken Caritasklinik St. Theresia	3 100	15	41	○	AB (Tumoren), Nc, U, Wh (Sportverletzungen, Gelenkchirurgie, Endoprothetik), PL
Saarbrücken Saarbrücker Winterbergkliniken	4 559	22	60	○	AB (Tumoren), Gf, Ha (Mikrochir.), Kc, MKG, Pl, U, Replantat., min.-inv. Operationen

INNERE MEDIZIN

Klinik	Behandlungen	Ärzte	Pflegepersonal	Patientenurteil	Schwerpunkte
Bad Ems Hufeland-Klinik	1 285	5	27	○	L (Asthma, allergische Erkrankungen)
Bad Kreuznach Diakonie-Krankenhaus	2 897	11	38	● (blau)	K (Schrittmacher, Herzkatheteruntersuch.), Ma (Magenspiegelung, Leber, Gallenwege)
Bad Kreuznach Rheumakrankenhaus	127	8	25	● (blau)	R, Osteoporose, Schuppenflechtenarthritis
Kaiserslautern Westpfalz-Klinikum Standort Kaiserslautern Standort Kusel	14 904	59	232	● (blau)	D, Ge, K (interventionell, Schrittmacher), Kr (Knochenmarktransplantation), Ma, Ni, Aids, minimal-invasive Eingriffe
Koblenz Krankenhaus Marienhof	4 278	k.A.	k.A.	● (blau)	K (interventionell, Schrittmacher, Herzultraschall)
Koblenz Städtisches Klinikum Kemperhof	7 350	27	121	● (violett)	D, K (Schrittmacher), Kr, L (Bronchien), Ma (Magen-Darm-Spiegelung), Ni
Ludwigshafen Berufsgenossenschaftliche Unfallklinik					
Ludwigshafen Klinikum der Stadt	14 311	58	153	● (rot)	D (Diabetes), K (interventionell), Kr (Knochenmarktransplantation), L, Ma, Ni (Dialyse), R, Tumoren
Mainz Klinikum der Johannes Gutenberg-Universität	11 866	132	289	● (blau)	D (Diabetes), K (interventionell, Schrittmacher), Kr (Knochenmarktransplantation), L (Asthma), Ma, Ni, R, Immun- und Gentherapie, Vergiftungen, Knochenstoffwechsel, minimal-invasive Eingriffe
Mainz St.-Hildegardis-Krankenhaus	5 722	28	64	● (violett)	D (Diabetes), K (Schrittmacher), Kr, L, Ma, minimal-invasive Eingriffe
Mainz St. Vincenz und Elisabeth Hospital	4 311	19	66	○	D (Diabetes), K, Kr, Ma (Magen-Darm-Spiegelungen),R, minimal-invasive Eingriffe
Trier Krankenhaus der Barmherzigen Brüder	10 528	41	77	○	D (Diabetes), K, (Interventionell, Schrittmacher), Kr, L, Ma (Inv. Endoskopie, Laser)
SAARLAND					
Homburg a. d. Saar Universitätskliniken des Saarlandes	13 436	100	309	● (rot)	D, Ge, K (interventionell), Kr (Knochenmarktransplantation), L, Ma (Gallensteinzertrümmerung), Ni (verschiedene Dialyseverfahren), Infektionen, minimal-invasive Eingriffe
Saarbrücken Caritasklinik St. Theresia	5 800	24	61	○	D, K (Schrittmacher), Kr, L, Ma, min.-inv. Eingriffe, chron. entz. Darmkrankheiten
Saarbrücken Saarbrücker Winterbergkliniken	6 342	35	114	● (blau)	D, K (interventionell), L, Ma (Leber), Psychosomatik, minimal-invasive Eingriffe

FRAUENHEILKUNDE

Klinik	Behandlungen	Ärzte	Pflegepersonal	Patientenurteil	Perinatalzentrum	Schwerpunkte
Bad Ems Hufeland-Klinik						
Bad Kreuznach Diakonie-Krankenhaus	2 863	8	27	○	✓	B, G, Tumoren (Gebärmutter), minimal-invasive Eingriffe
Bad Kreuznach Rheumakrankenhaus						
Kaiserslautern Westpfalz-Klinikum Standort Kaiserslautern Standort Kusel	4 117	15	52	○	✓	B (brusterhaltende OP), G, Tumoren, plastische OP, Senkungs-OP, minimal-invasive Eingriffe
Koblenz Krankenhaus Marienhof	2 380	k.A.	k.A.	○		G, Tumoren
Koblenz Städtisches Klinikum Kemperhof	2 700	10	37	○	✓	B, G, Tumoren, Beckenspiegelung, minimal-invasive Eingriffe
Ludwigshafen Berufsgenossenschaftliche Unfallklinik						
Ludwigshafen Klinikum der Stadt	2 580	9	26	● (violett)		G (Risikoschwangerschaft), Tumoren
Mainz Klinikum der Johannes Gutenberg-Universität	3 582	29	75	● (violett)	✓	B, G (Hochrisiko), Tumoren (Gebärmutter, Eierstöcke), plastisch-wiederherstellende OP-Techniken, Psychosomatik, minimal-invasive Eingriffe
Mainz St.-Hildegardis-Krankenhaus	3 987	11	24	○		B, G, Tumoren
Mainz St. Vincenz und Elisabeth Hospital	6 326	13	40	● (rot)		B, G, Tumoren, plast. OP, Inkontinenz, minimal-invasive Eingriffe
Trier Krankenhaus der Barmherzigen Brüder						
SAARLAND						
Homburg a. d. Saar Universitätskliniken des Saarlandes	4 298	15	75	○	✓	B (brusterhaltend), F (breites Spektrum), G (vorgeburtliche Untersuchung und Behandlung), Tumoren, plastische OP, minimal-invasive Eingriffe
Saarbrücken Caritasklinik St. Theresia	3 550	15	37	○	✓	B (brusterhalt.), F, G (Risiko), Tumoren, Inkontinenz, min.-inv. OP
Saarbrücken Saarbrücker Winterbergkliniken	2 795	9	26	○	✓	B, G, Tumoren, plastische OP, minimal-invasive Eingriffe

1) Unfall-, Hand-, Plastische und Verbrennungs-Chirurgie: Künftig Universitätsstatus. Kooperation mit Uni Heidelberg

KINDERHEILKUNDE				ORTHOPÄDIE				UROLOGIE				ALLGEMEINE BEMERKUNGEN ZUR KLINIK							
Behandlungen	Ärzte	Pflegepersonal	Patientenurteil	Behandlungen	Ärzte	Pflegepersonal	Patientenurteil	Behandlungen	Ärzte	Pflegepersonal	Patientenurteil	Behandlungen ges.	Betten gesamt	Ärzte gesamt	Pflegepersonal ges.	Beurteilung Service	Patientenumfrage	Qualitätsstatistik	EZ-Zuschlag in DM
												1 285	60	5	27	○	ja	nein	100
												1 A, Lungenfachklinik, Schlaflabor, minimal-invasive Eingriffe							
2 125	12	58	○	1 610	11	28	○					15 000	408	75	250	🟣	ja	ja	198
Fr, Kd, Kl, Magen-Darm-Erkrankungen				Gp, Gs, Fuß, Rheuma, gelenkerhaltende OP								6 A, rheumaorthopädischer Schwerpunkt, Ambulanzen u. a.: Tumoren, Schmerz, künstlicher Darmausgang							
												2 000	115	8	25	🔴	ja	ja	60
												1 A, Schwerpkt.: Knochenstoffwechsel, Gelenkerkrankungen							
2 934	12	70	○	460	4	13	○	2 227	9	38	🟣	36 000	1 140	243	721	🔵	ja	ja	235
Fr, Kd (Diabetes), Kk (Herzkatheter, -gefäßaufweitung), Kkr				Gp, Gs, Rheuma, Hand, gelenkerhaltende und minimal-invasive Operationen				P, Tumoren, Steine, künstliche Harnableitung, minimal-invasive Eingriffe				16 A, Kpk, HZ, TPZ (Herz, Nieren), TZ, Dialyse, Bewegungstherapie, Ernährungsberatung, Ambulanzen u. a.: Aids, Rheuma, Herz, Nieren, Tumoren, Schmerz, Gefäße							
												10 000	340	k.A.	k.A.	🟣	ja	ja	150
												5 A, Ambulanzen u. a.: Schrittmacher, Defibrilatoren, Tumoren, Gefäßkrankheiten, Bewegungstherapien							
5 030	15	92	○					2 488	11	34	🟣	19 800	650	117	410	🟣	ja	ja	140
Fr, Kd (Diabetes), Kkr, Kl (Bronchien), N								P, Tumoren (Nieren, Blase), Blasenersatz				9 A, TZ, Dialyse, Schmerzbehandlung, Ambulanzen u. a.: Aids, Schrittmacher, Hand-/plastische Chirurgie, Kinderkrebs							
				104	3	30	○					8 021	355	66	272	🔴	ja	ja	239
				Gp, Gs, W (Querschnitt, Bandscheiben)								3 A, Kpk, 20 Brandbetten[1)], Dialyse, computergestützte OP, Behandlung von Brand-, Rückenmark- und Strahlenverletzten							
								2 929	11	26	○	35 000	1 060	252	599	🟣	ja	ja	–
								M (Penisprothesen), Tumoren, Steinbehandlung, min.-inv. Operationen				15 A, Kpk, Hz, TZ, Schlaganfall-Fachabteilung, Dialyse, Aromatherapie, Wasserentbindung, Ambulanzen u. a.: Tumoren, künstlicher Darmausgang, Gefäßkrankheiten, Schmerz							
6 210	53	197	🟣	2 041	19	51	🟣	4 068	18	49	🔵	50 237	1 577	636	1 333	🟣	ja	ja	225
Kc, Kk (interventionell), N, Immunkrankheiten, angeborene Störungen (Knochenstoffwechsel)				Gp (Hüfte, Knie, Prothesenwechsel), Gs, W, Kinderorthopädie, Schulter-, Ellenbogenchirurgie, Stoßwellenbehandlung				I, Ku, M (Leistenhoden), P, Tumoren (Nieren), plastische OP, gynäkologische Urologie, minimal-invasive Eingriffe				26 A, Kpk, HZ, TPZ (Herz/Lunge, Leber, Nieren), TZ, Giftinformationszentrale, Krebsregister, Kinderherzchirurgisches Zentrum, Diabetikerschulungen, Ambulanzen u. a.: Unfallchirurgie (Berufsmusiker, Hand, Schulter, Knie), Gefäßkrankheiten, Tumoren, Schmerz, künstlicher Darmausgang							
												12 949	420	69	198	🟣	ja	ja	190
												5 A, Schlaflabor, Diätberatung, Ambulanzen u. a.: Tumoren, Schrittmacher, Magen-Darm-Erkrankungen							
												15 298	458	70	311	🔴	ja	ja	245
												5 A, Homöopathie, vorgeburtlicher Herzultraschall, Ambulanzen u. a.: Rheuma, Tumoren, Harninkontinenz, Schulter, Hormone							
				1 874	11	31	○	2 870	11	31	○	22 980	600	162	520	🟣	ja	ja	160
				Gp, Gs, W, Kinder-, Rheuma, Sport, Laser				I, Ku, M, P, Tumoren, minimal-invasive Eingriffe, Laser				13 A, Kpk, HZ, TZ (u. a. Leukämie), Dialyse, Ambulanzen: diabetischer Fuß, Leber, Aids Tumoren, Gefäße, Schmerz, Reha							
3 906	32	27	🔵	1 997	16	76	○	3 671	16	85	○	48 560	1 533	498	1 552	🔵	ja	ja	160
Fr, Kd, Kk, Kkr (Blutkrebs, Nieren, Hirn), Kl, N (Epilepsie), Darmentzündungen, Wachstumsstörungen, Mukoviszidose				Gp (Wechsel), Gs (Hüfte, Hand), W (Fehlbildungen), Tumoren, Infekte, Rheuma, Schulter, Querschnittlähmung				I, Ku (Fehlbildungen), M (Erektionsstörungen), P, Tumoren, plastische OP (Ersatzblase), Steine, minimal-invasive Eingriffe				24 A, Kpk, HZ, TPZ (Herz/Lunge, Nieren), TZ, Giftinformationszentrale, fachübergreifende Behandlungszentren (Unfallchirurgie, Mukoviszidose, Rheuma), umfangreiche Spezialambulanzen, u. a.: Kinderwunsch, Schmerz, Herz-, Immun- und Gefäßkrankheiten							
												17 000	440	104	273	○	ja	ja	179
												12 A, TZ, Schlaflabor, HNO, Phoniatrie, Psychosomatik, Pädaudiologie, Ambulanzen u. a.: Schmerz, Schrittmacher							
3 236	17	123	🟣	1 705	10	31	○	1 608	7	18	○	26 349	768	193	559	🔵	ja	ja	210
Fr, Kc (Neugeborene), Kd, Kkr, N, Magen, Darm				Gp (Hüfte, Knie, Schulter), Gs, W, Kinderorthopädie				M (Erektionsstörungen), P, Tumoren, Steine				14 A, TZ, Schlaganfall-, Schmerz-Fachabteilung, Ambulanzen u. a.: Aids, Schrittmacher, Epilepsie, Tumoren, Gefäße							

A–Z

Aus Gründen der besseren Lesbarkeit wurde mit wenigen Ausnahmen nicht gleichzeitig die männliche und die weibliche Form einer Personenbezeichnung gewählt wie z. B. Arzt/Ärztin oder Masseur/Masseurin usw., sondern in der Regel nur die männliche Form. Diese steht selbstverständlich genauso für Frauen wie für Männer, es sind also jedes Mal beide Geschlechter gemeint.

Abdominalchirurgie, Teilgebiet der Chirurgie, welches sich mit den Ursachen, der Diagnostik, und der operativen Behandlung von Erkrankungen des Bauchraumes befasst.

Ästhetische Chirurgie, Teilgebiet der Chirurgie, bei dem Operationen durchgeführt werden, die in erster Linie der Verbesserung des Aussehens dienen.

Daher werden im Gegensatz zur ▸ Wiederherstellungschirurgie die Kosten einer solchen Operation nur in begründeten Einzelfällen von den Krankenkassen übernommen.

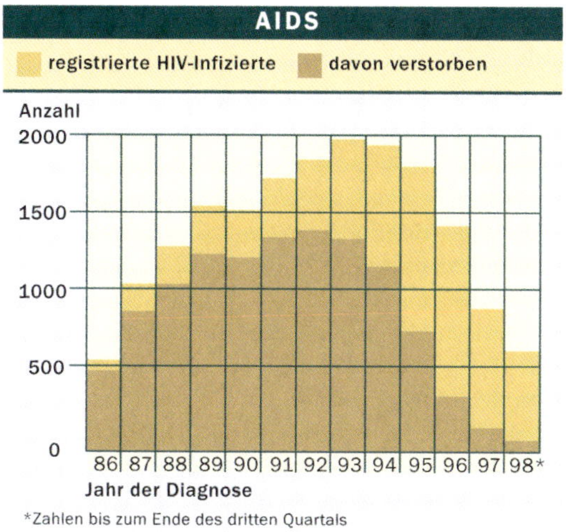

Aids: Die Zahl der mit HIV infizierten Menschen in Deutschland ist zwar zurückgegangen, doch ist das Infektionsrisiko immer noch sehr hoch.

Aids, Abk. für (englisch) **a**quired **i**mmune **d**eficiency **s**yndrome. Es handelt sich dabei um eine durch Viren erworbene Schwäche des ▸ Immunsystems. Das (englisch) **h**uman **i**mmundeficiency **v**irus (HIV) schädigt die T-Helferzellen des Immunsystems. Dadurch werden die Entstehung von bösartigen ▸ Tumoren und ▸ Infektionen mit Krankheitserregern und Parasiten begünstigt, wodurch der Krankheitsverlauf und die ▸ Prognose wesentlich beeinflusst werden.

Dieser Verlauf kann beim einzelnen Menschen völlig unterschiedlich aussehen. Das Vollbild der Aids-Erkrankung kann sich binnen weniger Monate entwickeln, aber es gibt auch Menschen, die mehr als 10 Jahre nach bewiesener Infektion noch ohne ▸ Symptome geblieben sind.

Die Übertragung erfolgt in erster Linie über ▸ Transfusion von infiziertem Blut oder Blutbestandteilen, ungeschützten Geschlechtsverkehr, durch infizierte Nadeln bei Injektion z. B. von ▸ Drogen sowie während der Schwangerschaft von der Mutter auf das Kind in 20 % aller Fälle, bei denen die Mutter infiziert ist.

Akupunktur, aus der traditionellen chinesischen Medizin (TCM) stammende Therapie. Dabei werden festgelegte Punkte entlang der so genannten Meridiane – das sind nach Auffassung der TCM Energiebahnen – mit Nadeln unterschiedlich tief eingestochen. Durch das Einstechen und Drehen der Nadeln werden diese Punkte stimuliert,

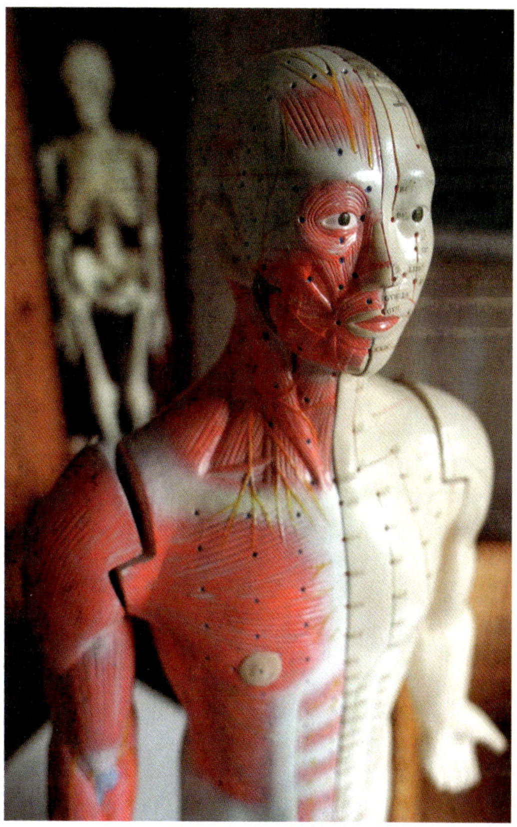

Akupunktur: Die Akupunkturpuppe zum Erlernen der Technik zeigt die so genannten Meridiane.

wodurch der Energiefluss in Gang kommt bzw. ausgeglichen wird. Einzelne Organsysteme werden angeregt oder gedämpft. Da in der Ohrmuschel alle wichtigen Organe durch bestimmte Punkte repräsentiert sind, kann auch ausschließlich dort akupunktiert werden. Das nennt man dann **Aurikuloakupunktur.**

Weil durch fachgerechte Anwendung der Akupunktur bei Schmerzen wie ▸ Migräne und auch bei funktionellen Beschwerden gute Erfolge erzielt

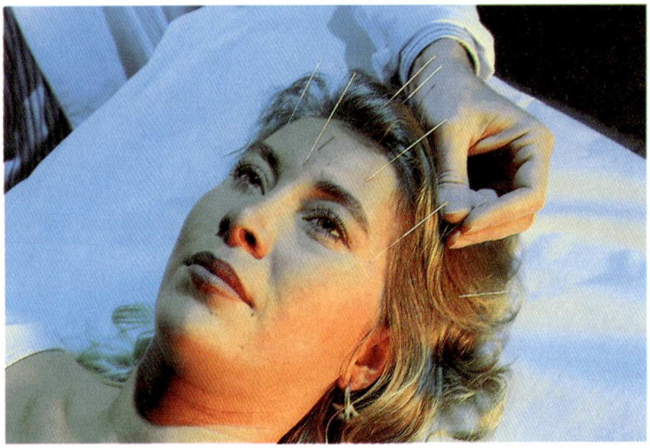

Akupunktur: Die Akupunktur hat sich einen festen Platz im modernen Behandlungsangebot von Ärzten erobern können.

werden können, wenden sie auch einige Ärzte an, obwohl sie nicht Bestandteil der ▸ Schulmedizin ist. In bestimmten Fällen übernehmen mittlerweile sogar manche ▸ Krankenversicherungen zumindest teilweise die Behandlungskosten, es empfiehlt sich aber, vorher nachzufragen.

Werden die Punkte auf den Meridianen nicht genadelt, sondern mit sanftem Druck massiert, dann spricht man von **Akupressur.**

Ein aus der Akupunktur entwickeltes Verfahren ist die ▸ Elektroakupunktur.

Allergie, die überschießende Reaktion des ▸ Immunsystems auf normalerweise unschädliche körperfremde Substanzen, die damit zum so genannten **Allergen** werden. Eine Allergie kann bereits bei der Geburt vorhanden sein oder später erworben werden. Nach Kontakt mit dem Allergen kommt es entweder sofort bis zu 12 Stunden nach Exposition **(Frühtyp)** oder zwischen 12 und 72 Stunden **(Spättyp)** zu entzündlichen Reaktionen in den betroffenen Organsystemen wie Haut, Bindehaut des Auges, Schleimhäute von Nase, Rachen, ▸ Bronchien und/oder Magen-Darm-Trakt.

Dabei können vererbte oder psychische Faktoren genauso eine Rolle spielen wie ein übermäßiger Kontakt mit dem Allergen, sei es durch massenhaftes Auftreten des Allergens (aufgezwungene Allergie) oder weil die Schleimhaut vorgeschädigt wurde z. B. durch Infektion mit ▸ Bakterien oder ▸ Viren.

Allergologie, die Lehre von Ursachen, Diagnostik, Verlauf und Therapie von ▸ Allergien; sie kann nach einem festgelegten Ausbildungsgang im Rahmen der ärztlichen Weiterbildung als Zusatzbezeichnung bei der Ärztekammer erworben werden.

Allgemeinanästhesie, ▸ Anästhesie.

Allgemeinchirurgie, Teilgebiet der Chirurgie, welches die operativen Verfahren der Bauchchirurgie sowie Operationen der Schilddrüse, der Brustdrüsen, des Enddarms und Afters umfasst. Weiterhin die chirurgische Behandlung von entzündlichen Prozessen in allen genannten Gebieten und den Weichteilen. Abhängig von der Organisationsstruktur und der Größe des Krankenhauses können andere Teilgebiete der Chirurgie noch dazu gehören oder als Spezialabteilung aus der Allgemeinchirurgie ausgegliedert sein (z. B. ▸ Gefäßchi-

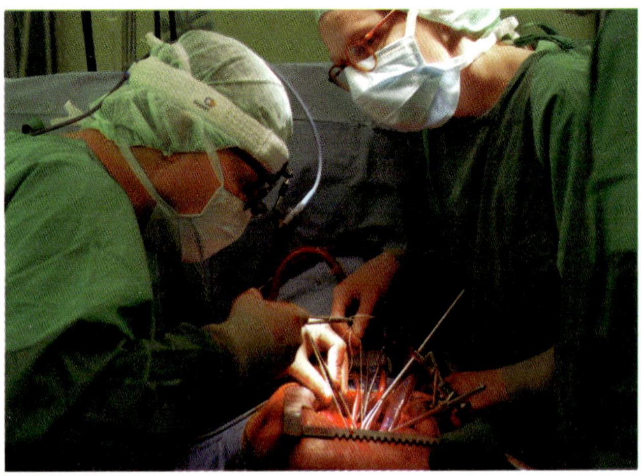

Allgemeinchirurgie: Der Chirurg vernäht tiefer liegende Schnitte bei einer Brustkorboperation.

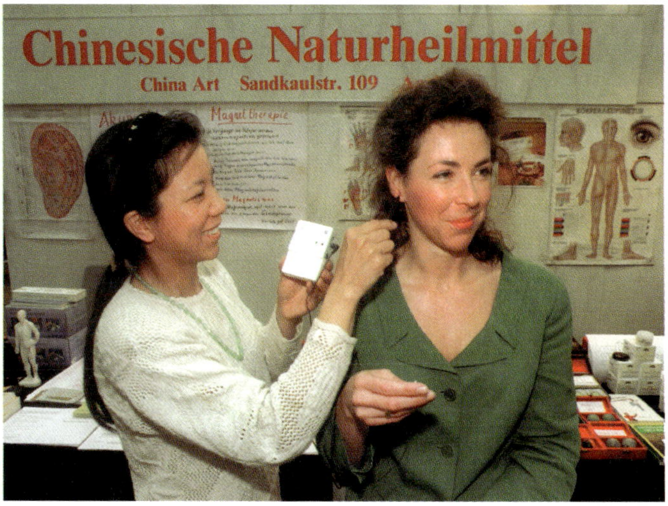

Alternative Therapien1: Viele der so genannten alternativen Therapien entstammen der traditionellen chinesischen Medizin.

rurgie). Vor allem bei der Behandlung Mehrfachverletzter sind Überschneidungen oder Zusammenarbeit mit fast allen operativ tätigen Fachgebieten (z. B. ▸Neurochirugie, ▸Urologie, ▸Unfallchirurgie usw.) sowie der ▸Anästhesiologie nötig oder möglich.

alternative Krebstherapie, ▸alternative Therapien, ▸Krebs, ▸Tumorbiologie.

alternative Therapien, Behandlungsangebote, die meistens nicht zum Bestand der ▸Schulmedizin gehören und deren therapeutischer Nutzen zumindest bei schweren Erkrankungen wie z. B. Krebs von dieser auch angezweifelt wird. Die Tatsache, dass unser modernes Medizinsystem nicht alle Erkrankungen heilen oder manche Erkrankungen nur unter Inkaufnahme massiver ▸Nebenwirkungen therapieren kann, sowie der Umstand, dass durch zunehmende Spezialisierung und Konzentration auf die körperliche Ebene der Mensch in seiner Ganzheit aus dem Blickfeld zu geraten droht, hat bei Patienten, aber auch Ärzten und anderen Therapeuten zu dem Wunsch nach anderen – meist auch ganzheitlich orientierten Behandlungsformen – geführt.

Das Spektrum der alternativen Therapien ist weit und reicht von Verfahren, für die in der Schulmedizin zumindest der Erwerb einer Zusatzbezeichnung im Rahmen der Weiterbildung bei der Ärztekammer möglich ist, wie ▸Psychotherapie, ▸Naturheilkunde, ▸Homöopathie über die anthroposophische Medizin bis hin zu ▸Akupunktur anderen Therapien aus der traditionellen chinesischen Medizin und weiteren Therapieformen anderer Kulturen.

Welche Therapien in entsprechenden Kliniken angewendet werden und wer die Behandlungskosten trägt, muss im Einzelfall vorher abgeklärt werden.

Alterskrankheiten, ▸Geriatrie.

ambulante Behandlung, ist dadurch gekennzeichnet, dass der Patient nicht stationär (▸stationäre Behandlung) aufgenommen wird, und ist zum größten Teil Aufgabe von niedergelassenen Therapeuten (Ärzten, Krankengymnasten usw.). ▸Ambulanzen in ▸Krankenhäusern sind da für Notfallbehandlungen, insbesondere dann, wenn die Praxen der niedergelassenen Ärzte geschlossen sind oder die Entscheidung, ob eine stationäre Behandlung erforderlich ist, erst nach einer nur im Krankenhaus möglichen Diagnostik gefällt werden kann. Weiterhin können Patienten nach ihrem stationären Aufenthalt oder bei speziellen Erkrankungen in Spezialambulanzen betreut werden, insbesondere wenn Fachkenntnisse erforderlich sind, die die Möglichkeiten der niedergelassenen Ärzte übersteigen,

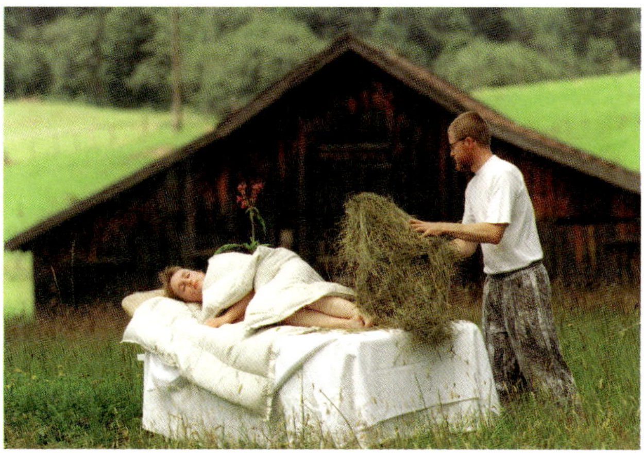

Alternative Medizin: Naturheilverfahren, wie hier die Heukur, sollen unter anderem bei Übergewicht, Durchblutungsstörungen, Schlaflosigkeit, Atemwegserkrankungen oder Stoffwechselstörungen helfen.

oder ein besonderes Vertrauensverhältnis bereits besteht und für die Therapie wichtig ist (z. B. Behandlung von Kindern mit seltenen Stoffwechselerkrankungen).

Ambulanz, 1. umgangssprachliche Bezeichnung für Fahrzeuge des ▸ Rettungsdienstes;
2. im Krankenhaus angesiedelte Einrichtung zur ▸ ambulanten Behandlung.

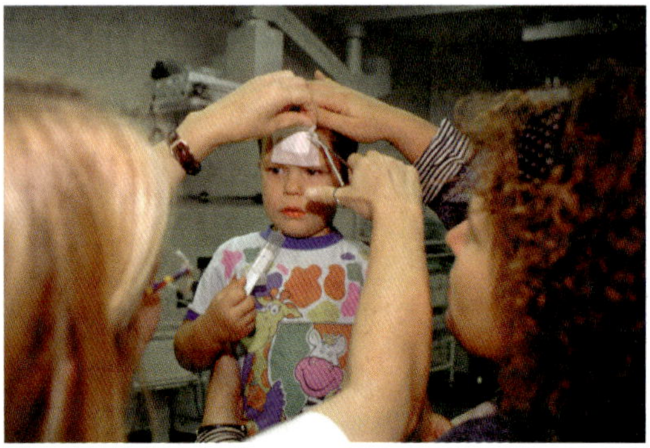

Ambulanz: Ambulanzen im Krankenhaus dienen der Versorgung von Patienten, die nicht stationär aufgenommen werden müssen; gerade am Wochenende ersetzen sie oft den Hausarzt.

Amnioskopie, Fruchtwasserspiegelung, Untersuchungsmethode in der Spätschwangerschaft, durch die nach Einführen eines *Amnioskops* (▸ Endoskop) durch Scheide und Muttermund Farbe und Klarheit des Fruchtwassers mit Blick durch die intakte Eihaut *(Amnion)* beurteilt werden kann. Ist das Fruchtwasser verfärbt und/oder trüb, sind das Hinweise auf eine Gefährdung des Kindes, was zur Einleitung der Geburt oder zu einem Kaiserschnitt Anlass geben kann.

Amniozentese, Untersuchungsverfahren in der Schwangerschaft. Aus der das Kind umgebenden Eihöhle wird durch ▸ Punktion Fruchtwasser gewonnen, welches dann untersucht werden kann, um bestimmte Erkrankungen des Kindes festzustellen bzw. um vom Kind stammende Zellen auf Erbkrankheiten (▸ Genetik) untersuchen zu können.

Amputation, 1. geplantes Absetzen eines Körperteils durch eine ▸ Operation, wenn dieser so verletzt oder erkrankt ist (z. B. bösartiger ▸ Tumor, nicht mehr besserbare Durchblutungsstörung, nicht beherrschbare ▸ Infektion), dass eine Wiederherstellung nicht mehr möglich ist bzw. von diesem eine vitale Bedrohung für den Gesamtorganismus ausgeht.
2. Verlust eines Körperteils im Rahmen einer Verletzung (*traumatische* Amputation). Unter bestimmten Umständen kann eine ▸ Replantation möglich sein.
Gegebenenfalls kann im weiteren Verlauf die Versorgung mit einer ▸ Prothese erfolgen.

Anästhesie, 1. Unempfindlichkeit von Körperpartien gegen Schmerz-, Temperatur- und Berührungsreize infolge einer Verletzung oder sonstigen Erkrankung, bei der das Nervensystem betroffen ist;
2. künstlich herbeigeführte vorübergehende Unempfindlichkeit des Körpers oder einzelner Körperpartien zum Zweck der Durchführung schmerzhafter Eingriffe. Dies kann geschehen durch:
a) **Allgemeinanästhesie (Vollnarkose):** Hier wird der Patient in einen tiefen, schlafähnlichen Zustand mit fehlendem Wachbewusstsein versetzt. Die Atmung ist dabei teilweise oder ganz der künstlichen Unterstützung bedürftig (▸ Beatmung). Kann mit einer Leitungs- oder Lokalanästhesie kombiniert werden.
b) **Leitungsanästhesie:** Bei diesem Verfahren wird ein örtliches Betäubungsmittel an einen Nerven oder ein Nervenbündel oberhalb der Stelle gespritzt, die betäubt werden soll (z. B. ▸ Plexusanästhesie, ▸ Periduralanästhesie). Durch Einlegen von Verweilkanülen oder Kathetern kann die Betäubung verlängert bzw. über den Eingriff hinaus ▸ Schmerztherapie betrieben werden. Der Patient ist wach, kann aber unter Umständen ein Schlaf- oder Beruhigungsmittel zusätzlich erhalten. Eine Kombination der Leitungs- mit einer Allgemeinanästhesie ist möglich.
c) **Lokalanästhesie:** Diese kann durchgeführt werden als **Oberflächenanästhesie,** z. B. durch Einträufeln lokaler Betäubungsmittel ins Auge zur Durchführung von Untersuchungen oder Behandlung von verletzungsbedingten Schmerzen, oder als **Infiltrationsanästhesie,** wobei das Betäubungsmittel rund um den betroffenen Bereich (z. B. eine zu nähende Platzwunde) in die Haut und das darunter liegende Gewebe eingespritzt wird. Dies ist in stark entzündeten Gewebsbereichen meist nicht möglich.

Anästhesiologie, Lehre von den Grundlagen und der praktischen Anwendung von Verfahren der Schmerzausschaltung (▸ Anästhesie), wenn eine Operation oder ein anderer schmerzhafter Eingriff (z. B. Verbandswechsel bei Brandverletzten) durch-

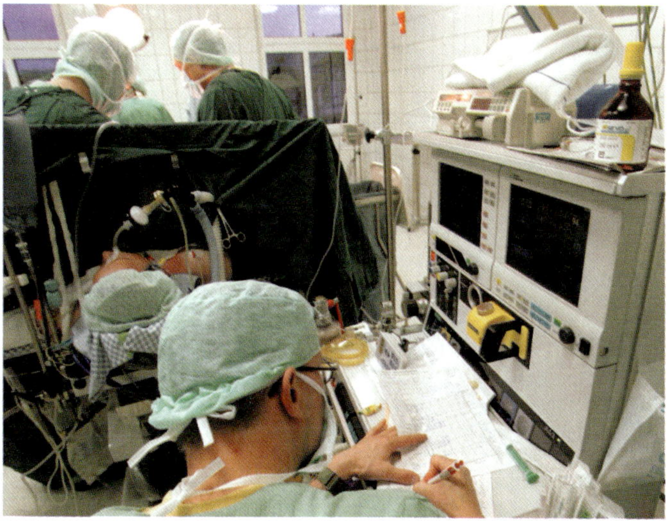

Anästhesie: Der Anästhesist vor seinen Geräten, mit denen bei der Operation die vitalen Funktionen des Patienten und die Mischung des Narkosemittels überwacht werden.

geführt werden soll. Dazu gehören im Vorfeld Untersuchung, ▸ Aufklärung und Vorbereitung des Patienten sowie Auswahl des Anästhesieverfahrens in Absprache mit den operierenden Ärzten und mit Zustimmung des Patienten. Weiterhin die Durchführung der Anästhesie und eventuell notwendige begleitende Behandlung (z. B. ▸ Transfusion von Blut), Überwachung der lebenswichtigen Körperfunktionen während und nach der Anästhesie und die ▸ Schmerzprophylaxe bzw. -therapie. Außerdem gehören in dieses Fachgebiet die Notfallmedizin, die operative ▸ Intensivmedizin sowie ▸ Schmerztherapie auch über den unmittelbar perioperativen Bereich hinaus. Zusammenarbeit ist natürlich mit allen operativ tätigen Abteilungen notwendig, aber auch zur Vorbereitung für eine Anästhesie mit der ▸ inneren Medizin z. B. hinsichtlich der Einschätzung des Schweregrads der Erkrankung und noch möglicher Verbesserung des Zustands von Patienten mit schweren Herz- oder Lungenerkrankungen.

Anatomie, 1. Lehre von dem genauen Aufbau aller Strukturen eines (menschlichen oder tierischen) Körpers;

2. die Beschreibung der Lageverhältnisse von Organen untereinander, von Körperstrukturen oder einzelner Körperpartien (z. B. Anatomie des Kehlkopfs).

Andrologie, Männerheilkunde, Teilgebiet meist der ▸ Urologie, das sich mit den Ursachen, der Diagnostik und der Therapie von Erkrankungen, vor allem aber der Funktionsstörungen der männlichen Sexualorgane befasst, ▸ auch Erektionsstörungen, ▸ Fertilität, ▸ Fertilisierungsbehandlung, ▸ Hoden, ▸ Penisprothese, ▸ Prostata.

Angina Pectoris, Stenokardie, meist plötzlich auftretende, Sekunden bis Minuten anhaltende Schmerzen im Brustbereich mit gleicher möglicher Ausstrahlung wie beim ▸ Herzinfarkt. Ebenfalls ist die Ursache ein Missverhältnis zwischen Sauerstoffbedarf des Herzens und mangelndem Angebot über die ▸ Koronararterien, aber im Gegensatz zum Herzinfarkt kommt es nicht zum Absterben von Herzmuskelzellen. Da nur anhand der Symptome die Angina Pectoris nicht

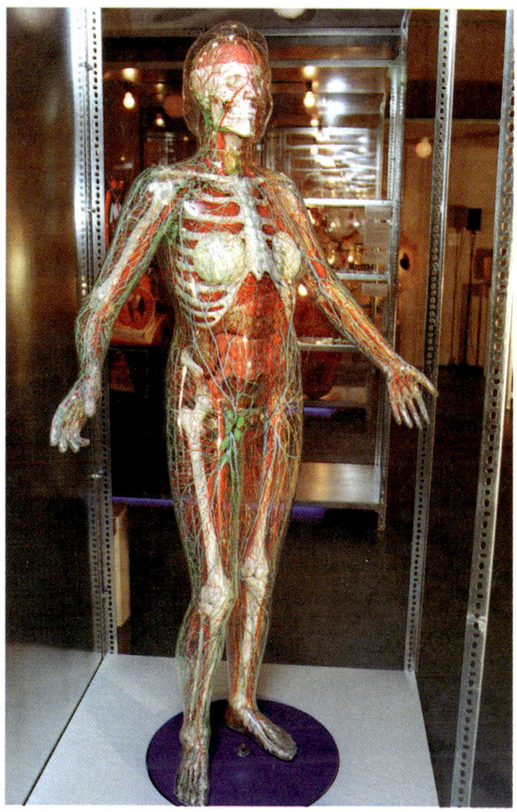

Der gläserene Mensch: Diese Form des anatomischen Modells steht im Hygienemuseum in Dresden.

sicher vom Herzinfarkt unterschieden werden kann, muss Letzterer über ein ▸EKG und Blutuntersuchungen ausgeschlossen werden. Gelingt es, durch eine ▸Angiographie der Koronararterien eine Verengung derselben nachzuweisen, kann die Situation durch eine Aufweitung des Gefäßes von innen (▸Herzinfarkt, ▸Herzkatheter) oder das Anlegen eines ▸Bypasses entscheidend verbessert werden. Wichtig ist auch das Ausschalten von Risikofaktoren (▸Arteriosklerose) wie z. B. Nikotinverzicht. Weitere Maßnahmen sind Therapie mit Medikamenten sowie angepasstes körperliches Training. Lässt sich keine Engstelle nachweisen, handelt es sich entweder um zwischenzeitlich auftretendes krampfartiges Zusammenziehen der Herzkranzgefäße **(Prinzmetal-Angina),** um andere Gründe einer Mangeldurchblutung (z. B. Verengung der Aortenklappen, ▸Herzklappenfehler), um andere körperliche Ursachen eines Brustschmerzes (z.B. von der Wirbelsäule ausgehend) oder um psychisch ausgelöste Schmerzen **(Herzneurose).** Diese Ursachen erfordern natürlich eine entsprechend andere Therapie.

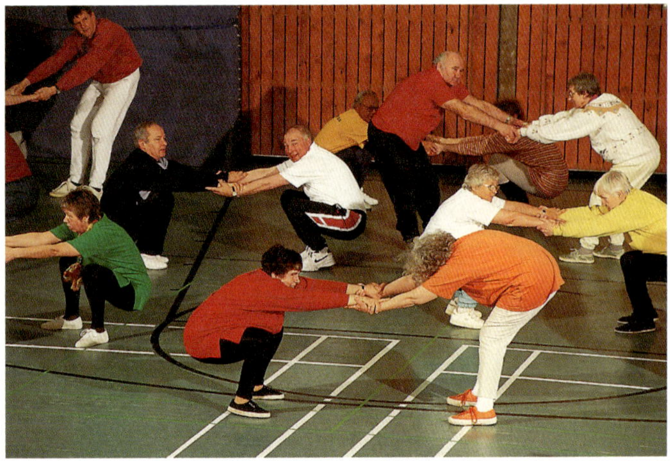

Anschlussheilbehandlung: Zur Anschlussheilbehandlung gehören auch sportliche Übungen.

Angiographie, Darstellung von Blutgefäßen durch ▸Röntgen nach Einspritzung eines ▸Kontrastmittels direkt in das Blutgefäß oder über einen ▸Katheter.

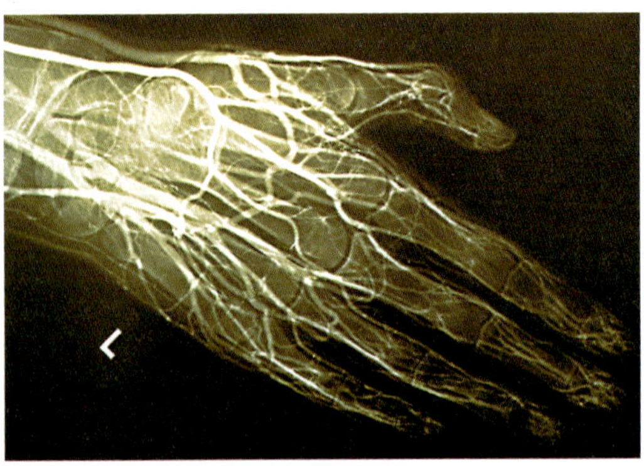

Angiographie: Das Geflecht der Blutgefäße an der Hand, sichtbar gemacht mithilfe der Angiographie.

Angiologie, Lehre von den Ursachen, der Diagnostik und Therapie von Erkrankungen der Blutgefäße und Lymphbahnen. Die Angiologie ist Teilgebiet der inneren Medizin. Zusammenarbeit ist besonders mit der ▸Radiologie und der ▸Gefäßchirurgie erforderlich.

Anschlussheilbehandlung, Abk. **AHB,** auch Anschlussrehabilitation (▸Rehabilitation). Im Recht der Rentenversicherung (VI. Buch des Sozialgesetzbuches [SGB VI]) geregeltes Eilverfahren zur Einleitung (stationärer) Rehabilitationsmaßnahmen für bisher erwerbstätige ▸Patienten, bei denen während einer medizinischen Akutbehandlung oder nach operativem Eingriff unmittelbar ein weiterer Behandlungs- oder Trainingsbedarf zur ▸Mobilisierung, zur (Wieder-)Anpassung an die Funktionen des täglichen Lebens und zur Rückgewinnung der allgemeinen Handlungsfähigkeit absehbar ist. Der Klinikarzt veranlasst im Einverständnis mit dem zuvor ärztlich beratenen Patienten auf Basis eines besonderen Arztformulars, in dem die ▸Indikation für die AHB nachgewiesen wird, dessen frühe Aufnahme in eine geeignete, von der Rentenversicherung zugelassene AHB-Vertragseinrichtung – in der Regel eine Rehabilitationsklinik. Die Übergangszeit wird dadurch auf eine Frist von wenigen Tagen bis etwa vier Wochen begrenzt, Verzögerungen durch den sonst üblichen Rehabilitations-antrag des Versicherten und seines Hausarztes sowie durch dessen Bearbeitungszeit/Bewilligungsfrist beim Rentenversicherungsträger werden vermieden. AHB-Einrichtungen müssen besonderen Qualitätsanforderungen entsprechen.

Antibiogramm, klinisches Testverfahren, bei dem getestet wird, ob ▸Bakterien, die aus Untersuchungsmaterial (z. B. Urin, Stuhl, Eiter usw.) gewonnen und auf Nährböden angezüchtet wurden, auf bestimmte ▸ Antibiotika empfindlich sind, oder ob sie auf diese eine ▸ Resistenz entwickelt haben, um eine optimale Therapie mit Antibiotika zu ermöglichen.

Antibiotika, Medikamente, die die Vermehrung von ▸ Bakterien verhindern. Antibiotika können örtlich (lokal) z. B. in Form von Salben angewendet werden oder – weitaus häufiger – systemisch, das heißt durch Aufnahme über den Magen-Darm-Trakt oder als ▸ parenterale Gabe. Eine ▸ Indikation zur Gabe von Antibiotika besteht durch ▸ Infektion mit Bakterien – möglichst nach Vorliegen eines ▸ Antibiogramms – oder als ▸ Prophylaxe z. B. vor einer Operation, wenn im Anschluss eine Infektion sehr wahrscheinlich ist. Wichtig ist, dass die Therapie, wenn sie wirklich nötig ist, ausreichend hoch dosiert und lang erfolgt, um die Entwicklung einer ▸ Resistenz der Bakterien zu verhindern.

ANUS PRAETERNATURALIS

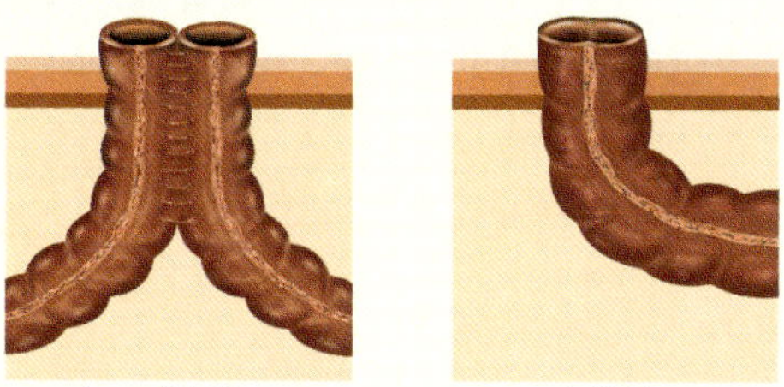

Anus praeter: Das Prinzip des künstlichen Darmausgangs in einfacher und doppelläufiger Form.

Anus praeter, künstlich angelegter Darmausgang durch die Bauchwand zur Kotentleerung in einen Auffangbeutel

1. vorübergehend zur Entlastung von Darmabschnitten z. B. bei einer akuten Entzündung;
2. dauerhaft z. B. bei nicht mehr operierbarem Krebs oder der Entfernung von Abschnitten des Dick- und Enddarms.

Je nach Situation kann der Anus praeter vom letzten Teil des Dünndarms aus angelegt werden **(Ileostoma)** oder vom Dickdarm aus **(Kolostoma).**

Apoplex, apoplektischer Insult, Hirninfarkt, Schlaganfall, der Ausfall von Gehirnfunktionen mit zumindest teilweisem Untergang von Gehirnzellen aufgrund von:

1. Mangeldurchblutung **(Ischämie)** der Blutgefäße des Gehirns, ausgelöst z. B. durch eine ▸ Embolie, direkte krankhafte Veränderungen der Blutgefäße wie ▸ Arteriosklerose und/oder durch plötzliches massives Abfallen des ▸ Blutdrucks z. B. bei ▸ Schock;
2. Massenblutung nach Zerreißen eines im Gehirnbereich liegenden Blutgefäßes (»blutiger Schlaganfall«). Ursachen dafür können sein: Bluthochdruck, Arteriosklerose, Gefäßfehlbildungen und allgemeine Blutungsneigung.

Welche Hirnfunktionen im Einzelfall betroffen sind, hängt vom Ort und der Ausdehnung der Schädigung ab. Häufige Symptome sind Bewusstseinsverlust, Bewegungsstörungen wie spastische Lähmungen (▸ Spastik) auf der Gegenseite oder Störungen der Sprachbildung oder des Sprachverständnisses.

Vor noch gar nicht langer Zeit galt der Apoplex nicht als akuter Notfall, oft vergingen Stunden bis zur Klinikeinweisung, bei der Diagnostik und bis zum Beginn der Therapie. Durch neue wirksame Behandlungsstrategien, vor allem das Auflösen der Blutgerinnsel in den verstopften Gefäßen, zählt mittlerweile jede Minute (▸ Hypothermie). In einigen ▸ Krankenhäusern existieren bereits spezielle Fachabteilungen für Schlaganfallpatienten, so genannte ▸ Stroke Units.

Bei einem Schlaganfall sollte auch im Verdachtsfall keine Zeit verloren werden. Der Betroffene gehört sofort in ärztliche Behandlung bzw. in das nächste geeignete Krankenhaus.

Apoplex, Schlaganfall:

Das sind die frühzeitigen Symptome:

+ kurzes Erblinden oder Sehstörungen auf einem Auge;
+ Sehen von Doppelbildern;
+ vorübergehende halbseitige Lähmung oder Taubheit in den Armen oder Beinen;
+ kurzzeitige Sprachstörungen;
+ Drehschwindel und Gangunsicherheit;
+ ein erstmalig und plötzlich auftretender, rasender Kopfschmerz.

Approbation, die staatliche Zulassung, nach Absolvieren eines in der Regel 12 Semester dauernden Medizinstudiums an einer dafür zugelassenen Hochschule, nach Ablegen der entsprechenden Prüfungen und der Zeit als ▸ Arzt im Praktikum den ärztlichen Heilberuf auszuüben, geregelt in der Approbationsordnung für Ärzte. Auch für Apotheker gibt es eine Approbation (▸ Pharmazie).

Arbeitstherapie, der Einsatz von Arbeit als Therapie zur bestmöglichen Erhaltung und/oder (Wieder-)Herstellung von Fähigkeiten, die zu einer Verbesserung und/oder (Wieder-)Erlangung einer zumindest teilweisen Arbeitsfähigkeit von Kranken und Behinderten führen (▸ Rehabilitation). Zu diesen Fähigkeiten gehören: Konzentration, Ausdauer, Mitteilungs- und Auffassungsvermögen, Kooperation, geordnete Bewegungsabläufe und die korrekte Einschätzung von Zeitabläufen und der eigenen Leistung. Auch das spezielle Training von Einzelleistungen gehört zur Arbeitstherapie (▸ Beschäftigungstherapie, ▸ Ergotherapie).

Aromatherapie, die Anwendung von Aromastoffen pflanzlicher Herkunft – meist handelt es sich um aetherische Öle – zur Unterstützung von Heilvorgängen. Die Aromastoffe können sich zum Beispiel in Massageölen befinden, im Raum verdampft werden oder durch Verbrennung entstehen wie beim Weihrauch. Die Aromatherapie zählt zu den ▸ alternativen Therapien.

Arterie, Schlagader, Pulsader, jedes Blutgefäß, das Blut von der rechten Herzkammer in die Lunge und von der linken Herzkammer in die Körperorgane und das -gewebe transportiert (▸ Blutkreislauf, ▸ Herz, ▸ Arteriosklerose).

arterielle Durchblutungsstörungen, entstehen, wenn ein teilweiser oder kompletter Verschluss einer oder mehrerer ▸ Arterien vorliegt. Ursachen dafür können sein:

1. Veränderungen der Gefäßwand durch ▸ Arteriosklerose;
2. ▸ Embolie;
3. entzündliche oder sonstige krankhafte Veränderungen der Gefäßwand, z. B. bei ▸ Diabetes;
4. Verletzungen;
5. krampfhaftes Zusammenziehen des Gefäßes **(Vasospasmus).**

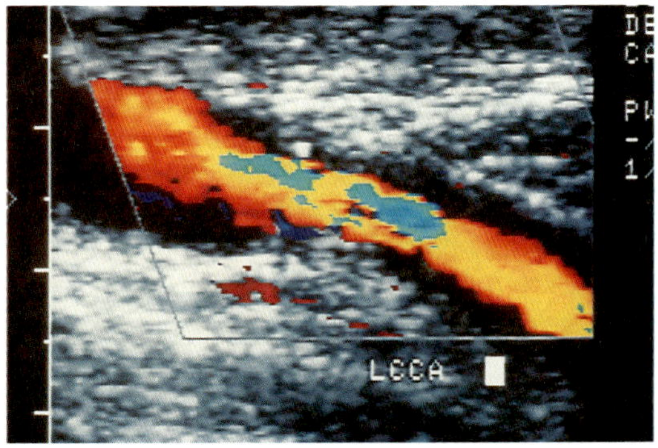

Arteriosklerose: Die Arteriosklerose der Halsschlagader in einer Falschfarbendarstellung.

Arterielle Durchblutungsstörungen können akut oder chronisch auftreten, in jedem Fall ist die Folge eine Mangelversorgung der danach kommenden Körperpartien. Ausmaß und Beschwerden hängen ab von Ort und Länge der Engstelle und davon, ob andere Arterien das Gebiet auch versorgen können oder ob ausreichend Zeit war für die Ausbildung von Umgehungsgefäßen **(Kollateralen).** Die Therapie richtet sich nach der Ursache und beinhaltet das Ausschalten von Risikofaktoren, entsprechende Medikamente und Operationen wie ▸ Bypass, Entfernen des Embolus **(Embolektomie)** sowie weitere Verfahren der Gefäßchirurgie.

ARTERIOSKLEROSE

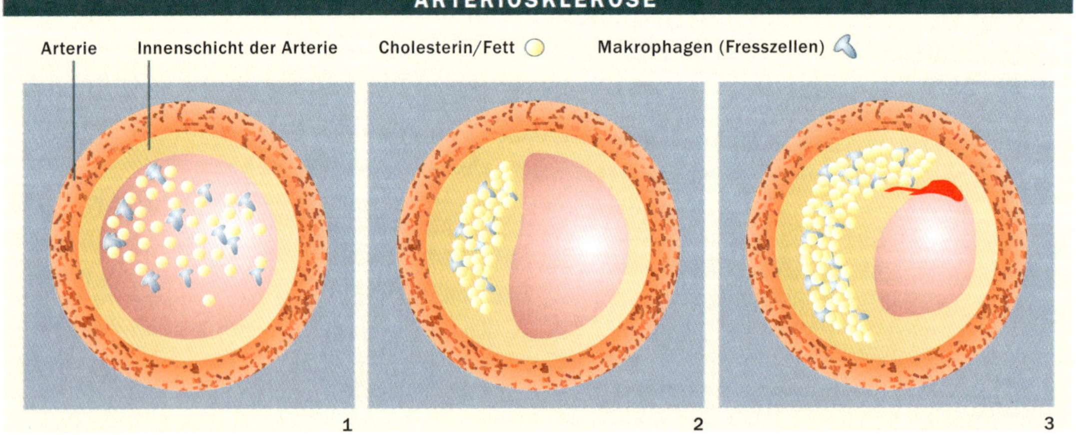

Arteriosklerose: Der ungehinderte Blutfluss (1) wird durch angelagertes Cholesterin eingeengt (2); Einrisse in den Ablagerungen (3) fördern den Gefäßverschluss.

Arteriosklerose, Atherosklerose, Atheromatose, umgangssprachlich **Arterienverkalkung** genannt, die häufigste Erkrankung der ▸ Arterien, deren Entstehung durch eine Reihe von Faktoren begünstigt wird. Dazu gehören in erster Linie Rauchen, Bluthochdruck (▸ Blutdruck), Erhöhung der Blutfette, ▸ Diabetes mellitus, Stress sowie Entzündungen, Ablagerung von Immunkomplexen (▸ Immunsystem), Alter, Gefäßanomalien mit Wirbelbildung im Blutstrom und erbliche Belastung. Es kommt über mehrere Stadien hinweg zu Elastizitätsverlust, Verdickung und Schädigung der Arterienwand, an der sich dann Blutgerinnsel bilden können. All dies führt zu einer Einengung der Arterie bis hin zum kompletten Verschluss mit der Folge einer ▸ arteriellen Durchblutungsstörung. Betrifft dies die Hirnarterien, spricht man von **Zerebralsklerose,** handelt es sich um die ▸ Koronararterien, von **Koronarsklerose.**

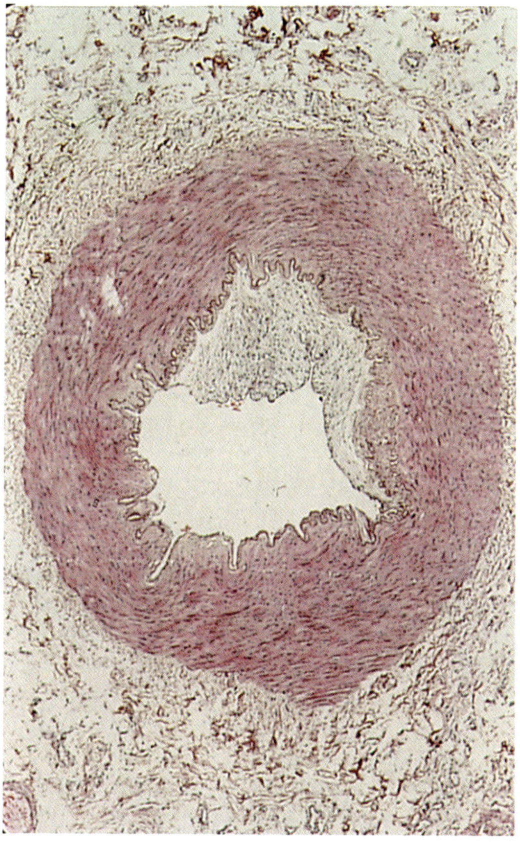

Arteriosklerose: Der Blick in das Gefäß zeigt es deutlich: Die Arteriosklerose hat den Querschnitt der Arterie stark verengt.

Die wichtigste Maßnahme ist die ▸ Prophylaxe mit Ausschaltung und Behandlung der Risikofaktoren, soweit möglich. Weitere Therapien sind an geeigneter Stelle die Aufdehnung der Gefäße von innen über einen Ballonkatheter (▸ Angina Pectoris), und eine Reihe von operativen Eingriffen bis hin zum Anlegen eines ▸ Bypasses.

Arthritis, Gelenkentzündung, die akut, subakut oder chronisch auftreten, ein **(Monarthritis)** oder mehrere **(Polyarthritis)** sowie große oder kleine Gelenke betreffen kann. Eine Arthritis kann im Rahmen einer Infektion mit Bakterien oder Viren auftreten, entweder durch direkten Befall des Gelenks oder durch eine Reaktion des ▸ Immunsystems. Weiterhin als Begleiterscheinung vieler Erkrankungen, z. B. des rheumatischen Formenkreises (▸ Rheuma), des Stoffwechsels, von ▸ Allergien und anderem mehr.

Arthroskopie, Spiegelung eines Gelenks nach Einführen eines speziellen ▸ Endoskops **(Arthroskop)** über eine Stichinzision nach ▸ Anästhesie zur Untersuchung, zur ▸ Biopsie oder zur Durchführung einer Operation.

Arzneibuch, Sammlung der amtlichen Vorschriften über die ordnungsgemäße Zubereitung und Aufbewahrung von ▸ Arzneimitteln ▸ Arzneimittelprüfung . In der Bundesrepublik Deutschland sind derzeit das Deutsche Arzneibuch (DAB) in Verbindung mit der deutschen Ausgabe des Europäischen Arzneibuchs, das Homöopathische Arzneibuch (HAB, ▸ Homöopathie) und der Deutsche Arzneimittelcodex gültig.

Arzneimittel, im engeren Sinne **Medikamente** oder **Pharmaka,** das heißt Wirkstoffe, die entweder natürlicher (pflanzlicher, tierischer oder mineralischer) Herkunft sind oder einem künstlichen Herstellungsprozess entstammen und eventuell speziell zubereitet sind (so genannte echte Arzneimittel). Sie werden eingesetzt zur Prophylaxe und Therapie und in manchen Fällen auch zur Diagnostik von Erkrankungen. Medikamente können in verschiedenen Darreichungsformen (Tabletten, Kapseln, Dragees, Tropfen, Zäpfchen, Salben, Puder usw.) verabreicht werden.

Im weiteren Sinne zählen zu den Arzneimitteln Stoffe, die zur Desinfektion benötigt werden, bei Operation und Anästhesie verwendete Materialien (z. B. Nahtmaterial, Beatmungsschlauch), ▸ Katheter, u.a. ▸ Herzschrittmacher.

Arzneimittelgesetz, gesetzliche Vorschrift, die Herstellung, ▸ Arzneimittelprüfung, Zulassung,

Kontrolle, Verschreibung und Abgabe von Arzneimitteln regelt. Weiterhin enthält es Vorschriften für die Verbraucheraufklärung (z. B. Beipackzettel) sowie die verschuldensunabhängige Gefährdungshaftung seitens der Hersteller (auch ▸ Betäubungsmittelgesetz).

Arzneimittelprüfung, vorgeschriebene Prüfung durch die Behörden vor der Erstzulassung eines neuen oder der erweiterten Zulassung eines eingeführten Arzneimittels auf Wirksamkeit und Unbedenklichkeit. Die Arzneimittelprüfung besteht aus vier Phasen:

1. Verträglichkeitsprüfung an bis zu 50 gesunden Versuchsteilnehmern;
2. Wirksamkeits- und Verträglichkeitsprüfung an bis zu 500 ausgesuchten Patienten;
3. nur wenn sich in Phase 2 eine bessere Wirksamkeit des Medikaments gegenüber der bisherigen ▸ Therapie andeutet, darf Phase 3 durchgeführt werden mit der Prüfung an einer großen Zahl von Patienten in Klinik und Praxis. Bis hierhin sind die freiwillige Teilnahme mit schriftlicher Zustimmung nach dokumentierter ▸ Aufklärung seitens des Probanden und die Einhaltung der Vorschriften des ▸ Arzneimittelgesetzes zum Versuchsteilnehmerschutz zwingend;
4. nach erteilter Zulassung sollte eine weitere Beobachtung auf Wirksamkeit und ▸ Nebenwirkungen erfolgen.

ARZNEIMITTELGRUPPEN

die am häufigsten über 60-Jährigen verschrieben werden

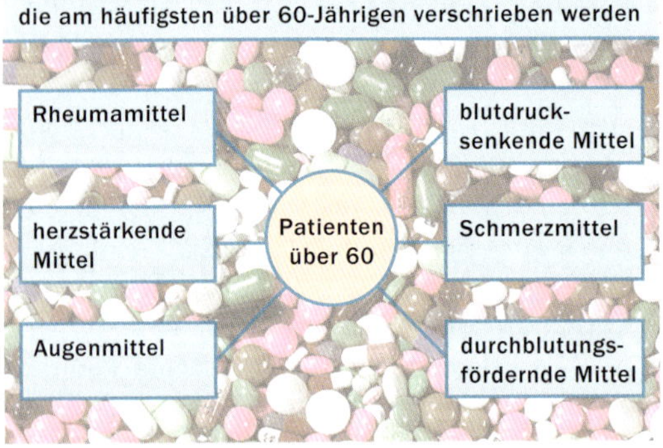

Arzneimittel: Altersbedingte Krankheiten erfordern auch die Abgabe ganz spezieller Medikamente.

Arzneimittelschaden, ein Schaden, der dem Patienten entstehen kann durch ▸ Arzneimittel, die nicht ordnungsgemäß hergestellt, etikettiert oder gelagert wurden, die nicht korrekt verabreicht oder dosiert wurden oder bei deren Gabe es zu einer nur bedingt vorhersehbaren individuellen Reaktion (z. B. ▸ Allergie) des Patienten gekommen ist (▸ Nebenwirkung).

Arzt, die geschützte Berufsbezeichnung für Personen, die nach der vorgeschriebenen Ausbildung eine ▸ Approbation zur Ausübung des ärztlichen Heilberufs erhalten haben. Die Ausübung des Arztberufs wird über die ▸ Ärztekammer geregelt. Ein Arzt kann angestellt (Krankenhaus, Betrieb), beamtet (Gesundheitsamt) oder freiberuflich tätig sein.

Arzt im Praktikum, Abk. **AiP.** Nach Abschluss des Medizinstudiums muss der AiP für 18 Monate eine ärztliche Tätigkeit unter Aufsicht eines Arztes mit voller ▸ Approbation in einem Krankenhaus oder der Praxis eines hierzu ermächtigten Arztes ausüben als letzte Voraussetzung für den Erhalt der Approbation.

Ärztekammer, Berufsorganisation, in der jeder Arzt per Gesetz Mitglied ist. Die Ärztekammer regelt die Berufsausübung, das heißt das Verhalten gegenüber Patienten und Kollegen, die Fort- und Weiterbildung sowie die Überwachung der Einhaltung von Berufspflichten in Form von Berufsgerichten, so genannten Schlichtungsstellen, und gutachterlicher Tätigkeit.

Arzthaftung, ▸ Behandlungsvertrag, ▸ Haftung.

Aspiration, feste oder flüssige Stoffe (Blut, Mageninhalt, Fremdkörper usw.), die in die Atemwege gelangen. Besonders gefährdet sind Menschen mit fehlenden Atemschutzreflexen (z. B. bei Narkose, Bewusstlosigkeit, neurologischen Störungen) und/oder erhöhtem Rückfluss aus dem (bei Darmverschluss) oder verstärktem Druck auf den (bei Fettleibigkeit, Spätschwangerschaft) Bauchraum. Durch Aspiration können die Atemwege verlegt oder die ▸ Bronchien und die Lunge geschädigt werden, insbesondere wenn das Aspirat chemisch irritierend wirkt (z. B. Magensäure) oder infektiös ist (▸ Infektion). Besondere Probleme entstehen beim Eindringen von Süß- oder Salzwasser als Folge eines Ertrinkungsunfalls.

Asthma, im weiteren Sinne eine anfallsweise auftretende, hochgradige Atemnot verschiedener Ursachen. Im engeren Sinne ist damit meist das **Bronchialasthma** gemeint. Dabei ist vor allem die Ausatmung durch eine Einengung der ▸ Bronchien massiv erschwert. Dazu tragen – mit im Einzelfall unterschiedlich gewichteter Beteiligung – drei Faktoren bei:

1. krampfartiges Zusammenziehen der Bronchialmuskeln **(Bronchospasmus),**

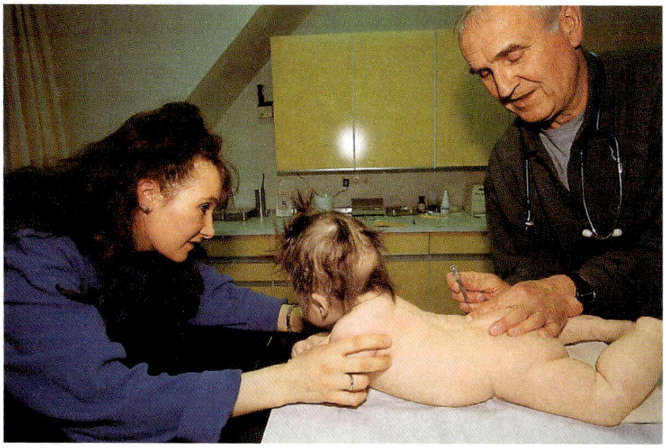

Arzt: Der Kinderarzt impft einen Säugling im Rahmen der Vorsorgeuntersuchung.

2. Schwellung der Bronchialschleimhaut,
3. Absonderung eines zähen, fadenziehenden Schleims aus den Bronchien.

Auslösende Ursachen können – auch in Kombination – sein: ▸ Allergien, ▸ Infektion, ▸ Nebenwirkung von ▸ Arzneimitteln, ▸ Anstrengung, chemische Irritation (Einatmen von entsprechenden Reizgasen oder ▸ Aspiration) und psychische Faktoren. Die Prophylaxe und Therapie richten sich in erster Linie auf die Ausschaltung auslösender Faktoren, was nicht immer möglich ist. Ansonsten werden Medikamente auch zur ▸ Inhalation gegeben, teilweise zur Selbstanwendung durch den Patienten.

Audiometrie, die Überprüfung des Hörvermögens durch Einsatz technischer Geräte.

1. **Tonschwellenaudiometrie:** nach Vorgabe von Tönen festgelegter Frequenz wird die Lautstärke bzw. Schwelle bestimmt, bei der der Ton gerade noch gehört wird.
2. **überschwellige Tonaudiometrie:** spezielle Untersuchung von Wahrnehmungsunterschieden im Bereich über der Hörschwelle zur Unterscheidung von Gehörschäden (Mittelohr, Innenohr).
3. **Sprachaudiometrie:** Silben, Wörter und/oder Satzreihen werden in unterschiedlicher Lautstärke vorgegeben und der Prozentsatz der jeweils richtig erkannten ermittelt.
4. **Simulationsproben:** durch spezielle Untersuchungsmethoden ist es möglich, herauszufinden, ob eine ein- oder doppelseitige Schwerhörigkeit oder Taubheit echt oder vorgetäuscht ist. Diese Prüfung kann eine Rolle bei Gutachten (z. B. für die Berentung) spielen.
5. **objektive Hörprüfung:** Dazu ist im Gegensatz zu den oben genannten Verfahren keine aktive Mitarbeit des Patienten notwendig. Sie kann z. B. auch bei Säuglingen oder in Narkose durchgeführt werden. Töne bzw. Geräusche führen zu unmittelbaren und typischen Veränderungen im ▸ EEG, welches parallel aufgezeichnet wird.

Aufklärung, Verpflichtung jedes Arztes, seine Patienten oder gegebenenfalls deren gesetzliche Vertreter aufzuklären über die näheren Umstände ihrer Erkrankung, über die entsprechenden diagnostischen und therapeutischen Möglichkeiten und deren Folgen bei Durchführung, aber auch Unterlassung derselben und über Maßnahmen, die die Patienten selber ergreifen können, um ihren Zustand zu bessern (z. B. Nikotinverzicht). Dies gebietet nicht nur die ärztliche Fürsorgepflicht, um drohenden Schaden vom Patienten abzuwenden, sondern die Pflicht zur Aufklärung ergibt sich zwingend aus dem verfassungsrechtlich garantierten ▸ Selbstbestimmungsrecht jedes Menschen. Ohne Aufklärung und eine den Umständen angemessene Bedenkzeit ist eine ▸ Einwilligung des Patienten hinfällig und der diagnostische und/oder therapeutische Eingriff rechtswidrig, da der Patient eine für ihn sinnvolle Entscheidung nur treffen kann, wenn ihm deren Tragweite klar ist.

Die Aufklärung hat sich nicht nur auf die etwaigen Risiken des Eingriffs oder dessen Unterlassung selbst zu beziehen, sondern auch auf relevante Begleitumstände (z. B. starke Schmerzen, fehlende Fahrtüchtigkeit danach, vorübergehende ▸ Anästhesie auch über den Eingriff hinaus usw.). Außerdem müssen alternative Möglichkeiten mit ihren Vor- und Nachteilen gegenüber den vorgeschlagenen Verfahren besprochen werden. Mögliche Risiken und Folgen, auch wenn sie dem Arzt selbst harmlos erscheinen, für den Patienten aber überraschend sind, müssen auch hinsichtlich der Bedeutung für den einzelnen Patienten besprochen werden. So kann die Beeinträchtigung durch eine vorübergehende Heiserkeit nach ▸ Intubation für einen Sänger schwerer wiegen als für andere Menschen.

Der Arzt sollte sich in verständlichen Worten ausdrücken und sich ein Bild darüber verschaffen, ob der Patient sprachlich oder geistig in der Lage ist, seinen Ausführungen zu folgen. Bei fremdsprachigen Patienten muss eventuell ein Dolmetscher hinzugezogen werden. Bestehen Zweifel an der Fähigkeit des Patienten, die Tragweite des Geschehens zu erfassen, so muss, wenn nicht schon geschehen, geprüft werden, ob ein Ergänzungspfleger oder Betreuer beim Vormundschaftsgericht bestellt werden soll, der dann den Patienten vertritt.

Art und Umfang der Aufklärung richten sich natürlich auch nach den Umständen. So bleibt z. B. vor einem Notkaiserschnitt wegen drohenden schweren Schadens oder gar Todes von Mutter oder Kind für eine Aufklärung überhaupt keine Zeit mehr. Bei bewusstlosen Patienten kommt die mutmaßliche Einwilligung in Betracht.

Aufwachraum, in vielen ▸ Krankenhäusern kommen die ▸ Patienten nach einer Allgemein- oder einer ausgedehnten Leitungsanästhesie (▸ Anästhesie) in den so genannten Aufwachraum. Dort werden sie von Fachpflegekräften und Ärzten der ▸ Anästhesiologie noch so lange überwacht und betreut, bis die Nachwirkungen der Anästhesie so weit abgeklungen sind bzw. sich Atmung und Kreislauf ausreichend stabilisiert haben, dass eine Verlegung auf die Normalstation verantwortbar ist.

Augenheilkunde, ▸ Ophtalmologie.

Aurikuloakupunktur, ▸ Akupunktur.

Auskultation, die Untersuchung von Geräuschphänomenen und deren krankheitsbedingten Veränderungen über einer Körperpartie (z. B. Atemgeräusche und Herzschlag am Brustkorb, Darmgeräusche am Bauch usw.) meist mittels eines ▸ Stethoskops.

Auskunftsanspruch, der ▸ Patient hat nicht nur ein ▸ Einsichtsrecht in die ihn betreffenden Krankenunterlagen, sondern nach den geltenden gesetzlichen Bestimmungen des Datenschutzes auch einen Anspruch auf Auskunft über deren Speicherung im Rahmen EDV-gestützter oder manueller (z. B. Kartei) Patientendokumentation. Informiert werden muss über die Tatsache und den Zweck der Datenspeicherung sowie über Herkunft, Inhalt und Empfänger der Daten.

Austauschoperation, ▸ künstliche Gelenke.

Auswurf, Sputum, durch Räuspern oder Hustenstöße enfernter Schleim, der aus den Absonderungen der Schleimhaut des Rachens, des Kehlkopfs, der Luftröhre und der ▸ Bronchien stammt. Dem Schleim kann Eiter und Blut beigemengt sein. Aussehen und Geruch des Auswurfs geben dem Arzt in vielen Fällen wichtige diagnostische Hinweise. Die mikroskopische Untersuchung lässt Schlüsse auf die Ursache der Erkrankung zu, z. B. finden sich bei offener Lungentuberkulose Tuberkelbakterien im Auswurf.

Zur Untersuchung ist Auswurf in keimfreien Gefäßen einzusenden, die von Apotheken vorrätig gehalten werden. Auswurf ist stets als infektiös zu behandeln; Gefäße sind zu desinfizieren (Kalkmilch, Chlorkalk, Auskochen). In Tuberkulosefällen größte Vorsicht!

Eine geringe Menge, die morgens durch Räuspern entfernt wird, kann als harmlos angesehen werden. Aushusten von größeren Mengen, das länger als 2–3 Wochen anhält, kann ein Zeichen einer ernsten Erkrankung (z. B. Bronchiektasie) sein und bedarf einer gründlichen ärztlichen Untersuchung.

autogenes Training, eine Methode der konzentrativen Selbstentspannung, die auf J. H. Schultz zurückgeht. Mittels selbst erteilter Aufträge, z. B. »ich atme ganz ruhig«, ist es möglich, das vegetative Nervensystem zu beeinflussen und sich in einen entspannten Zustand zu versetzen. Autogenes Training hilft bei nervösen Beschwerden, Schlafstörungen, depressiven Verstimmungen und Angstzuständen. Bei schwerwiegenden psychischen Störungen kommt es aber nur begleitend zu anderen Behandlungen in Betracht.

Autoimmunkrankheiten, ▸ Immunsystem.

Autopsie, ▸ Obduktion.

Autosuggestion, bewusste oder unbewusste Einflussnahme auf die eigene Willensbildung und Vorstellungswelt durch Suggestion. Voraussetzung dabei ist ein möglichst vollkommener körperlicher und seelischer Ruhe- und Entspannungszustand, in dem sich der Mensch lebendig die Vorstellungen einbilden soll, die er sich selbst einzureden wünscht oder die ihm der Therapeut empfohlen hat. Dabei ist die von É. Coué aufgestellte Grundregel zu beachten: Man muss sich immer in bildhafter Anschaulichkeit das angestrebte Ziel (Behagen, Gesundheit, Schmerzlosigkeit), nicht die Aufhebung des störenden Zustands vorstellen. Mit dem Willen allein erreicht man das Gegenteil des Gewünschten; Tiefenschichten werden von Bildern gelenkt, weshalb Autosuggestion rational veranlagten Menschen weniger gut gelingt.

Azetylsalizylsäure, Acidum acetyl(o)salicylicum, Abkömmling der Salizylsäure; 1859 erstmals synthetisiertes und 1899 von H. Dreser eingeführtes Schmerz-, Fieber-, Rheuma- und Grippemittel; wird neuerdings auch als blutgerinnungshemmendes Mittel angewendet.

Bakterien, einzellige mikroskopisch kleine Organismen ohne eigentlichen Zellkern, die unter geeigneten Bedingungen zur Vermehrung fähig sind und einen eigenen Stoffwechsel besitzen. Es gibt eine Vielzahl von Bakterien, die sich hinsichtlich ihrer Form, ihres Stoffwechsels und der genetischen (▸ Genetik) Eigenschaften voneinander unterscheiden.

Bakterien werden für eine Vielzahl von Erkrankungen (▸ Infektion) verantwortlich gemacht. Allerdings rufen nicht alle Bakterien bei jedem Individuum zwangsläufig eine Erkrankung hervor. Wir haben sie in vielen Bereichen unseres Körpers (z. B. Mundhöhle, Darm, Scheide), wo sie normalerweise nicht nur unschädlich sind, sondern z. T. auch nützlich sein können. Unter ungünstigen Bedingungen (Schwäche des ▸ Immunsystems), oder wenn die Bakterien an den falschen Ort gelangen (z. B. vom Darm in die Harnwege), kann eine Krankheit die Folge sein. Zur Behandlung einer Infektion kommen in der ▸ Schulmedizin in erster Linie ▸ Antibiotika in Betracht, weiterhin operative Eröffnung und Reinigung von Eiterherden. Zur ▸ Prophylaxe gehören hygienische Maßnahmen wie ▸ Desinfektion (z. B. der Hände), ▸ Sterilisation (z. B. Spritzen, Instrumente usw.), Tragen eines Mundschutzes, Wechseln von Kleidung (▸ Infektionsstation) usw. Andere Heilverfahren (z. B. ▸ Naturheilkunde, ▸ Homöopathie) legen den Schwerpunkt mehr darauf, den Organismus weniger anfällig gegen Infektionen zu machen.

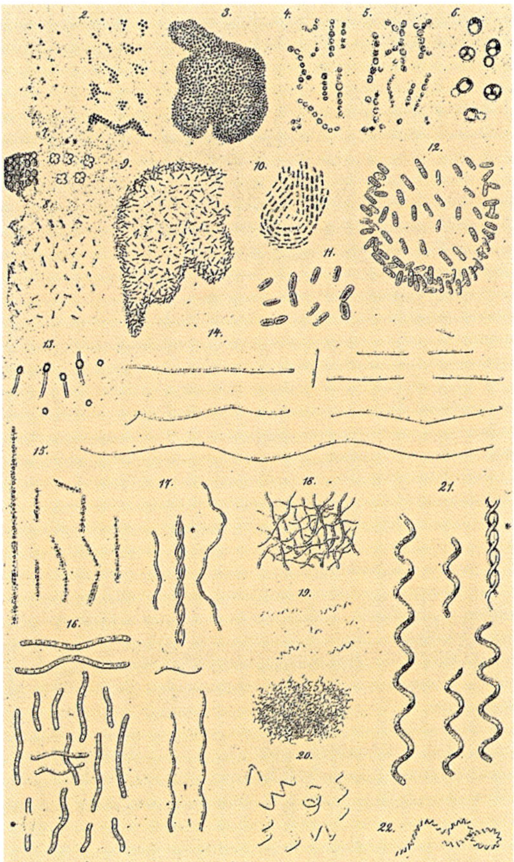

Bakterien: In seiner eigenhändigen Zeichnung unterschied der deutsche Botaniker Ferdinand Julius Cohn Bakterien nach ihrer Form: Z.B. bezeichnete er die Bakterien unter 4. als »Rosenkranzketten« und ordnete unter 19. – 22. verschiedene spiralförmige Bakterien ein.

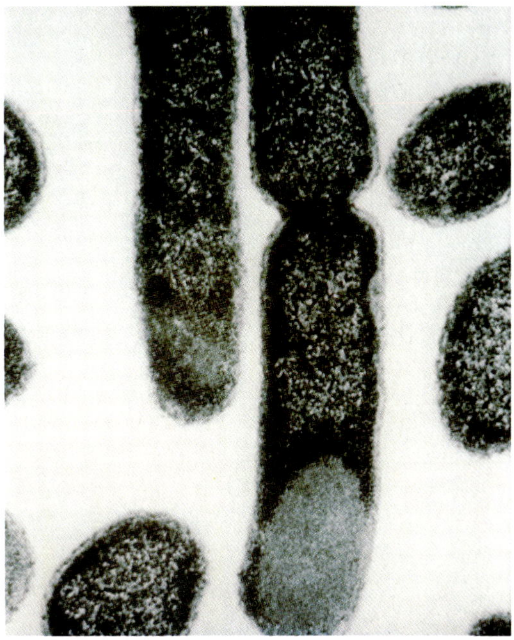

Bakterien: Das Bakterium Escherichia coli in genetisch veränderter Form: Die hellen Areale bestehen aus Proinsulin; dies ist besonders deutlich an dem sich teilenden Bakterium sichtbar.

Bandscheibenvorfall, die Bandscheiben bestehen aus Knorpel und fungieren als Puffer zwischen den einzelnen knöchernen Wirbelkörpern. Durch Verschleißerscheinungen und/oder akute Belastung können Anteile der Bandscheibe entweder nach vorne in den Wirbelkanal oder nach der Seite austreten und dort auf das ▸ Rückenmark oder die von diesem abgehenden Nervenwurzeln Druck ausüben. Das führt zu Schmerzen, Empfindungsstörungen und/oder Lähmungen in den betroffenen bzw. abhängigen Bereichen, am häufigsten der unteren Hals- und Lendenwirbelsäule. Die ▸ Diagnose wird durch neurologische Untersuchung, vor allem aber durch bildgebende Verfahren wie ▸ Computer- und ▸ Kernspintomographie gestellt. Wenn nicht gravierende Ausfälle der Nervenfunktionen mit der Gefahr bleibender Schäden vorliegen, wird zunächst ▸ konservative Behandlung angestrebt, d. h. Bettruhe, ▸ Physiotherapie, ▸ Schmerztherapie. Führt dies nicht zum Erfolg, können die vorgefallenen Anteile der Bandscheibe durch eine ▸ Operation oder durch **Chemonukleolyse** entfernt werden. Dabei wird nach ▸ Punktion in Lokalanästhesie (▸ Anästhesie) unter Kontrolle mit ▸ Röntgen über eine Nadel ein Gemisch aus zwei Enzymen an die betroffene Stelle gespritzt, welches dann das Knorpelgewebe auflöst.

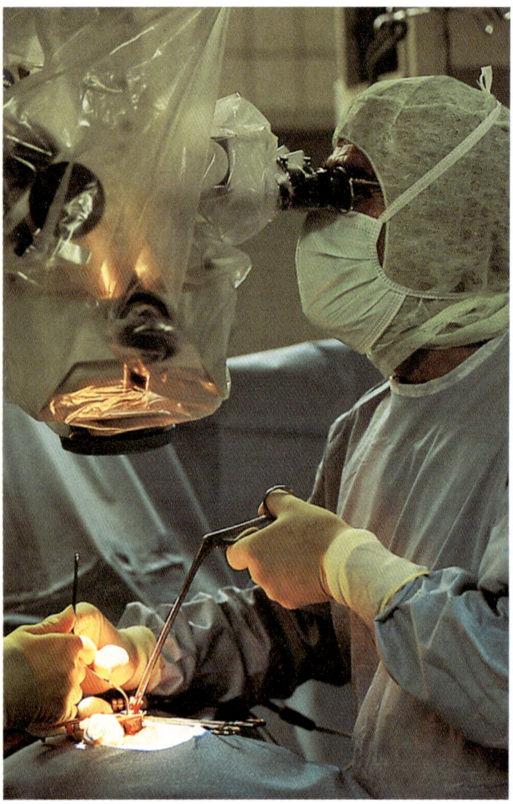

Bandscheibenvorfall: Operation eines Bandscheibenvorfalls mithilfe des Operationsmikroskops.

Bauchchirurgie, ▸ Abdominalchirurgie.

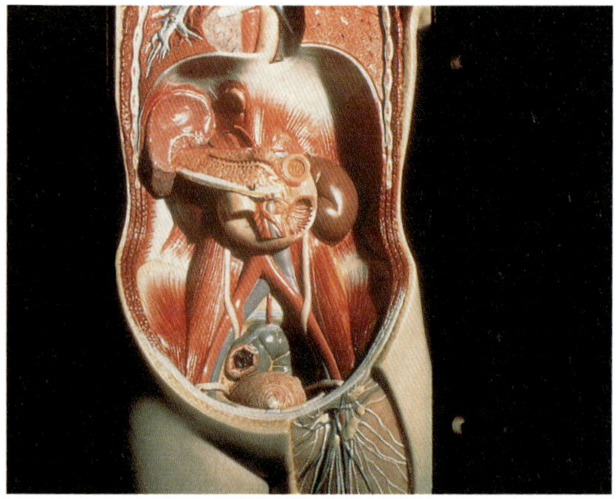

Bauchspeicheldrüse: Das Körpermodell zeigt Zwerchfell, Niere, Blase, Aorta und einen Querschnitt von Leber und Bauchspeicheldrüse.

Bauchspeicheldrüse, Pankreas, die Bauchspeicheldrüse liegt im oberen hinteren Bauchraum und hat zwei Funktionen:

1. exokrine Funktion: die Produktion von Verdauungsenzymen, das sind Stoffe, die Nahrungsbestandteile zerlegen und aufschließen können, damit sie vom Körper weiter verwertet werden können. Diese werden über einen Gang in den Zwölffingerdarm abgegeben – an derselben Stelle mündet auch der Gallengang – und z. T. erst dort aktiviert.
2. endokrine Funktion: In den so genannten Inselzellen – diese liegen wie Inseln im übrigen Drüsengewebe – werden die Hormone **Insulin** und **Glukagon** produziert und direkt in die Blutbahn abgegeben. Die beiden Hormone wirken gegensätzlich, da Glukagon bei vermehrtem Energiebedarf eine Erhöhung des Blutzuckerspiegels durch Abbau körpereigener Reserven bewirkt, Insulin dagegen den Blutzuckerspiegel senkt und den Aufbau von Energiedepots fördert. Bei nicht ausreichender oder fehlender Insulinproduktion entsteht der ▸ Diabetes mellitus.

Bazillen, eine spezielle Unterart der ▸ Bakterien. In der Umgangssprache werden damit fälschlicherweise generell Bakterien und ▸ Viren bezeichnet.

Beatmung, wenn die Eigenatmung, auch Spontanatmung genannt, nicht oder nicht ausreichend möglich ist, muss eine künstliche Beatmung erfolgen. Dies kann der Fall sein bei schweren Verletzungen (vor allem des Brustkorbs), sehr hohem Sauerstoffbedarf, bei Bewusstlosigkeit verschiedenster Ursache, schweren Herz- und Lungenerkrankungen, Lähmung der Atemmuskulatur (z.B. ▸ Querschnittlähmung) usw. Die Beatmung kann auf unterschiedliche Weise erfolgen:

1. ohne Hilfsmittel im Notfall als Mund-zu-Mund- oder Mund-zu-Nase-Beatmung. Diese Technik ist im Prinzip nach entsprechender Ausbildung z.B. in einem Erste-Hilfe-Kurs auch durch Laien erlern- und anwendbar. Obwohl ein regelmäßiges Training der Methode eigentlich nötig ist, um auf diese Weise erfolgreich beatmen zu können, sollten Laien im Notfall lieber so verfahren, als gar nichts zu tun;
2. über eine Maske, an die ein Beatmungsbeutel angeschlossen ist, der sich zwischen den Einatmungsphasen immer wieder mit Luft und/oder Frischgas bzw. Sauerstoff füllt und es erlaubt, die pro Atemzug benötigte Menge durch Zusammenpressen des Beutels in die Lunge zu drücken. Die Richtung des Atemstroms wird dabei bei den meisten Systemen über ein Ventil gesteuert. Diese Technik erfordert eine gewisse Übung, um das meist sowieso bestehende Risiko einer ▸ Aspiration nicht noch durch Einblasen von Luft in den Magen zu erhöhen;
3. über eine Kehlkopfmaske. Es handelt sich dabei um einen Schlauch, an dessen Ende sich eine aufblasbare Maske befindet, die sich im Idealfall fest um den Kehlkopf legt und so eine Beatmung mit vermindertem Aspirationsrisiko ermöglicht;
4. über einen Tubus (▸ Intubation, ▸ Trachealkanüle).

Die Beatmung kann außer bei 1. manuell, d.h. durch Zusammendrücken des Beatmungsbeutels mit den Händen oder über ein ▸ Beatmungsgerät, erfolgen, allerdings am besten über den Tubus und nur bedingt über die Kehlkopfmaske.

MASKENBEATMUNG

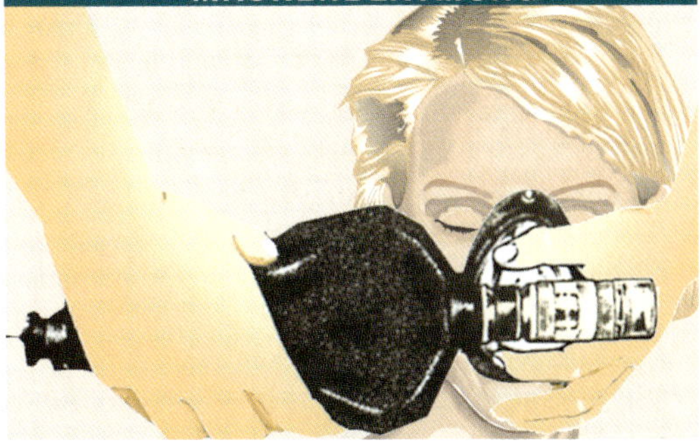

Beatmung: Die Beatmung mithilfe eines Handbeatmungsgerätes, dem so genannten »Ambu«-Beutel.

Beatmungsgerät, Das Beatmungsgerät ist ein Apparat, mit dem je nach Erfordernis die Atemfunktion teilweise oder ganz übernommen werden kann.

Die Geräte können sehr unterschiedlich ausgestattet sein. So müssen sie im ▸ Rettungsdienst klein, handlich und einfach zu bedienen sein.

Beim Einsatz im Rahmen von Vollnarkosen (▸ Anästhesie) muss die variable Zufuhr von Narkosegasen gewährleistet und u.U. eine Vorrichtung zur Anwärmung und Anfeuchtung der Atemgase vorhanden sein. Um Narkosegas einzusparen, bzw. um nicht mehr als nötig die Umwelt mit ausgeatmetem Narkosegas zu belasten, sind für Narkosegeräte spezielle Rückatmungssysteme konstruiert worden, bei denen das sich ansammelnde ausgeatmete Kohlendioxid über einen Absorber entfernt und der verbrauchte Sauerstoff ersetzt wird.

ATEMSPENDE DURCH MUND-ZU-NASE-BEATMUNG

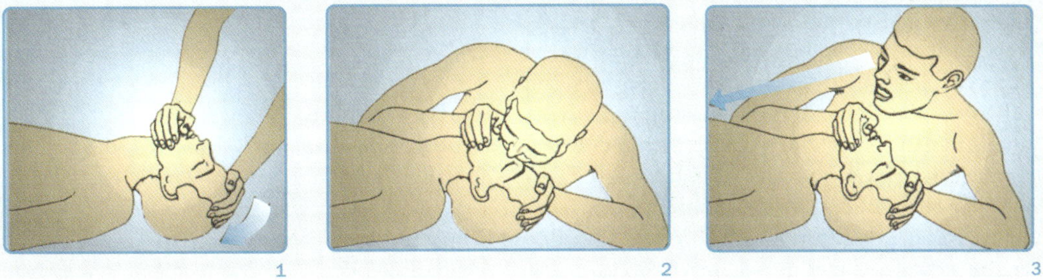

Beatmung: Die Technik der Mund-zu-Nase- bzw. der Mund-zu-Mund-Beatmung kann von jedem erlernt werden.

Zur länger dauernden Beatmung im Rahmen der ▸ Intensivmedizin wurden eine Reihe von Beatmungsgeräten entwickelt, bei denen der Patient in unterschiedlicher Weise an der Umstellung von kompletter Beatmung auf die eigene Atmung aktiv beteiligt werden kann. Wenn nötig, können die Beatmungsmuster variiert werden (z.B. Verhältnis von Ein- zu Ausatemzeit). Anwärmung und Anfeuchtung der Atemgase ist hier obligat.

Beatmungsgeräte arbeiten druck-, zeit-, flow- oder volumengesteuert und enthalten verschiedene Messeinrichtungen sowie optische und akustische Alarmfunktionen, um die Sicherheit der Patienten zu erhöhen.

Beckenbodenschwäche, als Beckenboden bezeichnet man die Muskulatur, die den Rumpf in stehender Position nach unten abschließt. Eine Beckenbodenschwäche kann entstehen durch Belastung (z.B. Schwangerschaft) und/oder fehlendes Training der Muskulatur und kann eine ▸ Inkontinenz der weiblichen Harnblase oder das Absinken bzw. den Vorfall von Gebärmutter, Scheide und Darm begünstigen. Als Therapie kommen zunächst ein gezieltes Training (▸ Krankengymnastik), nur wenn das nicht möglich ist, operative Verfahren mit Raffung des Beckenbodens infrage.

Beckenspiegelung, Pelvisskopie, eine ▸ Endoskopie des Beckenraums zur Untersuchung, ▸ Biopsie und u.U. ▸ Operation bei Erkrankungen insbesondere der weiblichen Beckenorgane.

Behandlungsfehler, Kunstfehler, ein Behandlungsfehler liegt vor, wenn der ▸ Arzt bei seinen Maßnahmen die nötige Sorgfalt außer Acht lässt. Dabei gilt als Richtschnur der aktuelle Stand der medizinischen Wissenschaft und nicht der individuelle Ausbildungsstand des Arztes. Dies kann besonders kritisch werden, wenn Methoden zur Anwendung kommen, die (noch) nicht allgemein wissenschaftlich anerkannt sind. Hier ist eine besonders gründliche Aufklärung des Patienten gerade über diesen Punkt zu leisten; die Methodenfreiheit hat also auch ihre Grenzen. Wenn ein Arzt allein verantwortlich – d.h. ohne Anleitung und Aufsicht – eine Behandlung übernimmt, die seine Fähigkeiten übersteigt, liegt ein so genanntes Übernahmeverschulden vor. Die Sorgfaltspflicht bezieht sich auch auf die korrekte Funktion von Geräten und die Einschätzung der eigenen aktuellen Leistungsfähigkeit bzw. deren Einschränkung (z.B. Übermüdung nach 36 Stunden Dienstzeit) und die Aufsichts- und Weisungspflicht gegenüber nachgeordneten ärztlichen und nicht ärztlichen Mitarbeitern. Jeder Arzt ist verpflichtet, sich in seinem Fachgebiet auf dem aktuellen Stand der Wissenschaft zu halten.

Behandlungspflicht gilt selbstverständlich für Notfälle. Ansonsten gilt aber der Grundsatz der Behandlungsfreiheit, d.h., der Arzt kann in bestimmten Fällen die Behandlung ablehnen, z.B. wenn sie seine Fähigkeiten übersteigt (▸ Behandlungsfehler), das Vertrauensverhältnis zwischen Arzt und Patient gestört ist, bei Überlastung, oder wenn er bestimmte Maßnahmen aus ethischen Gründen ablehnt (z.B. Schwangerschaftsabbruch). Für Krankenhäuser besteht die Behandlungspflicht im Rahmen ihrer Einstufung sowie der personellen und apparativen Ausstattung. Außer in Notfällen kann auch eine Überbelegung und/oder Personalmangel zu einer Ablehnung der Behandlung führen.

Behandlungsvertrag, wenn der ▸ Arzt einen ▸ Patienten im gegenseitigen Einverständnis behandelt, besteht automatisch ein Behandlungsvertrag, ohne dass dazu eine besondere Form (z.B. schriftlich) notwendig wäre. Da der Arzt den Erfolg nicht von vorneherein garantieren kann, handelt es sich dabei um einen bürgerlich-rechtlichen Dienstvertrag. Nebenpflichten können die Ausstellung von Attesten und Gutachten sein. Bei Kassenpatienten kommt die betreffende ▸ Sozialversicherung als weiterer Vertragspartner hinzu. Bei Vertragsverstößen, vor allem bei schuldhaften ▸ Behandlungsfehlern, haftet der Arzt (▸ Haftung).

Belastungs-EKG, ▸ EKG.

Belegabteilung, Abteilung eines Krankenhauses, die von einem nicht im Krankenhaus angestellten, sondern in freier Praxis tätigen Arzt durch eine vertragliche Regelung mit dem Krankenhausträger mit eigenen Patienten belegt werden kann zum Zweck nur stationär durchführbarer Maßnahmen. Das übrige Personal ist in der Regel beim Krankenhausträger angestellt. Dadurch wird es dem Patienten ermöglicht, beim Arzt seines Vertrauens zu bleiben.

Berufsgeheimnis, ▸ Schweigepflicht.

Berufsgenossenschaft, Abk. **BG,** die gesetzliche Unfallversicherung der gewerblichen Wirtschaft bei der die Unternehmen ihre Mitarbeiter versichern müssen. Die BG ist auch Träger von Krankenhäusern.

Berufskrankheiten, Erkrankungen, die durch schädliche Einwirkungen am Arbeitsplatz entstanden sind. Diese können physikalischer (z.B. Lärm, Strahlen), chemischer (z.B. Gifte), infektiöser (▸ Infektion) oder sonstiger Art sein. Welche Erkrankungen anzuzeigen bzw. entschädigungspflichtig im Sinne eines Arbeitsunfalles sind, regelt die Berufskrankheitenverordnung.

BG
Großhandels- und Lagerei-
Berufsgenossenschaft

Berufsgenossenschaft: Berufsgenossenschaften sind der wichtigste Träger der gesetzlichen Unfallversicherung. Hier das Logo der Großhandels- und Lagerei-Berufsgenossenschaft.

Beschäftigungstherapie, Anwendung bei Kranken und Behinderten jeden Alters, um bei Einschränkungen der Sinnesorgane, der Bewegungsfähigkeit und der geistigen Verfassung zu helfen, die Defizite auszugleichen. Je nach Situation reicht die Beschäftigungstherapie vom Üben einfacher Tätigkeiten wie Waschen und Anziehen bis hin zu kreativen und künstlerischen Betätigungen. Das Ziel ist eine weitgehende Erhaltung oder (Wieder-)Erlangung der Selbstständigkeit im täglichen Leben.

Bestrahlung, ▸ Strahlentherapie.

Betäubungsmittel, Abk. **BtM,** Medikamente (▸ Arzneimittel), die die Stimmung und das Bewusstsein dergestalt beeinflussen können, dass eine psychische und/oder körperliche Abhängigkeit entsteht. Die Anwendung bzw. Einschränkungen und Verbote derselben sind im ▸ Betäubungsmittelgesetz geregelt.

Betäubungsmittelgesetz, Abk. **BtMG,** gesetzliche Bestimmung, die zusammen mit der Betäubungsmittelverschreibungsverordnung (BtMVV) die für Ärzte und Zahnärzte erlaubte Anwendung von ▸ Betäubungsmitteln z.B. zur ▸ Schmerztherapie oder Narkose regelt. Es stellt den ungesetzlichen Gebrauch von Betäubungsmitteln unter Strafe. Die Anlage des BtMG enthält eine Liste aller betreffenden Betäubungsmittel.

Bewegungsbad, Warmwasserbecken, in dem unter Anleitung aktive und passive ▸ Bewegungstherapie (Unterwassergymnastik) durchgeführt werden kann. Der Vorteil ist, dass durch die Wärme und den Auftrieb im Wasser die Muskeln lockerer und die Gelenke entlastet werden.

Bewegungstherapie, Abk. **BwT,** Sammelbegriff für bewegungsorientierte Therapieverfahren, vorrangig zur aktivierenden Behandlung muskulärer, neurologischer und gelenkseitiger Funktionen zur Verbesserung der Aktivität und damit zur Erhöhung von Mobilität und Selbsthilfefähigkeit. Ziele sind das weitgehend schmerzarme, kontrollierte und möglichst nah an Normalfunktionen herangeführte Bewegungsvermögen trotz gesundheitlicher Störungen, die Verhütung von sekundären (Abnutzungs- und Fehlbeanspruchungs-) Schädigungen bzw. Folgebehinderungen, der kompensatorische Ausgleich von schadensbedingt eingeschränkten oder ausgefallenen Funktionen durch Einübung entsprechender Ersatzfunktionen für Alltagsverrichtungen und damit letztlich die (Rück-)Gewinnung eines positiven eigenen Körpergefühls, welches natürlich auch erwünschte Folgen für ein gutes Eigenwertverständnis/Selbstbild betroffener Patienten haben kann. Bewegungstherapien sind durchweg ganzheitlich orientiert und arbeiten meist mit den Elementen gezielter Anspannung und Entspannung des menschlichen Bewegungsapparates und seiner Organsysteme im Sinne des Trainings und der Anbahnung physiologisch richtiger Bewegungsmuster. Im Blick sind dabei nicht nur willkürlich steuerbare, son-

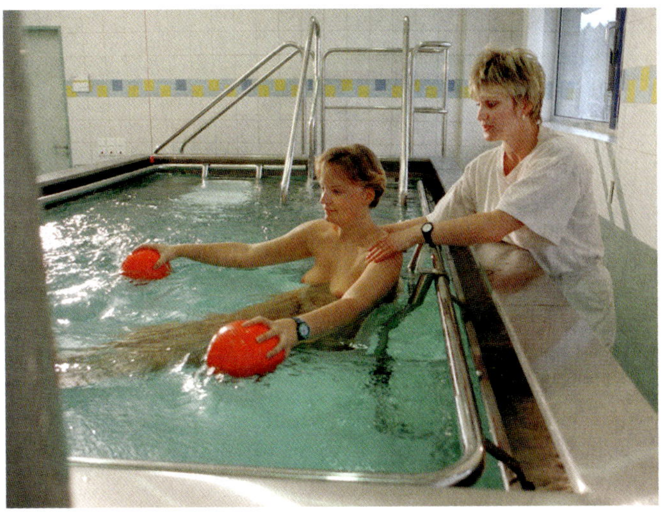

Bewegungsbad: Die Physiotherapeutin unterstützt ihre Patientinnen beim Bewegungsbad im neuen Waldkrankenhaus im sächsischen Adorf.

dern auch unwillkürliche Funktionen (z.B. verspannungs- und krampflösende Beeinflussung des Muskeltonus und Verbesserung von vegetativen Abläufen wie Spontanatmung, Blasenfunktion o.Ä.). BwT werden von verschiedenen Berufsgruppen ausgeübt, u.a. als physiologische Behandlung durch Krankengymnasten (▸Krankengymnastik, ▸Physiotherapie), als sportliches Training unter besonderen Bedingungen durch Sportfachkräfte in der ▸Rehabilitation, als Bewegungserziehung durch Motopäden (▸Motopädie) und im weiteren Sinne durch Fachkräfte der Arbeits- und Beschäftigungstherapie.

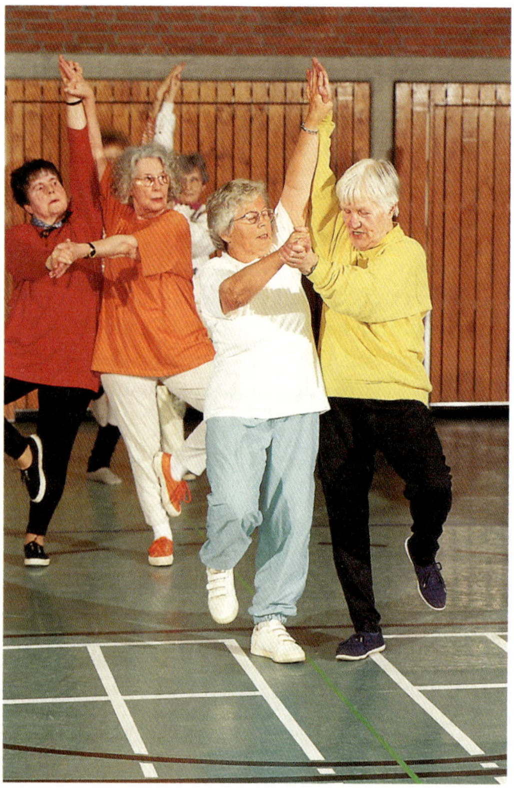

Bewegungstherapie: Eine Koronarsportgruppe bei der Bewegungstherapie.

bildgebende Verfahren, auf verschiedenen technischen Möglichkeiten beruhende medizinische Untersuchungsverfahren, die für die Diagnostik Bilder liefern. Die Untersuchung geschieht mit hochfrequenten elektromagnetischen Wellen (▸Computertomographie, ▸Röntgen), hochfrequenten Schallwellen (▸Ultraschall), Magnetfeldern (▸Kernspintomographie) oder der Strahlung von Radionukleiden (▸Szintigraphie). Je nach verwendetem Verfahren ist die Strahlenbelastung des Körpers unterschiedlich hoch.

Biopsie, Entnahme einer Gewebeprobe am lebenden Organismus durch ▸Punktion mit einer Hohlnadel oder unter Zuhilfenahme anderer Instrumente (Skalpell, feine Zange) entweder als Blindpunktion ohne Sicht oder gezielt unter Anwendung von ▸Röntgen oder ▸Ultraschalldiagnostik bzw. unter direkter Sicht während einer ▸Endoskopie oder ▸Operation. Das gewonnene Material kann dann im ▸Labor untersucht werden z.B. auf ▸Krebs u. andere Erkrankungen oder auf die Erbinformation der Zellen (▸Genetik) z.B. bei einer ▸Amniozentese.

Blasenersatz, bei Fehlen der Harnblase (z.B. nach ▸Operation eines Blasenkrebses) kann als Ersatz eine künstliche Harnblase aus Teilen des Darmes gebildet werden (▸plastische Chirurgie).

Blutbank, spezielle Einrichtung, in der von Spendern stammendes Blut oder Blutbestandteile unter sachgemäßen Bedingungen gelagert werden. In der Regel ist auch eine Abteilung zur Blutspende angeschlossen. Dann wird dort auch das Spenderblut auf Erkrankungen untersucht, die eine Spende verbieten, und eine ▸Blutgruppenbestimmung durchgeführt. Von diesem Depot aus werden nach Bedarf die benötigten Blutkonserven an die Krankenhäuser verteilt. Auch dort gibt es entsprechend kleinere Abteilungen, welche auch Blutbank genannt werden können, in denen das Blut sachgemäß gelagert und die Verträglichkeit von Spender- zu Empfängerblut getestet wird.

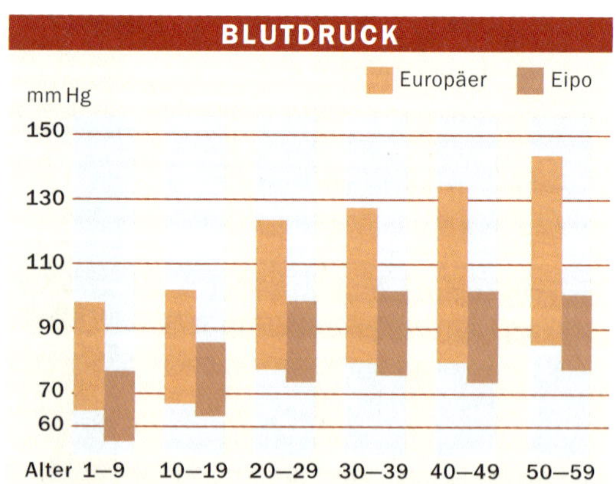

Blutdruckwerte: Die Blutdruckwerte verändern sich im Lauf des Lebens; zum Vergleich die Durchschnittswerte von Europäern und Eipo-Indianern.

BILDGEBENDE VERFAHREN:

Verfahren	Funktionsprinzip	spezielle Techniken
Thermographie	Abstrahlung von Wärme (Infrarot)	Telethermographie, Plattenthermographie
Röntgenverfahren	Transmission (Durchstrahlung)	Röntgendurchleuchtung, Röntgenfilmaufnahme, Röntgentomographie, Computertomographie
Sonographie	Beschallung (Ultraschall)	Ultraschalltomographien: A-Bild-Verfahren, B-Bild-Verfahren
Szintigraphie	Emission von angereicherten Radionukliden	Emissions-Computer-Tomographie (ECT), Single-Photon-Emissions-Computer-Tomographie (SPECT)
Kernspin-(Magnet-Resonanz-)Tomographie (MRT)	Emission von Magnetsignalen	
Positronen-Emissions-Tomographie (PET)	Emission von Positronen	

Quelle: Gesundheitsbericht für Deutschland 1998

Blutdruck, der Druck in den ▸Arterien, in aller Regel der des großen Kreislaufs (▸Blutkreislauf). Die Höhe des Blutdrucks hängt einerseits ab von der Muskelkraft des ▸Herzens und andererseits vom Gefäßwiderstand, der seinerseits von der Elastizität und dem regulierbaren Durchmesser der Arterien abhängt. Man unterscheidet den **systolischen** Blutdruck, der den höchsten Wert nach Zusammenziehen des Herzmuskels repräsentiert und den **diastolischen Blutdruck,** der den niedrigsten erreichten Druckwert darstellt, bevor das Herz erneut Blut auswirft. Die Druckwerte sind nicht in jedem Lebensalter gleich und erlauben unter Kenntnis dieser Tatsache Rückschlüsse auf die Herz-Kreislaufsituation. Ist der Blutdruck zu hoch, spricht man von **Hypertonie,** ist er zu niedrig, von **Hypotonie.**

Blutdruckmessung, der Blutdruck kann direkt oder indirekt gemessen werden.

1. Die *direkte* oder auch blutige Druckmessung erfolgt über eine ▸Verweilkanüle oder einen ▸Katheter, die in eine ▸Arterie vorgeschoben werden. Von dort aus wird der Blutdruck direkt auf ein Druckwandlersystem übertragen, über das dann die Anzeige der Blutdruckkurve durch einen Monitor und/oder die digitale Anzeige der gemessenen Werte (meist in mmHg) möglich ist. Der Vorteil liegt in der kontinuierlichen Messung, wodurch kritische Anstiege und Abfälle des Blutdrucks sofort erfasst werden können. Diese Methode der Blutdruckmessung ist im Wesentlichen der ▸Anästhesiologie und der ▸Intensivmedizin vorbehalten, da sichergestellt werden muss, dass nicht versehentlich ▸Medikamente statt über die Vene arteriell gespritzt werden und dass die Kanüle und die Anschlussstücke korrekt sitzen, da sonst unbemerkt in kurzer Zeit größere Blutverluste die Folge wären.

2. Die *indirekte* Blutdruckmessung erfolgt meist nach dem Prinzip von Riva-Rocci (RR). Eine in der Größe passende aufblasbare Manschette wird um den Oberarm gelegt und über die Höhe des Blutdrucks hinaus aufgeblasen. Auf einem Manometer

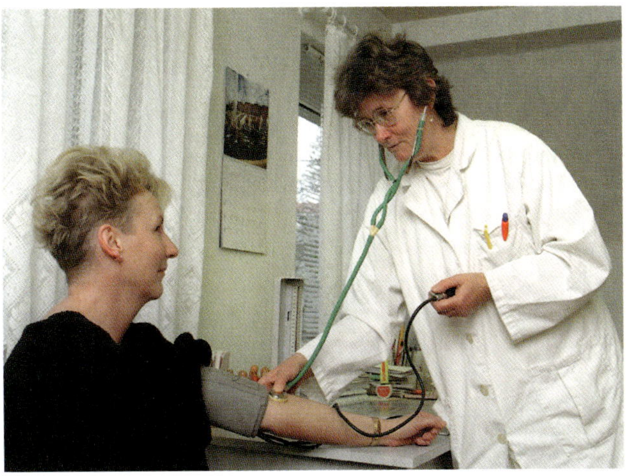

Blutdruckmessung: Das regelmäßige Messen des Blutdrucks gibt Aufschluss über den Zustand des Herz-Kreislauf-Systems.

wird der Druck in der Manschette angezeigt und langsam abgelassen, bis entweder der Puls am Handgelenk wieder tastbar oder das Blutströmungsgeräusch der Ellenbogenarterie mit dem ▸Stethoskop wieder hörbar ist. Wird nach weiterem Ablassen der diastolische Blutdruck erreicht, verschwindet dieses Geräusch wieder. Es gibt heute eine Reihe (halb)automatischer Messsysteme und elektronischer Geräte auch für die Eigenblutdruckmessung des Patienten.

Bluterkrankheit, Erbkrankheit, die nur Männer betrifft. Normalerweise kommt eine kleinere Blutung nach relativ kurzer Zeit zum Stillstand. Bei diesem Vorgang, der Blutgerinnung (▸ Gerinnungsstörung), sind eine Reihe vom Körper – hauptsächlich in der Leber – gebildeter so genannter Gerinnungsfaktoren beteiligt. Bei der Bluterkrankheit liegen erblich bedingte Mängel einzelner Faktoren (am bekanntesten ist der Faktor-VIII-Mangel) vor, was zu erheblichen Blutungen auch bei kleineren Verletzungen und Eingriffen führen kann. Eine typische Komplikation ist das Blutergelenk mit Bewegungseinschränkung und Deformierung, ausgelöst durch immer wieder auftretende Gelenkblutungen. Die Diagnose ist nicht über globale Gerinnungstests möglich, sondern nur über die Bestimmung der Aktivität der Einzelfaktoren. Die Therapie besteht in Ersatz des Mangels durch Zuführen von Gerinnungsfaktoren, die aus vielen Einheiten Spenderblut isoliert werden und zumindest in der Vergangenheit mit den Risiken der ▸ Infektion (▸ Aids, Hepatitis) behaftet waren.

Blutgruppen, die Bestandteile unseres Blutes weisen neben vielen gemeinsamen Merkmalen auch erblich bedingte Unterschiede auf. Neben den allgemein bekannten vier Blutgruppen (A, B, AB und O) und dem Rhesusfaktor (negativ/positiv) gibt es noch eine Reihe von Unterschieden in und an den roten Blutkörperchen und im Serum.

VERERBUNG DER BLUTERKRANKHEIT UNTER DEN NACHKOMMEN KÖNIGIN VICTORIAS

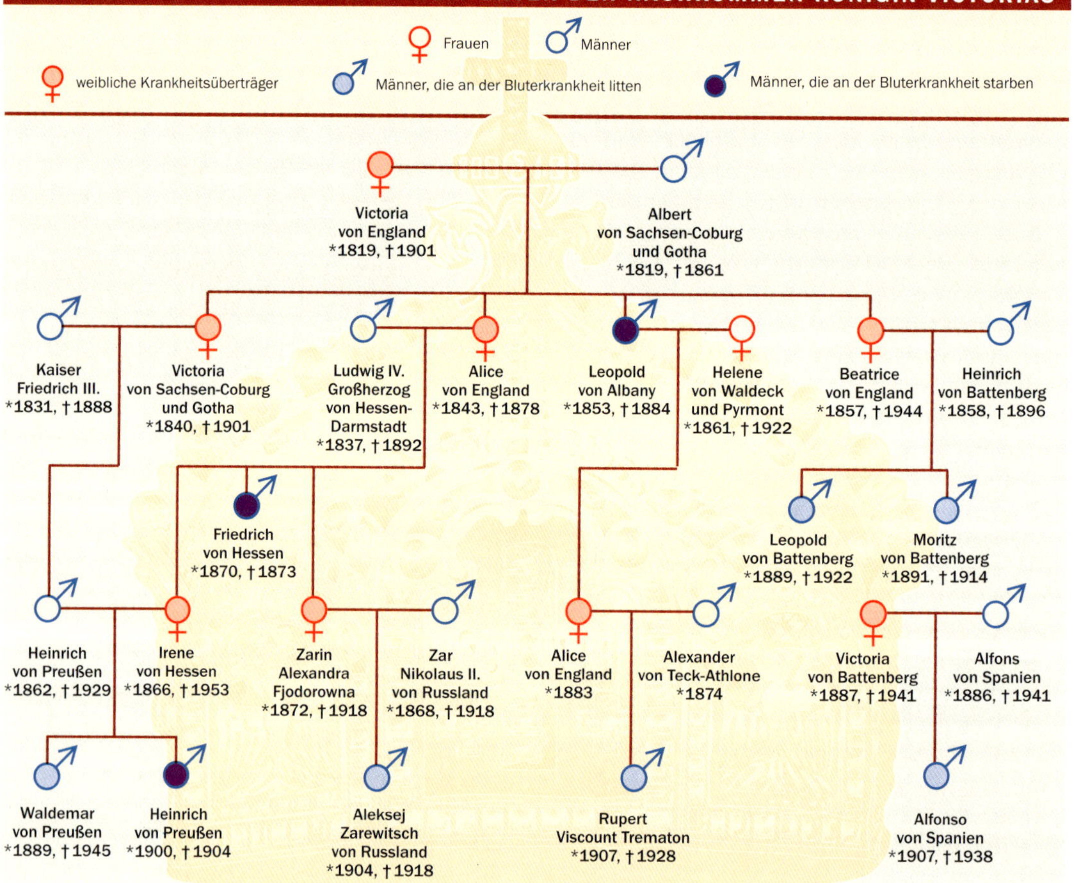

Bluterkrankheit: Die Vererbung der Bluterkrankheit unter den Nachkommen der britischen Königin Victoria.

Blutgruppenbestimmung, über spezielle Testseren wird die Blutgruppenbestimmung durchgeführt:

1. zur Ermittlung oder zum Ausschluss der Vaterschaft;
2. um im Rahmen der Spurensicherung von Blutresten bei Kriminalfällen die Herkunft des Blutes zu bestimmen;
3. um vor einer ▸ Bluttransfusion die Vorauswahl von passendem Spenderblut zu ermöglichen. Es folgen noch speziellere Suchtests nach Antikörpern und eine so genannte Kreuzprobe zwischen Spender- und Empfängerblut. Am Krankenbett, unmittelbar vor der Transfusion, wird nochmals durch einen Schnelltest (*Bedside-Test*) eine Blutgruppenbestimmung (ABO-System) des Spenderbluts durchgeführt, um Verwechslungen auszuschließen.

Blutkreislauf, der Weg, den das Blut durch den Körper nimmt.

1. **Großer Kreislauf:** Aus dem linken Herzen wird sauerstoffhaltiges Blut in die Hauptschlagader (Aorta) gepumpt und von dort über ▸ Arterien, die sich immer weiter aufzweigen bis in kleinste Kapillargefäße, in alle Körperabschnitte transportiert. Nach Abgabe von Sauerstoff und Aufnahme von Kohlendioxid fließt das Blut über die Venen, die sich schließlich zur oberen und unteren Hohlvene vereinigen, zum rechten Herzen zurück.
2. **Kleiner Kreislauf:** Von der rechten Herzkammer wird das Blut über die Lungenschlagader, die sich ebenfalls aufzweigt, in die Lungenkapillaren gepumpt. Dort wird Kohlendioxid abgegeben, Sauerstoff aufgenommen und dann fließt das Blut wieder zum linken Herzen zurück.

Über das Blut wird noch eine Vielzahl weiterer Stoffe durch den Körper transportiert. Der Blutkreislauf unterliegt einer Reihe von Regulationsmechanismen, die letztlich vom Gehirn ausgehen, vorzugsweise über das vegetative Nervensystem wirken und u.a. die ▸ Herzfrequenz, die Kraft des Herzmuskels, die Weite der Arterien usw. betreffen.

Bluttransfusion, die Übertragung von Blut bzw. Blutbestandteilen über eine ▸ Infusion. Wenn dieses Blut nicht durch ▸ Eigenblutspende gewonnen wurde, sondern – was häufiger der Fall ist – von Spendern stammt, muss vorher eine ▸ Blutgruppenbestimmung durchgeführt und die Verträglichkeit von Spender- und Empfängerblut untereinander für jeden Einzelfall ermittelt werden. Schäden können dem Empfänger entstehen durch unsachgemäße Lagerung der Blutkonserven, durch unvollständige Untersuchung des Spenders bzw. des Spenderbluts auf übertragbare Erkrankungen (vor allem Hepatitis, ▸ Aids) und durch unsachgemäß durchgeführte Blutgruppenbestimmung bzw. Verwechslung von Blutkonserven. Letzteres kann zu schweren Transfusionszwischenfällen (▸ Allergie, ▸ Immunsystem), die schlimmstenfalls tödlich enden können, führen.

BLUTKREISLAUF

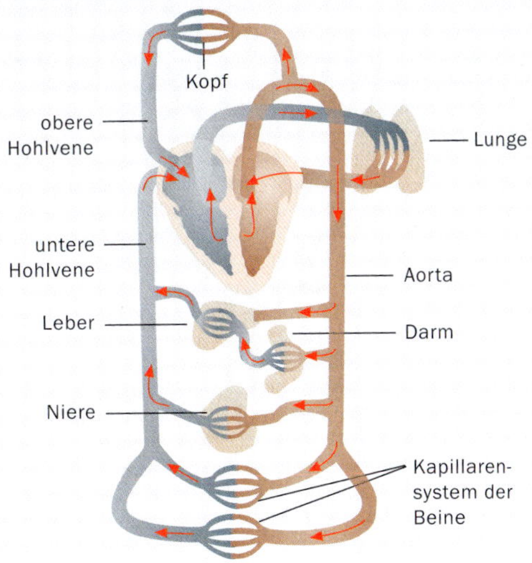

Blutkreislauf: Das Schema des menschlichen Blutkreislaufs.

Bradykardie, ▸ Herzfrequenz.

Bronchien, der Teil der Atemwege, der sich an die Luftröhre anschließt. Nachdem die Einatemluft den Kehlkopf passiert hat, gelangt sie in die Luftröhre **(Trachea),** die sich in den rechten und linken Hauptbronchus teilt, welche sich in den jeweiligen Lungenflügel hinein immer weiter aufzweigen. Dieser Teil der Atemwege heißt Bronchien.

Bronchoskopie, Spiegelung der Bronchien (▸ Endoskopie) mit einem starren oder flexiblen (▸ Fiberendoskop) **Bronchoskop.** Damit kann die Bronchialschleimhaut betrachtet, eine ▸ Biopsie entnommen, Schleim abgesaugt und/oder ein Fremdkörper (▸ Aspiration) entfernt werden. Weiterhin können kleinere Tumoren mechanisch oder mittels ▸ Laser entfernt werden oder es kann eine lokale ▸ Strahlentherapie durchgeführt werden.

Brustrekonstruktion, operatives Verfahren zur Wiederherstellung der natürlichen Form der weib-

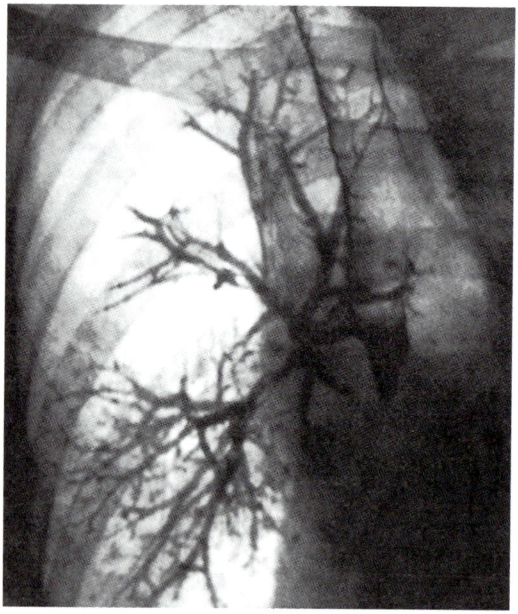

Bronchien: Die Bronchien eines Lungenflügels, dargestellt mithilfe einer Bronchographie durch Kontrastmittel.

lichen Brust nach einer ▸ Amputation der Brust wegen ▸ Krebs oder nach ausgedehnten Verletzungen. Dazu wird entweder körpereigenes Gewebe (Verschiebelappenplastik) oder künstliches Material wie z. B. ein ▸ Implantat aus Silikon verwendet.

Bundesseuchengesetz, gesetzliche Vorschrift zur ▸ Prophylaxe und Bekämpfung von ▸ Infektionskrankheiten. Darin geregelt werden Maßnahmen wie Isolierung von möglicherweise oder sicher infizierten Personen (Quarantäne), Schließung öffentlicher Einrichtungen (z. B. Schulen), Überwachung des Auslandsverkehrs, Desinfektion und die Durchführung von Schutzimpfungen. Weiterhin legt es die Meldepflicht für bestimmte Infektionskrankheiten beim Gesundheitsamt fest für den Verdachtsfall, für Erkrankungsfälle und/oder solche mit tödlichem Ausgang sowie für selbst nicht erkrankte Ausscheider von infektiösen Erregern oder Personen, die mit tollwütigen Tieren Kontakt hatten. Zur Meldung verpflichtet sind in erster Linie die behandelnden Ärzte, aber auch andere mit Behandlung und/oder Pflege berufsmäßig beauftragte Personen, Leiter von Heimen, Sammelunterkünften und Strafanstalten sowie Schiffskapitäne.

Bypass, 1. Umgehung eines eingeengten oder komplett verlegten Abschnitts eines Blutgefäßes unter Verwendung von körpereigenem Material (Venen) oder einer ▸ Prothese aus Kunststoff;
2. künstlich angelegter Kurzschluss innerhalb eines Organsystems, z. B. des Darmes bei nicht operablen, das Darmlumen verlegenden Tumoren (innere Umgehung) als Alternative zum ▸ Anus praeter.

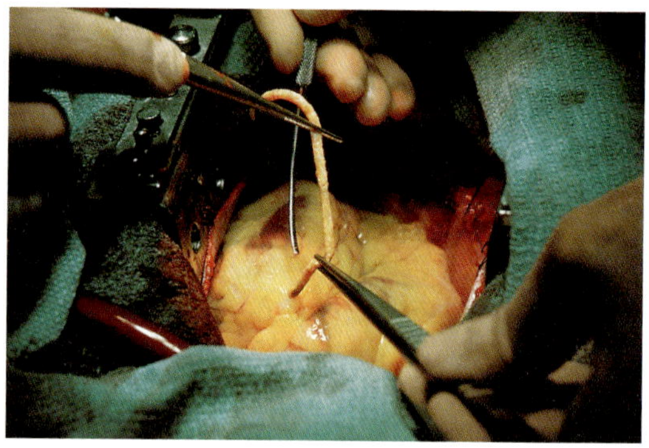

Bypass: Ein Bypass wird gelegt.

C/D

Carcinom, ▸ Karzinom.

Chefarzt, an oberster Stelle der Hierarchie stehender leitender Arzt eines ▸ Krankenhauses oder einer Klinik, der Weisungsbefugnis und Aufsichtspflicht gegenüber den nachgeordneten ärztlichen und nicht ärztlichen Mitarbeitern und in dieser Hinsicht auch die Verantwortung für die Behandlung der Patienten hat.

Chemonukleolyse, ▸ Bandscheibenvorfall.

Chemotherapie, Therapie mit Medikamenten natürlicher oder synthetischer Herkunft, die das Wachstum von Mikroorganismen (z. B. ▸ Bakterien, Pilzen, Parasiten usw.) oder Zellen (▸ Krebs) behindern. In diesem Sinn zählen auch die ▸ Antibiotika dazu. Im allgemeinen Sprachgebrauch ist allerdings meist die Chemotherapie bei Krebs gemeint. Die hier eingesetzten Medikamente **(Zytostatika)** wirken besonders auf die sich schnell teilenden Krebszellen, es werden allerdings auch gesunde körpereigene Zellen mit hoher Vermehrungs- und Teilungsrate in Mitleidenschaft gezogen, wodurch sich ▸ Nebenwirkungen wie z. B. Haarausfall erklären.

Chiropraktik, ▸ manuelle Therapie.

Chirurgie, medizinisches Fachgebiet, das in erster Linie Erkrankungen behandelt, bei denen eine ▸ Operation zur Heilung oder Besserung der Situation bzw. zur Abwendung von Gesundheitsschäden oder Tod notwendig wird. Daneben können und müssen z.T. auch andere Behandlungsarten zum Einsatz kommen wie z. B. die Gabe von ▸ Medikamenten, Verfahren der ▸ Bewegungstherapie und mechanische Maßnahmen wie Anlegen eines Gipsverbandes oder einer ▸ Extension.

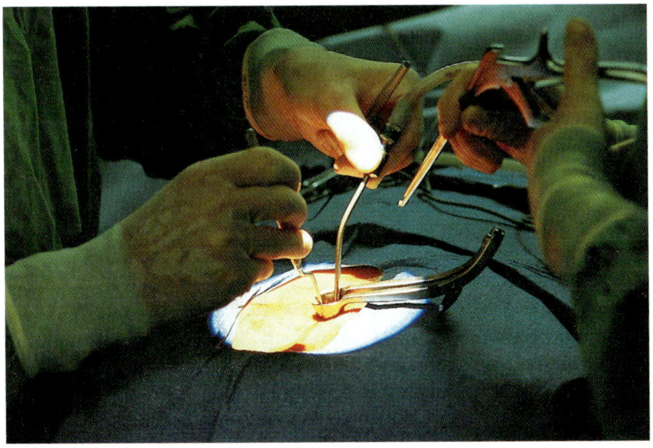

Chirurgie: Operationen heute kommen mit kleinsten Schnitten aus.

Im Rahmen der zunehmenden Erweiterung und Spezialisierung von Operationsverfahren haben sich eine Reihe von Teilgebieten innerhalb der Chirurgie entwickelt:

▸ ästhetische Chirurgie, ▸ Abdominal- oder Bauchchirurgie, ▸ Allgemeinchirurgie, ▸ Brust- oder Thoraxchirurgie, ▸ Gefäßchirurgie, ▸ Handchirurgie, Herz- oder ▸ Kardiochirurgie, ▸ Kinderchirurgie, ▸ Neurochirurgie, ▸ plastische Chirurgie, ▸ Transplantationschirurgie, ▸ Unfallchirurgie und ▸ Wiederherstellungschirurgie.

Da in anderen Fachgebieten (z. B. ▸ HNO, ▸ Gynäkolgie usw.) ebenfalls operiert wird, kann es auch zu Überschneidungen zwischen den einzelnen ▸ Disziplinen kommen. So nehmen Kinderchirurgen auch unfallchirurgische oder urologische Operationen vor, sowohl Allgemeinchirurgen als auch Gynäkologen operieren an der weiblichen Brust oder Neurochirurgen und Orthopäden an der Bandscheibe, um nur einige Beispiele zu nennen. Zuweilen ist auch das gemeinsame operative Vorgehen mehrerer Disziplinen notwendig, z.B. bei Mehrfachverletzten. Die Zusammenarbeit mit der ▸ Anästhesiologie ist dabei unabdingbar.

Cholangiographie, ein ▸ Röntgenverfahren zur Darstellung der Gallengänge und eventuell auch der Gallenblase **(Cholecystangiographie)** mittels Einbringen eines ▸ Kontrastmittels. Dies kann folgendermaßen geschehen:

1. ein Kontrastmittel, welches nach Gabe einer Reizmahlzeit vermehrt durch die Leber ausgeschieden wird und sich dadurch in den Gallengängen sammelt, wird intravenös gespritzt;
2. nach Lokalanästhesie (▸ Anästhesie) durch ▸ Punktion des Gallengangs mit einer sehr dünnen Kanüle durch die Leber von außen direkt in die Gallengänge (**p**ercutane **t**ranshepatische **C**holangiographie, *PTC*);
3. Retrograd über ein ▸ Endoskop bei Spiegelung des Zwölffingerdarms durch die Mündung des Gallengangs in denselben (**e**ndoskopisch **r**etrograde **C**holangiographie, *ERC*);
4. unter Sicht, während einer Operation oder ▸ Laparaskopie in diesem Bereich.

Die Cholangiographie dient dem Nachweis der freien Passage bzw. dem von Hindernissen wie Gallensteinen, ▸ Tumoren oder angeborenen Fehlbildungen sowie zur Darstellung von Erweiterungen und Aussackungen der Gallenwege.

chronische Krankheiten, Krankheiten, die sich aus akuten Erkrankungen heraus oder schleichend und langsam entwickeln; sie sind z. T. nicht oder nicht vollständig heilbar. Damit besteht eine langfristige Behandlungsbedürftigkeit über Monate, meist aber über Jahre hinweg.

Coloskopie, ▸ Koloskopie.

Colostoma, ▸ Kolostoma, ▸ Anus praeter.

Computernavigation, relativ modernes Verfahren, bei dem unter Zuhilfenahme ▸ bildgebender Verfahren und der Computertechnik nicht nur die genaue Planung einer Operation vorher erstellt, sondern auch während der Operation zielgenaues Arbeiten erreicht werden kann. Es ermöglicht z. B. in der Neurochirurgie bei Operationen von Hirntumoren ein wesentlich schonenderes Vorgehen als bisher. Die Entwicklung steht erst am Anfang und es werden sich in den nächsten Jahren sicher vielfältige Einsatzmöglichkeiten ergeben.

Computertomographie, Abk. **CT,** bildgebendes Verfahren der Röntgendiagnostik. Durch vielfältig projizierte Röntgenstrahlen, die die verschiedenen Körpergewebe unterschiedlich stark durchdringen, können mithilfe des Computers vorher festgelegte Schichten des Körpers dargestellt werden. Für bestimmte Fragestellungen ist die Gabe eines ▸ Kontrastmittels notwendig. Die CT eignet sich besonders gut zur Darstellung von Blutungen, ▸ Tumoren oder entzündlichen Prozessen wie Abszessen im Körperinneren.

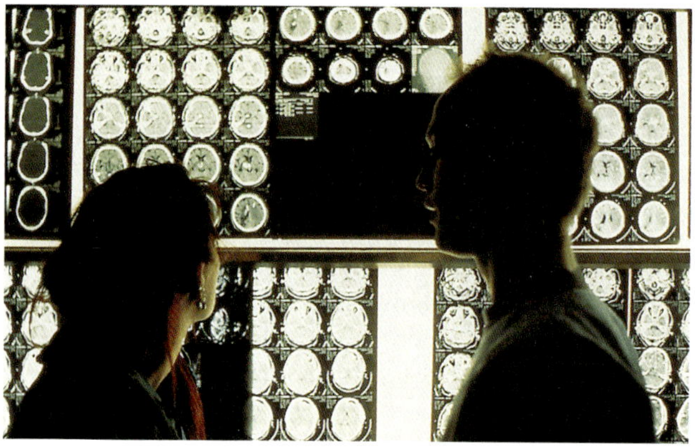

Computertomographie: Die Computertomographie liefert genaue Bilder auch aus tiefen Körperschichten, ohne dass ein diagnostischer Eingriff notwendig ist.

CTG, Abk. für **C**ardio**t**oko**g**ramm bzw. -**g**raphie. Es handelt sich um die gleichzeitige Aufzeichnung der kindlichen Herztöne und der Wehentätigkeit vor und während der Geburt zur Überwachung vor allem der Situation des Kindes, um gegebenfalls mit Medikamenten oder anderen Methoden (Kaiserschnitt) eingreifen zu können. Die Ableitung der Herztöne kann als ▸ EKG direkt über ▸ Elektroden am Kopf des Kindes erfolgen (nur möglich nach Blasensprung oder künstlicher Eröffnung der Fruchtblase bei Schädellage durch den Muttermund) oder indirekt mit Elektroden an der mütterlichen Bauchwand, über ▸ Phonokardiographie oder ▸ Dopplersonographie.

Defibrillation, wie alle Muskeln, so werden auch die Herzmuskelfasern durch elektrische Impulse erregt, was im Herzen nach einem geordneten System, dem Reizleitungssystem (▸ Herzrhythmusstörungen) abläuft. In bestimmten Situationen kann es zu einer völlig ungeordneten Aktivität der einzelnen Herzmuskelfasern kommen, dem Kammerflimmern, was funktionell einem ▸ Herzstillstand gleichkommt. Als Therapie wird neben der Gabe von ▸ Medikamenten die elektrische Defibrillation durchgeführt.

1. **externe Defibrillation:** Zwei Plattenelektroden werden an bestimmte Stellen des Brustkorbs platziert und darüber je nach Größe und Gewicht des ▸ Patienten ein Gleichstrom von 50 bis maximal 400 Joule geschickt, der alle Herzmuskelfasern elektrisch entlädt und damit die Voraussetzung für den Neuaufbau einer geordneten Herzaktion schafft.
2. **interne Defibrillation:** Nach demselben Prinzip können bei eröffnetem Brustkorb während einer Herz- oder Lungenoperation spezielle Elektroden direkt am Herzen platziert werden; die benötigte Stromstärke liegt hier niedriger.

Dermatologie, die Lehre von den Ursachen, der ▸ Diagnostik und ▸ Therapie von Erkrankungen der Haut, der Hautanhangsgebilde und der Schleimhäute sowie (aus historischen Gründen) der Geschlechtskrankheiten. Da viele ▸ Allergien mit Hautausschlägen einhergehen, fällt auch die ▸ Allergologie in diesen Bereich. Weil eine Reihe von Erkrankungen sich nicht ausschließlich auf die Haut beschränkt, ist die Überschneidung bzw. Zusammenarbeit mit anderen Fachrichtungen, vor allem der inneren Medizin, vorgegeben, aber auch mit Anästhesiologie sowie ▸ Chirurgie, ▸ plastischer Chirurgie, ▸ HNO usw. wenn es um die Entfernung von Hautveränderungen geht.

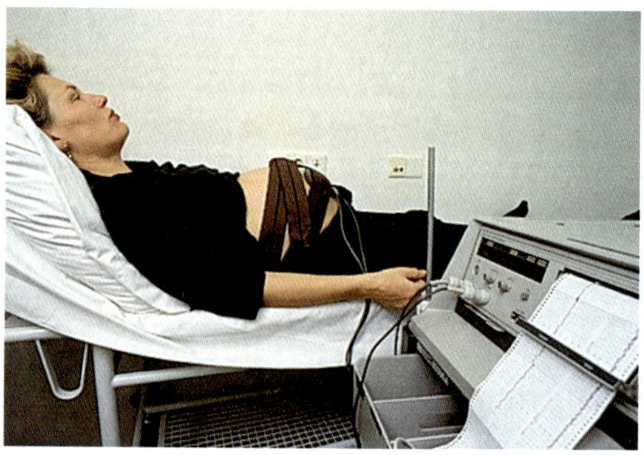

CTG: Der Wehenschreiber, das CTG, lässt Rückschlüsse auf das ungeborene Kind zu.

Desinfektion, dient der Prophylaxe von ▸ Infektionen. Durch Desinfektion werden ▸ Bakterien, Pilze, Viren und andere Mikroorganismen, die sich überall (z. B. an Waschbecken, auf medizinischen Geräten, in der Luft oder auch an den Händen des Personals) befinden können, entfernt oder vermindert, inaktiviert und/oder abgetötet. Dafür gibt es mehrere Möglichkeiten:
1. durch chemische Stoffe *(Desinfektionsmittel)* wie z. B. hochprozentige Alkohole;
2. durch Strahlung, so werden Operationssäle nachts mit ultraviolettem Licht bestrahlt, um die Keimkonzentration der Luft zu senken;
3. durch Heißluft oder heißen Dampf;
4. durch Abkochen;
5. durch Pasteurisieren.
Da die verschiedenen Mikroorganismen nicht auf alle Verfahren gleich reagieren, sind genaue Kenntnisse erforderlich, welche Verfahren sinnvollerweise zum Einsatz kommen können (auch ▸ Sterilisation).

Diabetes, allgemein wird darunter der **Diabetes mellitus,** die Zuckerkrankheit, verstanden (es gibt allerdings noch den **Diabetes insipidus,** eine Störung der ▸ Hypophyse, die sich auf die Niere auswirkt; beiden Erkrankungen ist gemeinsam, dass viel Urin ausgeschieden wird und dementsprechend Durst besteht). Durch einen absoluten oder relativen Mangel an ▸ Insulin oder unzureichendes Ansprechen der Gewebe auf Insulin kommt es zu einer Erhöhung der Blutzuckerwerte, was zu einer gesteigerten Harnmenge führt. Symptome können sein: Durst mit gesteigerter Trinkmenge **(Polydipsie),** Gewichtsabnahme trotz gesteigerter Nahrungsaufnahme **(Polyphagie),** Abgeschlagenheit, Juckreiz, Hautausschläge, Auftreten von Entzündungen wie Furunkel und schlechte Wundheilung. Im Extremfall kann es zum ▸ Koma kommen durch sehr hohe Blutzuckerwerte **(hyperosmolares Koma)** oder durch Stoffwechselveränderungen **(ketoazidotisches Koma),** welches einen lebensbedrohlichen Zustand darstellt.
Ohne konsequente Behandlung kommt es durch Schäden an den kleinsten Blutgefäßen **(Mikroangiopathie)** zu Erkrankungen der Netzhaut des Auges, der Niere, Absterben von Körperpartien wie Fußzehen **(diabetisches Gangrän),** wird die ▸ Arteriosklerose mit all ihren Folgeerscheinungen begünstigt, entstehen Schäden des Nervensystems **(diabetische Neuropathie)** sowie typische Hautveränderungen.
Ursächliche Faktoren teils in Kombination und wechselnder Gewichtung können erbliche Veranlagung, ▸ Autoimmunerkrankungen, Einflüsse von Giftstoffen und ▸ Infektionen sein sowie begünstigend Schwangerschaft, Fettsucht, Stress und manche ▸ Medikamente (z. B. Kortisonpräparate). Es gibt verschiedene Unterformen des Diabetes. Grundsätzlich kann man zwei Arten unterscheiden:
1. den juvenilen Diabetes **(Typ I),** der im Kindes- oder frühen Erwachsenenalter auftritt und meist mit absolutem Insulindefizit einhergeht. Die Therapie besteht in Diät, angepasster sportlicher Betätigung und dem Ersetzen von Insulin;
2. den erstmalig in höherem Lebensalter auftretenden Diabetes **(Typ II),** begünstigt durch Übergewicht. Zumindest im Anfangsstadium besteht nur relativer Insulinmangel. Die Therapie besteht in Diät, gegebenenfalls Gewichtsreduktion, nur wenn das nicht ausreicht, in der Gabe von Medikamenten, die die Ausschüttung von Insulin aus der ▸ Bauchspeicheldrüse fördern oder den Abbau von höhermolekularen Zuckern hemmen und damit die Blutzuckerwerte senken. Erst wenn diese Möglichkeiten ausgeschöpft sind, sollte Insulin gegeben werden. Dies kann auch vorübergehend in besonderen Stresssituationen wie Operation oder nach schweren Verletzungen nötig werden (auch ▸ Insulinpumpe).

Diagnose, Zuordnung von ▸ Symptomen zu einem definierten Krankheitsbegriff. Beispielsweise ist das Symptom »Oberbauchschmerzen« keine Diagnose, erst durch weitergehende Diagnostik kann geklärt werden, ob es sich um einen ▸ Herzinfarkt, ein Magengeschwür, eine Entzündung der Bauchspeicheldrüse oder lediglich um harmlose Blähungen handelt. Kommen bei einem Symptom mehrere Diagnosen infrage, spricht man von **Differenzialdiagnosen.**

Diagnostik, Sammelbegriff für alle Verfahren, die angewandt werden, um zu einer ▸ Diagnose zu kommen. Zu den wichtigsten Verfahren zählen:
1. eingehende Befragung des Patienten und Erhebung der Vorgeschichte **(Anamnese);**
2. eingehende körperliche Untersuchung (Inspektion, ▸ Auskultation, ▸ Perkussion usw.);
3. Untersuchung von Körperflüssigkeiten, -absonderungen und von Zellen (▸ Biopsie) im Labor;
4. apparative Untersuchungen wie ▸ Computertomographie, ▸ EKG, ▸ EEG.

Dialyse, Verfahren zur Entgiftung und Reinigung des Blutes bei vorübergehendem oder endgültigem

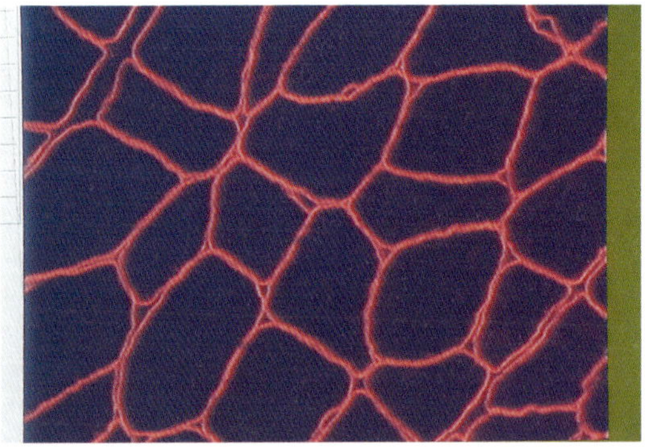

Diagnostik: Zur den modernen Diagnoseverfahren gehört das Betrachten von Gewebestrukturen unter dem Immunfluoreszenzmikroskop.

Ausfall der Nierenfunktion. Das Prinzip der Dialyse ist der Übertritt von Stoffen aus dem Blut durch eine halb durchlässige Membran gegen ein Konzentrationsgefälle in die **Dialyseflüssigkeit,** die stetig erneuert wird. Diese Membran kann aus dem körpereigenen Bauchfell bestehen, wobei die Dialyseflüssigkeit quasi den Bauchraum zwischen Bauchwand und Bauchfell durchspült. Dieses Verfahren wird **Peritonealdialyse** genannt.

Wesentlich häufiger kommt die **Hämodialyse** zur Anwendung. Über einen dicken ▸ zentralen Venenkatheter oder über einen operativ angelegten ▸ Shunt wird das Blut aus dem Körper geleitet, mit gerinnungshemmenden ▸ Medikamenten flüssig gehalten und per Pumpsystem durch die künstliche Niere **(Dialysator)** geleitet. Durch Zusammensetzung der Dialyseflüssigkeit und andere Maßnahmen kann gesteuert werden, wie viel Flüssigkeit und in welcher Konzentration Stoffe aus dem Blut entfernt werden. Eine Reihe von Mess- und Alarmeinrichtungen ist installiert, außerdem muss der Kreislauf des Patienten über ▸ Monitoring entsprechend überwacht werden. In akuten Fällen wird ein- bis zweimal am Tag, in chronischen zwei- bis dreimal in der Woche dialysiert. Für Dauerdialysepatienten wurden auch spezielle Dialysezentren eingerichtet, für einige Patienten besteht auch die Möglichkeit der **Heimdialyse,** wenn noch eine kompetente Person im Haushalt zur Verfügung steht und die ärztliche Betreuung bei Problemen gewährleistet ist. Die Dialyse kann allerdings die Niere nie richtig in ihrer Funktion ersetzen und führt darüber hinaus zu einer starken Einschränkung der Mobilität. Deshalb warten viele Patienten auf die ▸ Transplantation einer Spenderniere.

Disziplin, Fachrichtung innerhalb der Medizin, z. B. Chirurgie, innere Medizin usw. Arbeiten eine oder mehrere Disziplinen zusammen, nennt man das **interdisziplinär.**

Dopplersonographie, ▸ Ultraschalldiagnostik.

Dosimeter, Messinstrument, mit dem die Dosis ionisierender Strahlung registriert wird, die die Person, welche den Dosimeter trägt, erhalten hat. Vorgeschrieben für medizinisches Personal, welches in Bereichen wie ▸ Röntgen, ▸ Strahlentherapie, ▸ Nuklearmedizin usw. arbeitet, um die monatliche bzw. jährliche Belastung zu dokumentieren.

Dosis, verabreichte Menge eines Arzneimittels oder einer Strahlenmenge an eine Person.

Dränage, Ableitung von Wundsekreten, Blut und/oder Eiter aus dem Wund- oder Operationsgebiet. Als Dränage können Gummi- oder Kunststoffschläuche, Gazestreifen usw. dienen. Im Fall der **Bülaudränage** kann dies auch zur Ableitung bzw. dem Absaugen von Luft dienen, z. B. bei Verletzungen der Lunge, wenn die Einatemluft nicht

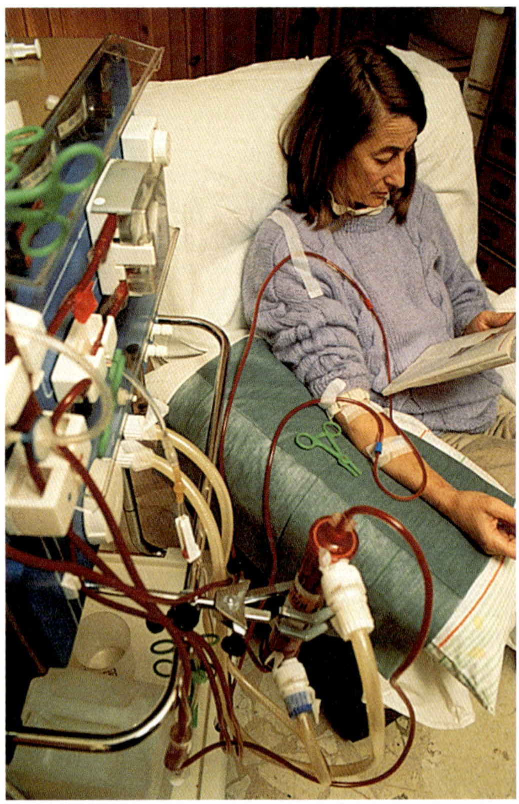

Dialyse: Die Dialyse ist eine Zeit raubende, aber für Nierenkranke lebensnotwendige Therapie.

mehr durch die ▸ Bronchien ausgeatmet wird, sondern sich zwischen Rippenfell und Brustwand ansammelt. Es gibt auch reine Saugdränagen **(Redondränagen),** die mit Unterdruck arbeiten, oder Spülsaugdränagen, über die das Wundgebiet gespült wird.

Drogen, ursprünglich die Bezeichnung für die getrockneten Teile einer als ▸ Arzneimittel verwendeten Pflanze. Im weiteren Sinne sind alle Medikamente Drogen. Im engeren Sinne versteht man heutzutage darunter Stoffe (z.B. ▸ Medikamente, Alkohol, Nikotin und Rauschdrogen wie LSD, Heroin u. a.), die zu einer psychischen und/oder körperlichen Abhängigkeit von dem entsprechenden Stoff führen.

Drogenmissbrauch, wenn Drogen nicht zu medizinischen Zwecken (wie z.B. die Gabe von Morphin zur Bekämpfung starker Schmerzen), sondern zur Erreichung bestimmter Bewusstseinszustände (Glücks- oder Rauschgefühl, Änderungen der Wahrnehmung usw.) oder, um den Problemen des Lebens zu entfliehen, eingenommen werden, spricht man von Drogenmissbrauch. Dieser führt auch in der Regel zur Abhängigkeit, d.h., die Drogen werden immer häufiger und/oder in steigender Menge konsumiert, bis der Betreffende ohne diese nicht mehr auskommt (auch ▸ Sucht).

Druckkammertherapie, ▸ Sauerstoffüberdrucktherapie.

E

EEG, Abk. für **E**lektro**e**ncephalo**g**ramm, Methode zur Aufzeichnung der elektrischen Aktivität mittels kontinuierlicher Ableitung über ▸ Elektroden, die am Kopf nach einem bestimmten Schema angebracht werden. Der erfahrene Untersucher kann aus dieser Hirnstromkurve Rückschlüsse auf Veränderungen der Hirnfunktion ziehen, z.B. ob der Patient schläft oder wach ist, aber auch auf krankhafte Störungen (z.B. ▸ Epilepsie). Zeigt das EEG keinerlei Aktivität, kann dies ein vorübergehender Zustand sein wie z.B. bei Vergiftung mit bestimmten Schlafmitteln oder anzeigen, dass der Hirntod (▸ Hirntoddiagnostik) eingetreten ist.

Eigenblutspende, neben der ▸ Transfusion von fremdem Blut (▸ Bluttransfusion) ist es unter bestimmten Umständen möglich, dem Patienten sein eigenes Blut zu geben. Dafür gibt es zwei Verfahren:
1. Das Blut wird dem Patienten einige Wochen vor einer geplanten Operation, bei der mit hoher Wahrscheinlichkeit eine Bluttransfusion benötigt wird, abgenommen. Dabei kann der Patient den Verlust bis zur Operation zumindest teilweise wieder ausgleichen, z.B. durch Einnahme von **Eisenpräparaten** und **Erythropoetin,** einem körpereigenen, in der Niere gebildeten Hormon, welches die Blutbildung im Knochenmark stimuliert. Bei kürzeren Planungszeiträumen kann das Blut auch kurz vor der Operation abgenommen werden, wenn dann durch Gabe von Plasmaersatzmitteln die Menge des wirksamen Volumens im Blutkreislauf aufrecht erhalten wird. Voraussetzung ist ein normaler Ausgangswert für den roten Blutfarbstoff, weiterhin sollten keine schweren Erkrankungen des Herz-Kreislauf-Systems vorliegen und keine Infektionen mit Keimen im Blut.

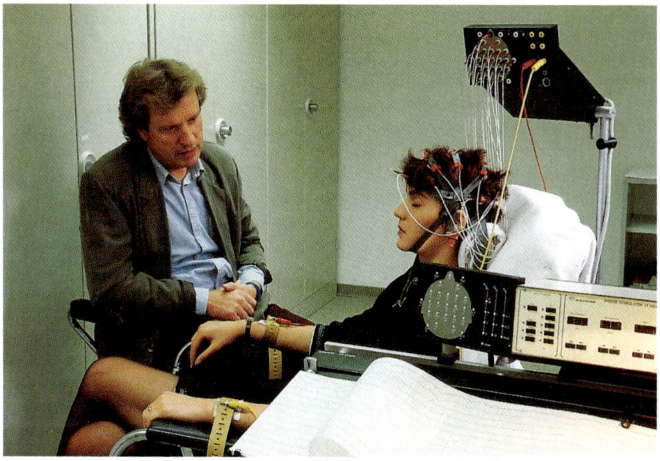

EEG: Die Ableitung von Hirnströmen gehört zum Diagnoseprogramm z.B. bei Anfallsleiden.

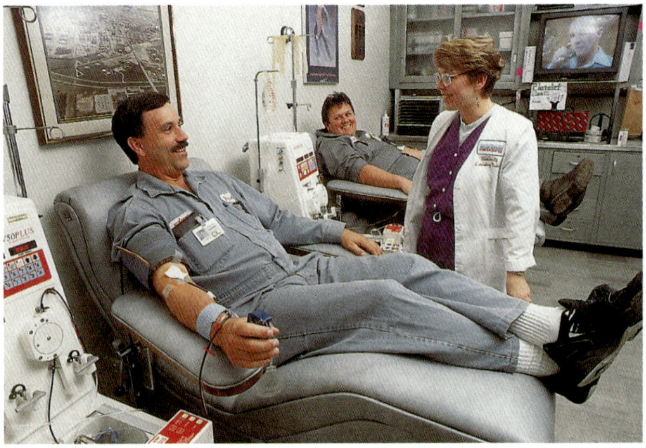

Eigenblutspende: Bei der Eigenblutspende wird Blut für Blutkonserven aus einer Armvene entnommen.

2. Die Aufbereitung und Gabe von Blut, welches während der Operation abgesaugt wurde. Dieses Blut wird dem so genannten Zellseparator oder Cell-safer zugeleitet, dort gefiltert, gereinigt bzw. gewaschen, mit Medikamenten flüssig gehalten und anschließend wieder retransfundiert. Voraussetzung dafür ist neben der apparativen Ausstattung die Gewissheit, dass das Operationsgebiet frei von Krebs oder Infektionen ist, wegen der Gefahr der Verschleppung von Krebszellen oder Bakterien. Dieses Verfahren kann auch bei Notoperationen z.B. wegen starker innerer Blutungen bei Milz- oder Leberriss angewendet werden.
Der Aufwand ist groß, der Vorteil besteht in der zumindest teilweisen Einsparung von Fremdblut, was die Risiken einer Bluttransfusion deutlich herabsetzt. Beide Verfahren können miteinander kombiniert werden.

Einsichtsrecht, grundsätzliches Recht des Patienten, auch unabhängig von einem Rechtsstreit Einsicht in seine Krankenunterlagen nehmen zu dürfen, soweit es sich um objektive Befunde handelt.

Einverständniserklärung, ▸ Einwilligung.

Einwilligung, jeder ärztlichen Maßnahme zur Diagnose oder Therapie einer Erkrankung muss die ▸ Aufklärung und nach dieser die Einwilligung des Patienten oder dessen gesetzlicher Vertreter (z.B. Eltern, Vormund, amtlich bestellter Betreuer) vorausgehen. Die Maßnahme muss weiterhin ärztlich als notwendig und angezeigt begründet sein und darf nur in den Grenzen ausgeführt werden, die vonseiten des Patienten im Rahmen der Einwilligung gesetzt wurden. Im Hinblick auf Einsichtsfähigkeit, Auffassungsvermögen und Sprachverständnis muss der Arzt genauso vorgehen wie bei der ▸ Aufklärung. Ohne rechtswirksame Einwilligung darf der Arzt die geplante Maßnahme nicht durchführen, es sei denn, es liegt ein Notfall vor, dann kommt die mutmaßliche Einwilligung in Betracht. Verweigern Eltern einen erforderlichen Eingriff bei ihrem Kind (z.B. eine lebensnotwendige ▸ Bluttransfusion oder ▸ Operation) muss sich der behandelnde Arzt an das Vormundschaftsgericht wenden. Bleibt dafür keine Zeit, kann er sich auf einen Notstand als Rechtfertigungsgrund (§ 34 StGB) berufen.

EKG, Abk. für **E**lektro**k**ardio**g**ramm bzw. -**g**raphie, die Erfassung der elektrischen Aktivität des Herzens mittels Ableitung über Elektroden, die an bestimmten Stellen am Körper angebracht werden.

EEG

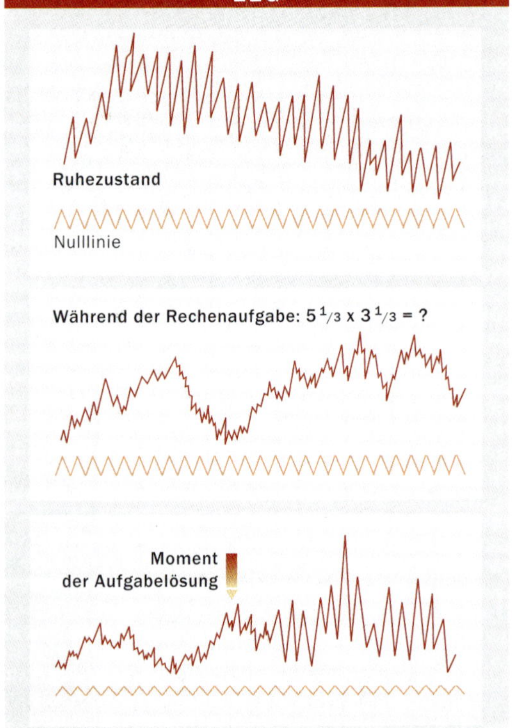

EEG: Die Veränderung der Hirnströme bei der Lösung einer Mathematikaufgabe.

Je nach Position der Elektroden können verschiedene Ableitungen aufgezeichnet werden, normalerweise sind dies die sechs **Extremitätenableitungen,** bei denen die Elektroden an Hand- und Fußgelenken appliziert werden, und die sechs standardmäßigen **Brustwandableitungen.** Für spezielle Fragestellungen existieren noch weitere Ableitungspunkte. Der erfahrene Untersucher kann aus der Beschaffenheit der Herzstromkurve Rückschlüsse ziehen auf Lage und Funktion des Herzens sowie auf krankhafte Veränderungen (z. B. ▸ Herzinfarkt, ▸ Herzrhythmusstörungen).

EKG

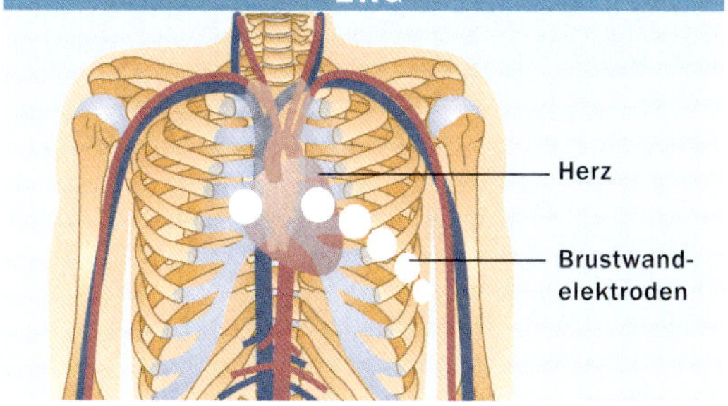

EKG: Die Stellen am Brustkorb, an denen Elektroden für ein EKG angelegt werden.

Beim **Belastungs-EKG** wird der Patient einer definierten Belastung auf einem ▸ Ergometer ausgesetzt. Parallel dazu wird meist eine Blutdruckmessung durchgeführt und es werden die möglicherweise auftretenden Veränderungen der Herzstromkurve registriert. Bei bedrohlichen Veränderungen von Blutdruck, Herzfrequenz und/oder EKG muss die Untersuchung abgebrochen werden.
Für spezielle Fragestellungen kann ein **Langzeit-EKG** durchgeführt werden. Hierbei wird das EKG über 24 Stunden abgeleitet. Dazu erhält der Patient entweder ein kleines tragbares Gerät oder es wird per Fernaufzeichnung übertragen. Damit können Störungen erfasst werden, die beim normalen EKG unentdeckt bleiben würden.
Das EKG kann auch im Rahmen des ▸ Monitorings zur Überwachung von Patienten z. B. während der Narkose (▸ Anästhesie) oder auf der Intensivstation dienen.
Mittlerweile gibt es auch spezielle ▸ Katheter, die an der Spitze eine Elektrode tragen, über die nach Vorschieben in die rechte Herzkammer (▸ Herzkatheter) von dort ein EKG abgeleitet werden kann.

Elektroakupunktur, spezielles, aus der ▸ Akupunktur abgeleitetes Verfahren. An ausgewählten Akupunkturpunkten werden Nadeln eingestochen oder Elektroden geklebt, über die zur Stimulation niederfrequente Wechselströme geschickt werden. Bei der Elektroakupunktur **nach R. Voll** wird aus minimalen Unterschieden der gemessenen elektrischen Hautpotenziale und Widerstanswerte auf Funktionsstörungen des Organismus geschlossen.

Elektrode, die Übergangsstelle zwischen der Leitung des elektrischen Stromes über Ionen auf metallische Leiter und umgekehrt. In der Medizintechnik geschieht dieser Übergang meist zwischen der Haut und einer aufklebbaren oder anderweitig befestigten metallischen Elektrode, um vom Organismus erzeugte elektrische Aktivitäten ableiten und dann auch messen und anzeigen zu können (▸ EEG, ▸ EKG, ▸ EMG). Der Kontakt muss möglichst eng sein, weshalb z. B. Kontaktgels oder einfach nur angefeuchteter Zellstoff Verwendung finden. Die Ableitung kann aber auch innerhalb des Körpers geschehen, z. B. direkt aus dem Muskel über Nadelelektroden beim EMG oder direkt aus dem Herzen über einen Spezialkatheter beim EKG.

Elektrotherapie, Abk. **ELT,** ein Verfahren der ▸ physikalischen Therapie, bei dem Elektrizität zu Heilzwecken angewandt wird. Je nach Art des benutzten Stroms gibt es:

1. **Gleichstromtherapie (Galvanisation)** zur Schmerzlinderung, Förderung der Durchblutung und Entspannung;
2. **Niederfrequenztherapie,** auch **Reizstromtherapie** genannt, bei der niederfrequente Wechselströme angewendet werden, vor allem zur Vorbeugung von Muskelrückbildung bei längerer Ruhigstellung (z. B. im Gipsverband), zum Wiederaufbau von Muskulatur im Rahmen der ▸ Rehabilitation oder bei nicht entzündlichen Erkrankungen des Bewegungsapparats (z. B. Tennisellenbogen);
3. **Hochfrequenztherapie;** deren Wirkung vor allem in einer Durchwärmung **(Diathermie)** besteht und die in Form von Kurzwellen bei Durchblutungsstörungen, Neuralgien und vielen Erkrankungen des Bewegungsapparates eingesetzt wird.

Im weiteren Sinne könnte man auch das Verfahren der ▸ Defibrillation und die umstrittene Elektroschocktherapie am Gehirn, mit der künstlich Krampfanfälle (▸ Epilepsie) ausgelöst werden, um den Verlauf schwerer Depressionen und Schizophrenien günstig zu beeinflussen, unter den Begriff ELT einordnen. Durch die Entwicklung von Psychopharmaka, die in den Hirnstoffwechsel eingreifen, wird die Elektroschocktherapie kaum noch angewendet.

Embolie, die teilweise oder komplette Verlegung eines Blutgefäßes mit einem Embolus. Kommt dieser aus dem venösen Teil des Blutkreislaufs, verschließt er einen (Unter-)Abschnitt der Lungenarterie **(Lungenembolie),** es sei denn, in der Scheidewand zwischen den rechten und linken Vorhöfen bzw. Kammern des Herzens befindet sich ein Loch. In diesem – eher seltenen – Fall kann ein Embolus aus dem venösen System eine Arterie des großen Kreislaufs verlegen **(paradoxe Embolie).** Embolie, die in Letzterem entstehen, z.B. im linken Herzen, bleiben je nach Größe in arteriellen Blutgefäßen unterschiedlichen Kalibers hängen. Geschieht dies im Gehirn, spricht man von **Hirninfarkt** (▸ Apoplex), in der Niere von **Niereninfarkt,** betrifft es eine ▸ Koronararterie, von ▸ Herzinfarkt usw. Die Folge aller Embolien sind mangelnde oder fehlende Durchblutung sowie ein Abfall des Blutdrucks in den Körperpartien, die hinter dem Verschluss liegen, und ein Rückstau des Blutes sowie Druckanstieg vor der Engstelle. Bei einer ausgedehnten Lungenembolie kann dies zu einem Versagen des rechten Herzens führen, welches gegen den erhöhten Widerstand anarbeiten muss, und zum Blutdruckabfall im großen Kreislauf, da das linke Herz nicht mehr genug Blut erhält. Die Auswirkung auf das Herz-Kreislauf-System hängt letztlich ab vom Ort und der Größe der verlegten Blutgefäße und kann fast unbemerkt bleiben bis zum sofortigen Eintritt des Todes. Als Embolie kommen infrage:

1. Blutgerinnsel (Thromben), die sich in einem stromaufwärts gelegenen Blutgefäß gebildet haben und dort mobilisiert wurden;
2. körpereigenes Zellmaterial (z.B. Krebszellen),
3. verschleppte Anhäufungen von ▸ Bakterien aus Infektionsherden;
4. Luft und andere gasförmige Stoffe (z.B. Stickstoff bei der Taucherkrankheit, ▸ Sauerstoffüberdrucktherapie);
5. Fetttröpfchen aus dem gelben ▸ Knochenmark nach Verletzungen großer Röhrenknochen;
6. Fruchtwasser während und kurz nach der Entbindung;
7. Fremdkörper (z.B. wandernde Projektile aus Schussverletzungen);
8. Parasiten.

EMG, Abk. für **E**lektro**m**yo**g**ramm bzw. -**g**raphie, eine Methode, mit der über Elektroden, die auf der Haut über einem Muskel angebracht oder als **Nadelelektrode** direkt in diesen eingestochen werden, die elektrischen Potenziale des Muskels bei spontaner Aktivität und/oder nach elektrischer Stimulation gemessen werden. Das EMG dient zur Diagnostik von Nerven- und Muskelerkrankungen.

Endokrinologie, die Lehre von der normalen Funktion sowie den Ursachen, der Diagnostik und der Therapie von den Erkrankungen der hormonausscheidenden Drüsen und den ▸ Hormonen selbst. Die Endokrinologie gilt als Teilgebiet der ▸ inneren Medizin.

Endometriose, außerhalb der Gebärmutterhöhle vorkommende, aber der Gebärmutterschleimhaut verwandte Schleimhautstrukturen, die während des weiblichen Monatszyklus den gleichen auf- und abbauenden Veränderungen unterworfen sind wie diese und deren Ursache noch nicht sicher geklärt ist. Die Endometriose kann auftreten in der Gebärmutterwand, den Eierstöcken, im Bauch- und Beckenraum, aber auch an den Harnwegen, der Bauchdecke und sogar in der Lunge. An den entsprechenden Orten bestehen zyklusabhängige Schmerzen, die nach Bildung von Verwachsungen auch Dauercharakter annehmen können. Einzelne isolierte Herde können ggf. durch Operation entfernt werden, bei Auftreten vieler Herde kommt eine Hormonbehandlung infrage. In manchen Fällen können die Beschwerden auch durch eine Schwangerschaft für immer verschwinden.

Endoprothese, ▸ Prothese.

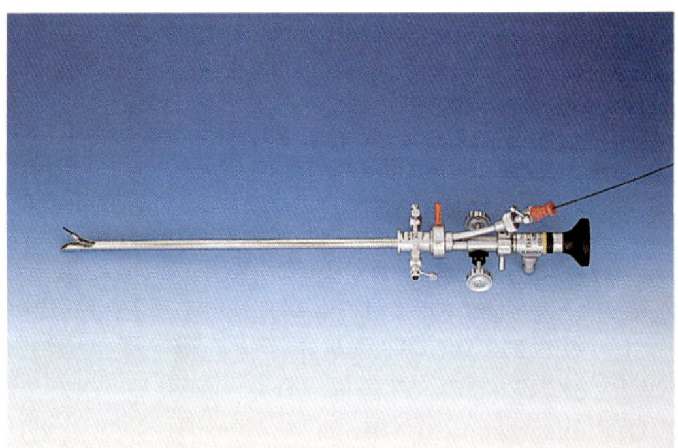

Endoskopie: Starres Endoskop.

Endoskop, starres röhrenförmiges oder schlauchähnliches flexibles Instrument (▸ Fiberendoskop) mit integrierter Beleuchtung, Objektiv und Okular, eventuell einem Kanal zum Spülen und Absaugen, zum Einblasen von Luft und/oder zum Einführen von Hilfsinstrumenten wie Zangen zur Entnahme einer ▸ Biopsie oder Fremdkörperentfernung oder speziellen Instrumenten zur Durchführung von operativen Eingriffen.

Endoskopie, Verfahren zur Spiegelung, d.h. zum Betrachten der Hohlräume (z.B. Bauchraum) oder Hohlorgane (z.B. Blase, Darm) des Körpers von innen zum Zweck der Untersuchung, der Entnahme einer ▸ Biopsie, der Fremdkörperentfernung oder zur Durchführung von kleineren operativen Eingriffen mit ▸ Laser oder mittels spezieller Instrumente (▸ minimalinvasive Eingriffe) unter Zuhilfenahme eines ▸ Endoskops.

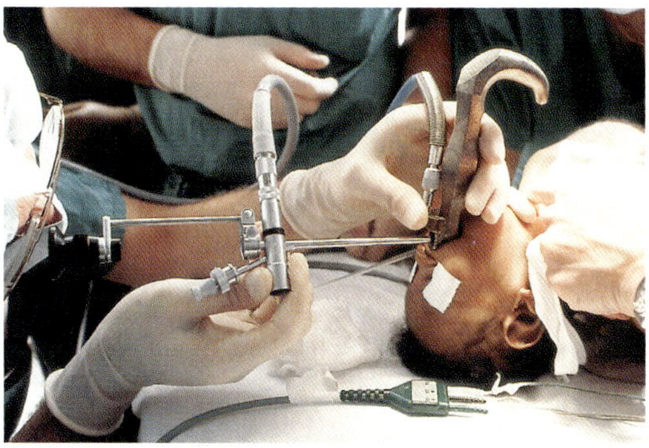

Endoskopie: Endoskopische Untersuchung bei einem Kleinkind.

Entgeltfortzahlung, abhängig beschäftigte Erwerbstätige erhalten im Fall krankheitsbedingter Arbeitsunfähigkeit nach Maßgabe arbeitsrechtlicher Bestimmungen (u.a. Lohnfortzahlungsgesetz [LohnFG] § 616 Abs. 2 Bürgerliches Gesetzbuch [BGB]) und des für sie geltenden Tarifvertrages befristet eine **Fortzahlung des Arbeitsentgeltes** (ihres Lohnes, Gehalts oder ihrer sonstigen arbeitsvertraglichen Vergütung) in Höhe eines bestimmten Prozentsatzes vom Regelarbeitsentgelt, günstigenfalls in voller Höhe. Der Anspruch auf diese Einkommensersatzleistung hat Vorrang vor dem Krankengeld (▸ Tagegeld) nach dem Krankenversicherungsrecht (gemäß dem V. Buch des Sozialgesetzbuches [SGBV] §§ 44 ff.). Die Mindestdauer der Entgeltfortzahlung für krankgeschriebene (arbeitsunfähige) Arbeiter und Angestellte beträgt sechs Kalenderwochen. Tarifliche, im Einzelfall auch darüber hinausgehende betriebliche Vereinbarungen zur Bemessung und Dauer der Entgeltfortzahlung im Krankheitsfall gelten allgemein als wichtiges Qualitätsmerkmal der sozialen Sicherheit und der arbeitgeberseitigen Fürsorge im Arbeitsverhältnis. In einigen Branchen, u.a. im öffentlichen Dienst, wird der zeitliche Anspruch auf Entgeltfortzahlung (gemessen in Arbeitsunfähigkeitstagen) je nach Dauer der Betriebszugehörigkeit/je nach Anzahl der Dienstjahre aufsteigend ausgestaltet – ausgehend von einem Minimum von 6 Wochen. Das Recht auf Entgeltfortzahlung kann vom Arbeitgeber verneint werden, wenn der Beschäftigte durch »einen groben Verstoß gegen das von jedem verständigen Menschen schon im Eigeninteresse zu erwartende Verhalten« seine Arbeitsunfähigkeit selbst verschuldet hat. Dazu können nach gängiger Rechtsprechung u.a. akute Gesundheitsschäden bei nicht Suchtkranken, welche in Trunkenheit verursacht wurden, Unfälle in einigen besonders gefährlichen Sportarten (u.a. Motorrennsport, Parachuting/Paragliding, Steilpistenskisport v.a. außerhalb von Wintersportanlagen, Boxsport und einige andere Kampfsportarten) zählen sowie Verkehrsunfallschäden infolge Nichtanlegens des Sicherheitsgurtes.

Epilepsie, Fallsucht, meist anfallsweise auftretende Störung der Gehirnfunktion, ausgehend von einer überschießenden elektrischen Entladung der dort befindlichen Nervenzellen, was zu einer Vielzahl von Störungen, abhängig von Lage und Größe der betroffenen Areale, führt, am häufigsten zu mehr oder weniger ausgedehnten Krämpfen. Manchmal kündigen sich die Anfälle durch eine so genannte **Aura** an. Das können Geruchs-, Geschmacks- und alle möglichen Arten von Gefühlsempfindungen sein. Grundsätzlich kann zwischen örtlichen **(lokalen)** oder allgemeinen **(generalisierten)** Krampfanfällen unterschieden werden.

Die Ursachen einer Epilepsie sind vielfältig und können auch kombiniert auftreten. Neben Erkrankungen des Gehirns selbst (Verletzung, ▸ Tumor) kommen als außerhalb des Gehirns liegende Ursachen Stoffwechselstörungen wie Unterzuckerung des Blutes **(Hypoglykämie),** Arzneimittel und Gifte (z.B. Alkohol, Blei), Fieber und erblich bedingte Faktoren in Betracht.

Bei Personen mit Krampfbereitschaft können Außenreize wie z.B. flimmerndes Licht einen Anfall auslösen. Zur Diagnose dienen in erster Linie das ▸ EEG und eine eingehende Untersuchung durch einen Neurologen, je nach Fragestellung Blutuntersuchungen (z.B. Blutzuckerwert), ▸ Computertomographie und/oder ▸ Kernspintomographie. Die Therapie besteht da, wo es möglich ist, in der Ausschaltung der Ursachen und in den Fällen, wo dies nicht oder nicht ausreichend erfolgen kann, in der Dauertherapie mit krampfhemmenden Medikamenten, welche aber in regelmäßigen Abständen der Überprüfung bedarf. Nur als Ultima Ratio, z. B. bei trotz Gabe von Medikamenten nicht beherrschbaren oder dauernden **(Status epilepticus)** Krampfanfällen, kommen sehr spezielle operative Eingriffe oder eine Behandlung mit Elektroschock infrage. Fieberkrämpfe, die meist nur im Kindesalter auftreten, haben in der Regel eine gute Prognose und bedürfen fast nie einer Dauertherapie. Etwa 10 % aller Menschen erleiden einmal in ihrem Leben einen Krampfanfall.

ERCP, Abk. für **e**ndoskopische **r**etrograde **C**holangio**p**ankreatographie, ein Verfahren zur Darstellung des Gallengangs und des Ausführungsgangs der Bauchspeicheldrüse durch Röntgen nach Einbringen eines Kontrastmittels. Dies geschieht durch Endoskopie des Zwölffingerdarms (**Duodenoskopie,** ▸ Gastroskopie) und Einspritzen des Kontrastmittels unter Sicht in den gemeinsamen Ausführungsgang. Damit können Einengungen z. B. durch Steine oder ▸ Tumoren oder Ausweitungen sowie angeborene Fehlbildungen diagnostiziert werden.

Erektionsstörungen, das ausbleibende Aufrichten des Penis bei sexueller Erregung. Bei vorübergehenden Erektionsstörungen ist die Ursache meist psychischer Natur, bei länger bestehenden Erektionsstörungen kommen zunehmend körperliche Erkrankungen als Grund infrage. Dazu gehören ▸ Diabetes mellitus, ▸ arterielle Durchblutungsstörungen (mangelnde Füllung des Schwellkörpers), Störungen des Hormonhaushalts und Erkrankungen oder Verletzungen der versorgenden Nerven oder deren übergeordneter Zentren. Dies muss bei Erhebung der Vorgeschichte beachtet werden. Als spezielle Untersuchung kann eine ▸ Angiographie des Penis und des Schwellkörpers durchgeführt werden. Die Therapie sollte zunächst die ursächlichen Faktoren angehen, nach Ausschöpfung dieser Möglichkeiten kommen verschiedene operative Eingriffe bis hin zur ▸ Penisprothese in Betracht.

Erfahrungsheilkunde, medizinisches Gebiet, in dem viele Verfahren zur Diagnose oder Therapie zusammengefasst sind, die eher auf gewonnenen Erfahrungen (auch aus der Volksheilkunde) basieren als auf wissenschaftlich ausgerichteter Forschung und Entwicklung. Dazu gehören fast alle Verfahren der ▸ Naturheilkunde. Allerdings greift auch die moderne Medizin auf solche Erfahrungen zurück, z. B. wenn Kenntnisse über heilende Kräfte von Pflanzen der verschiedenen Kulturkreise zur Suche nach neuen Arzneimitteln genutzt werden.

Ergometer, Gerät, auf dem eine genau definierte (z. B. in Watt) Arbeitsbelastung eingestellt und dann bei Benutzung auch gemessen werden kann. Häufig kommt in der Medizin (▸ Belastungs-EKG) der Fahrradergometer zum Einsatz, ein feststehendes Gerät, auf dem Tretarbeit wie auf einem Fahrrad geleistet werden kann. Es gibt aber auch andere Formen des Ergometers wie das Laufband.

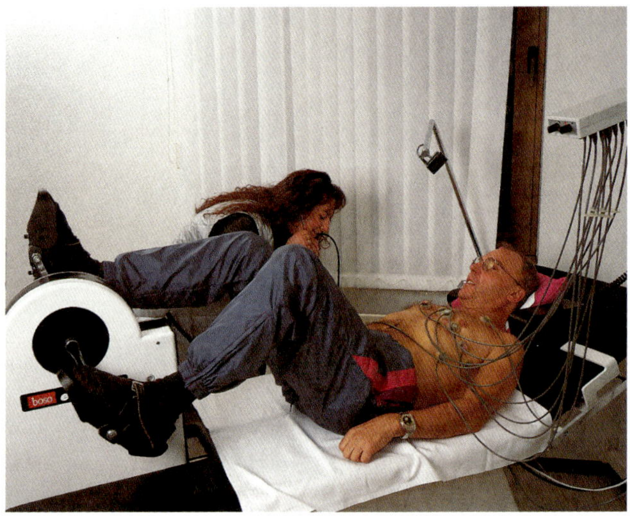

Ergometer: Am Fahrradergometer wird ein Belastungs-EKG erstellt.

Ergometrie, Messverfahren zur Untersuchung der körperlichen Belastungsfähigkeit. An einem Ergometer werden dem Zustand des Patienten angepasste Belastungsstufen eingestellt. Dabei werden Parameter wie Blutdruck, Herz- und Atemfrequenz sowie die Ableitung eines EKG kontinuierlich erhoben. Änderungen dieser Parameter unter steigender Belastung lassen Rückschlüsse auf die körperliche Verfassung insbesondere des Herz-Kreislauf-Systems des Patienten zu.

Ergospirometrie, eine Form der ▸ Ergometrie, bei der zusätzlich eine ▸ Lungenfunktionsprüfung und die Bestimmung des Sauerstoffgehaltes im Blut einer Arterie durchgeführt wird.

Ergotherapie, zusammenfassende Bezeichnung für ▸ Arbeits- und ▸ Beschäftigungstherapie.

Ethikkommission, unabhängiges Gremium, welches neben Ärzten mit Vertretern anderer Wissenschaften, z.B. Biologen, Philosophen, Theologen, Juristen usw., besetzt ist und bei den Ärztekammern, an der medizinischen Fakultät einer Universität, an einer medizinischen Forschungseinrichtung oder entsprechenden Orten eingerichtet wurde. Die Ethikkommission diskutiert heikle und gesellschaftlich umstrittene ethische Fragen wie z.B. Sterbehilfe, Schwangerschaftsabbruch, Embryonenforschung, Gentechnologie usw. und gibt Leitsätze zur Orientierung der ärztlichen Entscheidungsfindung heraus. Die Ethikkommission muss aber auch vor wissenschaftlichen Untersuchungen, die solche Fragen berühren, ihre Zustimmung erteilen.

Extension, 1. aktive oder passive Streckung eines Gelenks allgemein;
2. medizinisch angewandte Streckung des Armes oder Beines bei Knochenbrüchen (Frakturen), entweder kurzfristig zum Wiedereinrichten der Knochen in ihre natürliche Lage und anschließender Versorgung mit Gipsverband oder Fixierung durch Operation **(Osteosynthese)** oder langfristig während der Heilphase, um zu verhindern, dass der Knochen wieder aus seiner normalen Stellung rutscht. Dabei kommen verschiedene Verfahren in Betracht. Bei Knochenbrüchen von Kindern reicht manchmal ein einfacher Heftpflaster-Streckverband. Weiterhin gibt es mehrere Methoden mit Gipsverbänden sowie die **Drahtextension,** bei der unter ▸ Anästhesie ein Drahtstück durch die entsprechenden Knochenteile geführt wird. Daran werden dann an über Rollen geführten Drahtzügen Gewichte gehängt. Auf die richtige Stärke des Zuges muss genau geachtet werden, da bei zu starkem Zug die Knochenenden auseinander klaffen und eine Heilung so nicht möglich ist.

F/G

Facharzt, Arzt, der sich nach abgeschlossenem Medizinstudium auf ein bestimmtes Fachgebiet wie z.B. ▸ Chirurgie, ▸ innere Medizin usw. spezialisiert hat und nach einem vorgeschriebenen Ausbildungsgang sowie einer Prüfung von der ▸ Ärztekammer die Anerkennung als Facharzt für das entsprechende Gebiet erhalten hat.

Fertilisierungsbehandlung, Behandlung zur (Wieder-)Herstellung der Fortpflanzungsfähigkeit (▸ Fertilität) bei primärer oder sekundärer ▸ Sterilität. Die Therapie richtet sich nach der zugrunde liegenden Ursache und reicht bei festgestellten organisch fassbaren Störungen von der Hormonbehandlung bis hin zu Operationen (z.B. die Wiederherstellung der Durchgängigkeit von Samen- bzw. Eileitern nach vorheriger Sterilisation oder entzündlicher Verklebung). Auch Einflüsse von chemischen Stoffen und Giften (deren Eintrag in die Umwelt und damit in die Nahrungskette leider beständig zugenommen hat) sollten als Ursache in Erwägung gezogen werden. Häufig findet sich aber keine organisch nachweisbare Ursache. Hier kommen Verfahren der ▸ Psychotherapie, aber zunehmend auch ▸ alternative Therapien wie ▸ Akupunktur oder ▸ Homöopathie in Betracht.

Fertilität, die Fähigkeit, sich fortzupflanzen; sie reicht normalerweise beim Mann von der Pubertät bis ins hohe Alter, bei der Frau vom Einsetzen der Monatsregel an bis zu deren Ausbleiben in den Wechseljahren. Die Fertilität kann bereits erblich bzw. genetisch bedingt fehlen (z.B. bei der Trisomie 21) oder aus anderen Gründen beeinträchtigt sein. So können Hungerphasen (z.B. bei Magersucht), extreme sportliche Betätigung und extremer psychicher Stress den Hormonhaushalt so beeinflussen, dass die Monatsregel ausbleibt bzw. Fortpflanzungsorgane regelrecht in ihrer Funktion verkümmern. Einflüsse durch Medikamente (vor allem Hormone, z.B. Anabolika beim Doping im Frauenleistungssport) und Umweltgifte werden ebenfalls als Ursachen angesehen wie auch mögliche allergische Reaktion der Frau auf den männlichen Samen (▸ Allergie, ▸ Immunsystem). Entzündliche Erkrankungen wie Eileiterentzündung können durch Änderung der anatomischen Verhältnisse den Fortpflanzungsvorgang verhindern.

Fettabsaugen, Verfahren der ▸ ästhetischen Chirurgie, in dem Fettpolster an unerwünschter Stelle durch Absaugen von Fettgewebe reduziert werden.

Fiberendoskop, Fiberskop, Fibroskop, ein flexibles ▸Endoskop mit **Glasfaseroptik.** Die Licht- und Bildübertragung erfolgt über gebündelte hauchdünne Glasfasern, in denen die Lichtstrahlen vielfach an der Grenze zwischen Faser und Isoliermantel total reflektiert werden. Damit ist es nicht nur möglich, unter besseren Lichtverhältnissen zu arbeiten und sozusagen auch »um die Ecke zu gucken«, sondern es ergeben sich auch die Möglichkeiten der fotografischen bzw. der Bildschirmwiedergabe. Das Fiberendoskop findet mittlerweile breite Anwendung vor allem in der Bronchoskopie, der Gastroskopie und der Koloskopie.

Fiberskop, ▸Fiberendoskop.

Fistel, röhrenförmige Verbindung zwischen Organen bzw. Geweben untereinander oder von Organen und Geweben zur Haut, die dort nicht hingehört. Die Fistel kann bereits angeboren sein als Überrest eines Prozesses im Rahmen der Organentwicklung oder erworben werden durch Entzündungen, Verletzungen, Operationen, Tumoren oder Strahlentherapie. Die Diagnose wird gesichert durch direktes Sondieren und gegebenenfalls Einspritzen eines ungiftigen Farbstoffs oder Kontrastmittels zur Darstellung mit Röntgenstrahlen. Da eine Spontanheilung oft nicht möglich ist, muss der Verschluss durch Operation erfolgen. Es gibt auch künstlich angelegte Fisteln wie z.B. ein ▸Shunt bei Dialyse.

Frauenheilkunde, ▸Gynäkologie.

Frauenkrankheiten, ▸Gynäkologie.

Gastroenterologie, Teilgebiet der inneren Medizin, welches sich mit den Ursachen, der Diagnostik und der Therapie von Erkrankungen des Magen-Darm-Trakts befasst.

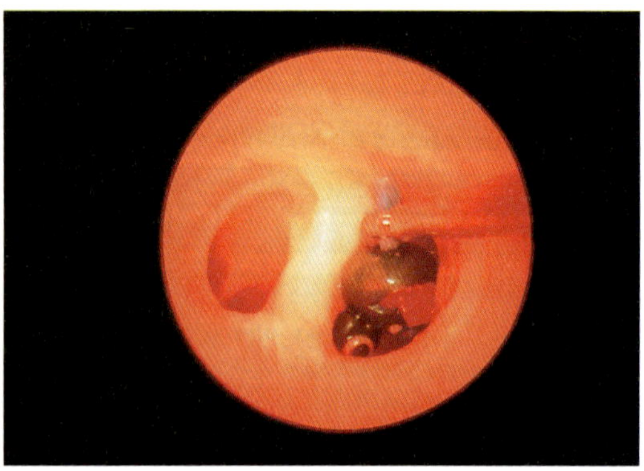

Gastroskopie: Der Blick durch ein Fibroskop in die Luftröhre eines Kindes, das einen Gegenstand verschluckt hat.

Gastroskopie, ▸Endoskopie des Magens zur Diagnose, gegebenenfalls Therapie (z.B. Unterspritzen eines blutenden Magengeschwürs mit Medikamenten, die die Blutgefäße eng stellen) und/oder Fremdkörperentfernung. Werden dabei gleichzeitig die Speiseröhre **(Ösophagus)** und der Zwölffingerdarm **(Duodenum)** gespiegelt, handelt es sich um eine **Ösophagogastroduodenoskopie** (ÖGD). Auch darüber sind diagnostische, z.B. ▸ERCP, und/oder therapeutische Eingriffe, z.B. das Veröden von Krampfadern **(Ösophagusvarizen)** der Speiseröhre, möglich.

Gebührenordnung für Ärzte, Abk. **GOÄ,** bildet die Grundlage zur Abrechnung ärztlicher Leistungen, die nicht durch die ▸Sozialversicherungen abgedeckt sind. Innerhalb der GOÄ gibt es einen gewissen Ermessensspielraum. Das Honorar sollte angemessen sein.

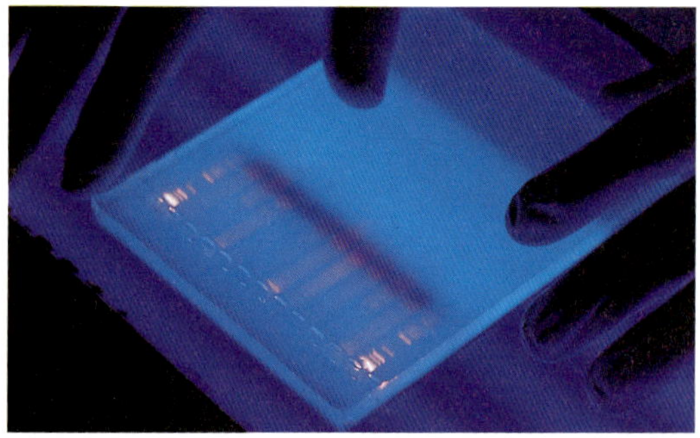

Genetik: Unter ultraviolettem Licht wird die DNA, der Träger von Erbinformationen, sichtbar gemacht.

Gefäßchirurgie, Teilgebiet der Chirurgie, welches sich mit den Ursachen, der Diagnose und der operativen Therapie von Erkrankungen und Verletzungen der Blutgefäße befasst.

Gefäßstütze, Stent, eine ▸Endoprothese, die dazu dient, ein verengtes röhrenformiges Organ (z.B. ein Blutgefäß, den Gallengang usw.) offen zu halten, indem sie sich selbst ausdehnt. Material und Form hängen ab vom betreffenden Organabschnitt.

Gelenkspiegelung, ▸Arthroskopie.

Genetik, die Lehre von den Gesetzmäßigkeiten und Störungen der Vererbung bei Pflanzen, Tieren und Menschen. In letzterem Fall spricht man von **Humangenetik.**

Dort befasst man sich auch mit genetisch bedingten Erkrankungen, deren Diagnostik und führt Beratungen durch z.B. für Eltern oder solche, die es werden wollen, hinsichtlich der individuellen Risiken, ein Kind mit einer solchen Erkrankung zu bekommen.

genetische Beratung, ▸ Genetik.

Gentherapie, der derzeit noch weitgehend im experimentellen Stadium befindliche Versuch, durch gezielte Veränderungen an defekten Stellen des Erbguts die entsprechenden Erkrankungen zu behandeln. Dies ist möglich an Zellen, die entnommen, gentechnisch behandelt und dann wieder in den Körper zurückgebracht werden, oder an Zellen der Keimbahn, was bedeutet, dass die so manipulierten Gene auch weitervererbt werden können. Letzteres ist wegen der Möglichkeit der missbräuchlichen Anwendung in der Bundesrepublik Deutschland verboten.

Geriatrie, Teilgebiet der inneren Medizin, befasst sich mit den Ursachen, der Diagnostik und der Therapie von Erkrankungen, die vorzugsweise den alten Menschen betreffen ▸ Gerontopsychiatrie.

Gerinnungsstörungen, normalerweise hat unser Blut die Fähigkeit, bei Verletzungen der Blutgefäße durch Bildung von Blutgerinnseln die Leckstelle zu verkleben und dadurch eine Blutung zu verhindern oder zu stoppen (bei ausgedehnten Verletzungen oder Verletzungen an großen Blutgefäßen reicht diese u.U. nicht aus). Diese Reaktion kommt zustande durch ein kompliziertes Zusammenspiel der so genannten Gerinnungsfaktoren im Blut, dem Kontakt mit dem verletzten Gewebe und der Blutplättchen **(Thrombozyten).** Findet dies überschießend statt **(Hyperkoagulabilität),** so begünstigt das die Bildung von ▸ Thrombosen. Ist dieser Prozess dagegen beeinträchtigt, kommt es zu einer verminderten Fähigkeit zur Blutgerinnung **(Hypokoagulabilität)** mit dem Auftreten von entweder punktförmigen Blutungen, wenn eine Minderfunktion oder Reduzierung der Blutplättchen vorhanden ist, oder mehr flächenhaften Blutungen, wenn im Bereich der Gerinnungsfaktoren des Blutplasmas eine Störung vorliegt wie z.B. bei der ▸ Bluterkrankheit.

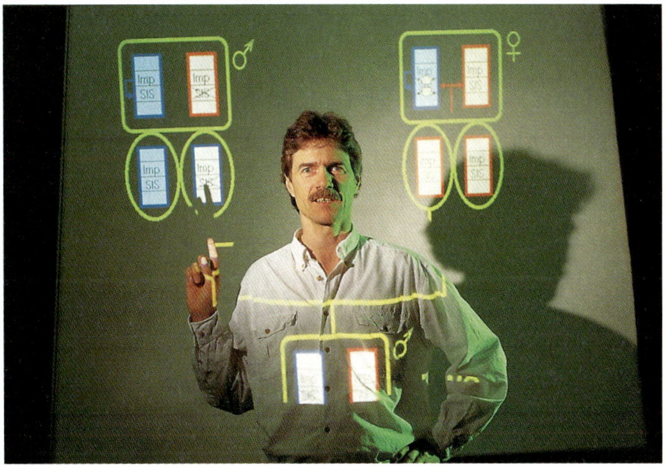

Genetik: Professor Werner Horsthemke vom Institut für Humangenetik der Universität Essen vor dem Vererbungsschema eines so genannten Imprintingfehlers.

Gerontopsychiatrie, Teilgebiet der ▸ Psychiatrie, welches sich mit seelischen Erkrankungen befasst, die hauptsächlich den alten Menschen betreffen, ▸ Geriatrie.

Geschlechtsumwandlung, es gibt Menschen, die eine andere Geschlechtsidentität haben als ihr genetisch determiniertes Geschlecht und sehr darunter leiden. Prinzipiell ist es möglich, durch die Gabe von entsprechenden Geschlechtshormonen und der operativen Umformung im Bereich der äußeren Geschlechtsorgane (▸ plastische Chirur-

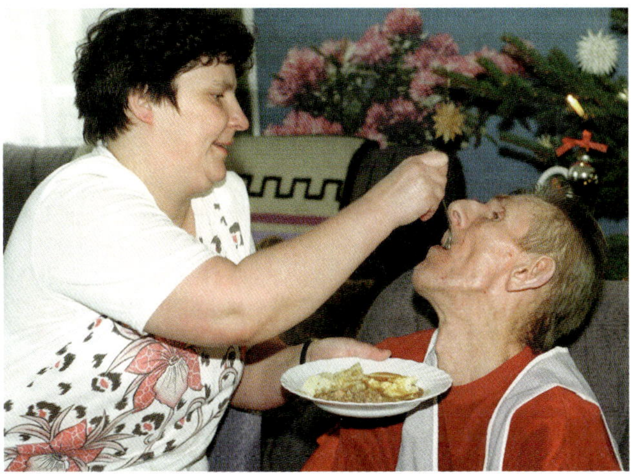

Geriatrie: In den geriatrischen Abteilungen der Krankenhäuser benötigen die Pflegekräfte viel Zeit für die Betreuung der alten Menschen, da viele auch bei einfachen Verrichtungen Hilfe brauchen.

gie) diesen Menschen ein Stück weit zu helfen. Dies sollte aber nach ausführlichen Gesprächen und einer eingehenden psychologischen Beratung gemacht werden, da die Ergebnisse der operativen Behandlung in der Regel nicht mehr rückgängig zu machen sind.

Gesundheit, nach der Definition der ▸WHO ist Gesundheit nicht nur Abwesenheit von Krankheit sondern ein Zustand völligen geistigen,seelischen und körperlichen Wohlbefindens. Dies ist eine sehr weit gehende Beschreibung, die im Einzelfall anders gesehen werden kann. So mag sich z.B. ein von Geburt an blinder Mensch gesund und wohl fühlen, obwohl er ja in einem wichtigen Bereich stark eingeschränkt ist. Im sozialversicherungsrechtlichen Gebrauch bedeutet Gesundheit die Möglichkeit zur Arbeits- und Erwerbsfähigkeit.

Gesundheitsreform, durch die Fortschritte der modernen Medizin vor allem auf technischem Gebiet und die gestiegene Lebenserwartung der Bevölkerung sind die Kosten, die durch Behandlung von Erkrankungen entstehen, immer weiter angestiegen. Dabei wurden vor allem die gesetzlichen Krankenkassen (GKV) so belastet, dass sie entweder die Beiträge über ein vertretbares Maß hinaus hätten erhöhen müssen oder aber der finanzielle Kollaps gedroht hätte.
Mit dem Gesetz vom 1. 1. 1989, welches zurzeit erneut geändert wird, will man gezielt die Kosten senken, um die Beiträge stabil halten zu können. Dazu vorgesehene Maßnahmen sind u. a. das Ausnehmen bestimmter Arzneimittel von der Kostenerstattung, bei anderen höhere Selbstbeteiligung, Budgetierung der erstattungsfähigen Kosten in Krankenhäusern und für die niedergelassenen Ärzte, Verkürzung der stationären Liegezeiten, Förderung des ambulanten Operierens usw. Da es hier natürlich auch um finanzielle Einbußen für die Arzneimittelhersteller und für mehr oder weniger alle im Gesundheitsbereich tätigen Berufsgruppen geht, ist die Gesundheitsreform ständig umstritten.

Gesundheitswesen, sämtliche Einrichtungen und die darin beschäftigten Menschen, die dem Erhalt oder der Wiedererlangung von Gesundheit der Menschen dienen. Dabei wird unterschieden zwischen:
1. öffentlichen Einrichtungen wie z.B. Gesundheitsämtern;
2. Praxen, in denen Ärzte, Krankengymnasten und Angehörige anderer medizinischer Heilberufe niedergelassen sind;
3. Krankenhäusern;
4. betriebsärztlichen Diensten;
5. Forschungseinrichtungen im Bereich der Medizin.

Gicht, Erkrankung, bei der es durch vermehrten Anfall und/oder verminderte Ausscheidung über die Niere zu einer Erhöhung der Harnsäurekonzentration im Blut kommt **(Hyperurikämie),** was zur Abscheidung von Harnsäurekristallen in verschiedenen Körperregionen, vor allem in den Gelenken führt. Harnsäure entsteht bei der Verstoffwechselung der so genannten **Purine,** die besonders zahlreich in den Zellkernen zu finden sind. Ursachen bzw. begünstigende Faktoren können – auch in Kombination – angeborene Veranlagung sein, übermäßiger Genuss von Alkohol oder von Fleisch, Bohnen und anderen purinreichen Nahrungsmitteln, Erkrankungen bei denen es nicht nur zu vermehrter Zellbildung, sondern auch zu derem vermehrten Abbau kommt (z.B. bestimmte Formen der ▸Leukämie) und Störungen in der Niere. Als Therapie gibt man neben diätetischen Empfehlungen Medikamente, die in den Purinstoffwechsel eingreifen und so die Harnsäurekonzentration senken.

Grundversorgung, ▸Versorgungskategorien.

Gynäkologie, Lehre von der Ursache, der Diagnostik und der konservativen und operativen Behandlung von Erkrankungen der weiblichen Geschlechtsorgane sowie vom normalen Ablauf von Schwangerschaft und Geburt bzw. den Ursachen, der Diagnostik und der konservativen und operativen Therapie von Störungen derselben. Zusammenarbeit oder Überschneidungen sind gegeben mit der ▸Kinderheilkunde (in der Geburtshilfe), der ▸Anästhesiologie, der ▸Chirurgie und der ▸Urologie (hier z.B. bei Fehlbildungen oder Verletzungen im Genitalbereich).

Haftung, begeht ein Arzt einen ▸ Behandlungsfehler, so hat der Geschädigte einen durch den Behandlungsvertrag begründeten Anspruch auf Schadensersatz, entweder vom Arzt selbst oder, falls dieser im Auftrag Dritter tätig war (wie z. B. ein angestellter Arzt im Krankenhaus), von diesem, also z. B. dem Krankenhausträger. Für die Begleichung dieser Ansprüche kann eine Haftpflichtversicherung abgeschlossen werden. Da es der Patient wegen der Beweislast oft schwer hat, seine Ansprüche geltend zu machen, gibt es bei der ▸ Ärztekammer Schlichtungsstellen oder Gutachterkommissionen. Dort prüfen Sachverständige die Angelegenheit und geben ein Gutachten ab, welches dann als Grundlage für die Ansprüche bei der Haftpflichtversicherung oder vor Gericht gelten kann.

Hämatologie, Teilgebiet der inneren Medizin, welches sich mit der Ursache, der Diagnostik und der Therapie von Erkrankungen der Blut bildenden Organe bzw. des Blutes befasst.

Heilanästhesie, 1. andere Bezeichnung für ▸ Neuraltherapie;

2. nicht ganz zutreffende Bezeichnung für eine Ruhigstellung (Sedierung) des Patienten durch Medikamente, die schmerzlindernd, beruhigend und/oder in der Lage sind, die Muskulatur zu entspannen (Relaxierung), um z. B. eine notwendige Beatmung oder eine Hypothermie durchführen zu können, sowie bei Zuständen, wo die Auswirkungen von Schmerz und Körperaktivität Komplikationen erzeugen und die Heilung behindern können (z. B. bei schwerer Schädelhirnverletzung mit Hirndrucksteigerung).

Heilgymnastik, ▸ Krankengymnastik.

Heilpflanzen, Pflanzen, die im Ganzen oder in Teilen (Wurzeln, Blätter, Blüten usw.) Stoffe enthalten, die bei sachgerechter Anwendung heilende Wirkung haben können. Heilpflanzen waren vermutlich schon in der Steinzeit bekannt und dienten durch die Jahrtausende hindurch in allen Kulturen zur Behandlung von Kranken.

Eine Reihe pflanzlicher Stoffe diente schon als Grundlage für die Entwicklung moderner Medikamente, so z. B. Inhaltsstoffe des Fingerhuts für herzstärkende Medikamente, der Tollkirsche für Atropin, welches u. a. den Herzschlag beschleunigt, oder des Schlafmohns für Morphium und daraus abgeleitete starke Schmerzmittel, die Opiate. Frei verkäuflich für den Hausgebrauch sind nur ungiftige Pflanzen(teile), giftige (z. B. Fingerhut) gehören in die Hand des Arztes. Schon Paracelsus sagte: »Die Dosis macht das Gift.« siehe auch ▸ Phytotherapie.

Heilschlaf, 1. durch Medikamente, suggestive Maßnahmen (z. B. Hypnose) oder elektrische Reizung des Schlafzentrums im Gehirn kann ein Schlafzustand erzeugt werden. Dies kann in speziellen Schlafkliniken zur Behandlung von Erschöpfungs- oder Erregungszuständen therapeutisch eingesetzt werden. Der Heilschlaf sollte überwacht werden, um Gefahren für die ▸ Patienten abzuwenden.

2. ▸ Heilanästhesie.

Heimbeatmung, seit über einem Jahrzehnt in geeigneten Fällen praktizierte Methode, nach der die auf Beatmung ganz oder teilweise angewiesenen Patienten, ihre privaten Betreuungspersonen und die behandelnden niedergelassenen (Haus-) Ärzte im Umgang mit einem (transportablen) ▸ Beatmungsgerät und dessen Ergänzungsapparaten (Notstromaggregat, Respirationskomponenten, Reinigungsutensilien usw.) so geschult werden, dass eine Verlegung der schwerbehinderten, pflegebedürftigen Personen in häusliche Umgebung bei ambulanter medizinischer Versorgung möglich wird. Ein Leben ohne Krankenhaus- oder Pflegeheimumgebung ist für viele, vor allem jüngere Schwerstbehinderte eine Hilfe zur (Teil-)Verselbstständigung und größeren Selbstbestimmung, oft auch ein tief ersehnter Lebenswunsch, der mit den medizinischen Fortschritten für immer mehr Betroffene auch in Erfüllung gehen kann.

Herz, ein aus speziellen Muskelfasern bestehendes Hohlorgan, welches die Aufgabe hat, das Blut in angemessener Menge und Zeit durch den Körper zu pumpen (▸ Blutkreislauf). Es ist durch die Herzscheidewand in eine rechte und linke Hälfte geteilt, die ihrerseits wieder aus dem Vorhof (dort wird das Blut aus dem Körper bzw. aus der Lunge gesammelt) und der Kammer besteht, die durch Anspannen der Kammerwand und Zusammenziehen **(Systole)** den Blutdruck aufbaut und das Blut in die Lungenarterie **(Pulmonalarterie)** bzw. Hauptschlagader **(Aorta)** befördert. Die Richtung des

Blutflusses wird dabei über die Herzklappen gesteuert, die zwischen Vorhöfen und Kammern in Form von Segelklappen (rechtes Herz **Trikuspidalklappe,** linkes Herz **Mitralklappe**) sowie zwischen Kammern und Pulmonalarterie **(Pulmonalklappe)** bzw. Aorta **(Aortenklappe)** als Taschenklappen ihre Funktion erfüllen. Unmittelbar hinter der Aortenklappe entspringen die **Herzkranzgefäße,** auch **Koronararterien** genannt, die das Herz selbst mit Blut versorgen. Dies ist nur in der Erschlaffungsphase **(Diastole)** der Kammermuskulatur möglich. Da die Systole immer gleich lang ist, sinkt bei steigender ▸ Herzfrequenz die Dauer der Diastole. Deshalb kann eine hohe Pulsfrequenz bei Menschen, die eine Einengung der Koronararterien haben, zur Mangelversorgung des Herzens und damit zur ▸ Angina Pectoris oder zum ▸ Herzinfarkt führen.

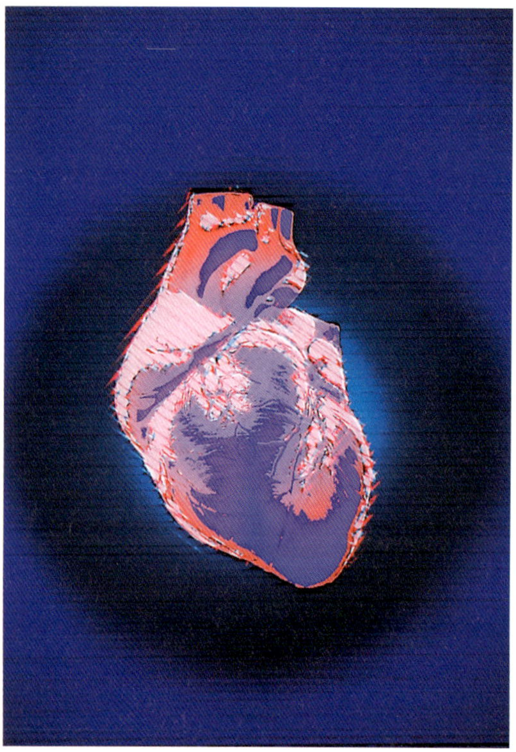

Herz: Das Herz mit den Kranzgefäßen.

Herzchirurgie, Teilgebiet der Chirurgie, welches sich auf die operative Behandlung von Erkrankungen des Herzens spezialisiert hat. Für Operationen am offenen Herzen ist eine aufwendige Technik notwendig (▸ Herz-Lungen-Maschine). Die Herzchirurgie wird nur an wenigen Krankenhäusern entweder der Maximalversorgung (▸ Versorgungskategorien) oder Spezialkliniken durchgeführt. An wenigen Zentren dieser Art besteht die Möglichkeit der ▸ Transplantation (▸ Organspende). Die Zusammenarbeit mit ▸ Kardiologie, ▸ Pädiatrie und ▸ Anästhesiologie ist erforderlich.

HERZRHYTHMUS

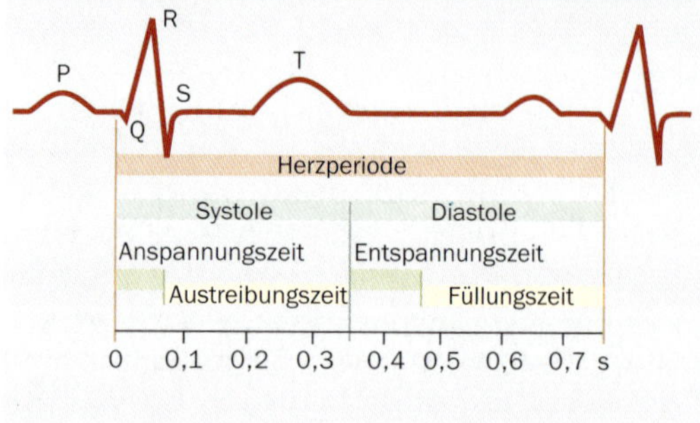

Herzfrequenz: Die normale Verlaufskurve der Herzaktivität im zeitlichen Zusammenhang.

Herzfrequenz, Abk. **HF,** Anzahl der Herzschläge in einer bestimmten Zeit, in der Regel pro Minute. Beim gesunden Erwachsenen liegt diese normalerweise zwischen 60 und 100 Schlägen/min, bei Leistungsportlern oder im Tiefschlaf auch ohne Krankheitswert noch darunter. Kinder, vor allem aber Früh-, Neugeborene und Säuglinge, haben eine höhere Herzfrequenz. Liegt die HF über dem altersentsprechenden Normwert, spricht man von **Tachykardie,** liegt sie darunter, von **Bradykardie.** Die HF wird im Wesentlichen über das vegetative Nervensystem, auf das zahlreiche Regelkreise des Körpers Einfluss haben, gesteuert. Die Gründe für Abweichungen sind ungeheuer vielfältig und müssen jeweils gesucht werden. So kann z.B. eine Tachykardie aufgrund von Aufregung, einer Schilddrüsenüberfunktion, von Fieber oder wegen Flüssigkeitsmangel auftreten. Das Erfassen der HF gehört zur Basisüberwachung und kann bereits durch einfaches Zählen der Pulsschläge erfolgen, aber auch über ▸ Pulsoxymetrie, das ▸ EKG oder die direkte ▸ Blutdruckmessung.

Herzinfarkt, der Untergang von Herzmuskelgewebe nach einem lange genug andauernden oder ausreichend großen Missverhältnis zwischen Sauerstoffbedarf (z.B. erhöht durch vermehrte Herzarbeit bei erhöhtem Blutdruck oder erhöhter Herzfrequenz, durch bestimmte Medikamente) und Sauerstoffangebot (z.B. vermindert bei niedrigem

Blutdruck, erhöhter Herzfrequenz) über die Herzkranzgefäße (▸ Herz). Hauptursache ist meist eine Einengung eines oder mehrerer Äste der Herzkranzgefäße durch ▸ Arteriosklerose. Der Herzinfarkt wird nicht selten akut ausgelöst durch eine Zusammenwirkung der oben genannten Faktoren. Man unterscheidet nach dem betroffenen Bereich in **Herzhinter-** und **Herzvorderwandinfarkt** sowie danach, ob der Herzinfarkt die ganze Herzwand **(transmuraler Infarkt)** erfasst hat oder nicht.

Die Symptome und Auswirkungen hängen ab von Ort und Ausdehnung des betroffenen Bezirks und können sehr unterschiedlich sein. Die Palette reicht vom klinisch **stummen Herzinfarkt,** der in einem ▸ EKG später zufällig entdeckt wird, bis hin zum so genannten **Sekundenherztod.** Zu schweren ▸ Herzrhythmusstörungen kann es kommen, wenn das Reizleitungssystem mitbetroffen ist. Ein Herzstillstand liegt vor, wenn entweder überhaupt keine Herzmuskulatur mehr erregt werden kann oder die einzelnen Herzmuskelfasern völlig unkoordiniert schlagen (▸ Defibrillation). Kann das Herz keinen ausreichend hohen Blutdruck aufbauen, kommt es zum **kardiogenen ▸ Schock.** Die typischste Symptomatik ist ein heftiger Schmerz in der linken Brust. Die Schmerzen können aber auch ausstrahlen oder projiziert werden, was zu klinischen Fehldiagnosen führen kann, wie z.B. Magengeschwür bei Ausstrahlung in den Oberbauch.

Die Diagnose ergibt sich aus den Symptomen (Schmerz, Kaltschweißigkeit usw.), dem EKG und der Untersuchung des Blutes auf Erhöhung von Enzymen, die aus untergegangenen Herzmuskelzellen stammen. Neuerdings gibt es auch einen Schnelltest, der z.B. bereits im Notarztwagen durchführbar ist. Über eine ▸ Angiographie der Herzkranzgefäße (▸ Koronarangiographie) kann festgestellt werden, ob und wo ein Verschluss vorliegt.

Die Therapie besteht akut in der Schmerzbekämpfung und Ruhigstellung durch entsprechende Medikamente und Sauerstoffgabe. Je nach Symptomatik sind weitere Maßnahmen wie Medikamente gegen Herzrhythmusstörungen oder zur Kreislaufstützung, u. U. ▸ Reanimation einschließlich Beatmung oder Defibrillation notwendig. Der Transport sollte so schonend, aber so schnell wie möglich ins nächste geeignete Krankenhaus erfolgen, dort kann nach gesicherter Diagnose versucht werden, den Thrombus (▸ Thrombose) mit speziellen Medikamenten aufzulösen. Dies ist nur in den ersten Stunden nach dem Herzinfarkt erfolgversprechend.

Es ist wichtig, dass schon bereits bei Verdacht auf einen Herzinfarkt schnellstmöglich (not)ärztliche Hilfe gesucht wird zur Diagnose und, bei Bestätigung, zur raschen Einweisung in ein Krankenhaus.

HERZ

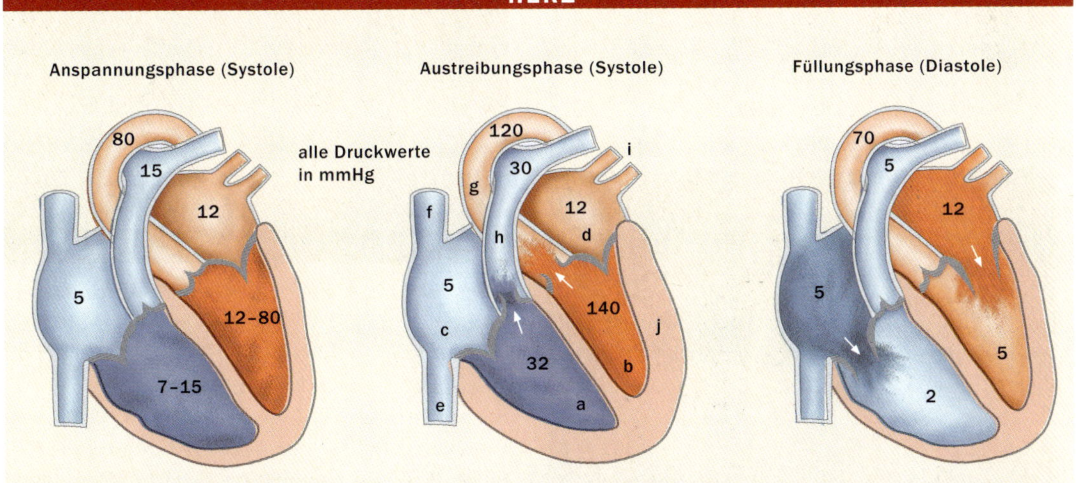

Herz: Die verschiedenen Phasen der Herzaktivität mit den Blutdruckwerten (a rechte Herzkammer, b linke Herzkammer, c rechter Vorhof, d linker Vorhof, e untere Hohlvene, f obere Hohlvene, g Aortenbogen, h Lungenarterie, i Lungenvene, j Herzmuskel).

Beginnt die Therapie frühzeitig und kann der Blutpfropf schnell aufgelöst (Lyse) und damit die Durchblutung wieder hergestellt werden, ist die Prognose hinsichtlich des Überlebens bzw. der Minderung von bleibenden Schäden am Herzen erheblich besser.

Zu einem späteren Zeitpunkt kann dann je nach Befund der Koronarangiographie die Engstelle über einen ▸ Herzkatheter, an dessen Spitze ein kleiner aufblasbarer Ballon ist, von innen her aufgeweitet werden oder, vor allem wenn mehrere Äste der Koronararterien betroffen sind, die operative Versorgung mit einem ▸ Bypass erfolgen.

Ist die Akutphase überstanden, beginnt die ▸ Rehabilitation mit dem Aufbau angepasster sportlicher Betätigung und der Hilfe zur Umstellung der Lebensführung, was die Risikofaktoren (Rauchen, Stress, Übergewicht, Ernährung usw.) angeht. Trotz aller medizinischen Fortschritte ist der Herzinfarkt nach wie vor die häufigste Todesursache in der Bundesrepublik Deutschland.

Herzkatheter, spezielle ▸ Katheter, die aus Gründen der Diagnostik, der Überwachung und/oder der Therapie entweder über ein großes venöses Blutgefäß mit dem Blutfluss in das rechte Herz und darüber hinaus in die Pulmonalarterie (▸ Herz) oder über eine große Arterie gegen den Blutfluss in das linke Herz oder die Herzkranzgefäße vorgeschoben werden (▸ auch Blutkreislauf). Die Blutgefäße werden entweder punktiert (▸ Punktion) oder chirurgisch eröffnet. Je nach technischer Ausstattung des Katheters können in den einzelnen Abschnitten seiner Passage der Sauerstoff- und Kohlendioxidgehalt und die Blutdruckwerte gemessen werden. Über bestimmte Methoden (Farbstoff-, Kälteverdünnung) kann die Menge Blut berechnet werden, die das Herz in einer Minute durch den Kreislauf pumpt **(Herzminutenvolumen).** Auch andere Kreislaufparameter können bestimmt bzw. errechnet werden, z.B. Gefäßwiderstände, Öffnungsflächen der Herzklappen, Druckgradienten. Über den Herzkatheter können nach Gabe von Kontrastmitteln die Herzkranzgefäße dargestellt, Blutgerinnsel medikamentös aufgelöst oder Engstellen über einen Ballon aufgeweitet werden **(Dilatation).**

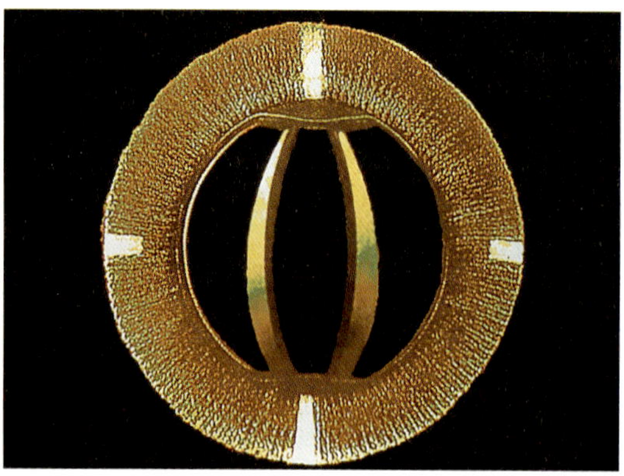

Herzklappe: Eine künstliche Aortenklappe.

Herzklappen, ▸ Herz.

Herzklappenfehler, Vitium, eine angeborene oder erworbene Fehlfunktion einer Herzklappe (▸ Herz), indem die Klappe sich nicht mehr richtig öffnen **(Klappenstenose)** und/oder schließen **(Klappeninsuffizienz)** kann. Sind beide Fehler an einer Klappe bzw. sind Fehler an mehr als einer Klappe, spricht man von einem **kombinierten Vitium.** Bei Klappenstenose kommt es zu einem Rückstau des Blutes vor und zu einem reduziertem Blutfluss hinter der betroffenen Klappe. Ist der Klappenschluss unzureichend, fließt durch die undichte Klappe Blut zurück, welches dann als **Pendelblut** die Kreislaufabschnitte vor der defekten Klappe belastet. Daraus ergeben sich je nach Sitz und Art des Herzklappenfehlers Unterschiede bei Symptomen und Beschwerden sowie in deren Behandlung.

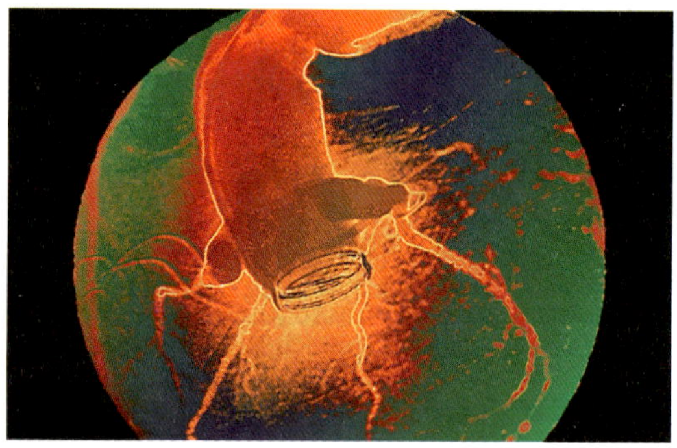

Herzklappe: Die eingesetzte künstliche Aortenklappe in einer Falschfarbenaufnahme.

Angeborene Herzklappenfehler resultieren aus Fehlsteuerungen während der Organentwicklung entweder genetisch bedingt oder durch äußere Einflüsse (z.B. Rötelninfektion der Mutter während der Frühschwangerschaft). Erworbene Herzklappenfehler sind in der Regel auf entzündliche Erkrankungen der Herzinnenhaut, die auch die Klappen überzieht, zurückzuführen (Scharlach,

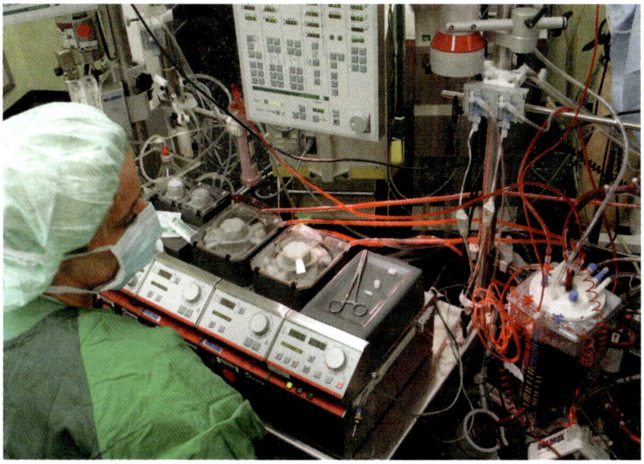

Herz-Lungen-Maschine: Bei Operationen am Herzen kommt immer auch die Herz-Lungen-Maschine zum Einsatz, hier bei einer Herzklappenoperation in der Charité in Berlin.

Erkrankungen des rheumatischen Formenkreises). Die Diagnostik erfolgt neben klinischer Untersuchung und EKG im Wesentlichen über die Echokardiographie (▸ Ultraschalldiagnostik), die Einschätzung des Schweregrads zusätzlich über klinische Belastungstests und Druckmessungen vor und hinter der Klappe über einen ▸ Herzkatheter. Diese Untersuchungen sind auch für die regelmäßige Verlaufskontrolle wichtig.

Die Behandlung erfolgt, solange es vertretbar ist, konservativ vor allem medikamentös. Wenn dies nicht (mehr) ausreicht, kann in manchen Fällen eine verengte Klappe von innen her aufgesprengt werden **(Kommissurotomie)** bzw. ein Ersatz mit ▸ Herzklappenprothesen erfolgen.

Herzklappenprothesen, Ersatz für nicht mehr funktionstüchtige Herzklappen (▸ Herz) bei ▸ Herzklappenfehlern. Da hier für den Organismus fremde Oberflächen, an denen sich Blutgerinnsel bilden können, mit dem Blutstrom in Berührung kommen, müssen die Patienten dauerhaft Medikamente einnehmen, die die Gerinnungsfähigkeit des Blutes herabsetzen. Das ist ein Grund, warum der Herzklappenersatz so früh wie nötig aber so spät wie möglich erfolgen sollte. Ein weiterer Grund war zumindest früher die Tatsache, dass die Herzklappenprothesen keine unbegrenzte Lebensdauer hatten. Für die modernen Herzklappenprothesen trifft dies aufgrund verbesserter Materialien so nicht mehr zu.

Herzkranzgefäße, ▸ Herz.

Herz-Lungen-Maschine, Abk. **HLM.** Diese ersetzt die Funktion von Lunge und Herz, wenn die Durchströmung dieser Organe mit Blut zur Durchführung einer Operation am offenen Herzen oder an zentralen Blutgefäßen vorübergehend unterbrochen werden muss. Das Blut wird unmittelbar vor dem Herzen aus den großen Hohlvenen in den so genannten Oxygenator geleitet, dort mit Sauerstoff beladen bzw. von Kohlendioxid befreit und dann über ein Pumpsystem in den großen Kreislauf (▸ Blutkreislauf) zurückgeleitet. Leitet man das Blut zusätzlich über einen Wärmeaustauscher, so kann damit eine künstliche ▸ Hypothermie bzw. umgekehrt die Wiederaufwärmung des Patienten bewerkstelligt werden. Das Blut muss dabei durch gerinnungshemmende Medikamente flüssig gehalten werden.

Herzmassage, cardio-pulmonale Reanimation, die Herzmassage wird im Rahmen der ▸ Reanimation bei Herzstillstand in zwei verschiedenen Arten eingesetzt, und zwar als:

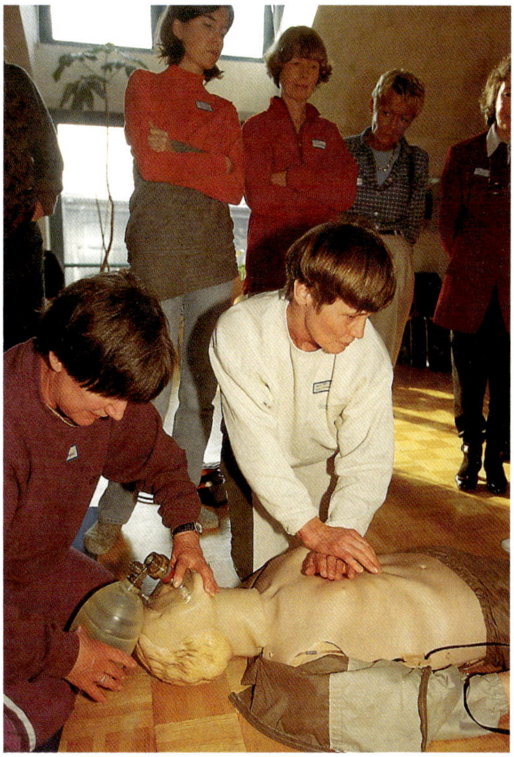

Herzmassage: Gründliche Ausbildung in der Herz-Lungen-Wiederbelebung ist vor allem auch für die Angehörigen von Herzinfarktpatienten wichtig. Am Übungsgerät wird die notwendige Technik vermittelt.

1. **äußere Herzmassage,** die prinzipiell auch von Laien erlern- und anwendbar ist. Der Patient liegt auf dem Rücken auf einer harten Unterlage. Beim Erwachsenen wird ein Handballen auf das untere Brustbein gelegt, und der andere Handballen darüber, mit welchem dann das Brustbein mit einem rhythmischen Druck (ca. 60-mal/min) etwa 4–5 cm nach unten gedrückt wird. Bei Kindern muss zwischen 80- und 120-mal/min massiert werden mit entsprechend geringerer Kraft, bei Säuglingen reichen der Druck mit dem Daumen und eine Tiefe von 1 cm aus. Durch das elastische Zurückschnellen des Brustkorbs entsteht ein Sog, der Blut in den Brustkorb und damit über die großen Hohlvenen ins Herz zieht, wo es durch die Ventilfunktion der Herzklappen in die richtige Richtung befördert wird. Intermittierend bei einem Helfer oder parallel bei zwei Helfern sollte eine ▸ Beatmung durchgeführt werden;
2. die **innere Herzmassage** kann bei eröffnetem Brustkorb durchgeführt werden, wenn während einer Herz- oder Lungenoperation ein Herzstillstand auftritt. Das Herz wird dann direkt mit den Händen massiert.

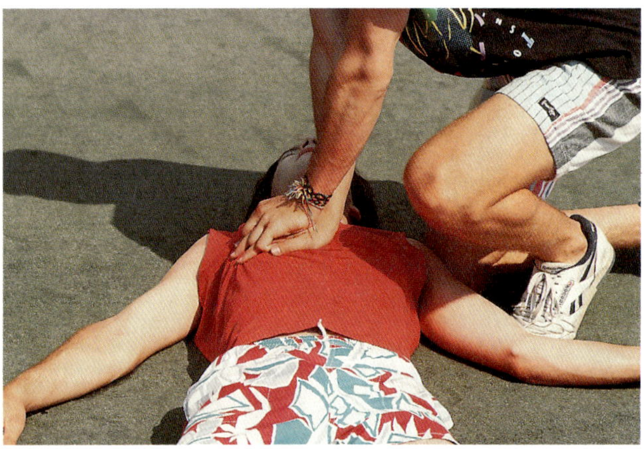

Herzmassage: Ein Jugendlicher führt an seinem Freund die Herzdruckmassage durch.

Herzrhythmusstörungen, die Erregung der Herzmuskelfasern wird von dem **Reizleitungssystem** gesteuert, damit sich die Vorhöfe und Kammern des Herzens jeweils im Wechsel koordiniert zum richtigen Zeitpunkt zusammenziehen bzw. entspannen können. Der »Taktgeber« ist normalerweise der **Sinusknoten,** der im rechten Herzvorhof sitzt. Von dort breitet sich die Erregung über den Vorhof aus, erfährt einen kurzen Stopp am Übergang zur Herzkammer, dem **AV-Knoten,** um dann über das **hissche Bündel,** welches sich in zwei Schenkel aufteilt, in die Herzkammern zu gelangen. Fällt der Sinusknoten aus, springt der AV-Knoten ein, fällt dieser aus, werden weiter untergeordnete Zentren zum Taktgeber. Die Erregungsleitung des Herzens wird über das vegetative Nervensystem gesteuert und kann normalerweise nicht willkürlich beeinflusst werden. Zahlreiche Regelkreise im Körper sorgen dafür, dass die ▸ Herzfrequenz den aktuellen Erfordernissen angepasst wird. Medikamente und Hormone haben ebenfalls Einfluss. Fehlfunktionen hier, aber auch direkte Schäden im Reizleitungssystem (z. B. durch ▸ Herzinfarkt) oder Störungen des Elektrolythaushalts (z. B. Kaliummangel) können zu Störungen des Herzrhythmus führen, sei es, dass das Herz zu langsam oder zu schnell schlägt, Extraschläge **(Extrasystolen)** aus dem Vorhof- oder Kammerbereich einfallen oder überhaupt kein regelmäßiger Grundrhythmus mehr besteht. Im Extremfall werden die einzelnen Herzmuskelfasern völlig unkoordiniert erregt, was zum **Kammerflimmern** führt und funktionell einem Herzstillstand gleichkommt (▸ Defibrillation).

Die Diagnose für Herzrhythmusstörungen wird gestellt über das EKG, gegebenenfalls zusätzlich über ein Belastungs- und/oder ein Langzeit-EKG. Sofern dies möglich ist, sollten zunächst die Ursachen ausgeschaltet werden (z. B. Ausgleich eines Kaliummangels), wenn das nicht ausreicht oder nicht möglich ist, kommen je nach zugrunde liegender Herzrhythmusstörung die Gabe von speziellen Medikamenten **(Antiarrhythmika)** oder die Implantation eines ▸ Herzschrittmachers infrage.

Herzschrittmacher, ist der reguläre Ablauf der elektrischen Herztätigkeit gestört (▸ Herzrhythmusstörungen), so kann man in manchen Fällen die Herzaktion durch elektrische Impulse über einen Herzschrittmacher steuern. Dies kann vorübergehend oder dauerhaft sowie von außen oder innen geschehen. Der Herzschrittmacher besteht aus einem Impulsgenerator, der in der Regel von einer Batterie gespeist wird und von dem aus die Impulse über eine Elektrode zum Herzen geleitet werden.

In akuten Notfällen, wenn das Herz zu langsam schlägt, um eine ausreichende Blutversorgung zu gewährleisten oder das Reizleitungssystem komplett ausgefallen ist, besteht die Möglichkeit, zwei große Plattenelektroden vorn und hinten am Brustkorb anzubringen, um das Herz bis zur Behebung der Ursache der Störung oder bis zur Versorgung mit einem internen Herzschrittmacher zu stimulieren. Ebenfalls im Akutfall kann ein spezieller ▸ Herzkatheter, der an seiner Spitze eine Schrittmacherelektrode trägt, über die Hohlvenen in den rechten Vorhof geschoben werden.

Bei der definitiven Versorgung mit einem Herzschrittmacher wird der Impulsgeber samt Batterie in eine Hauttasche, die meistens im Bereich der rechten vorderen Brust operativ angelegt wird, eingepflanzt. Die Elektrode kann von außen an das Herz herangeführt werden. Weitaus häufiger wird eine herznahe Vene, in der Regel unter dem Schlüsselbein, operativ eröffnet und über diese die Schrittmacherelektrode(n) bis zur gewünschten Position im Herzen vorgeschoben.

Es gibt mittlerweile eine Vielzahl von verschiedenen Schrittmachertypen. Prinzipiell gibt es **antitachykarde** Herzschrittmacher, die bei zu hoher ▸ Herzfrequenz zum Einsatz kommen, und **antibradykarde** Herzschrittmacher, die bei zu langsamer bzw. ausbleibender Herzaktion einspringen. In den Anfängen der Entwicklung war der Herzschrittmacher auf eine starre Frequenz programmiert, was den Erfordernissen des Kreislaufs nicht immer gerecht wurde. Mittlerweile wurden kompliziertere und flexiblere Systeme entwickelt, die sich der aktuellen Kreislaufsituation (z. B. bei körperlicher Anstrengung) anzupassen vermögen. Vorsicht ist für Träger von Herzschrittmachern geboten hinsichtlich des Einflusses elektromagnetischer Felder (erregt z. B. durch Handys), da die Funktion beeinträchtigt werden kann.

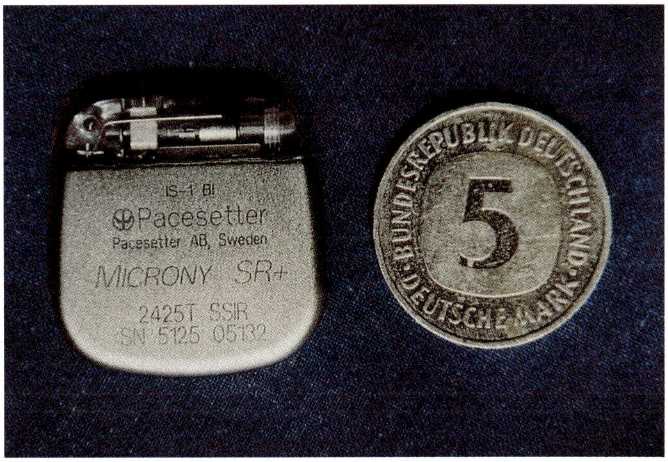

Herzschrittmacher: Herzschrittmacher sind klein geworden: hier ein Gerät mit einem Fünfmarkstück im Größenvergleich.

HERZSCHRITTMACHER

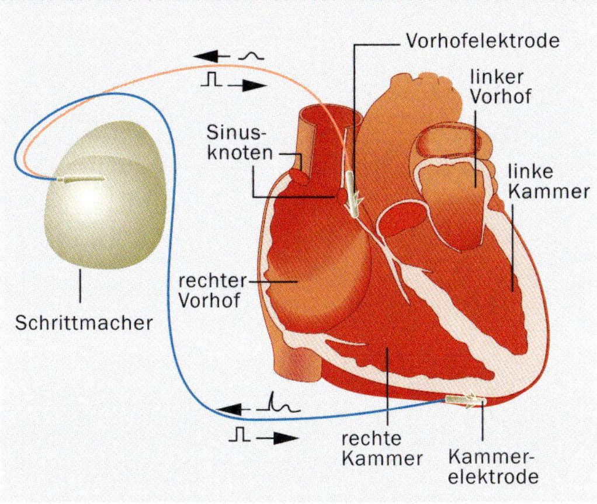

Herzschrittmacher: Die Lage des Herzschrittmachers am Herzen.

Herzstillstand, der komplette Ausfall der Pumpfunktion des Herzens. Er kann bedingt sein durch:
1. den kompletten Ausfall des Reizleitungssystems (▸ Herzrhythmusstörungen) bzw. die Unerregbarkeit der Herzmuskelfasern z. B. bei ▸ Herzinfarkt;
2. völlig unkoordinierte Erregung der einzelnen Herzmuskelfasern als **Kammerflattern** oder **Kammerflimmern** z. B. bei Kaliumüberschuss im Blut.

Die Unterscheidung ist nur über das ▸ EKG möglich.

Hirnanhangdrüse, ▸ Hypophyse.

Hirndruck, das Gehirn liegt im Schädel wie in einer geschlossenen Kapsel. Kommt es zu einer so genannten intrakraniellen Raumforderung, z. B. durch Schwellung des Gehirns, Einblutung oder Abflussbehinderung des Liquors (▸ Hydrozephalus), dann gibt es normalerweise keine Ausweichmöglichkeit (es sei denn, der Schädel ist selbst defekt) und der Druck steigt. Dadurch werden schließlich lebensnotwendige Hirnzentren im Hinterhauptsloch bzw. an anderer Stelle eingeklemmt und es kommt zum Hirntod (▸ Hirntoddiagnostik).

Hirntoddiagnostik, Vorgehen zur zweifelsfreien Feststellung des **Hirntodes.** Dieser ist definiert als irreversibler, d.h. nicht mehr rückgängig zu machender Ausfall aller Hirnfunktionen. Dabei können unter entsprechender Behandlung (▸ Beatmung, ▸ Infusionen, ▸ Medikamente) der Körper und seine übrigen Organe noch ausreichend durchblutet und funktionstüchtig sein. Um eine Organentnahme zum Zweck der ▸ Transplantation vornehmen zu können, oder zur Rechtfertigung eines Behandlungsabbruchs muss bzw. kann der Hirntod zweifelsfrei festgestellt werden.

Im Fall der geplanten Organentnahme müssen zwei Ärzte – idealerweise Fachärzte der Neurologie –, die *nicht* Mitglied des Transplantationsteams sein dürfen, unabhängig voneinander zu der Diagnose Hirntod kommen. Im EEG dürfen zweimal im Abstand von 12 Stunden (Kinder 24 Stunden, Säuglinge 72 Stunden) über 30 Minuten keinerlei Aktivitäten des Gehirns nachweisbar sein. Reaktionen auf z.B. akustische Reize dürfen ebenfalls nicht vorhanden sein. Dabei ist sicherzustellen, dass sich nicht (noch) Medikamente, die die Hirnfunktion vorübergehend beeinträchtigen (z.B. Schlafmittel vom Typ der Barbiturate), in dazu ausreichend hoher Konzentration im Blut befinden. Es dürfen keinerlei über das Gehirn laufende Nervenreflexe mehr nachweisbar sein. Zusätzlich kann über ▸ Angiographie oder Dopplersonographie (▸ Ultraschalldiagnostik) die fehlende Durchblutung des Gehirns nachgewiesen werden.

HIV-Test, Labortestverfahren zum Nachweis von im Menschen gebildeten und im Blut zirkulierenden Antikörpern (▸ Immunsystem) gegen Bestandteile von HIV-Viren, den Erregern von ▸ Aids. Da es Antikörper gegen verschiedene Virusbestandteile gibt, existieren auch verschiedene Tests, die in der Regel recht zuverlässig sind, allerdings einen kleinen Teil der Virusträger, vor allem nach frischer ▸ Infektion, nicht erfassen. Außer bei konkretem Verdacht auf eine Aidsinfektion muss dieser Test bei Blut- oder Organspendern durchgeführt werden zur Prophylaxe einer Infektion des Empfängers.

HNO, Abk. für **H**als-**N**asen-**O**hren-Heilkunde, die Lehre von den Ursachen, der Diagnostik und der konservativen und operativen Behandlung von Erkrankungen in diesem Bereich. Überschneidungen und/oder Zusammenarbeit mit anderen Fachgebieten sind möglich insbesondere mit ▸ MKG, ▸ Neurochirurgie, aber auch der ▸ plastischen Chirurgie, der ▸ Ophtalmologie und der ▸ Kinderchirurgie.

Hoden, Bezeichnung für die eiförmigen, paarig angelegten männlichen Keimdrüsen. Dort bilden sich die zur Befruchtung der weiblichen Eizelle notwendigen Samenfäden **(Spermien).** Während der Entwicklung des männlichen Kindes liegen die Hoden bei diesem noch in der Bauchhöhle, um dann bis zur Geburt in einer Ausstülpung des Bauchfells, die sich normalerweise später vom Bauch abschließt, durch den Leistenkanal in die Hodensäcke zu wandern. Bleiben die Hoden im Bauch, spricht man von **Bauchhoden,** im Leistenkanal von **Leistenhoden;** ziehen sie sich vom Hodensack aus immer wieder dorthin zurück, von **Pendelhoden.** Da für die Entwicklung normaler Spermien die Temperatur im Bauch und im Leistenkanal zu hoch ist und außerdem deshalb das Risiko zunimmt, an **Hodenkrebs** zu erkranken, muss diese Störung noch im frühen Kindesalter behandelt werden. Bis zum 3. Lebensjahr kann mit der Gabe von Geschlechtshormonen versucht werden, das Wachstum des Samenstranges anzuregen, danach sollte operiert werden.

Homöopathie, das Wort leitet sich aus dem Griechischen ab und bedeutet so viel wie »ähnliches Leiden«. Die Homöopathie ist eine Heilmethode, die von dem deutschen Arzt Samuel Hahnemann (1755 – 1843) begründet wurde. Durch Selbstversuche mit damals gängigen Arzneimitteln kam er zu dem Schluss, dass Stoffe, die beim Gesunden eine bestimmte Konstellation von Symptomen hervorrufen, Kranke, die genau diesen Symptomenkomplex aufweisen, zu heilen vermögen. Diese Erkenntnis fasste er in dem Satz »Ähnliches wird durch Ähnliches geheilt« zusammen. Durch diesen arzneilichen Reiz werden die Selbstheilungskräfte des Patienten aktiviert, was voraussetzt, dass diese (noch) ausreichend vorhanden sind bzw. nicht immer wieder ständig unterdrückt werden. Dabei werden die homöopathischen Arzneien nicht nach Diagnosen wie Migräne, Gallenkolik, Blasenentzündung usw. verordnet, sondern nach eingehender Befragung des Kranken und Erhebung seiner individuellen Symptome.

Da sich unter den damaligen Arzneien auch Giftstoffe befanden, beschloss Hahnemann, diese zu verdünnen. Das setzte die Giftigkeit, leider aber auch die Wirkung herab. Nun schaltete er zwischen die Verdünnungsschritte die gründliche Verreibung mit einer Trägersubstanz bei festen und die mehrfache Verschüttelung in einer alkoholhaltigen Lösung bei flüssigen Arzneistoffen. Damit ließ sich nicht nur die Giftigkeit reduzieren, sondern paradoxerweise die erwünschte Wirkung steigern. Da in hohen Verdünnungsstufen von der Ausgangssubstanz kaum noch etwas oder gar nichts mehr vorhanden ist, wird die Homöopathie häufig als wirkungslos bzw. ▸ Placebo kritisiert und von vielen Schulmedizinern nicht als effektive Heilmethode anerkannt. Neuere Entwicklungen in der modernen Physik lassen die Möglichkeit, dass durch die oben beschriebenen Prozesse eine Informationsübertragung von der Ausgangssubstanz auf die Trägerubstanz stattfindet, nicht mehr so unglaubwürdig erscheinen.

In den letzten Jahren erfährt die Homöopathie in Deutschland wieder einen Aufschwung, v.a. weil auch die Schulmedizin nicht alle Erkrankungen bzw. manche nur sehr unbefriedigend behandeln kann (▸ alternative Therapien). Im Rahmen der Geburtshilfe hat sich die Homöopathie bereits mancherorts einen Platz im Krankenhaus erobert.

Die Homöopathie sollte nicht verwechselt werden mit der ▸ Phytotherapie, nicht nur, weil es hier auch Ausgangsstoffe tierischer oder mineralischer Herkunft gibt, sondern weil auch das Verordnungsprinzip ein völlig anderes ist.

Honorar, ärztliches Entgelt für eine ärztliche Leistung, das entweder auf Grundlage der ▸ Gebührenordnung für Ärzte festgelegt wird oder über eine kollektive Vereinbarung mit den betreffenden ▸ Sozialversicherungen abgerechnet wird.

Hormone, körpereigene Wirkstoffe, die Funktionen des Körpers regulieren helfen. Sie werden entweder in abgegrenzten Zellverbänden, den **Drüsen,** gebildet oder in Geweben. Die Hormone gelangen über die Blutbahn an ihren Wirkungsort. Die zentrale Regulation erfolgt über die ▸ Hypophyse, die ihrerseits vom Zwischenhirn beeinflusst wird. Der chemische Aufbau der Hormone ist genauso vielfältig wie ihre Funktionen. Es gibt Hormone, die in die zur Fortpflanzung nötigen Vorgänge (Geschlechtshormone), in das Wachstum, in den Stoffwechsel (z.B. ▸ Insulin), in die Blutbildung (Erythropoetin) usw. eingreifen.

Therapeutisch erfolgt die Gabe von Hormonen entweder zum Ausgleich von Mangelzuständen (z.B. Insulin bei ▸ Diabetes mellitus) oder weil ihre Wirkung besonders erwünscht ist (z.B. werden Cortisonpräparate wegen ihrer entzündungshemmenden Eigenschaften bei ▸ Autoimmunerkrankungen eingesetzt).

Hospitalismus, Bezeichnung für die körperlichen und seelischen Folgen eines Aufenthalts im Krankenhaus.

1. **infektiösen Hospitalismus** nennt man eine ▸ Infektion, die im Krankenhaus erworben wurde, begünstigt durch mangelnde ▸ Hygiene, unzureichende ▸ Desinfektion und/oder ▸ Sterilisation sowie die oft krankheitsbedingte schlechte Abwehrlage des Patienten. Anlass zur Sorge gibt die Tatsache, dass sich aufgrund der zunehmenden Therapie mit Antibiotika gerade in den Krankenhäusern vermehrt Bakterien mit einer Resistenz gegen Antibiotika entwickelt haben, auch **Hospitalkeime** genannt;

2. durch Verlust von Bezugspersonen bzw. der gewohnten Umgebung, mangelnde Zuwendung und Abhängigkeit von Ärzten und Pflegepersonal können vor allem bei längeren Krankenhaus- oder Heimaufenthalten psychische Störungen entstehen. Bei Erwachsenen kann sich das durch passives Verhalten sowie einer Versorgungshaltung mit Unfähigkeit, in den Alltag zurückzukehren, äußern. Bei Kindern, insbesondere Kleinkindern und Säuglingen, können Entwicklungsverzögerungen, Rückzug in sich selbst **(Autismus),** aggressives Verhalten gegen sich selbst und andere, stereotype Bewegungen und weitere Verhaltensstörungen auftreten.

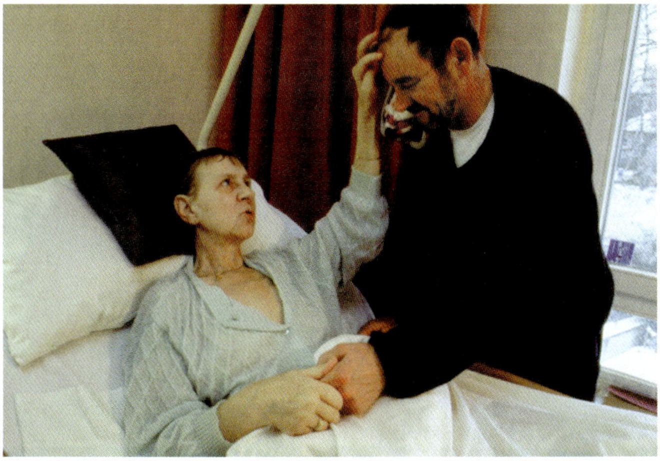

Hospiz: Hospize ermöglichen die Betreuung Schwerkranker und Sterbender durch Angehörige und Pflegepersonal ohne den apparativen Aufwand einer Klinik.

Hospitalkeime, ▸ Hospitalismus.

Hospiz, eine (teil)stationäre Einrichtung zur angemessenen medizinischen Betreuung und psychischen bzw. seelsorgerischen Begleitung Schwerstkranker und Sterbender. Die Angehörigen werden in diesen Prozess soweit wie möglich mit einbezogen. Betreuung durch besonders geschulte Menschen (Pflegepersonal, Seelsorger, Psychologen, Sozialarbeiter usw., aber auch Laien) ist im Sinne der Hospizarbeit auch über Hausbesuche möglich.

Humangenetik, ▸ Genetik.

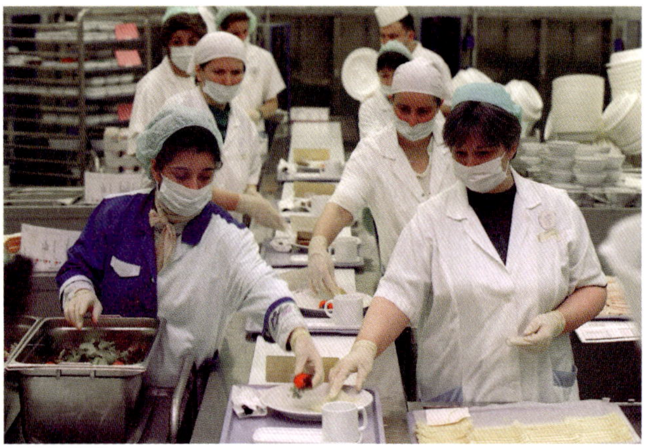

Hygiene: In der Krankenhausküche ist – wie in allen Bereichen eines Krankenhauses – Hygiene wichtig, um die Verschleppung von Keimen innerhalb des Hauses möglichst gering zu halten.

Hydrotherapie, methodisch vielfältiges Angebot der Wasserbehandlungs-/Bädertherapie (▸ physikalische Therapie), u.a. so genannte kneipp'sche Anwendungen, Unterwasserstrahlmassage, Stangerbad, Salzwasserauftrieb-Entkrampfungstherapie (Floating), Rehabilitationsschwimmen, Wassergymnastik u. Ä., meist angeleitet durch ausgebildete physikalische Therapeuten, z.B. Masseure oder medizinische Bademeister, aber im Einzelfall auch durch Physiotherapeuten bzw. Bewegungstherapeuten, z.B. Krankengymnasten, Sporttherapeuten, Behindertensportpädagogen.

Hydrozephalus, Wasserkopf, in den beiden seitlichen Hohlräumen **(Ventrikeln)** unseres Gehirns wird eine Flüssigkeit, der **Liquor cerebrospinalis,** produziert. Dieser durchfließt die beiden anderen Ventrikel und wird über ein Gangsystem nach außen geleitet, wo er Gehirn und Rückenmark umspült und wieder in das Blut aufgenommen **(resorbiert)** wird. Bei einem Ungleichgewicht zwischen Produktion und Resorption sowie Abflussbehinderungen (verursacht z.B. durch Verletzung oder entzündliche Verklebung der Liquorgänge) sammelt sich zu viel Liquor an. Bei älteren Kindern und Erwachsenen führt dies zu erhöhtem ▸ Hirndruck. Bei Säuglingen und Kleinstkindern, bei denen die Schädelknochen bzw. deren Verbindungsstellen noch nicht verfestigt sind, kommt es hingegen zu einem asymmetrischen Größenwachstum des Schädels.
Die Diagnose erfolgt über ▸ Ultraschall, ▸ Computertomographie und/oder ▸ Kernspintomographie, die Therapie durch Ablassen des Liquors über einen ▸ Katheter.

Hygiene, alle vorbeugenden Maßnahmen zur Gesunderhaltung und/oder Ausschaltung krankheitsfördernder Einflüsse in unserer Umwelt und bei uns selbst. Im engeren Sinne wird darunter die Reinigung und das Sauberhalten des Körpers, der Kleidung, der Wohnung, insbesondere der sanitären Anlagen und der Küche, oder der Räume im Krankenhaus verstanden. Hier soll vor allem die Vermehrung und Übertragung von Krankheitserregern verhindert werden (▸ Desinfektion).
Im weiteren Sinne können darunter Maßnahmen wie die Förderung eines sozialverträglichen Klimas in Arbeitsstätten und Gemeinwesen oder die Ausschaltung oder Reduzierung von schädlichen Umwelteinflüssen wie Lärm, Luftverunreinigung usw. verstanden werden. Auch Unfallverhütungsmaßnahmen fallen darunter. Im öffentlichen Bereich gibt es Einrichtungen wie z.B. das Gesundheitsamt oder die Gewerbeaufsichtsämter, die im Sinne der Hygiene tätig werden (▸ Bundesseuchengesetz).

Hyperthermie, Erhöhung der Körpertemperatur durch:
1. den Organismus selbst, z.B. Fieber als Zeichen der Abwehrreaktion bei ▸ Infektionen, als Folge massiv gesteigerter Stoffwechselvorgänge oder im Rahmen einer **malignen Hyperthermie** (einer seltenen genetisch determinierten krankhaften Stoffwechselsteigerung in den Muskelzellen, ausgelöst durch Stress oder bestimmte Narkosemittel);
2. Wärmestau bei fehlender Möglichkeit, die Körperwärme abzugeben bzw. durch Schwitzen Kühlung herbeizuführen;
3. künstliche Erzeugung als Hyperthermie des ganzen Körpers oder einzelner Körperabschnitte

zur Therapie bei ▸ Krebs, da überwärmte Krebszellen empfindlicher auf ▸ Chemo- oder Strahlentherapie regieren sollen.
Eine Hyperthermie steigert den Sauerstoffverbrauch sowie die Kohlendioxidproduktion des Körpers und erhöht damit auch die Atem- bzw. ▸ Herzfrequenz, was zu einer enormen Kreislaufbelastung führen kann.

Hypophyse, Hirnanhangdrüse, eine im Gehirn an der Schädelbasis gelegene Drüse, die eine zentrale Stelle in der Regulation vieler Hormone (z. B. Geschlechtshormone, Wachstumshormone, Schilddrüsenhormone) einnimmt. Diese erfolgt meist über Regelkreise (ähnlich dem Thermostat in einer Heizanlage). Erkrankungen der Hypophyse können zu einer Über- oder Unterfunktion der abhängigen hormonbildenden Drüsen führen.

Hypothermie, der Abfall der Körpertemperatur durch
1. Störungen der Wärmeregulation bzw. -bildung im Körper selbst;
2. Wärmeverlust nach aussen bei Kälte und unzureichendem Schutz durch Kleidung.

Künstlich herbeigeführt wird eine Hypothermie, um die Stoffwechselaktivität und damit den Sauerstoffverbrauch zu senken. Dies erlaubt z. B. einen längeren Zeitraum bei Operationen, für die ein Kreislaufstillstand benötigt wird (z. B. am Herzen). In jüngster Zeit gibt es ermutigende Hinweise dafür, dass sich durch Hypothermie die Prognose beim Schlaganfall (▸ Apoplex) erheblich bessern lässt. Um eine Gegenregulation des Körpers in Form von Muskelzittern zu verhindern bzw. dem Patienten die Empfindung des Frierens zu ersparen, müssen entsprechende Medikamente verabreicht werden.
Ist die Körpertemperatur unter 28 ° Celsius abgefallen, muss die Aufwärmphase besonders schonend durchgeführt und gut überwacht werden, da ▸ Herzrhythmusstörungen bis hin zum Kammerflimmern auftreten können.

I

Ileostoma, ▸ Anus praeter.

Immunität, die Unempfänglichkeit eines lebenden Organismus für eine ▸ Infektion mit krankheitserregenden Mikroorganismen **(antiinfektiöse Immunität)** bzw. für die Auswirkung von Giftstoffen **(antitoxische Immunität)** durch allgemeine Abwehrmechanismen sowie das ▸ Immunsystem.
Die **unspezifische Immunität** ist konstitutionell bzw. durch Vererbung bedingt und umfasst die Haut-Schleimhaut-Barriere sowie Stoffe und Mechanismen, die den Zellen generell zur Verfügung stehen, um Mikroorganismen abzuwehren. Deshalb sind Menschen und Tiere nicht für genau dieselben Erkrankungen anfällig. Bei der Geburt verfügt das Kind neben der unspezifischen Immunität über Antikörper, die es während der Schwangerschaft von der Mutter erhalten hat. Beides zusammen ergibt die **angeborene Immunität.** Die mütterlichen Antikörper, die teilweise noch über die Muttermilch an das Kind weitergegeben werden können, schützen nur wenige Wochen, d. h., das Kind muss nun im Kontakt mit der Umwelt seine eigene **spezifische Immunität** erwerben. Die Immunität eines Menschen verbessert sich im Lauf des Kindesalters ständig und verschlechtert sich dann im Greisenalter wieder. Sie kann negativ beeinflusst werden durch Faktoren wie Stress, Mangelernährung, schlechte psychische Verfassung, schwere Erkrankungen sowie chemische Stoffe.

Immunologie, Teilgebiet der inneren Medizin, das sich sich mit der normalen Funktion des ▸ Immunsystems sowie den Ursachen, der Diagnostik und der Therapie von dessen Erkrankungen befasst.

Immunsystem, dient der Abwehr von Fremdeinflüssen aus unserer Umwelt bzw. der Ausschaltung körpereigener entarteter Zellen (▸ Krebs) und damit der Unversehrtheit des Körpers. Es handelt sich um ein komplexes System, bestehend aus ▸ Knochenmark, Lymphsystem, Milz, Leber und Thymusdrüse, das bislang nicht gänzlich erforscht ist. Es dient der Entwicklung der **spezifischen Immunität,** die wiederum aus der **humoralen** und der **zellvermittelten Immunität** besteht.
Die **humorale Immunität** wird durch die Bildung spezieller, gegen bestimmte Erreger oder andere als fremd erkannte Strukturen **(Antigene)** gerichteter Antikörper gewährleistet. Diese werden von

MELDEPFLICHTIGE INFEKTIONSKRANKHEITEN

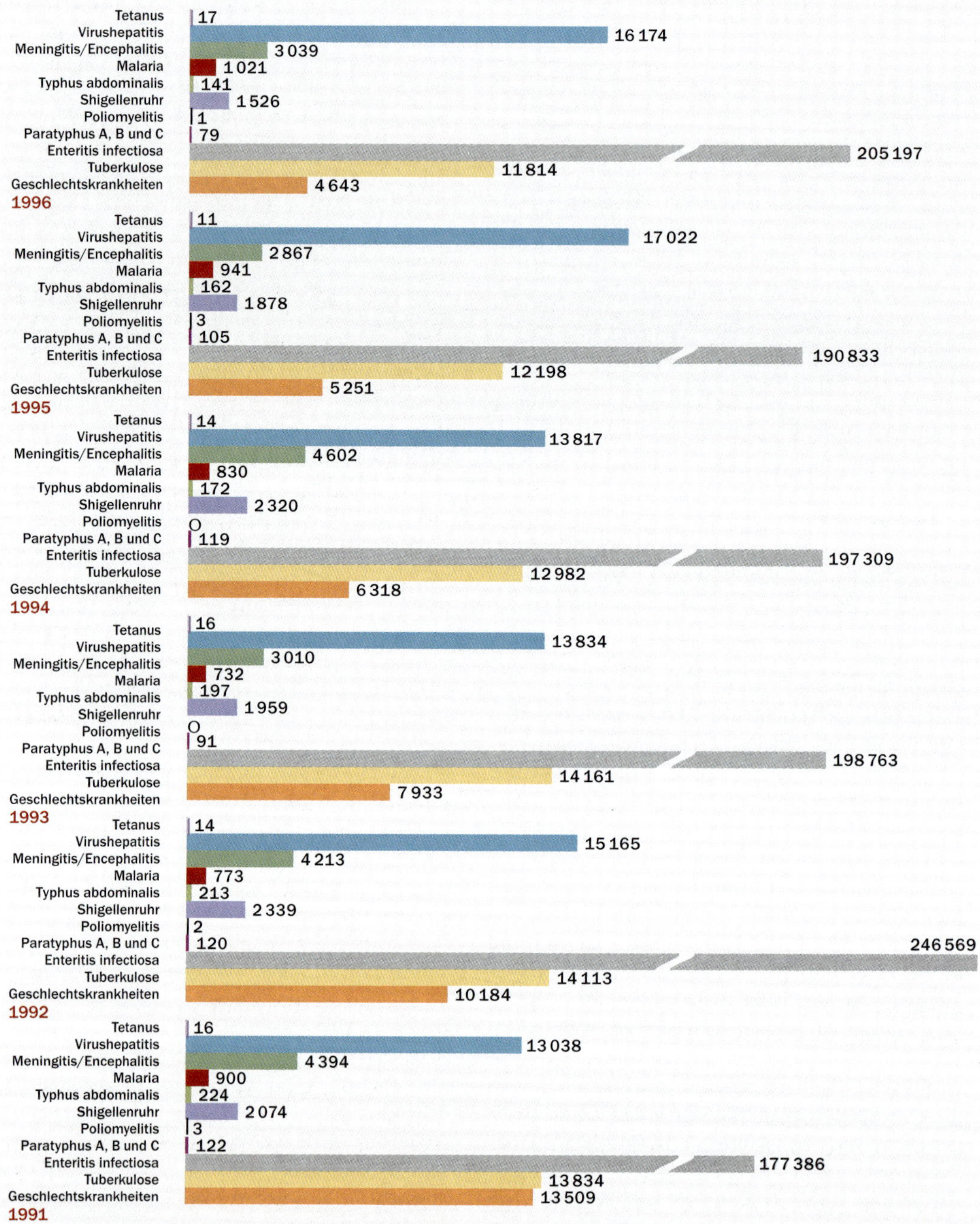

Infektionskrankheiten: Die früher häufigen Infektionskrankheiten wie z.B. Tbc haben abgenommen, die Pocken gelten als ausgerottet; trotzdem steigt die Zahl der Kranken, die sich vor allem auf Fernreisen mit tropischen Krankheiten wie Malaria infizieren.

den **B-Lymphozyten** bzw. den **Plasmazellen** gebildet und bilden mit den Antigenen einen Komplex, der dann im Normalfall von so genannten Fresszellen **(Phagozyten)** abgeräumt wird. Die **T-Lymphozyten** spielen die Hauptrolle bei der zellvermittelten Immunität. In beiden Fällen ist ein vorheriger Kontakt mit dem Antigen zur Entwicklung nötig. Darauf basiert auch das Konzept der ▸ Schutzimpfung. Richtet sich das Immunsystem irrigerweise gegen körpereigene Zellen und Strukturen, entwickeln sich die **Autoimmunerkrankungen,** zu denen z.B. einige Erkrankungen des rheumatischen Formenkreises gehören.

Immuntherapie, die gewollte Beeinflussung des ▸ Immunsystems durch folgende Maßnahmen:
1. allgemeine Stimulation des Immunsystems z.B. durch Interferon oder spezifische Stimulation z.B. durch ▸ Schutzimpfung;
2. vorübergehende Besserung der Immunität als passive Immunisierung (▸ Schutzimpfung) durch die Gabe von Antikörpern (z.B. Gammaglobulin);
3. Unterdrückung von Reaktionen des Immunsystems z.B. bei Autoimmunerkrankungen oder nach ▸ Transplantation mit Medikamenten, den so genannten Immunsuppressiva.

Impfung, ▸ Schutzimpfung.

Implantation, 1. Bezeichnung für die Einpflanzung körperfremden Materials, des **Implantats,** in den Körper – wie z.B. einer künstlichen Linse für das Auge, eines Silikonkissens zur ▸ Brustrekonstruktion usw. – zum Ersatz oder zur Stabilisierung körpereigener Strukturen. Im letzteren Fall kann das Implantat, wenn es seinen Dienst getan hat, wieder entfernt werden – z.B. Nägel und Schrauben, die zur Stabilisierung eines Knochenbruchs dienten, nach dessen Heilung.
2. Bezeichnung für die Einnistung der befruchteten Eizellen in die Gebärmutter.

Indikation, Anzeige, Heilanzeige, nach Abwägen aller Umstände die Begründung, die eine diagnostische oder therapeutische Maßnahme rechtfertigt, wobei die Pflicht zur ▸ Aufklärung des Patienten besteht. So ist z.B. bei dringendem Verdacht auf eine Blinddarmentzündung die Indikation zur Operation gegeben. Eine **relative Indikation** besteht,wenn andere Möglichkeiten einschließlich des Zuwartens infrage kommen, eine **absolute Indikation,** wenn keine Alternative vorhanden ist. Wenn eine Maßnahme sofort durchgeführt werden muss, da andernfalls Gefahr für Leib und Leben droht (z.B. Notkaiserschnitt), ist das eine **vitale Indikation.** Eine **Kontraindikation** besteht, wenn durch die geplante Maßnahme, obwohl im Prinzip entbehrlich, mit einem Schaden zu rechnen ist, wie z.B. die Gabe von möglicherweise die Leibesfrucht schädigenden Medikamenten, die nicht für die Gesundheit der Mutter überlebenswichtig sind, während der Schwangerschaft. Auch hier kann zwischen **relativer** und **absoluter** Kontraindikation unterschieden werden.

Infektion, Ansteckung, das Eindringen von Mikroorganismen (▸ Bakterien, ▸ Viren, Pilzen, Parasiten) in einen Menschen, ein Tier oder eine Pflanze und deren Vermehrung. Ob es dabei auch zu einer ▸ Infektionskrankheit kommt, hängt zum einen ab von den Eigenschaften des Mikroorganismus (z.B. Eindringvermögen, Vermehrungsrate und Vitalität), zum anderen von der ▸ Immunität des befallenen Organismus. So kann es zu einer völlig unbemerkten Infektion kommen, die beim Betroffenen keine oder nur geringe ▸ Symptome verursacht **(stumme Infektion),** oder zu einer Krankheit **(manifeste Infektion).** Man kann die Infektionen nach mehreren Kriterien einteilen:
1. nach dem Übertragungsweg:
a) Die direkte Übertragung von einem Organismus auf den Nächsten nennt man **Kontaktinfektion.** Dies ist z.B. bei der **Tröpfcheninfektion** der Fall, wenn durch einen Hustenstoß Keime in die Luft geschleudert werden, die der andere dann einatmet.
b) Die Übertragung über Körperausscheidungen, Wasser, Gegenstände, Schmutz usw. nennt man **indirekte Infektion.** Ein Sonderfall ist die Infektion über einen Überträger (z.B. die Anophelesmücke bei Malaria) oder einen Zwischenwirt, in dem der Erreger einen Vermehrungszyklus oder einen Abschnitt des Wirts durchläuft (z.B. der Hundebandwurm beim Hund).
c) **Angeborene Infektion** nennt man die Übertragung im Mutterleib (z.B. Hepatitis) oder während der Geburt (z.B. Gonorrhoe).
d) **künstliche Infektion** ▸ Schutzimpfung.
2. nach dem zeitlichen Verlauf:
a) Bei plötzlichen, heftigen und massiven Symptomen, die sich schnell entwickeln und u.U. auch rasch zum Tode führen, spricht man von einer **foudroyanten Infektion.**
b) Ist der Beginn plötzlich und geht der Verlauf über Tage, handelt es sich um eine **akute Infektion.**
c) Beginnt die Infektionskrankheit langsam und schleichend und dauert über Wochen, meist aber

Monate, wenn nicht Jahre an, so ist das eine **chronische Infektion.**

d) Flackert eine Infektion immer wieder nach Phasen vorübergehender Besserung oder Symptomenfreiheit auf, so spricht man von einer **rezidivierenden Infektion.**

e) Eine **latente Infektion** liegt vor, wenn bis zum Erscheinen erster Symptome einer Erkrankung Monate oder Jahre vergehen können.

3. nach dem Ort:

a) Bleibt die Infektion auf den Eintrittsort, z. B. eine verunreinigte Wunde, beschränkt, spricht man von einer **Lokalinfektion.**

b) Breitet sich der Erreger im gesamten Organismus aus, heißt das **Allgemeininfektion.**

c) Breitet sich der Erreger auch in Schüben von einem Ort unkontrolliert über das Blut aus und löst dabei schwere Krankheitserscheinungen aus bis hin zum ▸ Schock, dann handelt es sich um eine **Sepsis.**

4. nach der Art der Erreger spricht man von **Virusinfektion, Bakterieninfektion** usw.

Infektionskrankheiten, entstehen, wenn ein entsprechend empfänglicher Organismus eine ▸ Infektion mit einem potenziell krank machenden Erreger zulässt. Denn ob eine Infektionskrankheit entsteht und wie schwer sie verläuft, hängt neben der Therapie vor allem von der ▸ Immunität des betroffenen Organismus ab. Eine ganze Reihe von Infektionskrankheiten, dazu gehören viele bekannte Virusinfektionen wie Masern, Röteln und Mumps, laufen in drei charakteristischen Phasen ab:

1. in der **Inkubationszeit,** etabliert sich der Erreger im Körper, ohne dass es bereits zu Krankheitserscheinungen kommt. Am Ende dieser Zeit ist bereits die Ansteckung weiterer Personen möglich;

2. in der Phase der **Generalisation** hat sich der Erreger über das Blut ausgebreitet und löst allgemeine Symptome aus wie Abgeschlagenheit, Kopfweh, Fieber – als Zeichen der beginnenden Auseinandersetzung des ▸ Immunsystems mit dem Erreger **(Prodromalstadium).** Bei entsprechendem Verdacht kann der Erreger evtl. durch Rachenabstrich o. Ä. nachgewiesen und eine Diagnose gestellt werden;

3. in der Phase der **Organmanifestation** treten nun charakteristische Symptome auf wie z. B. typische Hautausschläge bei Masern und Röteln, Schwellung der Lymphknoten hinter den Ohren bei Röteln, Schwellung der Ohrspeicheldrüse bei Mumps usw., die dem Erfahrenen allein ausreichen, um die richtige Diagnose zu stellen.

Ist die Infektion überstanden, kann sich eine lang andauernde, manchmal auch lebenslängliche spezifische Immunität als Schutz vor einer erneuten Erkrankung ausbilden. Nach Lokalinfektionen entsteht meist nur eine örtliche und zeitlich begrenzte Immunität. Etliche Infektionskrankheiten sind meldepflichtig nach dem ▸ Bundesseuchengesetz.

Infektionsrate, die Anzahl der Erkrankten, bezogen auf alle Personen, die angesteckt bzw. infiziert wurden.

Infektionsstation, speziell eingerichtete Station zur Behandlung und Pflege von Patienten mit ▸ Infektionskrankheiten, in der durch spezielle Schutzmaßnahmen wie Isolierung des Patienten, Schutzkleidung für das Personal und/oder Besuch und besondere Behandlung des anfallenden Mülls die Ausbreitung der Infektion verhindert werden soll.

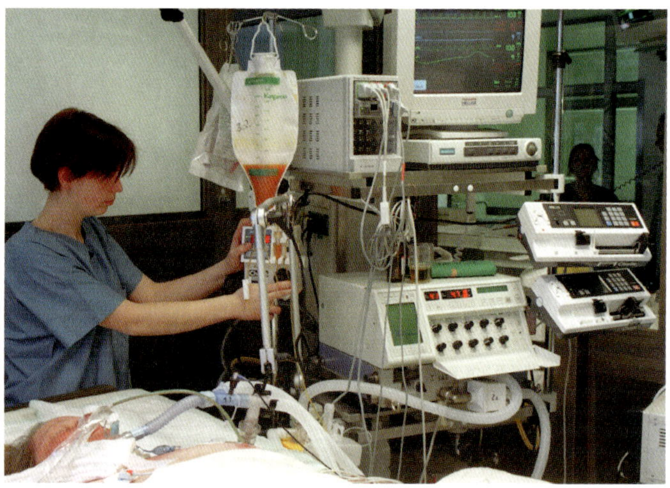

Infusion: Infusionen, hier in der intensivmedizinischen Versorgung, gehören heute zum Behandlungsangebot in vielen Bereichen der Medizin.

Infusion, die Gabe von Flüssigkeiten (z. B. traubenzucker- oder mineralstoffhaltige Lösungen, ▸ Plasmaersatzmittel) unter Umgehung des Magen-Darm-Trakts über eine ▸ Verweilkanüle oder einen ▸ Katheter in eine Vene. Dies kann geschehen zur Auffüllung des Blutkreislaufs nach großen Flüssigkeitsverlusten (z.B. durch Blutung, Durchfall, Erbrechen usw.), zur Korrektur von z.B. Kaliumverlusten oder anderen Störungen im Wasser- oder Elektrolythaushalt, zum Flüssigkeitsersatz oder zur Ernährung,wenn dies über den Magen-Darm-Trakt nicht möglich ist, oder zur Gabe von Medikamenten, die langsam oder kontinuierlich verabreicht werden müssen. Für die exakte Dosierung (▸ Dosis) von Infusionen gibt es einstellbare automatische Dosierpumpen **(Infusionomat, Perfusor).**

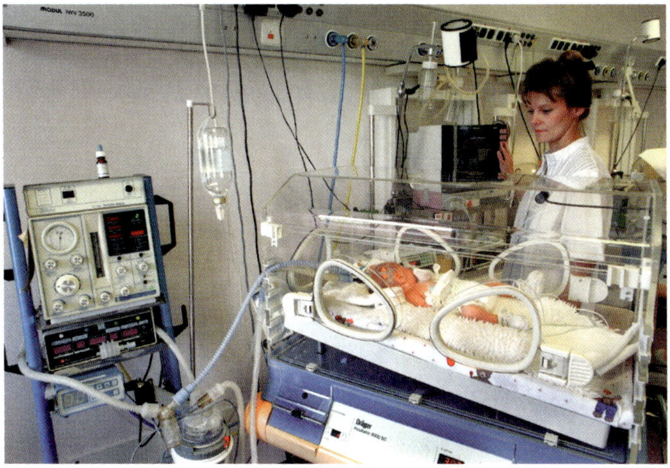

Inkubator: Inkubatoren ermöglichen alle notwendigen Behandlungsmaßnahmen bei Frühgeborenen.

Inhalation, die Aufnahme von Gasen, Dämpfen, Aerosolen und Stäuben über die Atemwege (▸ Bronchien). Dies kann erfolgen:

1. unabsichtlich, dabei kann es je nach Art und Giftigkeit der aufgenommenen Substanz zu Vergiftungen und Schäden kommen;

2. beabsichtigt, um

a) die Atemwege selbst zu behandeln (z.B. Dosieraerosole bei ▸ Asthma, schleimverflüssigende Medikamente bei ▸ Mukoviszidose) oder

b) über die Bronchialschleimhaut Arzneimittel in die Blutbahn zu bringen, wie dies z.B. bei der Allgemeinanästhesie (▸ Anästhesie) mit den Narkosegasen der Fall ist.

Injektion, 1. Einspritzen eines Arzneimittels in eine Vene (**intravenöse Injektion,** Abk. i. v.), in einen Muskel (**intramuskuläre Injektion,** Abk. i. m.), unter die Haut (**subkutane Injektion,** Abk. s.c.), in die Haut (**intradermale Injektion,** Abk. i. d), bei Notfällen in das Herz **(intrakardiale Injektion),** selten in eine Arterie **(intraarterielle Injektion)** oder in den Liquor **(intrathekale Injektion,** ▸ Hydrozephalus, ▸ Lumbalpunktion). Man kann die Injektion auch nach der Körperregion benennen, z.B. **paravertebrale Injektion,** wenn lokale Betäubungsmittel direkt neben die Wirbelsäule gespritzt werden;

2. die entzündungsbedingte, meist sichtbare Überfüllung von kleinen Blutgefäßen (Gefäßinjektion) z. B. bei Bindehautentzündung am Auge.

Inkontinenz, das Unvermögen, den Stuhl oder Harn zurückzuhalten, bedingt durch Störungen an den Schließmuskeln von Enddarm oder Blase auch durch Verlagerung (▸ Beckenbodenschwäche), und/oder an den versorgenden Nerven derselben oder ihnen übergeordneten Nervenzentren in ▸ Rückenmark oder Gehirn. Normalerweise vermag der Körper in gewissen Grenzen Enddarm und Blase dicht zu halten **(Kontinenz)** und nur in größeren Abständen kontrolliert zu entleeren.

Inkubator, spezielle Einrichtung zum Transport oder zur Behandlung und Pflege von Früh- und gegebenenfalls auch Neugeborenen, die durch Wärme- und Feuchtigkeitsverluste über die Atemluft besonders gefährdet sind. Es handelt sich um eine klimatisierte kleine Box, die mit Zusatzeinrichtungen wie Sauerstoffzuleitung, Absaugpumpen, Monitoren zum Überwachen usw. versehen werden kann. Über zwei selbsttätig die Arme umschließende Öffnungen können alle nötigen Maßnahmen wie Wickeln, Fiebermessen usw. durchgeführt werden, ohne das Baby heraus zu nehmen.

innere Medizin, Lehre von den Ursachen, der Diagnose und der konservativen Therapie von Erkrankungen des gesamten Organismus bei Erwachsenen (Kinder ▸ Pädiatrie). Früher gab es eine eindeutige Abgrenzung zur ▸ Chirurgie, da operative Behandlung nicht in das Gebiet der inneren Medizin gehört. Die Grenzen sind heute durch ▸ interventionelle Maßnahmen fließend geworden.

Durch die stetige Zunahme des Wissens haben sich innerhalb der inneren Medizin viele Teilgebiete entwickelt, nämlich ▸ Angiologie, ▸ Endokrinologie, ▸ Gastroenterologie, ▸ Hämatologie, ▸ Immunologie, ▸ Kardiologie, ▸ Nephrologie, ▸ Onkologie, ▸ Pneumonologie und ▸ Rheumatologie. Überschneidungen bzw. die Zusammenarbeit mit anderen Disziplinen sind möglich und nötig, z.B. mit der ▸ Dermatologie, da eine Reihe von Erkrankungen sich im Körper und auf der Haut manifestieren, mit der ▸ Chirurgie bei der Behandlung Krebskranker oder der ▸ Urologie bei der Therapie von Nierenkranken.

Inselzellen, ▸ Bauchspeicheldrüse.

Insulin, in den Inselzellen der ▸ Bauchspeicheldrüse gebildetes Hormon, welches den Blutzuckerspiegel senkt, indem es den Aufbau von **Glykogen,** einer Verkettung von Zuckermolekülen zum Zweck der Speicherung von Kohlehydraten vor allem in der Leber, sowie den Aufbau von Eiweißstoffen fördert und den Fettabbau hemmt. Ist Insulin nicht oder nicht ausreichend vorhanden, entsteht ein ▸ Diabetes mellitus.

Insulinpumpe, Vorrichtung zur kontinuierlichen Verabreichung von ▸ Insulin, um den Blutzuckerspiegel möglichst gleichmäßig zu halten, da zu starker Abfall **(Hypoglykämie),** oder Anstieg **(Hyperglykämie),** aber auch schon weniger starke Schwankungen im Tagesablauf nicht günstig sind. Die Insulinpumpe besteht aus einem Pumpsystem mit einer insulingefüllten Spritze, aus der genau nach vorheriger Einstellung dosiert das Insulin über einen Schlauch entweder als Injektion in die Haut (relativ einfach und problemlos durchzuführen), in das Bauchfell oder über einen ▸ Venenkatheter dem Körper zugeführt werden kann.

Intensivmedizin, Teilgebiet von ▸ Anästhesiologie, (▸ Neuro-)Chirugie, ▸ innerer Medizin und ▸ Pädiatrie, welches sich mit der Behandlung von schwerstkranken Patienten mit drohendem, teilweisem oder komplettem Ausfall lebensnotwendiger Körperfunktionen unter Einsatz bestmöglicher personeller Auststattung auf den ▸ Intensivstationen befasst. Die Ursachen für solche Erkrankungszustände sind vielfältig und reichen von schweren Verletzungen und Operationen, Sepsis (▸ Infektion), bis zu akuter Querschnittlähmung, Herzinfarkt und Frühgeburtlichkeit, um nur einige Beispiele zu nennen. Dabei geht es um die Überwachung (▸ Monitoring) lebenswichtiger Funktionen, deren Unterstützung bei teilweisem oder komplettem Ausfall (z.B. ▸ Beatmung, ▸ Dialyse), wenn möglich, um die Therapie des Grundleidens sowie um die begleitende Behandlung mit Medikamenten, ▸ Infusionen und ▸ künstlicher Ernährung, mit dem Ziel, ein Überleben in eine akzeptable Lebensqualität hinein zu ermöglichen bzw. im Idealfall eine vollständige Wiederherstellung der Gesundheit zu erreichen.

Intensivstation, Spezialstation zur Behandlung von Patienten im Rahmen der Intensivmedizin, die personell und apparativ besonders ausgestattet ist. Je nach Größe und Struktur des Krankenhauses gibt es eigene Intensivstationen in den entsprechenden Abteilungen (▸ Anästhesiologie, ▸ [Neuro-]Chirurgie, ▸ innere Medizin, ▸ Pädiatrie), die von den Ärzten der genannten Fachrichtungen betreut werden, oder, vor allem in kleineren Häusern, interdisziplinär betreute Intensivstationen.

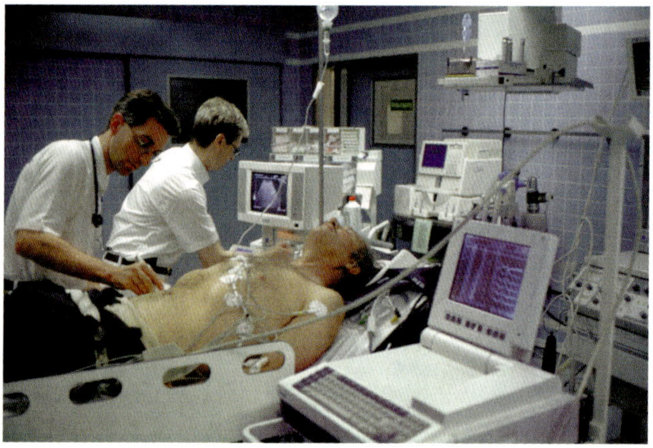

Intensivstation: Intensivstationen wurden zum Inbegriff für die »Apparatemedizin«, die Apparate und Instrumente ermöglichen aber eine lückenlose Überwachung der vitalen Funktionen und der notwendigen Behandlung.

Interdisziplinär, ▸ Disziplin.

Internist, ▸ Facharzt für das Gebiet innere Medizin.

interventionell, Bezeichnung für Eingriffe, die nicht zu den ▸ Operationen im eigentlichen Sinn zählen, aber ebenfalls mit mechanischen Mitteln eine gestörte Körperfunktion beheben und/oder bessern und auch von einem Arzt durchgeführt werden können, der normalerweise nicht operativ tätig ist. Darunter fallen Eingriffe wie die Erweiterung einer Arterie von innen über einen mit einem aufblasbaren Ballon versehenen ▸ Katheter oder die Einlage eines Stents (▸ Gefäßstütze).

intramuskulär, Abk. i. m., ▸ Injektion.

intravenös, Abk. i. v., ▸ Injektion.

Intubation, Verfahren zur Einlage eines **Tubus** (ein je nach Material mehr oder weniger biegsamer

Schlauch) in ein röhrenförmiges Organ. Meist ist damit das Einbringen eines Tubus in die Luftröhre **(Trachea)** gemeint, wenn die Atemwege frei gehalten oder vor ▸ Aspiration geschützt werden sollen oder eine ▸ Beatmung nötig ist. Am häufigsten geschieht dies, indem der Tubus über den Mund unter ▸ Laryngoskopie durch den Kehlkopf in die Luftröhre vorgeschoben wird. Diese Methode wird angewandt bei Notfällen und erwartungsgemäß kürzeren Liegezeiten des Tubus z. B. im Rahmen von Narkosen. Am Ende des Tubus ist ein kleiner Ballon **(Cuff)** angebracht, der über einen parallel angebrachten Schlauch aufgeblasen werden kann und so nicht nur für einen besseren Sitz sorgt, sondern auch die Gefahr einer Aspiration erheblich mindert.

Für Operationen im Zahn- und Mundbereich, aber auch für Patienten, bei denen der Tubus länger liegt oder die langsam vom Beatmungsgerät entwöhnt bzw. wach werden sollen, empfiehlt sich die Intubation über die Nase, entweder mit Laryngoskopie oder – für Geübte – auch ohne diese. Eine Kontraindikation für dieses Verfahren stellen Brüche der Schädelbasis im oberen Nasenbereich dar, da durch nasales Einführen des Tubus die Gefahr weiterer Verletzungen und von Infektionen in diesem Bereich erhöht wird.

Bei schweren Verletzungen des Gesichtsbereichs oder voraussichtlich langfristiger Liegezeit des Tubus wird ein spezieller Tubus **(Trachealkanüle)** über eine ▸ Tracheotomie eingelegt. Dies beugt Druckschäden am Kehlkopf vor und erleichtert dem Patienten die Atemarbeit wegen niedrigerer Strömungswiderstände. Für den wachen Patienten gibt es eine spezielle Trachealkanüle, die unter der Voraussetzung einer intakten Funktion des Kehlkopfs das Sprechen ermöglicht.

K

Kältechirurgie, ▸ Kryochirurgie.

Kältetherapie, Anwendung von Kälte zu Behandlungszwecken:

1. indem der ganze Körper auf eine niedrige Temperatur gebracht wird (▸ Hypothermie);
2. indem der Patient für einen kurzen Zeitraum in einer Kältekammer einer extrem niedrigen Temperatur ausgesetzt wird, wobei im Gegensatz zur Hypothermie die Körperkerntemperatur nur geringfügig absinkt und die Temperaturregulation erhalten bleibt. Die Kältetherapie ist geeignet für manche Formen von ▸ Rheuma und kann Schmerzen für mehrere Stunden zum Verschwinden bringen.

Kanüle, Hohlnadel aus Metall, die zur ▸ Punktion dient, um z. B. Flüssigkeiten abzuleiten, Gewebematerial zu gewinnen sowie Medikamente oder Infusionen zu verabreichen, siehe auch ▸ Verweilkanüle.

Kardiochirurgie, ▸ Herzchirurgie.

Kardiologie, Teilgebiet der ▸ inneren Medizin bzw. der ▸ Pädiatrie, das sich sich mit den Ursachen, der Diagnose und der Therapie von Erkrankungen des ▸ Herzens befasst.

Karzinom, im engeren Sinne eine von den **Epithelien** ausgehende bösartige Neubildung. Epithelien sind ein- oder mehrschichtige Gewebe, die die äußeren (Haut) und inneren Oberflächen (z. B. Bronchialschleimhaut) bedecken. Im allgemeinen Sprachgebrauch werden damit aber generell bösartige ▸ Tumoren bezeichnet. ▸ Krebs.

Katheter, ein oft recht dünnes röhren- oder schlauchförmiges, meist flexibles Gebilde, welches in eine Körperhöhle (Blase, Blutgefäß usw.) eingebracht wird, um von dort Flüssigkeiten abzuleiten oder Medikamente, Infusionen, Spüllösungen usw. zuzuführen.

Kernspintomographie, Magnetresonanztomographie, ein bildgebendes computergesteuertes Untersuchungsverfahren. Durch die Erzeugung eines starken Magnetfelds richten sich die Protonen in den Wassermolekülen aus wie Kompassnadeln **(Kernspin).** Dieses Phänomen kann messtechnisch erfasst werden. Da die Wassermoleküle in den verschiedenen Körpergeweben in unterschiedlicher Dichte vorkommen, lassen sich durch Messung aus mehreren Winkeln die einzelnen Gewebe bzw. deren krankhafte Veränderungen darstellen und voneinander abgrenzen. Mithilfe des Computers können Schnittbilder von verschiedenen Ebenen errechnet und auf einem Bildschirm sichtbar gemacht werden. Die Kernspintomographie kommt ohne ionisierende Strahlung aus und liefert

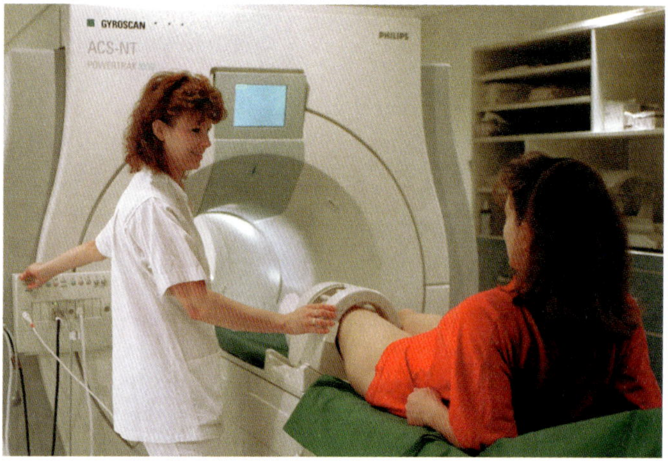

Kernspintomographie: Im Unfallkrankenhaus Berlin-Marzahn, einer der modernsten Kliniken Europas, wird eine Patientin für die Kernspintomographie vorbereitet.

genauere Bilder als die ▸Computertomographie. Die Kosten sind allerdings noch relativ hoch. Auch ist es noch sehr aufwendig, für diese Untersuchung z.B. bei Kindern oder sehr unruhigen Patienten eine Narkose durchzuführen, da kein Metall, welches in Beatmungsgeräten, Monitoren, Elektroden usw. enthalten ist, im Raum sein sollte. Deshalb bedarf es in solchen Fällen einer besonderen Logistik.

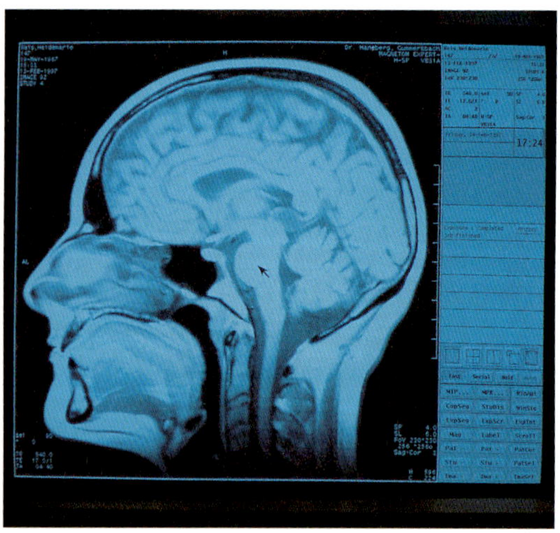

Kernspintomographie: Kernspintomographische Aufnahme des Kopfes: Deutlich zu sehen ist der Eintritt des Rückenmarks und seine Verbindung mit dem Gehirn.

Kinderchirurgie, Teilgebiet der Chirurgie, welches sich vor allem wegen der speziellen Besonderheiten und Schwierigkeiten bei Operationen an Kindern und Säuglingen entwickelt hat. Die Probleme beginnen bei der Untersuchung und liegen insbesondere bei den winzigen anatomischen Verhältnissen bei Säuglingen und Kleinkindern sowie den Besonderheiten bei erkrankten Kindern generell (▸Pädiatrie). Die Zusammenarbeit bzw. Überschneidungen mit anderen Fächern sind möglich, z.B. mit Pädiatrie, ▸Urologie, ▸Orthopädie, ▸HNO oder ▸Unfallchirurgie.

Kinderheilkunde, ▸Pädiatrie.

Klinik, 1. Ausdrucksform und Verlauf einer Erkrankung;
2. ein ▸Krankenhaus. Stehen mehrere Kliniken unter einer Gesamtleitung, wird dies als Klinikum (z.B. Universitätsklinikum) bezeichnet.

Knochenbank, Einrichtung, in der menschliches Knochenmaterial, das von Organspendern oder aus operativ entfernten Knochenteilen stammt, speziell aufbereitet und tiefgekühlt oder gefriergetrocknet zum Zweck der ▸Transplantation aufbewahrt wird. Dies dient der Auffüllung von Knochendefekten und kann auch das Wachstum körpereigener Knochen anregen. Bei –80° sind die Transplantate etwa ein Jahr haltbar; vor der Anwendung müssen sie auf Keimfreiheit kontrolliert werden.

Knochenmark, das Gewebe im Innern der Knochen. Es gibt das fettreiche gelbe und das Blut bildende **rote Knochenmark,** in dem sich über Vorstufen die roten (Erythrozyten) und weißen (Leukozyten) Blutkörperchen sowie die Blutplättchen (Thrombozyten) entwickeln. Ausgangspunkt sind die **Stammzellen.** Davon gibt es pluripotente, aus denen sich alle drei Zellreihen entwickeln können, und unipotente, von denen nur eine Zellart abstammen kann. Das rote Knochenmark ist bei der Geburt in fast allen Knochen enthalten und wird im Lauf der Jahre zunehmend durch das gelbe Knochenmark ersetzt. Beim Erwachsenen findet sich das rote Knochenmark hauptsächlich in Brustbein, Beckenkamm, Wirbelkörpern, Hand- und Fußwurzelknochen sowie in platten Schädelknochen. Bei Bedarf, wenn eine gesteigerte Blutneubildung nötig ist (z.B. nach großen Blutverlusten), kann gelbes Knochenmark teilweise wieder in rotes umgewandelt werden. Nach Funktionsausfällen (z.B. nach massiver Einwirkung ionisierender Strahlung) oder -störungen (z.B. bei ▸Leukämie) besteht grundsätzlich die Möglichkeit einer ▸Transplantation von Knochenmark lebender Spender. Hierbei müssen Spender und Empfänger hinsichtlich ihrer immunologischen Eigenschaften besonders gut zusammenpassen, um eine Abstoßungs- bzw. schwere allergische (▸Allergie) Reaktion zu verhindern, da die im Knochenmark gebildeten Leukozyten ja selbst zum ▸Immunsystem gehören. Die Suche nach einem geeigneten Spender ist teuer, schwierig und aufwendig.

Knochenschwund, ▸Osteoporose.

Koloskopie, Darmspiegelung, ▸Endoskopie des Dickdarms. Nach gründlicher Darmreinigung wird ein spezielles ▸Fiberendoskop in den After eingeführt. Unter Einblasen von Luft ist es möglich, die Darmschleimhaut und gegebenenfalls deren krankhafte Veränderungen zu betrachten, eine ▸Biopsie zu entnehmen oder kleinere operative Eingriffe wie z.B. die Entfernung eines Schleimhautpolypen vorzunehmen.

Kolostoma, ▸Anus praeter.

Kolposkopie, Spiegelung der Scheide mit einem **Kolposkop,** welches durch seine Lupenoptik die Betrachtung der Schleimhaut mit 20–30facher Vergrößerung ermöglicht.

Koma, Zustand tiefster Bewusstlosigkeit, aus dem der Patient auch durch starke (Schmerz-)Reize nicht erweckt werden kann. Das Koma kann durch eine Verletzung oder Erkrankung des Gehirns selbst ausgelöst werden oder durch Störungen, die ihren Ursprung außerhalb des Gehirns haben, wie Vergiftungen, schwere Stoffwechselentgleisungen (z.B. ▸Diabetes mellitus oder Leberversagen) und Kreislaufversagen (▸Schock) unterschiedlicher Genese. Neben den Bemühungen, die Ursache des Komas herauszufinden und zu behandeln, steht die Sicherung der vitalen Funktionen, vor allem der Atmung (▸Beatmung, ▸Intubation), im Vordergrund, um weitergehende Schäden zu verhindern. Die Therapie muss in der Regel unter Bedingungen der ▸Intensivmedizin erfolgen, es sei denn, es besteht keinerlei Aussicht auf eine Besserung des Zustandes, ▸siehe auch ▸Wachkoma.

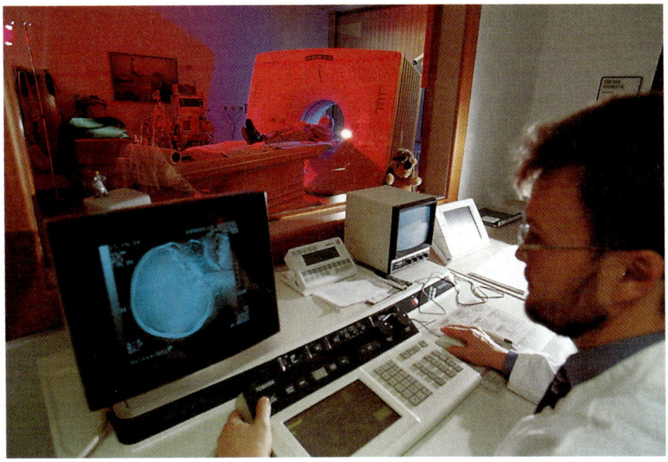

Kernspintomographie: Kernspintomographen lassen einen besseren Blick in den Körper zu als Röntgengeräte; hinzu kommt, dass die Strahlenbelastung für den Patienten entfällt.

KOLOSKOPIE

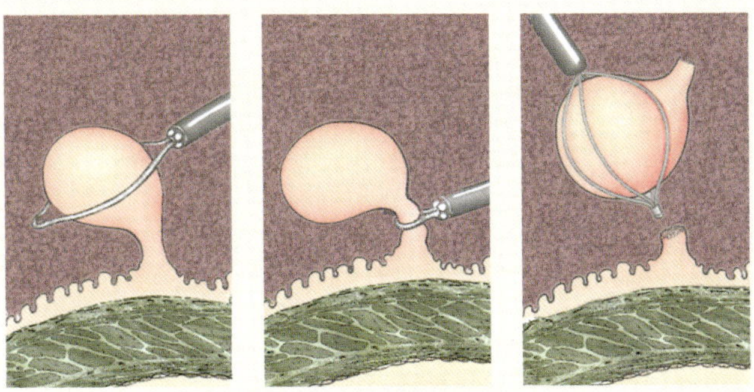

1 2 3

Koloskopie: Die Entfernung eines Darmpolypen: 1 eine Schlinge wird um den Polypen gelegt, 2 die Verbindung des Polypen zu seiner Unterlage wird durchtrennt, 3 mit einem Greifer wird der Polyp aus dem Darm entfernt.

konservative Behandlung, allgemein übliche Bezeichnung für eine Therapie, die nicht wesentlich auf mechanischem Weg in Körperstrukturen eingreift, wie dies bei Operationen der Fall ist. Allerdings sind heute die Grenzen zwischen operativer und konservativer Behandlung nicht mehr so eindeutig festzulegen wie früher (▸interventionell).

Kontinenz, ▸Inkontinenz.

Kontraindikation, ▸Indikation.

Kontrastmittel, meist flüssige Substanzen, die durch ihre hohe Dichte nicht so viele Röntgenstrahlen hin-

KRAMPFADERN

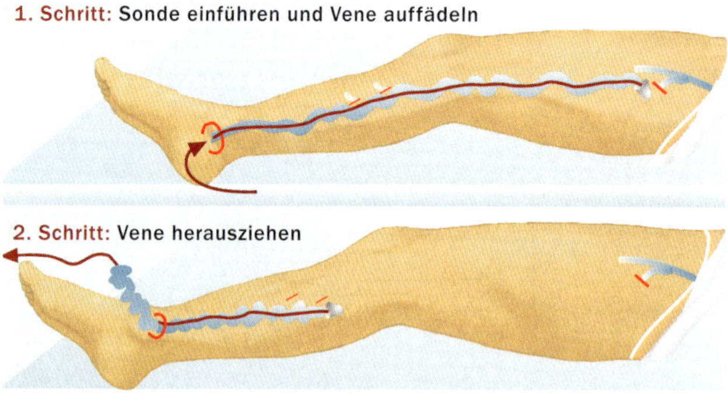

Krampfadern: Krampfadern werden gezogen: zunächst werden die an die Vene anschließenden Blutgefäße unterbunden (ligiert), anschließend wird das Blutgefäß auf eine Sonde aufgefädelt und herausgezogen.

durchlassen und daher geeignet sind, Blutgefäße (▸ Angiographie), ableitende Harnwege (▸ Urographie) und andere Hohlorgane und Körperhöhlen darzustellen. Je nach Untersuchungsziel können Kontrastmittel über den Magen-Darm-Trakt gegeben, intravenös gespritzt oder direkt appliziert (▸ Cholangiographie, ▸ ERCP) werden. Zur Darstellung von Niere oder Gallenwegen gibt es spezielle Kontrastmittel, die sich aufgrund ihres Ausscheidungswegs dort anreichern. Manche Menschen sind auf bestimmte, vor allem jodhaltige Kontrastmittel allergisch und können mit einem ▸ Schock reagieren.

Koronararterien, ▸ Herz.

Krampfadern, Varizen, durch Druckbelastung unregelmäßig ausgeweitete und/oder geschlängelte Venen (▸ Blutkreislauf). Ursachen können eine angeborene Bindegewebsschwäche, erhöhter Druck in der Vene z. B. bei langem Stehen oder Rückstau vor einem Hindernis sein. Letzteres kann der Fall sein bei ▸ Thrombose und Schwangerschaft hinsichtlich der Bein- und Beckenvenen oder bei Leberverhärtung **(Leberzirrhose),** wo sich über die Pfortader Blut zurückstaut in die Speiseröhre **(Ösophagusvarizen)** und die Bauchvenen **(Caput Medusae).** Krampfadern können auch auftreten im Bereich des Enddarms **(Hämorrhoiden)** oder des ▸ Hodens **(Varikozele).** Krampfadern können verödet oder z. B. am Bein operativ entfernt werden.

Krankengeld, ▸ Tagegeld.

Krankengymnastik, Heilgymnastik, aktive und passive Bewegungsübungen zur Vorbeugung, Besserung oder Heilung von Schäden des Haltungs- und Bewegungsapparates bei Patienten aller Altersstufen. Die Krankengymnastik hat vielfältige Anwendungsbereiche, z. B. bei orthopädischen Problemen sowie nach Operationen und Verletzungen, zur Geburtsvorbereitung **(Schwangerschaftsgymnastik)** und nach der Geburt **(Rückbildungsgymnastik)** bei Erkrankungen des Nervensystems, als **Atemgymnastik** z. B. nach Operationen im Oberbauchbereich oder Erkrankungen der Atemwege und in der ▸ Rehabilitation; es gibt viele Formen wie **Unterwassergymnastik** (▸ Hydrotherapie), Krankengymnastik nach **Bobath** oder **Vojta** für hirngeschädigte Kinder, Gymnastik auf Pferden für behinderte Kinder, um nur einige Beispiele zu nennen.

Krankenhaus, eine Einrichtung, in der Personen wegen Erkrankungen oder im Rahmen der Geburtshilfe untersucht und behandelt werden.

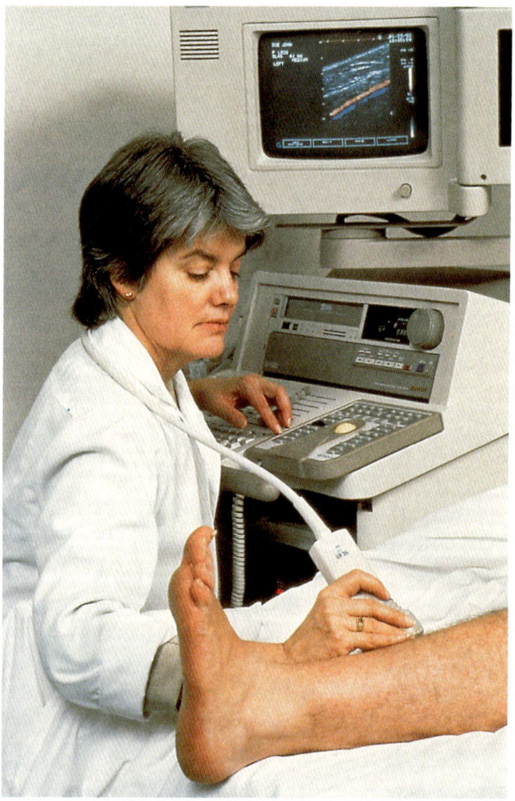

Krampfadern: Mithilfe eines Ultraschallgeräts wird der Verlauf und der Zustand der Beinvenen geprüft.

Dabei werden die meisten von ihnen stationär aufgenommen, d.h., sie erhalten Unterkunft, Verpflegung und eine entsprechende Pflege während ihres Aufenthalts **(stationäre Behandlung).** Grundsätzlich ist in manchen Fällen auch eine teilstationäre oder ▸ ambulante Behandlung möglich.

Die Geschichte der Krankenhäuser bzw. ihrer Vorläufer reicht weit in die vorchristliche Zeit zurück, so gab es bereits in der Antike so genannte Valetudinarien, eine Art Lazarett für verwundete Soldaten. In größerem Stil entstanden Krankenhäuser während des Mittelalters im Bereich des früheren oströmischen Reiches, bei uns dann im späteren Mittelalter als oft von Klöstern ausgehende Einrichtungen zur Betreuung von Wöchnerinnen, Findelkindern, Alten und Krüppeln sowie Pilgerheime, die als Vorläufer unserer Krankenhäuser anzusehen sind. Es gab auch spezielle Häuser für Pest- oder Leprakranke. Parallel dazu entstanden im arabischen Kulturkreis in Kairo und Bagdad große Krankenhäuser.

Unsere modernen Krankenhäuser können nach mehreren Kriterien eingeteilt werden:

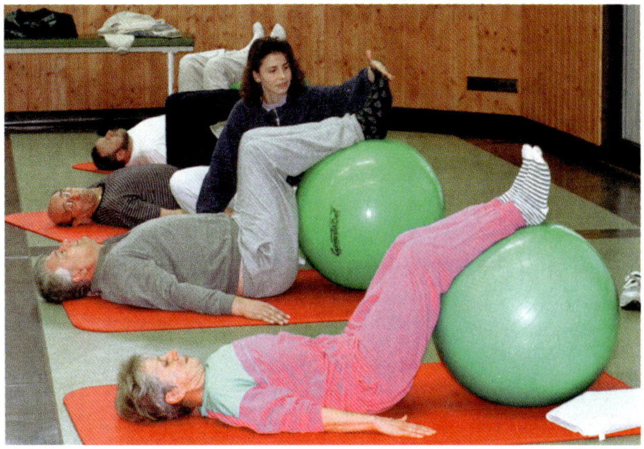

Krankengymnastik: Vor allem bei Verletzungen des Stütz- und Bewegungsapparates ist Krankengymnastik notwendig, um eine vollständige Heilung zu erzielen.

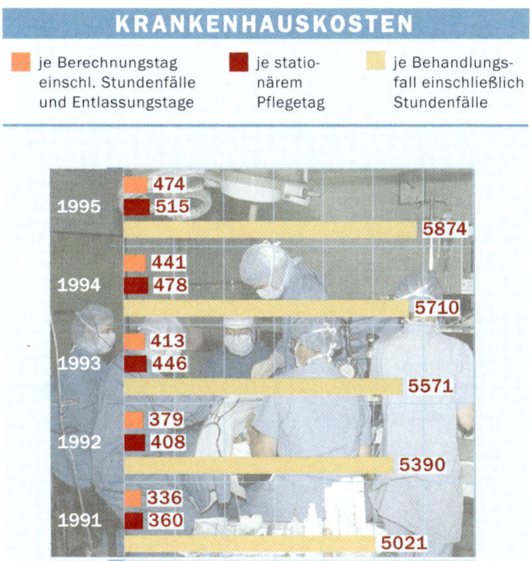

Krankenhaus: Der Anstieg der Behandlungskosten in den Krankenhäusern in den letzten Jahren. Die gesamten stationären Behandlungskosten im Krankenhaus erhöhten sich in Deutschland 1991–95 um 18,3 %. Je Pflegetag ist ein Kostenanstieg von 42,9 % zu verzeichnen.

1. nach Art der Trägerschaft. Es gibt:
a) öffentliche Träger, z. B. Stadt, Kreis oder Land,
b) frei gemeinnützige Träger, z. B. Wohlfahrtsverbände, Ordensgemeinschaften,
c) privat-kommerzielle Träger, die nach Grundsätzen der gewerblichen Wirtschaft arbeiten,
d) aus dem Bereich der Kostenträger, z. B. Unfallklinik der ▸ Berufsgenossenschaft;
2. nach der fachlichen Ausrichtung:
a) Allgemeinkrankenhäuser mit mehreren Abteilungen (z. B. ▸ innere Medizin, ▸ Chirurgie, ▸ Gynäkologie usw.), ohne dass das Gewicht auf einer besonderen Fachrichtung liegt,
b) Fachkrankenhäuser bzw. Spezialkliniken, die sich auf die Behandlung bestimmter Patientengruppen (z. B. Kinder) oder Erkrankungen spezialisiert haben, wobei auch mehrere Fachrichtungen zusammenarbeiten können, so z. B. Internisten und Orthopäden in einer Rheumaklinik,
c) Sonderkrankenhäuser, die der Betreuung bestimmter Personenkreise dienen, wie z. B. das Gefängniskrankenhaus;
3. nach ihrem Versorgungsauftrag (▸ Versorgungskategorien):
a) Grund- und Regelversorgung,
b) Regionalversorgung,
c) Maximalversorgung;
4. nach der zeitlichen Stellung im Ablauf der Behandlung:
a) Akutversorgung,
b) Langzeitversorgung,
c) Rehabilitation;

5. nach Form der ärztlichen Anstellung:
a) Anstaltskrankenhaus, die Ärzte sind beim Träger angestellt,
b) Belegkrankenhaus (▸ Belegabteilung).
Durch die steigenden Kosten im Gesundheitswesen im Allgemeinen (▸ Gesundheitsreform) und im Bereich der Krankenhäuser im Besonderen ist der finanzielle Spielraum für viele Träger immer enger geworden, vor allem durch die Budgetierung (zwischen Träger des Krankenhauses und den Krankenkassen wird für einen festen Zeitraum, z.B. ein Jahr, ein Betrag vereinbart, der von den Kassen erstattet wird, was darüber hinaus an Mehrkosten anfällt, in der Regel nicht). Wesentliche

KRANKENHÄUSER

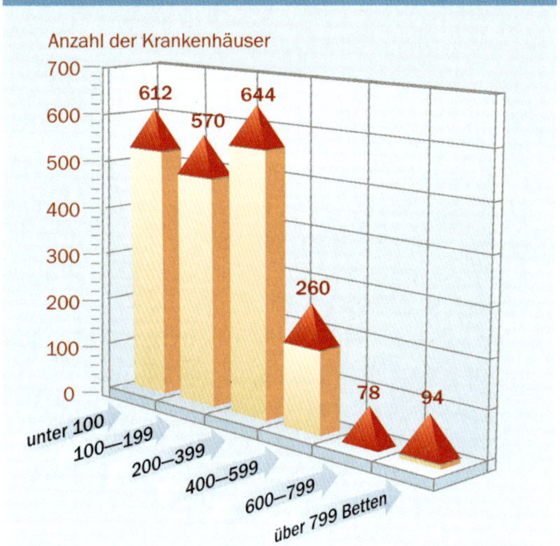

Krankenhaus: 1996 gab es in Deutschland insgesamt 2 258 Krankenhäuser. Die Grafik unterteilt die Krankenhäuser nach der Anzahl aufgestellter Betten. Krankenhäuser mit 200 – 399 Betten bilden die Basis der stationären Versorgung. Auf sie entfallen 28,52 % aller aufgestellten Betten.

Sparmaßnahmen sind Straffung im Personalbereich, strengere Stellung der ▸ Indikation für kostenintensive Untersuchungen bzw. teure Medikamente und sonstige Materialien sowie die Verkürzung der ▸ Verweildauer. Dies führt notwendigerweise zu Einschränkungen im Angebot, vor allem im Bereich der ärztlichen und pflegerischen Versorgung, denen nur teilweise durch organisatorische Umstrukturierungen begegnet werden kann.
Da gerade für das Pflegepersonal die Arbeitsbedingungen nicht leichter geworden sind und der Stress zugenommen hat, die Bezahlung aber oft nicht angemessen erscheint bzw. sich relativ verschlechtert hat, wenden sich etliche Angehörige des Pflegepersonals von diesem Beruf ab, was zu dem Begriff des drohenden **Pflegenotstands** geführt hat. Es bleibt abzuwarten, inwieweit dies durch andere Maßnahmen (z.B. Einführung flexibler, an das vorhandene Betreuungsangebot für Kinder angepasster Arbeitszeiten für [allein erziehende] Mütter und Väter, neue Organisationsstrukturen wie Gruppenpflege, ein Jobticket für den ÖPNV, attraktives Arbeitsklima usw.) verhindert werden kann.

Krankenhaus-Tagegeld, ▸ Tagegeld.

Krankenhausstatistik, aufgrund einer Vereinbarung der Bundesländer werden in der Bundesrepublik Deutschland seit 1952 Angaben über die Krankenhäuser vom Statistischen Bundesamt in Wiesbaden erfasst und veröffentlicht. Dazu gehören Anzahl und Art der Krankenhäuser, Bettenzahl und Auslastung, Verweildauer der Patienten, Art und Anzahl des Personals usw. Anhand der Krankenhausstatistik können Vergleiche zwischen den Bundesländern, aber auch zum Ausland gezogen werden, außerdem sind diese Angaben wichtig für den **Krankenhausbedarfsplan,** in dem es um die Planung neuer oder die Schließung vorhandener Krankenhäuser geht.

Krankenpfleger, ▸ Pflegeberufe.

Krankenschwester, ▸ Pflegeberufe.

Krankentagegeld, ▸ Tagegeld.

Krankenversicherung, ▸ Sozialversicherung.

Krankenwagen, ▸ Rettungsdienst.

Krankheit, oft auch als Abwesenheit von ▸ Gesundheit bezeichneter Zustand eines Menschen, der Begriff wird aber in verschiedener Hinsicht angewendet:
1. Krankheit kann man als Störung der Lebensvorgänge unterschiedlichster Art in einem Organismus begreifen. Die Störung äußert sich in subjektiven ▸ Symptomen, die nicht exakt messbar sind und im Wesentlichen durch die Äußerung des Patienten erfasst werden (z.B. Schmerzen, Mattigkeit), und/oder in objektiv feststell- oder messbaren Symptomen (z.B. Fieber, Änderungen von Herzfrequenz oder Blutdruck usw.). Weiterhin beeinträchtigt sie das Wohlbefinden und die Leistungsfähigkeit des Menschen und kann im schlimmsten Fall zum Tode führen;
2. im sozialversicherungsrechtlichen Sinn bedeutet Krankheit auch eine Einschränkung der Arbeits- und Erwerbsfähigkeit;

3. auch einzelne Erkrankungen werden als Krankheiten bezeichnet, z. B. im Hinblick auf das betroffene Organsystem als Lungenkrankheiten, Herzkrankheiten usw. oder als Bezeichnung für eine spezielle Erkrankung z. B. ▸ parkinsonsche Krankheit.

Kranzgefäße, ▸ Herz.

Krebs, allgemein gebräuchliche Bezeichnung für die unkontrollierte Vermehrung entarteter Körperzellen, entweder in geschlossenen Verbänden wie bei ▸ Tumoren oder diffus wie bei der ▸ Leukämie, die zur Beeinträchtigung von Funktionen bzw. der Gesamtintegrität des Körpers und ohne Behandlung oder andere Faktoren zum Tode führt. Im engeren Sinne werden damit die von den Haut- und Schleimhäuten ausgehenden bösartigen Neubildungen bezeichnet (▸ Karzinom).

Die Ursachen von Krebs sind vielfältig und nur z. T. zweifelsfrei geklärt (wie z. B. Rauchen für Lungenkrebs). Für einige Krebserkrankungen (z. B. CML, Leukämie) ist bereits eine erblich bedingte Anfälligkeit gesichert worden. Zunehmend werden ▸ Infektionen mit bestimmten ▸ Viren zumindest als begünstigende Faktoren angeschuldigt. Krebsverursachung durch chemische Stoffe **(Kanzerogene)** ist in manchen Fällen bewiesen (z. B. Asbest hinsichtlich Lungenkrebs, Anilin hinsichtlich Blasenkrebs), aber für die Vielzahl der heute im industriellen und privaten Bereich gebräuchlichen Stoffe noch längst nicht vollständig erforscht. Als häufigster schädlicher Faktor dieser Art ist das Rauchen zu betrachten.

Bei den physikalischen Faktoren steht an erster Stelle die ionisierende Strahlung (▸ Röntgen, radioaktive Strahlung), die nach Exposition abhängig von Dauer und Stärke das Risiko an Krebs zu erkranken drastisch erhöht, wie das massive Ansteigen der Leukämie in Japan nach den Atombombenexplosionen in Hiroshima und Nagasaki zeigte. UV-Strahlung steigert – abhängig von Hauttyp, Dauer und Stärke der Einwirkung – das Hautkrebsrisiko.

Die Ernährung spielt zumindest für einige Krebserkrankungen eine wichtige Rolle. So wurde festgestellt, dass die Häufigkeit des Auftretens von Krebs im Magen-Darm-Trakt bei verschiedenen Völkern und Kulturen recht unterschiedlich ist. Das ließ zunächst auf erblich bedingte Ursachen schließen. Es stellte sich aber heraus, dass bei Einwanderern aus anderen Kulturkreisen in der zweiten und dritten Generation, wenn die Ernährungsgewohnheiten des Gastlandes angenommen wurden, die Erkrankungshäufigkeit sich diesem angepasst hatte und nicht mehr so war wie im Ursprungsland. Übergewicht und starker Alkoholgenuss (vor allem in Kombination mit Rauchen) steigern das Krebsrisiko ebenfalls. Auch ärztliche Maßnahmen wie z. B. Langzeitbehandlung mit Östrogenen können einen Einfluss haben auf die Entstehung von Gebärmutterhalskrebs.

STERBLICHKEIT BEI KREBS

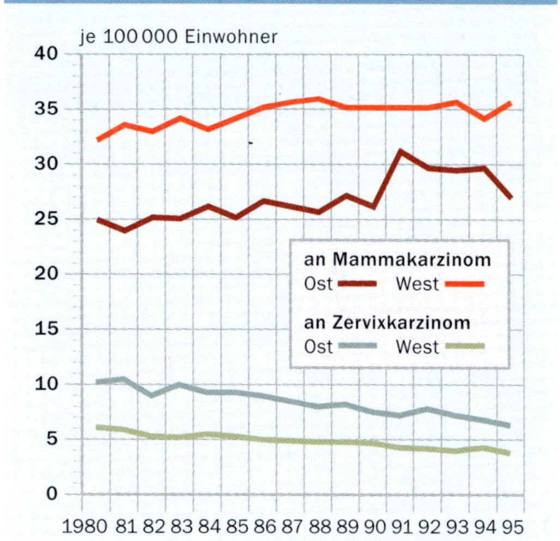

Krebs: Die Sterblichkeit bei Brustkrebs steigt mit zunehmendemn Alter deutlich an. Mit einem Anteil von 3,9 % an der Gesamtsterblichkeit ist der Brustkrebs seit Jahren die häufigste Krebstodesursache bei Frauen.

Da bei jedem Menschen immer wieder entartete Zellen entstehen, aus denen sich Krebs entwickeln kann, die aber normalerweise durch das ▸ Immunsystem eliminiert werden, kann auch ein nicht funktionstüchtiges Immunsystem das Auftreten von Krebs begünstigen. So wird z. B. bei ▸ Aids das gehäufte Auftreten bestimmter bösartiger Neubildungen **(Kaposi-Sarkom, Non-Hodgkin-Lymphom)** beobachtet.

Lange Zeit wurde neben der unbestreitbar wichtigen Forschung nach stofflich oder messtechnisch fassbaren Ursachen und über den Ablauf der Krebserkrankung die Suche nach psychischen Einflüssen auf die Entstehung von Krebs und den Verlauf der Erkrankung vernachlässigt. Erst jetzt beginnt sich die offizielle Forschung in größerem Stil für Stress auslösende Ereignisse im Vorfeld der manifesten Krebserkrankung und die wenigen Menschen zu interessieren, die medizinisch uner-

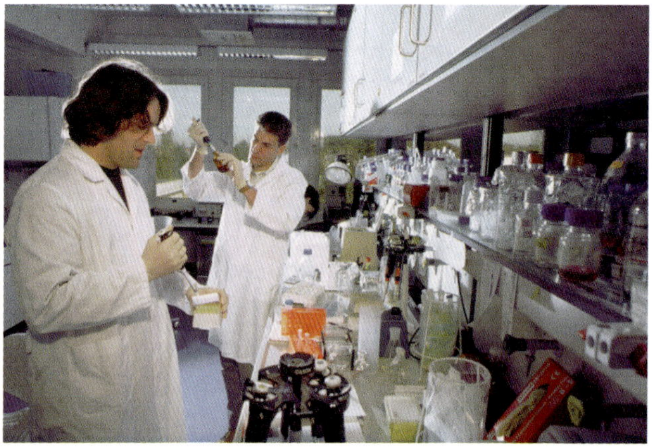

Krebs: Auf die Krebsforschung wie hier am Max-Delbrück-Institut in Berlin setzen viele Kranke ihre Hoffnungen.

klärte, aber gut dokumentierte Spontanheilungen erleben durften. So könnten massive Stressfaktoren (z. B. Tod des Lebenspartners, Scheidung usw.) eine wichtige Rolle bei der Entstehung von Krebs spielen. Da es mittlerweile genügend Hinweise gibt, dass unsere psychische Verfassung einen direkten Einfluss auf unser Immunsystem hat **(Psychoneuroimmunologie),** sind solche Zusammenhänge wahrscheinlich und bedürfen dringend der weiteren Erforschung.

Wichtig ist in allen Fällen, wenn möglich, die ▸Prophylaxe, d.h. Maßnahmen zum Strahlenschutz, Schutzvorkehrungen am Arbeitsplatz, Verbot von Kanzerogenen, Nikotinverzicht, Umstellung der Ernährung usw. Da bei manchen Krebsarten im Frühstadium eine bessere Prognose, ja sogar die Möglichkeit der Heilung besteht, gibt es die **Krebsvorsorgeuntersuchungen,** deren Kosten ab einem bestimmten Alter auch von den Krankenkassen übernommen werden.

Ist es zu einer Krebserkrankung gekommen, sind die therapeutischen Maßnahmen je nach Art und Stadium sehr unterschiedlich. Der Idealfall ist die **kurative Therapie,** d. h., es kommt zur Heilung. Von adjuvanter Therapie spricht man, wenn z. B. ein bösartiger Tumor vollständig entfernt wurde, aber wegen möglicher verbliebener oder verschleppter Krebszellen eine Strahlen- oder ▸Chemotherapie angeschlossen wird. Die **palliative Therapie** (▸Palliativmedizin) bleibt übrig, wenn eine Heilung nicht möglich ist, und hat vor allem das Ziel, die Lebensqualität so weit wie möglich zu erhalten. Das beinhaltet in erster Linie eine gute ▸Schmerztherapie, aber auch andere Maßnahmen wie z. B. das Einlegen eines Tubus in die Speiseröhre, wenn wegen Einengung durch Speiseröhrenkrebs eine Nahrungsaufnahme nicht mehr möglich ist, das Anlegen einer inneren Umgehung (▸Bypass) oder eines ▸Anus praeter bei inoperablem Darmkrebs.

Eine Operation kommt infrage bei gut abgegrenzten Tumoren, die noch nicht erkennbar gestreut haben. Wenn möglich sollte der Tumor weit im gesunden Gewebe entfernt werden. Gegebenenfalls werden die Schnittstellen des Operationspräparates und ebenfalls herausoperierte benachbarte Lymphknoten während der Operation durch eine ▸Schnellschnittuntersuchung auf Krebsfreiheit untersucht. Auch als palliative Therapie kann eine Operation indiziert sein, wenn z. B. durch Tumorreduktion eine Darmpassage wieder möglich wird oder Schmerzen reduziert werden können.

Die Strahlentherapie wird prophylaktisch oder zur Behandlung angewandt bei Krebszellen, die erfahrungsgemäß empfindlich auf ionisierende Strahlung reagieren. Andere Tumoren reagieren besser auf Chemotherapie (▸Hyperthermie). Eine Therapie mit Hormonen kann infrage kommen, wenn die Krebszellen einem Gewebe entstammen, dessen Wachstum hormonabhängig gesteuert bzw. gehemmt werden kann. Die Behandlung kann in der künstlichen Zufuhr von Hormonen oder der Ausschaltung der körpereigenen Hormonproduktion (z. B. Kastration bei Prostatakarzinom) bestehen.

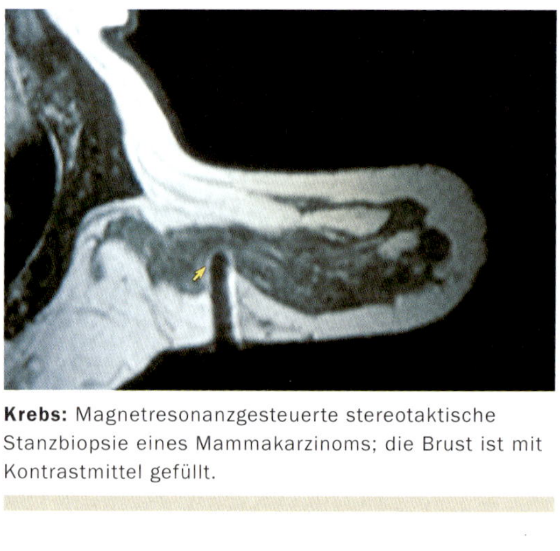

Krebs: Magnetresonanzgesteuerte stereotaktische Stanzbiopsie eines Mammakarzinoms; die Brust ist mit Kontrastmittel gefüllt.

Neuere Therapieansätze, die z.B. in Vorgänge des Immunsystems eingreifen, sind – bis auf die Gabe von Interferon bei der seltenen Haarzellleukämie – noch im experimentellen Stadium oder bislang zu aufwendig, um bereits allgemein eingeführt zu werden. Daneben bietet die alternative Medizin (▸ alternative Therapien) weitere Behandlungsmethoden an, die von der ▸ Schulmedizin entweder nicht anerkannt oder als nicht ausreichend bzw. nicht geeignet angesehen werden. Am bekanntesten ist die Gabe von Mistelpräparaten in der anthroposophischen Medizin. In den letzten Jahren wurden von Ärzten und Psychologen auch psychische Strategien für Krebspatienten entwickelt, sich mit ihrer Erkrankung aktiv auseinander zu setzen (z.B. von dem amerikanischen Arzt Simonton). Trotz einzelner eindrucksvoller Fallbeispiele von Patienten mit Spontanheilungen oder langen ▸ Remissionen wird dies sicher nur bei einem kleinen Teil der Patienten zur Heilung führen, aber auch für andere Patienten kann diese Methode palliativ hilfreich sein. Welche Therapiemöglichkeiten letztlich angewendet werden können, hängt vom Einzelfall ab.

Kreiskrankenhaus, ▸ Krankenhaus.

Kryochirurgie, Kältechirurgie, in der ▸ Chirurgie angewandte Technik bei Operationen, die durch Anwendung extremer Kälte Gewebsdurchtrennung und Blutstillung ermöglicht. Über vakuumisolierte Kältesonden werden durch Verdampfen verflüssigter Gase (Kohlendioxid, Lachgas oder Stickstoff) Temperaturen von bis zu –196° Celsius erreicht. Durch die extreme Kälte wird die Nervenleitung unterbrochen, was weitgehend schmerzfreies Operieren erlaubt, und für eine unmittelbare Blutstillung ist auch gesorgt. Anwendung findet die Kryochirurgie in der ▸ Ophtalmologie (Staroperation, Fixierung der Netzhaut), der ▸ Dermatologie (zum Entfernen von Hautveränderungen wie Warzen, Muttermalen, Kondylomen usw.), der Urologie (bei gutartigen Vergrößerungen der Prostata) und in der ▸ HNO sowie der ▸ Gynäkologie zur Behandlung oberflächlicher Prozesse. Die Kryochirurgie wird allerdings zunehmend durch die ▸ Lasermedizin verdrängt.

Kryotherapie, ▸ Kältetherapie.

Kunstfehler, ▸ Behandlungsfehler.

Kunstherz, Herzprothese, da die – 1967 erstmals durchgeführte – ▸ Transplantation von menschlichen Spenderherzen (▸ Organspende) nach wie vor mit Problemen behaftet ist (vor allem vergebliches Warten auf ein passendes Organ, Abstoßungsreaktion), wurde und wird auch weiterhin an der Entwicklung eines Kunstherzens gearbeitet. Dieses ist über Schläuche mit einem außerhalb des Körpers gelegenen Pumpsystem verbunden. Dafür muss auch das Blut mit gerinnungshemmenden Mitteln flüssig gehalten werden. Der Aufwand und die technischen Probleme sind zu groß und eine Anwendung zur dauerhaften ▸ Implantation ist derzeit nicht absehbar. Infrage kommt der vorübergehende Einsatz des Kunstherzens in einigen wenigen Herzzentren, um die Wartezeit auf ein Spenderherz zu überbrücken.

künstliche Beatmung, ▸ Beatmung.

künstliche Ernährung, eine künstliche Ernährung muss immer dann durchgeführt werden, wenn die normale Nahrungsaufnahme über Mund, Speiseröhre und/oder Magen-Darm-Trakt nicht möglich ist, oder bei Unvermögen des Verdauungsapparates die angebotene Nahrung zu transportieren, aufzuschließen und in das Blut aufzunehmen.

1. **enterale Ernährung** ist bei ausreichender Magen-Darm-Funktion möglich:

a) über eine ▸ Magensonde, die über Mund oder Nase durch die Speiseröhre in den Magen vorgeschoben wird;

b) bei einengenden Prozessen – entzündlicher oder bösartiger Ursache – im Bereich der Speiseröhre kann operativ durch die Bauchdecke eine ▸ Fistel angelegt werden, über die ein Katheter zur Gabe von Nährlösungen eingelegt wird.

2. **parenterale Ernährung** ist die künstliche Ernährung unter Umgehung des Magen-Darm-Trakts, wenn dieser aus irgendeinem Grund (z.B. nach einer Darmoperation) nicht in der Lage ist, seiner Funktion ausreichend nachzukommen. Über einen zentralen ▸ Venenkatheter werden hochprozentige Zucker- und Eiweißlösungen, die die Wände der kleinen Venen schädigen würden, angereichert mit Spurenelementen und Vitaminen, direkt in den Blutkreislauf eingebracht. Da körpereigene Regulationsvorgänge im Magen-Darm-Trakt entfallen, ist eine besonders sorgfältige Kontrolle und Überwachung der Stoffwechsellage notwendig, um die Zusammensetzung der entsprechenden Nährlösungen bzw. ihrer Zusätze frühzeitig korrigieren zu können.

künstliche Gelenke, wenn die Gelenke durch Überbelastung, Altersprozesse oder als Folge von Erkrankungen (z.B. ▸ Arthritis) ihre Funktion nicht mehr erfüllen können und/oder die Funktion

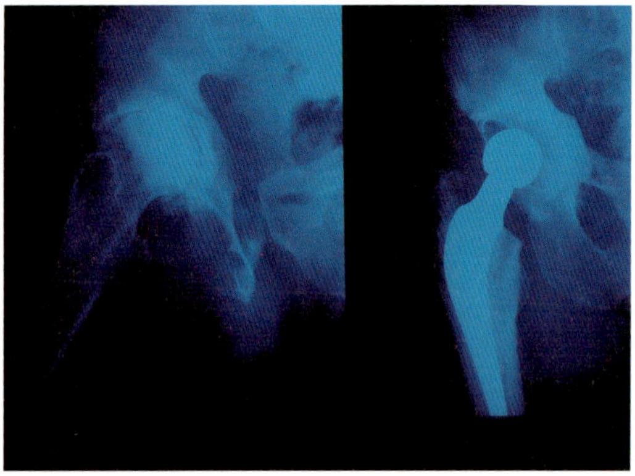

künstliche Gelenke: Das stark angegriffene Hüftgelenk (links) wurde durch ein künstliches Gelenk ersetzt.

schmerzhaft eingeschränkt ist, besteht die Möglichkeit bei einigen Gelenken (vor allem Hüfte und Knie, aber auch Schulter, Ellenbogen, seltener an den Gelenken der Hände und Füße) diese durch ▸ Implantation eines künstlichen Gelenks teilweise oder ganz zu ersetzen. Die künstlichen Gelenke sind dem natürlichen Gelenk weitestgehend nachgebildet, können aus unterschiedlichen Materialien (korrosionsfeste Metalle, Kunststoffe, Keramik, Kohlenstoff) gefertigt sein und werden mit Knochenzement, teilweise aber auch zementfrei fixiert (▸ auch Robodoc). Künstliche Gelenke gehören zu den Endoprothesen (▸ Prothesen). Wenn sich diese Prothese lockert, wegen Materialermüdung defekt wird oder es zu einer ▸ Infektion in diesem Bereich gekommen ist, muss ggf. ein Prothesenwechsel, auch **Austauschoperation** genannt, durchgeführt werden. Das kann beim Hüftgelenk mit erheblichen Blutverlusten einhergehen.

künstlicher Darmausgang, ▸ Anus praeter.

L

Labor, im weiteren Sinne Arbeitsraum für wissenschaftliche Zwecke vor allem im Bereich der Naturwissenschaften (z.B. Chemie, Physik, Biologie, Tier-, Human- und Zahnmedizin), um dort experimentell zu arbeiten.
Im Krankenhaus ist das Labor der Ort, an dem Körperflüssigkeiten (z.B. Blut), Ausscheidungen (z.B. Urin, Stuhl), Körperzellen und krankhafte Absonderungen (z.B. Eiter) untersucht werden. Aus den gewonnenen Ergebnissen können Rückschlüsse auf Körperfunktionen bzw. deren krankhafte Veränderungen gezogen werden. Im Sprachgebrauch des Personals werden die übermittelten Laborwerte oft kurz als Labor bezeichnet.

Langzeit-EKG, ▸ EKG.

Laparaskopie, Bauchhöhlenspiegelung mit einem speziellen ▸ Endoskop **(Laparaskop)** zur Untersuchung, Entnahme einer ▸ Biopsie und/oder zur Durchführung kleinerer operativer Eingriffe (▸ minimalinvasive Eingriffe). Die Laparaskopie zu Untersuchungszwecken ist in Lokalanästhesie (▸ Anästhesie) möglich, für laparaskopische Operationen ist aber meist eine Vollnarkose nötig. Über einen kleinen Schnitt neben dem Nabel wird das Laparaskop eingeführt und nach Einblasen von Luft bzw. Kohlendioxid lassen sich die Organe des vorderen Bauchraumes betrachten. Im Fall einer Operation (z.B. der Entfernung der Gallenblase) müssen durch einen oder zwei weitere Schnitte Hilfsinstrumente eingeführt werden. Der Operateur kann

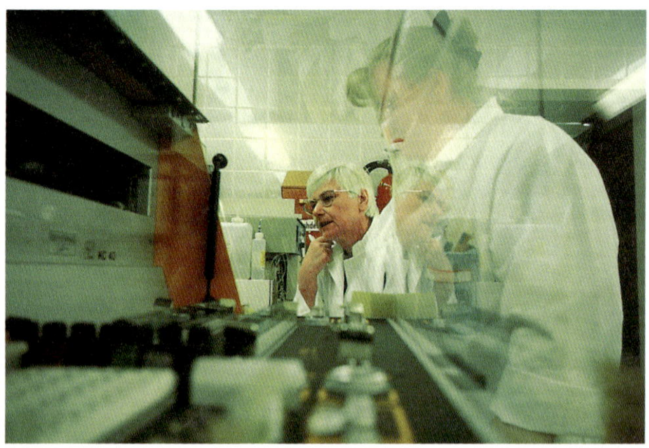

Labor: Das Labor eines Krankenhauses ist zentrale Einrichtung für die Stellung einer korrekten Diagnose.

direkt durch das Laparaskop blicken oder wie seine Assistenten auf dem Bildschirm die Übertragung von der eingebauten Videokamera betrachten.

Laryngoskop, Hilfsinstrument für die ▸ Laryngoskopie.

Laryngoskopie, Kehlkopfspiegelung, dient zur Untersuchung, ▸ Biopsie oder der Durchführung kleinerer operativer Eingriffe im Kehlkopfbereich sowie der Orientierung bei ▸ Intubation der Luftröhre und kann in verschiedener Weise durchgeführt werden.

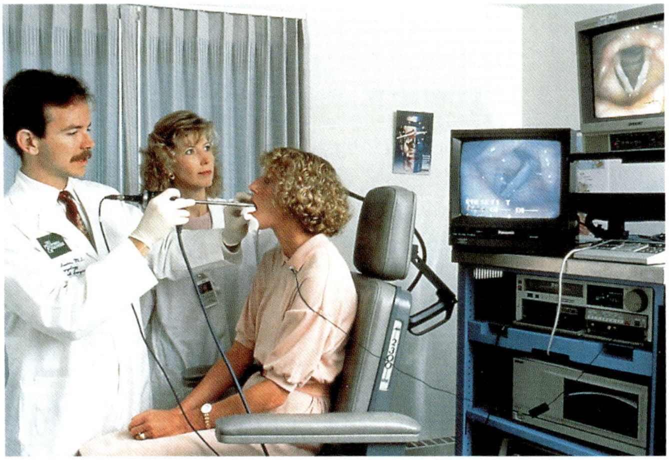

Laryngoskopie: Die Untersuchung des Kehlkopfes mittels eines Lanryngoskops; auf den Bildschirmen rechts ist die Stimmritze der Patientin zu sehen.

1. die **indirekte Laryngoskopie** beim wachen Patienten wird ausschließlich zur Untersuchung durchgeführt. Ein leicht abgewinkelter runder Spiegel wird gegen das Gaumenzäpfchen gehalten und unter Zuhilfenahme einer gleichzeitig einfallenden Lichtquelle der Kehlkopf im Spiegelbild sichtbar gemacht.

2. die **direkte Laryngoskopie** wird angewendet:

a) zur Erleichterung der Intubation mithilfe eines speziellen Laryngoskops, welches aus einem die Batterie enthaltenden Handgriff und einem austauschbaren gebogenen oder geraden Spatel mit integriertem Lämpchen besteht. Mit dem Spatel wird nach spezieller Lagerung des Kopfes die Zunge beiseite geschoben und damit im Normalfall, wenn keine anatomischen Besonderheiten vorliegen, der Blick auf den Kehlkopf ermöglicht. Wegen der dadurch ausgelösten Brech- und Würgereflexe wird das meist bereits in Narkose durchgeführt. Falls dies nicht möglich ist, muss die Rachenschleimhaut in der Regel mit einer Oberflächenanaästhesie (▸ Anästhesie) versehen werden.

b) im Fachgebiet ▸ HNO meist als **Stützautoskopie** in Narkose. Ein starres Laryngoskop wird auf dem Brustbein des Patienten angestützt. Dadurch wird die Sicht auf den Kehlkopf und freies Arbeiten des Untersuchers bzw. Operateurs mit beiden Händen ermöglicht. Durch Kombination mit einem Auflichtmikroskop kann so auch eine so genannte **Mikrolaryngoskopie** durchgeführt werden zur genaueren Beurteilung der Strukturen im Kehlkopfbereich.

Laser, Abk. für engl. **l**ight **a**mplification by **s**timulated **e**mission of **r**adiation, eine physikalische Methode zur Erzeugung fast paralleler Lichtstrahlung gleicher Wellenlänge und extrem hoher Energiedichte. Lasertechnik findet Anwendung in Technik und Industrie, aber auch im Bereich der ▸ Lasermedizin.

Lasermedizin, Anwendung von Laserstrahlen zu Behandlungszwecken. Haupteinsatzgebiet ist die Durchführung von Operationen. Die Vorteile der Lasertechnik liegen je nach Ausgangsmedium (CO_2, Nd-Yag, Argon) in der präzisen Schnittführung auf kleinstem Raum und/oder der sofortigen guten blutstillenden Wirkung. Laser werden eingesetzt in den meisten operativ tätigen Fächern aber auch in der ▸ Dermatologie (z. B. Entfernung von Tätowierungen) oder der ▸ Endoskopie (z. B. Blutstillung bei Blutungen im oberen Magen-Darm-Trakt). Um Schäden am Auge

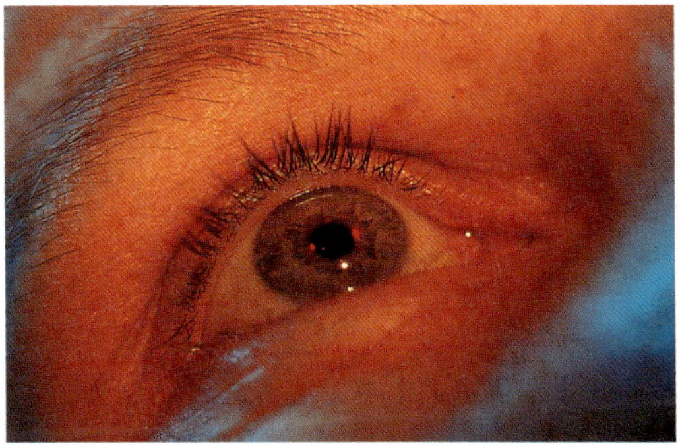

Lasermedizin: Der Laser hat sich auch bei Augenoperationen bewährt, z. B. bei Ablösung der Netzhaut; im Bild die Zielmarkierung des Lasers für eine Operation.

durch unkontrollierte Einwirkung von Laserstrahlen zu verhindern, müssen Personal und ggf. auch der Patient Schutzbrillen tragen sowie an den Türen des Eingriffraums eine Warnung angebracht werden. Weiterhin muss Vorsorge getroffen werden, dass nicht ungewollt Material entflammt, z. B. der zur Beatmung parallel platzierte Tubus (▸ Intubation) bei Eingriffen am Kehlkopf. Eventuell auftretende giftige Gase, Nebel oder Stäube müssen durch eine geeignete Absaugvorrichtung entsorgt werden.

Laser wird mancherorts auch zur Tiefenbestrahlung bei Erkrankungen des Bewegungsapparates eingesetzt, damit kann punktuell gezielt Gewebe erwärmt werden.

Leberkoma, die Leber spielt eine zentrale Rolle im Auf-, Ab- und Umbau von Nahrungsstoffen, der Entgiftung und Ausscheidung (über die Gallenwege) von Stoffwechselprodukten und der Produktion der meisten Blutgerinnungsfaktoren (▸ Bluterkrankheit, ▸ Gerinnungsstörungen). Bei Ausfall der Leberfunktion durch akute Vergiftung (z. B. Knollenblätterpilz) oder als Endzustand einer schweren Lebererkrankung (z. B. **Leberzirrhose** durch Alkoholmissbrauch oder Leberentzündung) wird das Gehirn durch nicht entgiftete Stoffwechselprodukte (vor allem Ammoniak) bzw. Substanzen aus zerfallenen Leberzellen so geschädigt, dass ein ▸ Koma auftritt.

Leistenhoden, ▸ Hoden.

Leitungsanästhesie, ▸ Anästhesie, ▸ Periduralanästhesie, ▸ Plexusanästhesie.

Leukämie, Blutkrebs, unkontrolliertes Wachstum und Vermehrung von Vorstufen der weißen Blutkörperchen **(Leukozyten)** im ▸ Knochenmark und deren mögliches vermehrtes Auftreten im Blut bis hin zur ▸ Embolie bzw. der Infiltration von Organen. Da im Knochenmark die Bildung von roten Blutkörperchen **(Erythrozyten)** und Blutplättchen **(Thrombozyten)** behindert wird, kommt es oft zu Blutarmut **(Anämie)** und ▸ Gerinnungsstörungen. Ursachen können ionisierende Strahlung (in Hiroshima stieg nach 1945 die Zahl der Leukämiekranken steil an), chemische Stoffe (z. B. Benzol), im Fall der CML genetische Faktoren sowie möglicherweise ▸ Viren und andere, noch nicht erkannte Faktoren sein.

Es gibt viele Unterformen der Leukämie. Grundsätzlich kann man vier Hauptformen abhängig von der betroffenen Zellreihe und dem zeitlichen Verlauf unterscheiden, nämlich die **akute** und **chronische lymphatische Leukämie** (ALL und CLL), bei denen die Zellreihe der Lymphozyten (▸ Immunsystem) betroffen ist, und die **akute** und **chronische myeloische Leukämie** (AML und CML), bei denen die Zellreihe der so genannten Granulozyten entartet. Die vier Formen der Leukämie unterscheiden sich auch bezüglich der Häufigkeit des Auftretens in verschiedenen Altersgruppen, so tritt die ALL fast ausschließlich im Kindesalter auf. Es gibt noch weitere seltenere Typen der Leukämie.

Die Diagnose erfolgt über Blutuntersuchungen (Blutbild) und ▸ Punktion des Knochenmarks. Die akuten Formen ALL und AML können durch aggressive ▸ Chemotherapie zum großen Teil in komplette ▸ Remission, die ALL bei Kindern in etwa 50% der Fälle sogar zur Ausheilung gebracht werden. Bei der CLL und CML ist der Nutzen von Chemo- und ▸ Strahlentherapie nicht so groß und daher Zurückhaltung geboten. Eine weitere Möglichkeit bei ALL, AML und vor allem CML ist die ▸ Transplantation von Knochenmark.

Logopädie, Sprachheiltherapie, dient zur Prophylaxe, Diagnose und Therapie von Stimm-, Sprech- oder Sprachstörungen und wird von Logopäden durchgeführt.

Die dreijährige Ausbildung an einer staatlich anerkannten Schule setzt Realschulabschluss oder eine gleichwertige Ausbildung voraus und ist genauso wie der Schutz der Berufsbezeichnung in einem Bundesgesetz geregelt.

Lohnfortzahlung, ▸ Entgeltfortzahlung.

Lokalanästhesie, ▸ Anästhesie.

Luftröhrenschnitt, ▸ Tracheotomie.

Lumbalpunktion, Verfahren, mit dessen Hilfe Gehirn- bzw. Rückenmarksflüssigkeit, der Liquor (▸ auch Hydrozephalus), für Untersuchungszwecke (z. B. bei Hirnhautentzündung) gewonnen wird oder um eine Spinalanästhesie (▸ Periduralanästhesie) durchzuführen. Der Patient sitzt oder liegt mit gekrümmter Lendenwirbelsäule vor dem Arzt. Nach Lokalanästhesie (▸ Anästhesie) der Haut und des darunter liegenden Gewebes wird mit einer speziellen Kanüle die Punktion durchgeführt, indem die Kanüle zwischen den Dornfortsätzen bis in den Subarachnoidalraum vorgeschoben wird, bis es einen deutlichen Widerstandsverlust gibt und der Liquor frei abtropft. Das ▸ Rückenmark selbst wird nicht punktiert.

Lungenembolie, ▸ Embolie.

Lungenentzündung, Pneumonie, eine Entzündung des Lungengewebes kann durch chemische

Einwirkung (z. B. ▸ Aspiration von saurem Magensaft) sowie durch die ▸ Infektion mit Mikroorganismen, meist Bakterien oder Viren, ausgelöst werden. Begünstigt werden Lungenentzündungen durch Schwäche des ▸ Immunsystems, durch Rückstau von Blut bei Schwäche der linken Herzkammer, durch Erkrankungen der ▸ Bronchien, durch schmerzbedingte (nach Verletzungen oder Operationen im Brust- und Oberbauchbereich) Schonatmung mit unzureichender Belüftung von Lungenarealen und Sekretverhalt durch unzureichendes Abhusten sowie längere Bettlägrigkeit. Die Lungenentzündung kann einzelne anatomisch abgegrenzte Bezirke, die Lungenlappen, befallen **(Lobärpneumonie),** die Lunge diffus befallen und auch auf das Brustfell übergreifen **(Pleuritis).**

Die Diagnose erfolgt über ▸ Auskultation, ▸ Röntgen, ggf. Blutuntersuchung auf entzündungstypische Veränderungen und wenn möglich Nachweis der Erreger im Sputum (Absonderung aus den Bronchien). Zur Prophylaxe und Therapie gehören die frühzeitige ▸ Mobilisation nach Verletzung oder Operation, Abklopfen der Brust, Absaugen von Schleim, Atemgymnastik und ▸ Inhalation. Bakteriell verursachte Lungenentzündungen können mit ▸ Antibiotika behandelt werden, wobei die Therapie bei im Krankenhaus erworbenen Lungenentzündungen oft durch das Problem der ▸ Hospitalkeime erschwert wird.

LUMBALPUNKTION

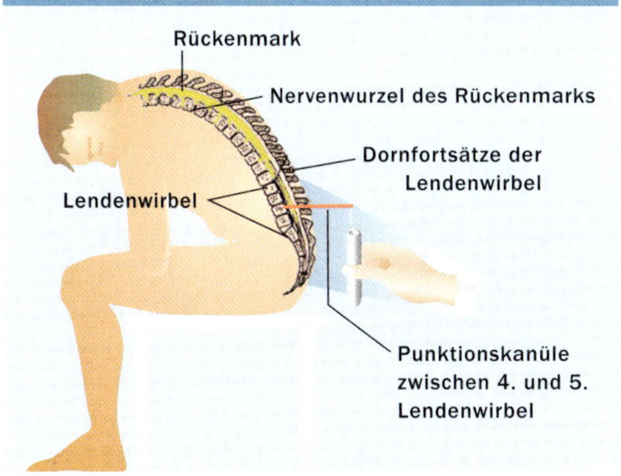

Lumbalpunktion: Für die Lumbalpunktion muss der Patient sitzen oder liegen; die Kanüle wird nur so weit vorgeschoben, bis Liquor aus ihr heraustropft.

Lungenfunktionsprüfung, mit der Lungenfunktionsprüfung können verschiedene Atemgrößen wie Menge der ein- und ausgeatmeten Luft pro Atemzug (Atemzugvolumen) bei normaler Atmung und bei forcierter Ein- und Ausatmung, die verbleibende Restluft, die Geschwindigkeit des Atemflusses **(flow),** Widerstände in den Atemwegen u. a. bestimmt werden, wobei in der **Spirometrie** die aktive Mitarbeit des Patienten erforderlich ist. Bei der so genannten **Ganzkörperplethysmographie,** die in einer geschlossenen Kabine durchgeführt wird und bei der der Patient ganz normal atmet, ist diese nicht erforderlich. Wird die Lungenfunktionsprüfung mit einer ▸ Ergometrie gekoppelt, kann daraus eine ▸ Ergospirometrie werden.

M/N

Magenbändchen, Eingriff zur Verkleinerung des Magens, um das Hungergefühl zu reduzieren, als unterstützende Maßnahme zur Gewichtsreduktion bei Fettsucht.

Magensonde, ein flexibler Schlauch, der über Mund oder Nase durch die Speiseröhre in den Magen vorgeschoben wird, um entweder Magensekret abzuleiten (z. B. wenn es durch Untätigkeit des Darmes nach Operationen im Bauchraum oder bei Darmverschluss nicht in tiefere Darmabschnitte weitergeleitet werden kann), Nährlösungen zuzuführen (▸ künstliche Ernährung) oder eine Magenspülung durchzuführen (z. B. nach Vergiftungen).

Magenspiegelung, ▸ Gastroskopie.

Mammographie, bildgebendes Verfahren zur Darstellung der weiblichen Brust im Rahmen der Diagnostik von Knoten in der Brust. Die Unterscheidung zwischen gut- und bösartigen Tumoren (▸ Krebs) lässt sich mit etwa 90 %iger Sicherheit treffen. Durch Verbesserungen in der ▸ Ultraschalldiagnostik und die Einführung der ▸ Kernspintomographie stehen diese Verfahren zunehmend als Ergänzung oder Alternative zur Mammographie zur Verfügung mit dem Vorteil fehlender Belastung durch ionisierende Strahlung.

manuelle Therapie, dient der Therapie schmerzhafter Funktionsstörungen des Bewegungsappara-

tes. Mit gezielten Handgriffen werden Blockierungen der Gelenke rückgängig gemacht und verschobene Strukturen wieder eingerenkt. Das hat heilende Wirkung nicht nur auf den Bewegungsapparat selbst, sondern auch auf abhängige Körperfunktionen. Die ursprüngliche Form der manuellen Therapie ist die **Chiropraktik,** die zwar in den entsprechenden Ausbildungsgängen der Schulmedizin nicht gelehrt bzw. vorgeschrieben, aber als Methode anerkannt ist und auch von Ärzten (meist der Orthopädie) nach Absolvieren einer entsprechenden Ausbildung angewandt wird. Es erfordert genaue Kenntnisse der Anatomie und der Funktionsweise des Bewegungsapparates sowie der angewandten Handgriffe, um Schäden zu vermeiden.
Eine Weiterentwicklung der Methode mit sanfterem Vorgehen sind die **Osteopathie** und die **craniosacrale** Therapie. Alle Verfahren der manuellen Therapie können auch von Nichtärzten, z.B. Heilpraktikern, angeboten werden.

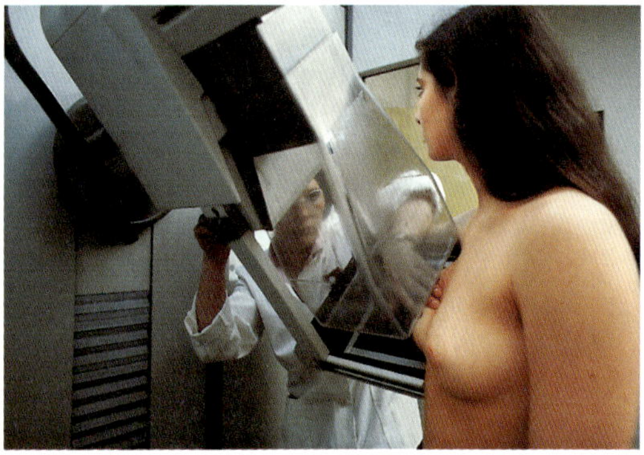

Mammographie: Die Mammographie ist wichtiger Teil bei der Krebsvorsorgeuntersuchung der Frauen.

Massage, die Behandlung der von außen zugänglichen Körpergewebe, vor allem der Muskulatur, durch mechanische Druck- und Zugreize.
Die klassische Massage wird mit den Händen ausgeführt. Durch Walken, Kneten, Klopfen und Streichen wird die Muskulatur beeinflusst (Lockerung, Straffung) und die Durchblutung der Gewebe angeregt.
Spezielle Methoden sind u.a. Bindegewebsmassage, Lymphdränage, Periost-(Knochenhaut-)Massage, (Fußsohlen-)Reflexzonenmassage, Nervenpunktmassage, Akupressur. Massagen werden auch unter Zuhilfenahme technischer Geräte wie Vibrationsgeräte und ▸ Ultraschall sowie eines Wasserstrahls bei der Unterwassermassage verabreicht.
Die Ausbildung zum Masseur und medizinischen Bademeister ist gesetzlich geregelt und die Berufsbezeichnung geschützt. Die Voraussetzung ist Hauptschulabschluss, dann folgen ein Jahr an einer staatlich anerkannten Schule, ein weiteres Jahr Praktikum und dann nochmals 18 Monate Berufspraktikum.

Maximalversorgung, ▸ Versorgungskategorien.

Medikamente, ▸ Arzneimittel.

Medizin, 1. die Lehre vom Aufbau, der normalen Funktion und der Entwicklung eines Organismus sowie den Ursachen, der Diagnose und Therapie der Erkrankungen des Menschen **(Humanmedizin)** oder der Tiere **(Veterinärmedizin).** Das Studium der Medizin an einer Universität hat die allgemeine Hochschulreife zur Voraussetzung, zusätzlich kann über den so genannten Numerus clausus, der sich an dem Abiturnotendurchschnitt und der Wartezeit auf den Studienplatz orientiert, eine Zulassungsbeschränkung bestehen. Die Studiendauer beträgt 12 Semester, davon werden die letzten beiden unter Entfallen der Semesterferien als praktisches Jahr (▸ PJ) abgeleistet. ▸ Approbation, ▸ Arzt, ▸ Arzt im Praktikum, ▸ Facharzt.
2. in der Umgangssprache auch Bezeichnung für ein ▸ Arzneimittel.

meldepflichtige Erkrankungen, ▸ Bundesseuchengesetz.

Methadon, ein dem Opium verwandter Stoff (wie Heroin und Morphin), der auch eine vergleichbare Wirkung auf den Körper und die Seele hat (▸ Drogen, ▸ Drogenmissbrauch). Methadon wird in der Bundesrepublik Deutschland im Rahmen eines Modellversuchs unter ärztlicher Kontrolle und in Verbindung mit psycho- und soziotherapeutischer Begleitung an Drogenabhängige abgegeben, um die Gefahr der ▸ Infektion z.B. mit **Hepatitis** oder ▸ Aids durch infizierte Nadeln, die Drogenkriminalität oder den Zwang zur Prostitution abzuwenden sowie die Rückkehr in normale Lebens- und Arbeitsverhältnisse zu ermöglichen und so auch langfristig die Abhängigkeit zu überwinden.

Migräne, in der Umgangssprache wird mit diesem Begriff eine Reihe verschiedener Kopfschmerzarten belegt. Im medizinischen Sinn spricht man von einer Migräne, wenn es sich um einen anfallsweise auftretenden, meist halbseitigen Kopfschmerz von pulsierendem bzw. klopfendem Charakter handelt, für dessen Erscheinen eine Engstellung von Blutgefäßen des Gehirnbereichs im Vorfeld und die überschießende Weitstellung der

Gefäße in der Schmerzphase verantwortlich gemacht werden. Die auslösenden Faktoren sind vielfältig und können individuell sehr unterschiedlich sein. Genannt werden oft Wettereinflüsse, Genussgifte, aber auch normale Nahrungsmittel wie Käse, hormonelle Faktoren (Migräne ist bei Frauen nicht selten an die Monatsregel gekoppelt), Gerüche, aber auch seelische Einflüsse wie Stress oder aber – gar nicht so selten – die Entspannungsphase nach Stress (z. B. die so genannte Wochenendmigräne). Vom Verlauf her kann man mehrere Typen unterscheiden:

1. die **klassische Migräne** hat im Vorfeld Sehstörungen wie Flimmern, Lichtblitze, Halbseitenblindheit und/oder Schwindel. Sie beginnt häufig morgens. Der Anfall wird begleitet von Lichtscheu und Erbrechen und kann von 3 Stunden bis 48 Stunden dauern (bei mehr als 24 Stunden Dauer spricht man vom **Status migraenosus**).
2. die **atypische Migräne** verläuft bis auf die fehlenden Symptome im Vorfeld genauso wie die klassische Migräne.

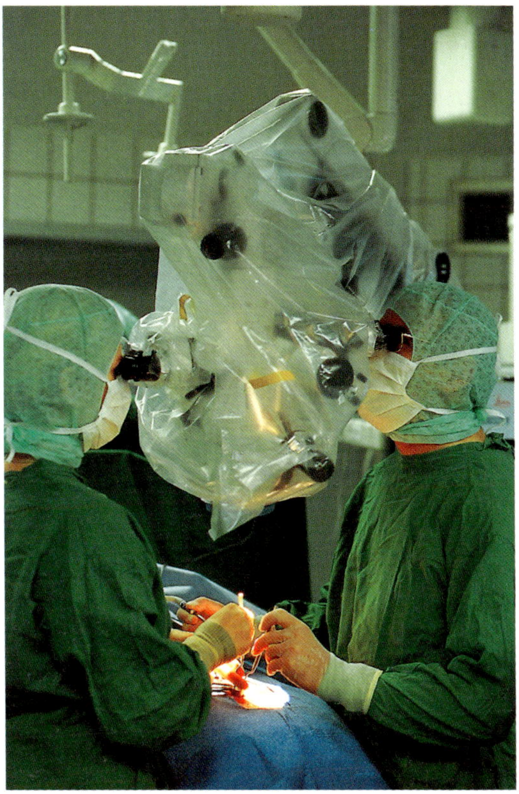

Mikrochirurgie: Chirurgen blicken durch das Operationsmikroskop direkt in das Körperinnere. Zum Schutz vor Verschmutzung ist das Mikroskop mit einer Folie umhüllt.

3. von einer **Migraine accompagnée** spricht man, wenn zu den oben genannten Symptomen noch gravierende neurologische Ausfallerscheinungen hinzukommen wie u. a. Lähmungen, Sprach- und Bewegungsstörungen, weitere Augensymptome wie z. B. Doppelbilder und ruckartige Bewegungen des Augapfels **(Nystagmus).** Aus der Art der Ausfälle lassen sich Rückschlüsse auf die minderdurchbluteten Hirnareale und damit auf die betroffenen Blutgefäße ziehen.

Zunächst erscheint es sinnvoll, wo möglich die Auslöser zu meiden oder zu reduzieren (Stress). In der Schulmedizin besteht die Behandlung in der Gabe von Medikamenten, die das Zusammenziehen der Blutgefäße vor dem Anfall verhindern sollen, als Dauermedikation im Sinne einer ▸ Prophylaxe der Migräne. Im Anfall selbst werden Präparate, die meist Ergotamin und Koffein enthalten, verordnet. Diese Medikamente haben aber bei Dauergebrauch erhebliche Nebenwirkungen.

Bei korrekter Anwendung und Mitarbeit des Patienten kann es bei Anwendung von ▸ Akupunktur und ▸ Homöopathie gute Erfolge geben. Auch die **Chiropraktik** (▸ manuelle Therapie) kann hilfreich sein, wenn Blutgefäße betroffen sind, die durch Verschiebungen in der Halswirbelsäule beeinträchtigt werden. Begleitend kann auch eine **Lymphdränage** (▸ Massage) durchgeführt werden, um den Abtransport der schmerzunterhaltenden Stoffe Histamin und Serotonin zu fördern.

Mikrobiologie, die Lehre von den Mikroorganismen (z. B. ▸ Bakterien, ▸ Viren), den Bedingungen ihres Auftretens und ihrer Vermehrung sowie deren Auswirkungen auf die Umwelt und menschliche und tierische Organismen.

Mikrochirurgie, Operationen, die mit optischen Vergrößerungshilfen (Mikroskop, Lupenbrille) durchgeführt werden, um an sehr feinen Strukturen arbeiten zu können. Dafür wurden auch spezielle Operationsinstrumente und sehr feines Nahtmaterial entwickelt. Die Mikrochirurgie findet u. a. ihre Anwendung in der ▸ Ophtalmologie, der ▸ HNO (Innenohr), der ▸ Gynäkologie (Rekanalisierung der Eileiter), der ▸ Wiederherstellungschirurgie (▸ Replantation eines Fingers), der ▸ Gefäßchirurgie und der ▸ Neurochirurgie.

minimalinvasive Eingriffe, Eingriffe und Operationen, bei denen so wenig wie möglich in den Organismus eingegriffen wird, sich die Gewebsschädigung in Grenzen hält und damit die Belastung für den Patienten gemindert, die Heilung dagegen beschleunigt wird. Durch die technischen Weiterentwicklungen im Rahmen der ▸ Endoskopie ist es möglich geworden, über ▸ Laparaskopie z.B. Gallenblase oder Blinddarm zu entfernen, einen Leistenbruch zu operieren oder die Eileiter zu durchtrennen, ohne den Bauchraum über einen größeren Schnitt zu eröffnen. Durch die schnellere Erholung und das Vermeiden von Komplikationen (z.B. Lungenentzündung nach Oberbaucheingriff, Infektion der Wunde) lässt sich auch die ▸ Verweildauer erheblich senken. Allerdings kann es sein – und darüber muss vorher auch eine ▸ Aufklärung erfolgen –, dass bei Auftreten von Komplikationen oder eines überraschenden Befundes (z.B. ▸ Krebs) u.U. doch konventionell weiteroperiert werden muss.

So wirken sich minimalinvasive Verfahren aus:

Auf **Patienten:**

+ es ergeben sich neue Diagnose- und Therapiemöglichkeiten;
+ bessere kosmetische Ergebnisse (kleine Narben);
+ geringere Schmerzen;
+ schnellerer Heilungsprozess;
+ kürzerer Klinikaufenthalt;
+ in der Frühphase der Anwendung ein höheres Risiko der Operation.

Auf das **Klinikpersonal:**

+ größere Flexibilität durch schnellere Entwicklung in der Medizintechnik notwendig;
+ höheres Maß an interdisziplinärer Zusammenarbeit erforderlich;
+ steigender Aus- und Weiterbildungsbedarf und damit auch neue Lernmethoden.

Auf das **Gesundheitssystem** im Allgemeinen:

+ steigende Tendenz zur ambulanten Behandlung;
+ neue Zulassungsregeln für Geräte und Anwender;
+ nicht sicher abschätzbare Möglichkeiten der Kostensenkung.

Auf die **medizinisch-technische Industrie:**

+ Kombination verschiedener Technologien führen zu Synergieeffekten bei der Problemlösung und bei den Produkten;
+ Hersteller müssen stärker kooperieren;
+ neue Märkte führen zu veränderten Produkten;
+ hoher Finanzbedarf für die Produktion und damit steigende Investitionsrate;
+ Zwang zu immer schnelleren Innovationen.

MKG, Abk. für **M**und-**K**iefer-**G**esichts-Chirurgie. In diesem Bereich arbeiten Zahnärzte und HNO-Ärzte oft auch zusammen in einer Abteilung. Die MKG befasst sich mit den Ursachen, der Diagnostik und der operativen Behandlung von angeborenen Fehlbildungen, Verletzungen und Erkrankungen (z.B. ▸ Krebs) im MKG-Bereich. Überschneidungen und Zusammenarbeit sind möglich mit der ▸ Plastischen Chirurgie, der ▸ Ophtalmologie und der ▸ Neurochirurgie.

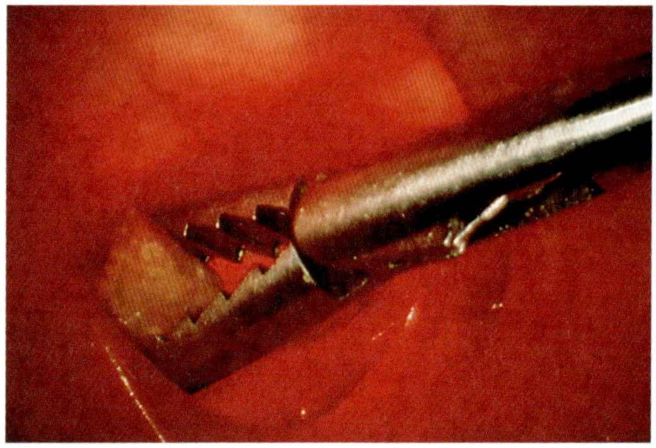

minimalinvasive Eingriffe: Ein Stein wird mit der Steinzange entfernt.

Mobilisation, Mobilisierung, die körperliche Aktivierung von Patienten nach ▸ Operationen, Verletzungen und Bettlägrigkeit aus anderen Gründen. Die Mobilisation sollte so früh wie möglich erfolgen, um Komplikationen wie z.B. ▸ Thrombose, ▸ Embolie, oder ▸ Lungenentzündung und Sekundärschäden (z.B. Muskelabbau oder -kontrakturen) vorzubeugen. Sie beginnt mit dem Sitzen am Bettrand, Heraussetzen des Patienten und reicht bis zum Gehen u.U. mit Unterstützung durch Personal und/oder Gehhilfen.

Monitor, Bildschirm, auf dem fortlaufend gemessene Werte bildlich dargestellt und auch in Zahlen angegeben werden. Das kann einen oder mehrere Parameter gleichzeitig betreffen wie z.B. ▸ EKG, Druck (▸ Blutdruckmessung) in Arterien des großen und kleinen ▸ Blutkreislaufs und zentralen Venen, ▸ Pulsoxymetrie, Hirndruck und Atemkurve. So kann jede Veränderung sofort registriert werden. Dazu tragen optische (Lämpchen) und akustische (Pfeifton) Alarmsysteme mit frei wählbaren Ober- und Untergrenzen bei.

Monitoring, Ausdruck, abgeleitet von ▸ Monitor, für die kontinuierliche oder aber zumindest in regelmäßigen Abständen erfolgende Erhebung von Messwerten im Rahmen der Überwachung von Körperfunktionen, auch wenn sie nicht auf einem Monitor bildlich dargestellt werden.

Morbus Crohn, crohnsche Erkrankung, Enteritis regionalis Crohn, eine Entzündung, die alle Wandschichten einzelner Abschnitte des Verdauungstrakts von der Speiseröhre bis zum After befallen kann. Sie tritt aber vor allem (in etwa 40% der Fälle) im letzten Bereich des Dünndarms **(terminales Ileum)** auf. Als Ursachen werden mehrere Faktoren angenommen, die sich auch kombinieren können, nämlich Vererbung, Ernährung, autoimmune Vorgänge (▸Immunsystem) und ▸Infektionen, aber auch Persönlichkeitsstruktur und psychosoziales Umfeld.
Der Beginn der Erkrankung ist oft schleichend mit Blähungen, Durchfall, Bauchschmerzen (nicht selten für eine chronische Blinddarmentzündung gehalten), Fieberschüben, Gewichtsabnahme und Kräfteverfall. Komplikationen können sein das Verkleben und Zusammenbacken von Darmschlingen, abgekapselte eitrige Prozesse **(Abszess),** Darmverschluss, Auftreten von Blutungen, Aufbrechen der Darmwand und – sehr typisch – Bildung von **Fisteln** innerhalb der Darmschlingen, in andere Organe (z.B. Harnblase) oder nach außen.
Zur apparativen Diagnostik gehören ▸Röntgen mit Kontrastmittel, ▸Koloskopie mit ▸Biopsie und Ultraschall nach Einlauf. Die Therapie besteht neben diätetischen Maßnahmen, durchfallstillenden Mitteln und eventueller Psychotherapie vor allem in der Gabe von entzündungshemmenden Medikamenten (z.B. Cortison), bei Versagen dieser Maßnahmen bzw. bei Komplikationen kommen operative Verfahren wie z.B. Entfernen des betroffenen Darmabschnitts infrage.

Morbus Parkinson, parkinsonsche Erkrankung, Schüttellähmung, Paralysis agitans, aufgrund der Degeneration eines bestimmten Hirnareals **(Substantia nigra)** und dem Ausfall der Produktion von Dopamin, einem Botenstoff innerhalb des Gehirns, in diesem Bereich kommt es zu folgenden Symptomen **(parkinsonsche Trias):**
1. eingeschränkte Bewegungsfähigkeit in fast allen Bereichen, dadurch leise, eintönige Sprache, kleiner werdende Schrift, Langsamkeit, kleinschrittiger, schlurfender Gang mit gebücktem Körper und Bewegungsstörungen mit Fallneigung;
2. eigentümlich wachsartige Starre der Muskulatur mit so genanntem **Zahnradphänomen** wegen kleiner ruckartiger Bewegungen;
3. Zittern (4 – 6-mal/s), welches bei gewollten Bewegungen abnimmt.
Dazu gesellen sich oft depressive Verstimmung, labile Stimmungslage, Abnahme der Sexualfunktion, Schuppen und fettiges Haar **(Seborrhoe).** Die Ursachen sind nur teilweise bekannt. Vermutet wird eine erbliche Veranlagung, weiterhin kommen infrage ▸Arteriosklerose innerhalb des Gehirns, Hirnentzündung, Vergiftungen (z.B. Methylalkohol), Medikamente (z.B. Neuroleptika), seltener Verletzungen (Boxer), Stoffwechselerkrankungen und andere degenerative Hirnerkrankungen.
Die Therapie erfolgt in erster Linie durch die Gabe von Dopaminpräparaten und anderen Medikamenten, die in den Hirnstoffwechsel eingreifen. Zur Unterstützung dient ▸Krankengymnastik. So genannte stereotaktische Operationen, die die Ausschaltung anderer Hirnbereiche, die quasi die Gegenspieler der Substantia nigra darstellen, zum Ziel hatten, wurden seit Einführung der medikamentösen Therapie weitgehend verlassen. Mithilfe neuer Techniken (z.B. ▸Computernavigation) könnten in Zukunft ganz gezielte Eingriffe mit dem Einbringen von Dopamin direkt an Ort und Stelle entwickelt werden.

Motopädie, Abk. **MP,** Bewegungserziehung, vor allem Bewegungsfrüherziehung für körperlich behinderte oder von Körperbehinderungen bedrohte Kinder, Jugendliche und junge Erwachsene (▸Bewegungstherapie). MP ist eine relativ neue Berufsrichtung, der ▸Krankengymnastik und der Heilpädagogik am nächsten stehend. Sie enthält weniger klinische und physiotherapeutische, jedoch mehr (sport)pädagogische Ausbildungs- und Methodenanteile als die klassische ▸Physiotherapie.

MS, Abk. für **m**ultiple **S**klerose, **Encephalomyelitis disseminata,** eine der schwersten und leider auch der häufigsten Erkrankungen des Nervensystems. Das die Nervenbahnen begleitende Gewebe, die Markscheiden, zerfallen bzw. verhärten (Sklerose) danach an vielfältigen (multiplen) Orten. Die MS manifestiert sich meist zwischen dem 20. und 40. Lebensjahr, verläuft in Schüben – teilweise unterbrochen von spontanen ▸Remissionen – und schreitet meist langsam fort, wobei der Verlauf individuell sehr verschieden sein kann. Im Extremfall sind es wenige Monate oder Jahrzehnte, im Mittel aber etwa 25 Jahre. Über die Ursache der MS besteht nach wie vor keine Sicherheit.
Diskutiert werden erbliche Faktoren, ▸Infektionen mit einem Virus, Autoimmunprozesse (▸Immunsystem), von Impfkritikern werden auch Schutz-

impfungen angeschuldigt. Wesentlich häufiger betroffen sind die Menschen der Nordhalbkugel unserer Erde (in Europa nördlich des 46. und in Nordamerika des 38. Breitengrades), vor allem in den hochzivilisierten Regionen.

Die Symptome sind so vielfältig – es können alle denkbaren neurologischen Störungen auftreten –, dass an dieser Stelle nur eine Auswahl besonders typischer Zeichen erfolgen kann: Befall des Sehnervs mit Sehschwäche und Gesichtsfeldausfällen, weiterhin Doppeltsehen, Augenmuskellähmungen und -zittern, zerhackte Sprache, Zittern bei Bewegungsbeginn, Reflexverlust, Störungen des Empfindens, Lähmungen und spastische Entleerungsstörungen von Blase und Darm. Im Endstadium kann es zum Persönlichkeitszerfall und dem Verlust aller geistigen Fähigkeiten kommen. Wegen der Augensymptome wird die erste Verdachtsdiagnose nicht selten nach einer Augenhintergrundspiegelung beim Augenarzt gestellt. Zur weiteren Diagnostik gehören eine eingehende Untersuchung durch einen Neurologen, Analyse des Liquors, spezielle Untersuchungen mit dem ▸ EEG und die ▸ Kernspintomographie.

Da keine sichere Ursache bekannt ist, erfolgt symptomatisch die Therapie mit Medikamenten, die die Immunabwehr unterdrücken (Immunsuppressiva, ▸ Immunsystem), physikalischer Therapie und Krankengymnastik, Vermeiden von Faktoren, die einen Schub auslösen können (z. B. ▸ Spinalanästhesie), diätetische Maßnahmen und ▸ Psychotherapie. Der Erfolg dieser Maßnahmen ist wegen der häufigen Remissionen schwer zu beurteilen.

Mukoviszidose, zystische Fibrose, eine relativ häufige (1 : 2000 Geburten) Stoffwechselerkrankung, bei der die Absonderungen bestimmter Drüsen zu zähflüssig sind. Dies führt zu einem Umbau der betroffenen Drüsen mit Bildung von Hohlräumen **(Zysten)** und bindegewebigem Umbau **(Fibrose).** Die Ursache liegt in einem genetischen Defekt, der **autosomal-rezessiv** verebt wird, d. h., die Mukoviszidose tritt nur auf, wenn das defekte Gen von beiden Elternteilen kommt, und betrifft beide Geschlechter. Liegt der Schwerpunkt auf den Verdauungsdrüsen **(intestinale Form),** kommt es durch Eindickung des Sekrets der ▸ Bauchspeicheldrüse langfristig zu einem Versagen dieses Organs mit Verdauungsproblemen. Durch Rückstau von Galle kann es zu einem bindegewebigen Umbau der Leber. **(Leberzirrhose)** kommen. Schon beim Neugeborenen kann durch das zähe Sekret ein Darmverschluss ausgelöst werden **(Mekoniumileus).** Ist in erster Linie die Lunge betroffen **(pulmonale Form),** kommt es durch das eingedickte Sekret zur Verstopfung der ▸ Bronchien, zu deren chronischer Entzündung, zur Ausbildung von Aussackungen **(Bronchiektasen),** zum Gewebsumbau in der Lunge, zu schlecht belüfteten Lungenarealen **(Atelektasen),** also insgesamt zu einer schweren Erkrankung der Atemwege. Im Schweiß ist bei beiden Formen das Kochsalz vermehrt.

Die Diagnose kann durch Analyse der **Chromosomen,** das sind die Träger der Erbanlagen in den Zellkernen, bereits vorgeburtlich durch Untersuchung des Fruchtwassers (▸ Amniozentese) gestellt werden, nach der Geburt durch Stuhluntersuchung und die Bestimmung des Kochsalzgehalts im Schweiß. Eine ursächliche Behandlung ist derzeit noch nicht möglich. Die Therapie erfolgt symptomatisch durch Ersatz von Verdauungsenzymen und hochkalorischer Ernährung bei der intestinalen Form, durch Physiotherapie (Abklopfen, Lagerungsdränage), Atemgymnastik, Inhalation, ggf. Absaugen des Schleims und Antibiotika im Rahmen akuter Infektionen bei der pulmonalen Form. Durch frühzeitiges Anwenden dieser Maßnahmen können inzwischen viele an Mukoviszidose Erkrankte das Erwachsenenalter erreichen.

Multiorganversagen, ein schweres Erkrankungsbild infolge von ▸ Schock oder Vergiftungen, bei dem lebensnotwendige Organsysteme gleichzeitig oder in kurzer zeitlicher Folge ihren Dienst versagen (Lunge, Herz-Kreislauf, Leber, Niere).

Nachsorge, die weitergehende medizinische Betreuung auch nach der Entlassung aus dem ▸ Krankenhaus, oft auch durch dieses, insbesondere dann, wenn in der Klinik spezielle Kenntnisse oder Möglichkeiten vorhanden sind, die den Rahmen der niedergelassenen Ärzte übersteigen, aber auch, wenn eine persönliche Bindung an das Behandlungsteam der Klinik sehr wichtig ist (z. B. bei Kindern mit ▸ Krebs). Auch ▸ ambulante Behandlung.

Narkose, ▸ Anästhesie.

Naturheilklinik, in solchen Kliniken kommen vorzugsweise diagnostische und therapeutische Verfahren aus der ▸ Naturheilkunde zur Anwendung. Welche dies im Einzelfall sind, muss vorher bei der betreffenden Klinik erfragt werden auch im Hinblick auf die Klärung, wer die Kosten dafür trägt.

Naturheilkunde, Lehre von der Anwendung natürlicher Heilmittel. Naturheilkunde kann nach entsprechendem Ausbildungsgang und einer Prüfung bei der Ärztekammer als Zusatzbezeichnung erworben werden. Den Naturheilverfahren ist allen die Idee gemeinsam, mit und keinesfalls gegen die Selbstheilungskräfte eines Organismus zu arbeiten. So wird z.B. Fieber, da es als Ausdruck der körpereigenen Abwehr angesehen wird, nicht von vornherein künstlich gesenkt. Zur Vorbeugung oder Behandlung kommen zum Einsatz:

1. physikalische Methoden wie Licht, Wasser (z.B. bei den kneippschen Anwendungen), Kälte und Wärme, Ruhe und Bewegung;
2. verschiedene Ernährungsweisen wie Fastenkuren, Makrobiotik, spezielle Diäten;
3. natürliche Arzneistoffe (▸ Homöopathie, ▸ Phytotherapie);
4. andere Verfahren wie u. a. Bioresonanztherapie und ▸ Akupunktur.

Nebenschilddrüse, vier linsengroße Drüsen, die der ▸ Schilddrüse unmittelbar hinten anliegen und das **Parathormon** absondern, welches eine zentrale Rolle im Kalziumhaushalt und damit auch für den Knochenstoffwechsel spielt. Bei Operationen an der Schilddrüse (vor allem bei der totalen Entfernung z.B. wegen ▸ Krebs) muss sorgfältig auf die Nebenschilddrüse geachtet werden. Falls diese mit entfernt werden muss, ist es nötig, die Patienten wegen der Folgen des Parathormonmangels anschließend einer Dauerbehandlung zuzuführen.

Nebenwirkung, eine parallel zur gewünschten Hauptwirkung auftretende, meist als negativ empfundene Wirkung eines Arzneimittels im engeren Sinne oder einer anderen Maßnahme zur Diagnose oder Therapie im weiteren Sinne. Besser wäre der Ausdruck »unerwünschte Wirkung«, da beides Wirkungen des Arzneimittels sind und es von den Umständen abhängen kann, welches nun die erwünschte Wirkung ist. So wurde z.B. die Acetylsalicylsäure (ASS) zunächst zur Bekämpfung von Schmerzen und Fieber eingesetzt, als Nebenwirkungen traten bei einigen Patienten Blutungen auf, da ASS einen hemmenden Einfluss auf das Zusammenkleben der Blutplättchen hat (▸ Gerinnungsstörungen). Diese ursprünglich unerwünschte Wirkung wird heute bei anderen Patienten bewusst und gewollt genutzt, z.B. zur Prophylaxe von ▸ Thrombosen.

Neonatologie, Spezialgebiet der ▸ Pädiatrie, welches sich mit den Besonderheiten des Früh- und Neugeborenenalters sowie den Ursachen, der Diagnostik und der Therapie von Erkrankungen in dieser Lebensphase befasst; betreut eigene Intensivstationen. Die Zusammenarbeit ist erforderlich mit der ▸ Gynäkologie im Rahmen der Schwangerenbetreuung und der Geburtshilfe, der ▸ Kinderchirurgie und ggf. anderen operativ tätigen Disziplinen (z.B. der ▸ Neurochirurgie).

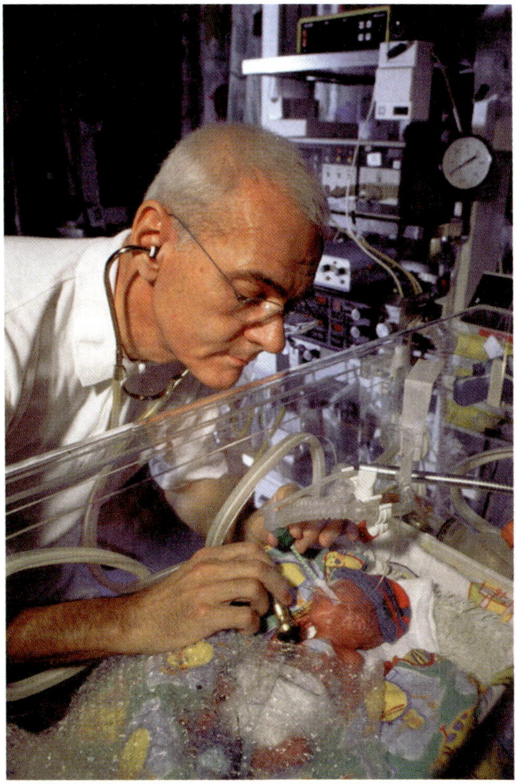

Neonatologie: Die Untersuchung eines »Frühchens« im Inkubator auf der Neugeborenenenstation des Virchow-Klinikums in Berlin. Zum Schutz vor Wärmeverlusten ist das Kind zusätzlich in Luftpolsterfolie gehüllt.

Nephrologie, Teilgebiet der ▸ inneren Medizin, welches sich mit den Ursachen, der Diagnose und der Therapie von Nierenerkrankungen befasst. Eine Zusammenarbeit ist vor allem mit der ▸ Chirurgie und der ▸ Urologie nötig, auch im Hinblick auf eine ▸ Transplantation von Nieren ▸ auch Dialyse.

Netzhaut, Retina, die Innenhaut des Augapfels, die in ihrem lichtempfindlichen Teil die Sinnes- und Nervenzellen enthält, die das Sehen ermöglichen. Die Netzhaut kann direkt erkrankt sein bzw. sich ablösen, z.B. durch eine Verletzung, sie ist aber auch mitbetroffen bei anderen Krankheiten wie Bluthochdruck, ▸ Diabetes mellitus und einigen Nierenerkrankungen.

Neuraltherapie, sie umfasst mehrere Verfahren. Die gemeinsame Vorstellung ist die, dass über das Nervensystem und damit auch über dessen Blockierung mit lokalen Betäubungsmitteln jedes Organ(system) und deshalb auch dessen Erkrankungen beeinflusst werden können, sei es durch direkte Einwirkung oder über das entwicklungsgeschichtlich bedingte gemeinsame Segment **(Headzone)** bzw. durch Fernwirkung. Folgende Verfahren zählen zur Neuraltherapie:

1. **Nervenblockade** direkt am Nerv mit einem lokalen Betäubungsmittel, z. B. bei nervenbedingten Schmerzsyndromen wie **Neuralgien,** um den überreizten Nerv wieder zur Ruhe zu bringen, aber auch im Rahmen der Diagnose von Schmerzen;
2. **Segmenttherapie** dabei werden die lokalen Betäubungsmittel an Nervenwurzeln, die aus dem Wirbelkanal austreten gespritzt, um Organe desselben Segments zu beeinflussen;
3. **Neuraltherapie nach Huneke:** das Betäubungsmittel wird in so genannte Störfelder wie Narben, die u. U. weit entfernt vom Ort der aktuellen Beschwerden liegen können, eingespritzt. Im Idealfall tritt das so genannte **Sekundenphänomen** auf, d. h., Sekunden nach der ▸ Injektion verschwinden sogar jahrelang bestehende Schmerzen an einem anderen Ort.

Von der Schulmedizin wird die Neuraltherapie mit wenigen Ausnahmen eher kritisch beurteilt, sie ist weitgehend Bestandteil der ▸ Erfahrungsheilkunde.

Neurochirugie, ein aus der ▸ Chirurgie hervorgegangenes eigenständiges Fachgebiet der Medizin, welches sich mit den Ursachen, der Diagnostik und der operativen Therapie von Verletzungen und Erkrankungen des gesamten Nervensystems befasst. Überschneidungen oder eine Zusammenarbeit sind möglich vor allem mit der ▸ Neurologie, der ▸ Anästhesiologie (▸ Intensivmedizin), der ▸ Ophtalmologie, der ▸ HNO, ▸ MKG, der ▸ Orthopädie (Bandscheiben), der ▸ Pädiatrie und der ▸ Chirurgie.

Neurologie, die Lehre von den Ursachen, der Diagnostik und Therapie von Erkrankungen des Nervensystems. Eine Zusammenarbeit ist vor allem mit der Neurochirurgie und der inneren Medizin (▸ Apoplex) nötig.

Notarztwagen, ▸ Rettungsdienst.

Notruf, tritt ein akuter lebensbedrohlicher Zustand auf oder besteht der Verdacht auf einen solchen, so muss per Notruf schnell ärztliche Hilfe angefordert werden. Außerhalb des Krankenhauses geschieht dies über die Telefonnummer 110 oder die örtlichen Notrufnummern des ▸ Rettungsdienstes. Innerhalb eines Krankenhauses muss zunächst das zuständige Personal (auf der Station z. B. eine Pflegekraft) alarmiert werden. In den meisten Kliniken gibt es spezielle Notfalltelefone, über die ein qualifiziertes Team aus dem Haus (z. B. aus der Anästhesiologie oder von einer Intensivstation) sofort angefordert werden kann.

Für den Laien ist wichtig, dass seine Angaben immer so knapp und so präzise wie möglich sind, vor allem Angaben über den genauen Ort, die Anzahl der Betroffenen und wichtige Begleitumstände (z. B. Ausbruch von Feuer). Für besonders gefährdete Menschen gibt es mancherorts schon einen über die Rettungsdienste organisierten Heimnotruf.

Die wichtigsten Teile des Notrufs:

+ Wo ist es passiert?
+ Was ist geschehen?
+ Wie viele sind betroffen?
+ Wer ruft an?
+ Warten auf Rückfragen!

Nuklearmedizin, Teilgebiet der ▸ Radiologie, welches sich mit der Anwendung von **Radionukliden** in Forschung, Diagnose und Therapie von Erkrankungen befasst. Radionuklide sind in der Natur vorkommende oder künstlich hergestellte angeregte Atome, die, um in ihren Urzustand zurückzukehren, einem spontanen Zerfall, bei dem radioaktive Strahlung frei wird, unterliegen. In der Medizin kommen dabei Radionuklide mit einer kurzen

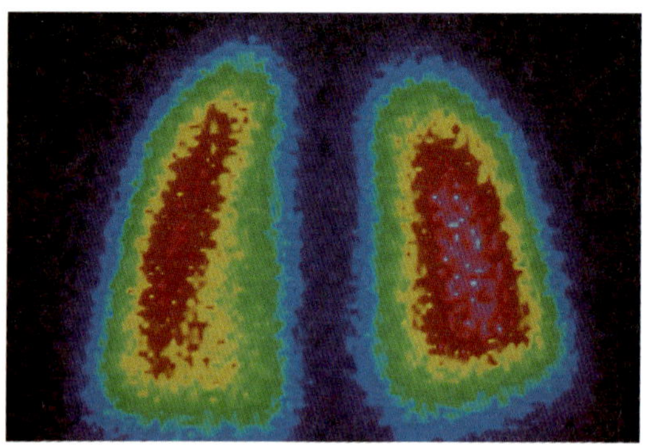

Nuklearmedizin: Das Szintigramm der Lunge zeigt die eingeschränkte Funktion eines Lungenflügels.

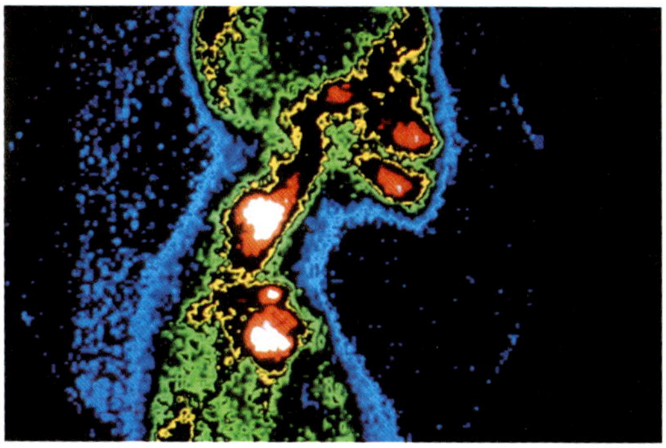

Nuklearmedizin: Das Szintigramm einer Krebsgeschwulst.

Halbwertszeit (die Zeit, in der jeweils die Hälfte der Menge zerfallen ist) von Minuten bis Tagen zur Anwendung.

Bei der **Szintigraphie** werden Radionuklide eingenommen oder gespritzt, die sich in den zu untersuchenden Organen anreichern (z.B. Jod in der ▸ Schilddrüse). Mit einem **Scanner** können die ausgesendete Strahlung gemessen und die Regionen, wo sich viel, wenig oder gar nichts anreichert, bildlich dargestellt werden. Die Messung kann auch in zeitlichen Abständen mehrfach erfolgen. Mit der Gammakamera erfolgt die Messung simultan mit bis zu 100 Bildern pro Sekunde als Funktions- oder Serienszintigraphie.
Im Rahmen der Therapie können Radionuklide intravenös injiziert werden, um durch ihre Strahlung Gewebe zu zerstören, wie z.B. bei der ▸ Radiojodtherapie. Auch lokale Anwendung ist möglich. So können bei Gebärmutterhalskrebs Radionuklide in einer Kapsel in die Scheide platziert werden **(Afterloading).**

O–Q

Obduktion, Autopsie, Sektion, die Leichenöffnung zur Feststellung der Todesursache. Es gibt die:
1. gerichtlich angeordnete Obduktion:
a) bei v.a. nicht natürlicher Todesursache im Beisein eines Richters und zweier Ärzte, von denen einer ausgebildeter Gerichtsmediziner sein muss (§§ 87 ff. StPO);
b) zur Feststellung von ▸ Infektionen nach dem ▸ Bundesseuchengesetz;
c) zur Erteilung der Genehmigung einer Feuerbestattung, da nach dieser eine Exhumierung und Untersuchung des Toten nicht mehr möglich ist, für den Fall, dass sich zu einem späteren Zeitpunkt der Verdacht auf einen unnatürlichen Tod ergibt.
2. Obduktion ohne gerichtliche Anordnung:
soll eine Sektion zu Forschungs- und Lehrzwecken (für Medizinstudenten) oder zur Klärung der Todesursache aus anderen als den oben genannten Gründen durchgeführt werden, ist dazu die bereits zu Lebzeiten gegebene ▸ Einwilligung des Toten oder die seines gesetzlichen Vertreters oder der nächsten Angehörigen erforderlich.

Oberarzt, ein im Krankenhaus tätiger Arzt mit Weisungsfunktion gegenüber nachgeordneten ärztlichen Mitarbeitern (Assistenzärzten) und anderem Personal, der seinerseits dem ▸ Chefarzt oder ggf. dessen Vertreter unterstellt ist. Je nach Größe der Abteilung gibt es einen oder mehrere Oberärzte, die meist für bestimmte Bereiche (z.B. die Intensivstation, die Endoskopie usw.) zuständig sind und von denen einer den Chefarzt vertritt.

Oberpfleger, vgl. mit ▸ Oberschwester.

Oberschwester, Krankenschwester mit leitender Funktion, d.h. Aufsicht und Weisungsbefugnis gegenüber dem Pflegepersonal (▸ Pflegeberufe) einer Abteilung oder eines ganzen Krankenhauses.

Onkologie, Teilgebiet der inneren Medizin oder der ▸ Pädiatrie, das sich mit den Ursachen, der Diagnostik und der Therapie von bösartigen Neubildungen (▸ Krebs) und den dadurch ausgelösten Krankheitserscheinungen befasst. Eine Zusammenarbeit ist nötig mit der ▸ Radiologie (wegen Diagnostik und Therapie) und mit allen operativen Fächern, insbesondere der (Kinder-)Chirurgie.

Operation, Eingriff mit mechanischen Mitteln am lebenden Menschen oder Tier zum Zweck der Heilung von Erkrankungen, dem Abwenden von Schäden, der Wiederherstellung oder Verbesserung von Funktion und Aussehen des Körpers und zur Diagnostik von Erkrankungen. Da hier die körperliche Unversehrtheit des Patienten berührt wird, muss

grundsätzlich vorher eine ▸ Einwilligung nach entsprechender ▸ Aufklärung gegeben werden, da sonst der Straftatbestand der Körperverletzung erfüllt ist. Eine Operation kann durchgeführt werden:
1. notfallmäßig, z. B. bei geplatzter Bauchschlagader;
2. dringlich, z. B. bei eingeklemmtem Leistenbruch;
3. elektiv (Wahleingriff) mit vorausgeplantem Operationstermin, z. B. Operation von ▸ Varizen, oder
4. im krankheitsfreien Intervall, z. B. Entfernung der Gallenblase nach abgeklungener Entzündung.
Um eine ▸ Infektion über die Operationswunde zu vermeiden, muss soweit irgend möglich unter keimfreien Bedingungen gearbeitet werden (▸ Desinfektion, ▸ Sterilisation), was besondere räumliche, personelle und organisatorische Voraussetzungen erfordert. Die Palette der Operationsverfahren erweitert sich ständig, nicht zuletzt wegen der vielfältigen und raschen Entwicklung der EDV (▸ Computernavigation, ▸ Robodoc) und der Neuerungen in der ▸ Endoskopie. Die Grenzen zur ▸ konservativen Behandlung sind fließend geworden (▸ interventionell).

operative Behandlung, Therapie einer Erkrankung durch eine ▸ Operation.

Organspende, zur ▸ Transplantation von Organen werden Spender benötigt. Dies können sein:
1. **lebende Spender** – oft Verwandte –, die ein paarig angelegtes Organ (Niere) spenden können, oder wenn das gespendete Gewebe nur teilweise übertragen wird (▸ Knochenmark), sodass es sich wieder regenerieren kann. Die Spender müssen volljährig und fähig zur ▸ Einwilligung sein, sonst ist diese hinfällig (§ 226a StGB). Auch sollten keine kommerziellen Interessen im Spiel sein, was leider nicht immer zu kontrollieren ist.
2. Menschen, die bereits einen Hirntod erlitten haben, der zweifelsfrei nach den Kriterien der ▸ Hirntoddiagnostik festgestellt wurde. Der Spender kann bereits zu Lebzeiten z. B. durch einen **Organspenderausweis** seine Zustimmung bekundet haben oder die nächsten Angehörigen haben nach Aufklärung ihre Einwilligung gegeben.
Für alle Organspender gilt, dass sie keinen Krebs (außer bestimmte Hirntumoren), keine schwere Infektionen wie Sepsis haben dürfen sowie frei sein sollen von bestimmten Infektionskrankheiten wie z. B. Aids.

Orthopädie, die Lehre von der normalen Funktion sowie den Ursachen, der Diagnostik und der Therapie von Erkrankungen des Stütz- und Bewegungsapparates; umfasst konservative und operative Behandlung. Überschneidungen und Zusammenarbeit mit anderen Fächern wie Unfallchirurgie, Neurochirurgie, Thoraxchirurgie und Anästhesiologie sind möglich.

Ösophagusskopie, ▸ Gastroskopie.

Osteopathie, 1. allgmeine Bezeichnung für Erkrankungen der Knochen,
2. ▸ manuelle Therapie.

Osteoporose, Knochenschwund, der Verlust von Knochensubstanz und -struktur mit Verarmung an Kalksalzen. Die Folge ist eine erhöhte Knochenbrüchigkeit mit ggf. auftretenden Schmerzen. Man unterscheidet in:
1. **primäre Osteoporose**
a) Ursache ungeklärt,
b) nach den Wechseljahren bei Frauen (Typ I),
c) altersbedingt (**senile Osteoporose** Typ II);
2. **sekundäre Osteoporose**
a) durch Hormon- und Stoffwechselstörungen (z. B. Überfunktion der ▸ Nebenschilddrüse),
b) durch ▸ Medikamente wie Cortison oder Abführmittel,
c) durch bösartige Erkrankungen **(Plasmozytom),**
d) als Begleiterscheinung bei entzündlichen Erkrankungen (z. B. ▸ Morbus Crohn, rheumatoide Arthritis),
e) nach langer Ruhigstellung der Knochen (Lähmungen, Langzeitgips),
f) durch genetische Defekte **(Glasknochenkrankheit),**
g) Störungen der Nahrungsaufnahme und/oder der Nierenfunktion.
Die Diagnose wird durch das Röntgenbild und ggf. durch ▸ Biopsie aus dem Knochen gestellt. Therapeutisch sollte wo möglich die Ursache angegangen werden, ansonsten besteht die Behandlung aus der Optimierung der Kalziumzufuhr, in der Gabe von Medikamenten (Fluoride, Calcitonin), der angepassten ▸ physikalischen Therapie und wenn nötig der Gabe von Schmerzmitteln. Als Prophylaxe gilt körperliche Aktivität in Verbindung mit einer ausgewogenen kalziumreichen Ernährung und gegebenfalls aus der Gabe von Hormonen (Östrogenen) nach den Wechseljahren.

Pädiatrie, Kinderheilkunde, die Lehre von den Ursachen, der Diagnostik und der ▸ konservativen

Behandlung von Erkrankungen im Kindesalter (die Spannweite reicht vom Frühgeborenen bis weit in die Pubertät hinein). Kinder sind keine verkleinerten Erwachsenen. Je kleiner das Kind, desto mehr treten die Unterschiede, was Organreifung und Körperproportionen angeht, hervor, was z. B. bei der Dosierung von Medikamenten oder Infusionen eine große Rolle spielt. Untersuchung und Blutentnahme gestalten sich oft schwieriger. Besondere Berücksichtigung muss die altersgemäße Entwicklung der Psyche im Hinblick auf die Bewältigung von Stress durch Krankheit, Untersuchung, Therapie und den Aufenthalt im Krankenhaus als solchen (▸ Hospitalismus) finden. Zusammenarbeit und Überschneidungen sind vor allem mit der Kinderchirurgie möglich, aber auch mit anderen operativ tätigen Fächern wie HNO, Ophtalmologie, Orthopädie, Urologie, Orthopädie und Gynäkologie im Rahmen der Geburtshilfe.

Palliativmedizin, befasst sich mit der Betreuung und Behandlung von Patienten, bei denen eine ursächliche Behandlung nicht (mehr) möglich ist. Ziel ist es, Leiden zu lindern und die Lebensqualität so weit wie möglich zu erhalten wie z. B. durch adäquate ▸ Schmerztherapie bei Krebs im Endstadium.

Palliativstation, spezielle Station zur Behandlung unheilbar Erkrankter im Sinne der Palliativmedizin. ▸ Hospiz.

Palpation, Abtasten von Körperteilen und Organen zu Untersuchungszwecken.

parenteral, Medikamente oder Nährstoffe gelangen am Magen-Darm-Trakt vorbei in den Körper, z. B. durch Injektion oder Inhalation.

parenterale Ernährung, ▸ künstliche Ernährung.

parkinsonsche Erkrankung, ▸ Morbus Parkinson.

Pathologie, 1. die Lehre von den sichtbaren krankhaften Veränderungen des Körpers und seiner Organe bis hinunter auf die Zellebene **(Histopathologie).** Die Pathologen nehmen ▸ Obduktionen vor, die nicht in den Bereich der Gerichtsmedizin fallen, und befassen sich mit der mikroskopischen Untersuchung von Gewebs- und Zellpräparaten; 2. der typische Verlauf einer Erkrankung.

Patient, im engeren Sinne ein Mensch, der wegen Beschwerden oder einer Erkrankung ärztliche (▸ Behandlungsvertrag) oder anderweitig therapeutische Hilfe sucht. Im weiteren Sinne trifft diese Bezeichnung auch für gesunde Menschen zu, wenn sie z. B. eine Vorsorgeuntersuchung in Anspruch nehmen. Im Bereich der ▸ Psychotherapie hat sich stattdessen der Begriff **Klient** eingebürgert.

Patiententestament, Patientenverfügung, eine schriftliche Willenserklärung des Patienten gegenüber seinen behandelnden Ärzten, dass er im Fall einer unheilbaren Erkrankung alle Maßnahmen, die Leiden und Sterben unnötig verlängern (▸ Sterbehilfe), ablehnt und die Ärzte diese unterlassen sollen. Das Patiententestament sollte im Vollbesitz der geistigen Kräfte niedergelegt werden. Als Formulierungshilfe sind auch Vordrucke verfügbar.

Pelvisskopie, ▸ Beckenspiegelung.

Penisprothese, nach Ausschöpfung aller Behandlungsmaßnahmen organisch verursachter ▸ Erektionsstörungen kommt die ▸ Implantation einer Penisprothese zur Ermöglichung des Geschlechtsverkehrs in Betracht. Die Operation wird in der Regel von Ärzten der Urologie durchgeführt. Es werden entweder starre oder flexible Kunststoffstäbe im Bereich des Schwellkörpers eingepflanzt oder ein über einen im Bereich der ▸ Hoden angebrachten Pumpballon vergrößerbarer Kunststoffzylinder.

Periduralanästhesie, Abk. **PDA,** und **Spinalanästhesie,** Abk. **SPA,** sind so genannte rückenmarksnahe Leitungsanästhesien (▸ Anästhesie). Mit derselben Technik wie bei der ▸ Lumbalpunktion wird unter sterilen Bedingungen eine spezielle Hohlnadel bis in den Wirbelsäulenkanal vorgeschoben, im Fall der PDA allerdings soll die Nadel nur in den Periduralraum gelangen, das heißt, die **Dura,** die Fortsetzung der harten Hirnhaut, wird nicht punktiert. Nun wird ein lokales Betäubungsmittel gespritzt, welches sich im Periduralraum verteilt und auch in den Subarachnoidalraum übertritt und die vom ▸ Rückenmark abgehenden Nervenwurzeln betäubt. Dadurch kommt es zu einer vorübergehenden Schmerzausschaltung (zeitlich deutlich vor Ausfall der Berührungsempfindung auftretend) und ggf. auch zu einer passageren Bewegungsunfähigkeit der betreffenden Muskeln sowie Gefäßweitstellung mit Wärmegefühl. Umfang und örtliche Ausdehnung der Betäubung hängen ab von der Stelle der Punktion (bei der PDA auch im Bereich der Brustwirbelsäule möglich), der Menge und Konzentration des Betäubungsmittels und u. U. der Lagerung (Seite, Sitzen usw.) des Patienten. Die PDA kann einmalig oder nach Einlage eines Katheters über die Punktionsnadel auch wiederholt oder kontinuierlich über eine spezielle Pumpe (Perfusor) appliziert werden. Angewendet wird die PDA in der Geburtshilfe, in der Anästhesiologie –

auch in Kombination mit Vollnarkose – sowie zur postoperativen oder anderweitigen ▸ Schmerztherapie. Im Rahmen der Schmerztherapie können auch Schmerzmittel vom Opiattyp über den PDA-Katheter gegeben werden. Bei langer Liegedauer, z. B. bei Krebspatienten, kann der Katheter auch teilweise durch einen künstlich geschaffenen Hauttunnel eingeführt werden, um einer Infektion vorzubeugen.

Wird bei gleicher Punktionstechnik eine dünnere Nadel bis in den Subarachnoidalraum vorgeschoben, das heißt, es muss Liquor abtropfen, dann kann man über die Gabe von erheblich kleineren Mengen an lokalen Betäubungsmitteln als bei der PDA eine SPA durchführen. Der Umfang und die Ausdehnung der Betäubung ist hier ebenfalls abhängig von der Punktionshöhe (in der Regel nur im Bereich der Lendenwirbelsäule), der Menge und der Konzentration des Betäubungsmittels und in noch stärkerem Maße von der Lagerung des Patienten. Die vorübergehenden Lähmungen und das Wärmegefühl aufgrund der Gefäßweitstellung sind bei der SPA stärker ausgeprägt als bei der PDA. Die Anwendung erfolgt zur Durchführung von Eingriffen im Bereich des Unterbauches, der Genitalregion und der Beine.

Wenn der Periduralraum von unten über das Kreuzbein anpunktiert wird und darüber die Betäubungsmittel gegeben werden, nennt man das **Kaudalanästhesie.** Sie findet Anwendung bei Eingriffen oder der postoperativen Schmerztherapie im Genital- und Enddarmbereich.

Als Komplikationen können auftreten: lokale Beschwerden an der Punktionsstelle durch Bluterguss oder (selten) Infektion, noch seltener Infektion im Rückenmarkskanal. Nach (bei PDA unbeabsichtigter) Punktion des Subarachnoidalraums kann es aufgrund von Liquorverlusten durch die Punktionsstelle im Liquorsystem zu Unterdruck kommen, was heftige Kopfschmerzen auslösen kann, die besonders beim Aufrichten auftreten. Vorbeugend sollten die Patienten etwa 24 Stunden flach liegen bleiben und es sollte eine ausreichende Flüssigkeitszufuhr (Trinken, ▸ Infusionen) erfolgen. Wenn das nicht reicht, kann erneut punktiert und die Leckstelle mit patienteneigenem Blut quasi verklebt werden. Durch Verbesserungen der Nadelformen ist diese Komplikation zum Glück selten geworden.

perinatal, Perinatalperiode, bezeichnet den Zeitraum um die Geburt eines Menschen herum.

Perkussion, Methode der körperlichen Untersuchung. Durch Beklopfen der Körperoberfläche werden die darunter liegenden Körperpartien in Schwingungen versetzt. Aus den unterschiedlichen Schallphänomenen kann auf die Ausdehnung und Beschaffenheit der betroffenen Partien bzw. deren krankhafter Veränderungen geschlossen werden.

Pflegebedürftigkeit, die Abhängigkeit eines Menschen von der Hilfe Dritter bei den Verrichtungen des täglichen Lebens (z. B. Waschen und Körperpflege, Blasen- und Darmentleerung, Essen, Aufstehen usw.) und anderer Maßnahmen (Wundbehandlung, Spritzen von Medikamenten usw.). Pflegebedürftigkeit kann als vorübergehender Zustand auftreten, z. B. nach einem Unfall oder einer Operation. Im engeren Sinne ist Pflegebedürftigkeit aber ein Zustand, der trotz therapeutischer Maßnahmen dauerhaft anhält und nicht mehr wesentlich zu beeinflussen ist. Hier endet die Zuständigkeit der gesetzlichen Krankenversicherung (GKV, ▸ Sozialversicherung). ▸ Pflegeversicherung.

PFLEGEDIENSTE

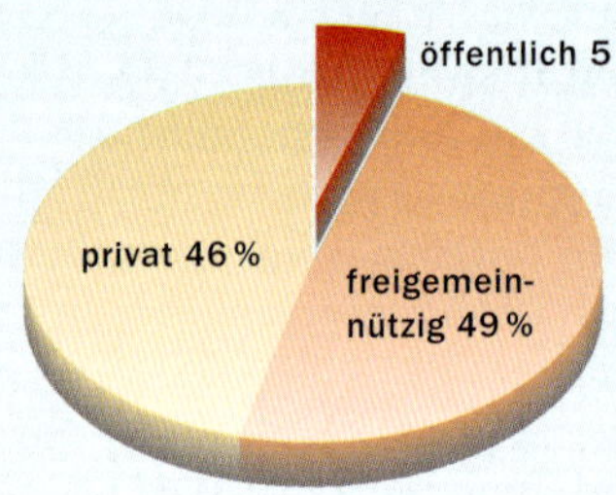

Pflegebedürftigkeit: Die Einführung der Pflegeversicherung führte zu einem »Boom« bei den privaten Pflegediensten.

Pflegeberufe im Krankenhaus sind Krankenschwester bzw. -pfleger, Kinderkrankenschwester bzw. -pfleger und Krankenpflegehelfer oder -innen. Ausbildung und Prüfung dieser Berufsgruppen sind gesetzlich geregelt.

1. Die Ausbildung der (Kinder-)Krankenschwestern bzw. -pfleger findet über einen Zeitraum von drei Jahren mit theoretischem und praktischem Teil an einer staatlich anerkannten (Kinder-)Krankenpflegeschule statt, die in der Regel einem Allgemeinkrankenhaus angeschlossen ist, und endet mit einer staatlichen Prüfung. Voraussetzung ist der Realschulabschluss oder eine vergleichbare Ausbildung. Danach ist eine weitere Qualifizierung für

spezielle Funktionsbereiche (Operationsschwester, Anästhesiologie und Intensivmedizin usw.) oder für Führungspositionen möglich.

2. Zu der einjährigen Ausbildung zur Krankenpflegehelferin, die ebenfalls mit einer staatlichen Prüfung beendet wird, ist der Hauptschulabschluss erforderlich.

Pflegenotstand, ▸ Krankenhaus.

Pflegesatz, festgelegtes Tagesentgelt für stationäre Gesundheits-, Pflege-, Behinderten- und Jugendhilfeeinrichtungen. Im Pflegesatz schlagen sich die anrechnungsfähigen Versorgungskosten nieder, vor allem die Kosten des über den Stellenplan oder Stellenschlüssel anerkannten Personalbestandes der Einrichtungen, die durchweg (und manchmal weitaus) über 50 % der Gesamtkosten liegen. Es gehen grundsätzlich auch Sach-, Kapital- und Investitionskosten in diese Sätze ein. Die Pflegesätze werden den zuständigen Sozial- und Versicherungsträgern (▸ Sozialversicherung) und/oder (geteilt) den Betroffenen (bei so genannten **Selbstzahlern)** je Belegungstag in Rechnung gestellt. Diese Entgelteinnahmen/Erstattungen bilden die Grundlage, mit der die Einrichtungen wirtschaften können und müssen. In heterogenen Einrichtungen kann es mehrere verschiedene Pflegesätze **(Abteilungspflegesätze, Fallgruppenpflegesätze)** geben.

Pflegesätze kommen auf dem Verhandlungsweg zustande – bei Krankenhäusern meist zwischen Vertretern der Krankenkassenverbände und der Kliniken/regionalen Krankenhausgesellschaften. Im Fall der Nichteinigung entscheidet die zuständige Festsetzungsbehörde (im Krankenhauswesen sind dies die Sozialministerien der Länder). Von **Deckelung** spricht man, wenn die Festsetzungsbehörde über längere Zeiträume eine Fortgeltung bestimmter Pflegesätze oder deren Steigerung um begrenzte Sätze pro Jahr anordnet – unabhängig von der tatsächlichen Tarif- und Kostenentwicklung. Dabei handelt es sich um Sparmaßnahmen, die einer gesetzlichen Grundlage bedürfen. Eine andere Variante der Sozialkostenbegrenzung sind so genannte **Fallpauschalen** (z.B. der Krankenkassen), die darin bestehen, dass der geltende Pflegesatz/Tag je Fall nur für eine festgelegte Höchstbelegungszeit (als durchschnittlich anerkannte/ausgehandelte Behandlungsdauer) gezahlt wird, deren Unterschreitung zu Mehreinnahmen, deren Überschreitung aber zu Betriebsverlusten in der Einrichtung führt. Damit sollen nahezu oder gänzlich behandlungsfreie oder anderweitig medizinisch nicht notwendige Liegetage unterbunden werden.

Pflegeversicherung, Abk. PV. Die Pflegeversicherung ist ein Teil der deutschen ▸ Sozialversicherung und dient der gesetzlichen Absicherung gegen das Kosten- und Versorgungsrisiko bei ▸ Pflegebedürftigkeit. 1994 wurde in der Bundesrepublik Deutschland nach über zehnjähriger politischer

PFLEGEVERSICHERUNG:
GELD- UND SACHLEISTUNGEN DER PFLEGEVERSICHERUNG BEI AMBULANTER PFLEGE

Pflegestufe	Schweregrad/Bedürfnisse	Leistungen bei Pflege durch Angehörige, Nachbarn, Bekannte je Monat in DM	Leistungen bei Pflege durch professionellen Dienst je Monat in DM
I	erheblich Pflegebedürftige: • mindestens 1x täglich bei wenigstens zwei Verrichtungen in den Bereichen Körperpflege, Ernährung, Mobilität • mehrmals wöchentlich hauswirtschaftliche Versorgung	400	750
II	Schwerpflegebedürftige: • mindestens 3x täglich Hilfe zu verschiedenen Tageszeiten	800	1800
III	Schwerstbedürftige: • Versorgung rund um die Uhr	1300	2800 in besonderen Härtefällen bis zu 3750

Quelle: Pflegeversicherungsgesetz

Diskussion zahlreicher Verbände, Fachleute und Fachpolitiker in Bund, Ländern und Gemeinden die erste (ambulante), 1995 die zweite (stationäre) Stufe der sozialen PV mit dem Pflegeversicherungsgesetz (PflVG) eingeführt, das zugleich als 11. Buch ein Teil des Sozialgesetzbuches ist (SGB XI). Der Bund regelte dabei die aus individuellen Ansprüchen erwachsenden Leistungen dieser Pflichtversicherung, die alle Bürger erfasst. Den Ländern obliegen die entsprechenden Ausführungsgesetze und die Strukturverantwortung für die dazu notwendigen Umfeldbedingungen, Angebote und Einrichtungen.
Träger der PV sind in Doppelfunktion die Krankenkassen, um keine neue, teure Verwaltungsstruktur schaffen zu müssen. Nach der Regel »Pflege geht mit Krankenversicherung« ist immer diejenige Krankenkasse Träger der PV, zu der die Versicherten gerade gehören, auch wenn es sich – bei nicht Krankenversicherungspflichtigen – um eine private Krankenversicherung handelt. Für nicht Krankenversicherte ist die Allgemeine Ortskrankenkasse (AOK) des Wohnorts zuständig.
Die in vergleichbaren Fällen stets gleichen (also nicht von der finanziellen Bedürftigkeit abhängigen) Leistungen der PV sind nach dem Grad der Pflegebedürftigkeit gestaffelt in Form so genannter **Pflegestufen.** Bei Zumessung dieser Einstufung spielt als gutachterliche Instanz der medizinische Dienst der Krankenversicherung die tragende Rolle. Politische Begründung für die Einführung ist die Tatsache, dass mit höherem Durchschnittslebensalter und verbesserter lebenserhaltender Leistungsfähigkeit der Medizin auch nach schwersten Schäden die Pflegeabhängigkeit zum »allgemeinen Lebensrisiko« geworden ist. Heftig bekämpft wurde die Einführung der PV, die bezüglich der Beiträge (1,7% des sozialversicherungspflichtigen Einkommens [1999]) ursprünglich entsprechend dem bisherigen Sozialversicherungsprinzip je zur Hälfte von den erwerbstätig Beschäftigten und ihren Arbeitgebern getragen werden sollte, von den privaten Arbeitgebern vor allem aus der Industrie, die auf Wettbewerbsverzerrungen im Weltmarkt durch hierdurch weiter steigende deutsche Arbeits(neben)kosten verwiesen. Letztlich war die PV nur durchsetzbar mithilfe von gesetzlichen Entlastungen der Arbeitgeber an anderer Stelle (u.a. durch das so genannte. »Feiertagsopfer« und Urlaubsverkürzungen bei den abhängig Beschäftigten).

Pharmakologie, Fachgebiet der Medizin (nicht zu verwechseln mit der ▸ Pharmazie), welches sich mit Forschung und Lehre über die Herkunft, die chemische Struktur, die Aufnahme, die Verteilung, die Wirkung, den Abbau und die Ausscheidung von Arzneimitteln befasst.

Pharmazie, die Lehre von den ▸ Arzneimitteln, d. h. ihrer Herkunft, Zusammensetzung, Reinheit, der sachgemäßen Herstellung und Lagerung sowie der Art der Anwendung. Voraussetzung für das 7 Semester dauernde Studium der Pharmakologie ist die allgemeine Hochschulreife. Im Anschluss muss ein Praktikum in einer Apotheke oder in der Pharmazie absolviert werden, danach erfolgt wie beim Arzt eine ▸ Approbation. Arbeitsmöglichkeiten ergeben sich in Forschung (Universität, Industrie) und Lehre, in der Herstellung und Prüfung von Arzneien (heutzutage meist im Bereich der Industrie), in Krankenhausapotheken sowie in Handel und Verkauf bzw. der Abgabe auf ein Rezept, was auch Beratungsgespräche mit einschließen kann.

Phonokardiographie, die Aufzeichnung der Herztöne und ggf. auftretender anderer Geräuschphänomene am Herzen durch einen Schallverstärker, in der Regel in Verbindung mit einem ▸ EKG, um eine exakte zeitliche Zuordnung zu den Herzphasen (▸ Herz) zu ermöglichen.

physikalische Therapie, Abk. PT, Sammelbegriff für die therapeutische, äußerliche Anwendung physikalischer und natürlicher örtlicher Heilmittel für Zwecke von Prävention, ▸ Rehabilitation und medizinischer ▸ Nachsorge im Zusammenhang mit zahlreichen Behinderungsrisiken, -formen und -folgen. Zum Einsatz kommen Heilmittel wie z.B. Reizströme (▸ Elektrotherapie), ▸ Ultraschall, nukleare Niedrigstrahlung (▸ Nuklearmedizin), ▸ Inhalation, Wärme, Kälte, Wasser, Dampf, Heilschlämme, transkutan wirksame Mineralien usw., auch in Kombination. Physikalische Therapien spielen eine bedeutende Rolle im stationären Rehabilitations- und Badekurwesen insbesondere der deutschen Rentenversicherung, obwohl »harte« naturwissenschaftliche Wirksamkeitsnachweise – im Gegensatz zu erfahrungswissenschaftlich fundierten Erfolgsbelegen über viele Jahrzehnte umfassende Erfassungszeiträume – noch immer eher spärlich vorliegen.

Physiotherapie, umfasst alle wesentlichen Methoden der ▸ physikalischen Therapie (mit Ausnahme der ionisierenden Strahlung) sowie Methoden aus

den Bereichen ▸ Massage, ▸ Krankengymnastik und ▸ Ergotherapie.

Phytotherapie, Pflanzenheilkunde, die Behandlung mit ▸ Heilpflanzen und deren Zubereitungen (Tinkturen, Tees, Salben usw.). Pflanzliche Arzneimittel müssen den gleichen Erfordernissen hinsichtlich Qualität, Wirksamkeit und Unbedenklichkeit entsprechen wie andere Arzneimittel. Meist, aber nicht immer, haben sie einen breiteren Spielraum, was die Dosierung angeht, weshalb sie oft nicht rezeptpflichtig sind. Das gilt natürlich nicht für starke pflanzliche Gifte. Die Anwendung erfolgt schwerpunktmäßig in der ▸ Natur- und ▸ Erfahrungsheilkunde, zunehmend, nicht zuletzt auf Wunsch vieler Patienten, auch in der ▸ Schulmedizin.

PJ, Abk. für praktisches Jahr. Im letzten Jahr des Studiums müssen die Medizinstudenten eine praktische Zeit in einem dafür zugelassenen Krankenhaus verbringen, und zwar in den Fächern ▸ Chirurgie, innere Medizin und einem Wahlfach. Die Tätigkeiten (Fallaufnahme bei Patienten, Blutentnahme, körperliche Untersuchung, Assistieren bei Operationen usw.) dürfen nur unter Aufsicht eines approbierten Arztes ausgeführt werden. Umgangssprachlich werden diese Studenten als »PJ'ler« bezeichnet. Sie unterliegen der ▸ Schweigepflicht genauso wie alle anderen Angehörigen medizinischer Berufe.

Placebo, Scheinarznei, im engeren Sinne eine in Medikamentenform (Tablette, Dragee, Kapsel, Tropfen usw.) verabreichte Substanz, die keine arzneiliche Eigenwirkung besitzt (z. B. Traubenzucker). Placebos werden oft in Arzneimittelprüfungen oder klinischen Studien als Vergleichssubstanz zu echten Medikamenten eingesetzt, um die Wirksamkeit Letzterer nachzuweisen. Dabei weiß entweder nur der Proband oder Patient nicht, ob die Arznei echt ist **(Einfachblindversuch)** oder auch der verabreichende Untersucher oder Arzt nicht **(Doppelblindversuch).** Solche Studien dürfen nur unter bestimmten Bedingungen durchgeführt werden (▸ Arzneimittelprüfung, ▸ Ethikkommission). Oft tritt allein durch den Glauben des Patienten, dass er ein wirksames Medikament erhält, eine Besserung der Beschwerden ein **(Placeboeffekt).** Deshalb kann ein Placebo in besonderen Fällen auch therapeutisch verabreicht werden, wenn Patienten ein starkes Bedürfnis nach einer Medikation haben, objektiv dieser aber nicht bedürfen.

Im weiteren Sinne spricht man auch von Placeboeffekt, wenn durch andere Maßnahmen (z. B. ärztliche Zuwendung und Zuspruch) eine Besserung eintritt. Oft wird der Placeboeffekt abfällig beurteilt. Es sollte aber klar sein, dass er, sobald dadurch die Selbstheilungskräfte des Patienten mobilisiert werden, eine positive Rolle spielen kann.

Plasmaersatzmittel, Plasmaexpander, **Plasma** ist der Bestandteil des Blutes, der nach Abtrennung der roten und weißen Blutkörperchen sowie der Blutplättchen übrig bleibt (etwa 55 % der Blutmenge). Neben Wasser, Mineralien, Fetten und anderen Substanzen enthält das Plasma Eiweißstoffe, die durch den so genannten kolloidosmotischen Druck dafür sorgen, dass nicht zu viel Flüssigkeit in das Gewebe abfließt bzw. bei Bedarf von dort die Blutgefäße aufgefüllt werden. Geht Blutvolumen verloren, so kann durch die Gabe von natürlichem (Humanalbumin) und künstlichem (aus Stärke, Gelatine oder den so genannten Dextranen hergestelltem) Plasmaexpander der Blutkreislauf über die Menge der infundierten Menge hinaus wieder aufgefüllt werden. Ein Problem ist, dass einige wenige Patienten mit einer ▸ Allergie bis hin zum ▸ Schock reagieren oder dass bei Überdosierung ▸ Gerinnungsstörungen auftreten können, da es zu einer Verdünnung der Gerinnungsfaktoren kommen kann.

plastische Chirurgie, Teilgebiet der Chirurgie, welches sich mit der Verbesserung und/oder der Wiederherstellung von Körperfunktionen

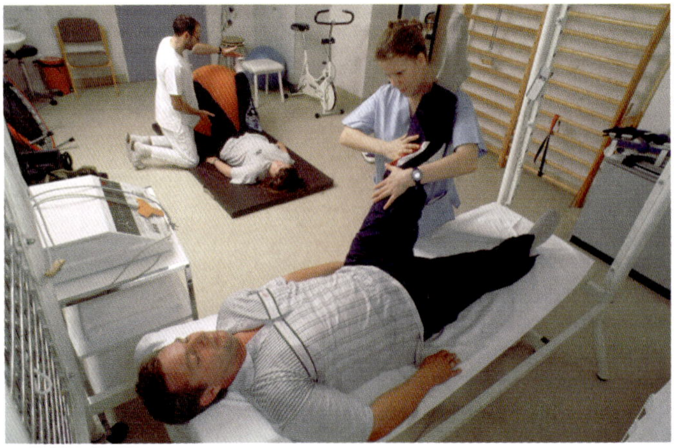

Physiotherapie: Die Physiotherapeutin übt mit einem Patienten.

und Aussehen befasst, also die Fachgebiete ▸ ästhetische Chirurgie und ▸ Wiederherstellungschirurgie einschließt. Dies kann auf vielfältige Weise geschehen, z. B. durch Abtragen oder Aufbau von Geweben und Strukturen, durch ▸ Trans- (z.B. Haut) und ▸ Implantation körpereigener oder fremder Gewebe oder durch künstlichen Ersatz (z. B. Silikonkissen zur ▸ Brustrekonstruktion).

Plexusanästhesie, eine Leitungsanästhesie (▸ Anästhesie) für den Arm- und Schulterbereich.

1. **axilläre Plexusanästhesie:** in der Achselhöhle liegt ein bindegewebig umhülltes Bündel aus Blutgefäßen und einem Nervengeflecht (Plexus brachialis), welches die den Arm versorgenden Nerven enthält. Wenn man nach örtlicher Betäubung der Haut unter sterilen Bedingungen ein lokales Betäubungsmittel in das Bündel einbringt, wird eine vorübergehende Ausschaltung der Schmerz- und Berührungsempfindung sowie der Bewegungsfähigkeit des Armes erreicht zur Durchführung von Operationen an Arm oder Hand. Durch Einlegen einer Verweilkanüle oder eines Katheters kann die Applikation wiederholt werden oder kontinuierlich erfolgen. Da über Blockierung des vegetativen Nervensystems die Blutgefäße weitgestellt werden, kann dieses Verfahren auch im Sinne einer ▸ Neuraltherapie bei vegetativ bedingten Durchblutungsstörungen eingesetzt werden.

2. **supraclaviculäre Plexusanästhesie:** auch oberhalb des Schlüsselbeins kann man einen Zugang zum Plexus brachialis finden. Der Vorteil ist, dass auch die Schulter teilweise mit betäubt wird, der Nachteil besteht in dem – wenn auch sehr geringen – Risiko einer Verletzung der Lungenspitze.

plötzlicher Kindstod, Krippentod, SIDS, Abk. für engl. **s**udden **i**nfant **d**eath **s**yndrome, Bezeichnung für einen unvermittelt und ohne erfassbare Ursache eintretenden Tod im Säuglingsalter, meist zwischen dem zweiten und dem sechsten Lebensmonat. Die Häufigkeit liegt zwischen 1 und 4 ‰ der Säuglinge. Das Risiko ist besonders hoch bei ehemaligen Frühgeborenen, wenn ein Geschwisterkind bereits an SIDS verstorben ist oder bereits länger dauernde Atempausen (Apnoephasen) beobachtet wurden. Die Ursache ist nicht eindeutig geklärt. Vermutet wird eine Unreife oder Fehlfunktion der Hirnregion, die für Regulation und Zusammenspiel von Atmung, Muskelspannung und vielleicht Blutkreislauf zuständig ist. Als begünstigende Faktoren sind Infektionen der oberen Luftwege mit Keuchhusten, Luftverschmutzung, Bauchlage des Kindes und Schutzimpfungen genannt worden. Bei rechtzeitigem Auffinden und erfolgreicher Reanimation sollte eine ausführliche Diagnostik von Störungen im Gehirn und der Kreislauf- und Atemregulation durchgeführt werden. Bei Kindern mit entsprechenden Risikofaktoren sollte eine kontinuierliche Überwachung von Herzfrequenz und Atmung während der Schlafphasen erfolgen. Dies ist auch zu Hause möglich.

Pneumonologie, Teilgebiet der ▸ inneren Medizin, das sich mit den Ursachen, der Diagnostik und der Therapie von Erkrankungen der Atemwege und der Lunge selbst befasst.

Potenzstörungen, die Unfähigkeit eines Mannes, den Geschlechtsverkehr zu vollziehen **(Potentia Coeundi)** oder Nachwuchs zu zeugen **(Potentia Generandi).** Im ersten Fall können die Gründe ▸ Erektionsstörungen, vorzeitiger, fehlender oder verzögerter Samenerguss sowie Fehlen des Orgasmus sein. ▸ Sterilität, ▸ Fertilität.

Praktisches Jahr, ▸ PJ.

Prämedikation, im engeren Sinne die Gabe von Medikamenten (z. B. Beruhigungsmittel, Medikamente, die den Speichelfluss hemmen) vor einem Eingriff wie z. B. einer Operation oder Endoskopie. In der Anästhesiologie hat sich dieser Begriff eingebürgert für die vorbereitende Visite des Narkosearztes, die neben der am Ende stehenden Verordnung der medikamentösen Prämedikation Befragung, Untersuchung und Aufklärungsgespräch umfasst.

Prognose, in der Medizin die Vorhersage über den wahrscheinlich zu erwartenden Krankheitsverlauf. Dies ist nur möglich nach Kenntnis der Diagnose und aller relevanten Begleitumstände beim Erkrankten selbst sowie der bisher gemachten Erfahrungen in ähnlich gelagerten Fällen.

Proktologie, die Lehre von den Ursachen, der Diagnostik und der Therapie von Erkrankungen des Enddarms.

Prophylaxe, Vorbeugung, alle Maßnahmen, die ein nicht gewolltes zukünftiges Ereignis verhindern sollen; im Bereich der Medizin also das Auftreten oder die Verschlimmerung einer Erkrankung. Dazu gehört z. B. die Gabe von Vitamin D bei Säuglingen zur Vorbeugung einer Rachitis.

Prostata, Vorsteherdrüse, ein zu den männlichen Geschlechtsorganen gehörendes Organ aus Binde-, Muskel- und Drüsengewebe, welches unterhalb der Harnblase liegt, den Anfang der Harnröhre

umschließt und mit der Rückseite dem Enddarm anliegt. Deshalb ist von dort aus eine ▸ Palpation der Prostata möglich. Die Prostata produziert ein milchiges Sekret, welches dem Samenerguss (Ejakulat) beigemischt wird, da es durch seine alkalischen Eigenschaften die Samenfäden (Spermien) in ihrer Beweglichkeit unterstützt und im sauren Milieu der Scheide neutralisierend und damit schützend wirkt.

Die gutartige Vergrößerung der Prostata **(Prostataadenom)** ist die häufigste Ursache für Blasenentleerungsstörungen bei Männern im höheren Lebensalter. Es sollte immer ausgeschlossen werden, ob nicht eine bösartige Geschwulst vorliegt. Danach wird auch bei der Krebsvorsorgeuntersuchung gefahndet, da die Chancen einer Heilung oder zumindest einer Verlaufsverzögerung wegen des langsamen Wachstums relativ günstig sind.

Prothese, Ersatz für einen primär nicht vorhandenen, einen nicht funktionstüchtigen oder verloren gegangenen Körperteil. Wird eine Prothese in das Körperinnere eingepflanzt, spricht man von **Endoprothese** (z. B. ▸ künstliche Gelenke, ▸ Herzklappenprothese, ▸ Gefäßstütze). Auf die Oberfläche aufgelegte Ersatzstücke, insbesondere im Gesichtsbereich, nennt man **Epithesen.**

Als Prothese im engeren Sinne wird der künstliche Ersatz von Gliedmaßen bezeichnet. Hier hat es in den letzten Jahrzehnten durch die Weiterentwicklung in Elektronik und Materialforschung eine stürmische Weiterentwicklung gegeben. War die Prothese früher oft nur ein optischer und grob mechanischer Ersatz (wie das Holzbein), so kann heute eine künstliche Hand täuschend echt aussehen, ja es gibt bereits Prothesen, die differenziertere Bewegungen und Funktionen erlauben, sodass sogar in gewissem Umfang sportliche Betätigung wieder möglich geworden ist. In Entwicklung und Erprobung sind Prothesen, die in ihrer Bewegung von körpereigenen Nervenimpulsen gesteuert werden können.

Prothesenwechsel, ▸ künstliche Gelenke.

Prothetik, die Fachkunde von Herstellung, Formgebung, Anpassung und Anwendungsmöglichkeiten von ▸ Prothesen, abgestimmt auf den individuellen Bedarf.

Psychiatrie, Teilgebiet der Medizin, das sich mit der Ursache, der Diagnostik und Therapie von Erkrankungen der Seele befasst. Ein Grenzgebiet zur ▸ inneren Medizin ist die ▸ Psychosomatik, die sich auf körperliche Beschwerden spezialisiert hat, für die es keine fassbare organische Ursache gibt, wo keine krankhaften Befunde erhoben werden können und eine psychische Ursache vermutet wird.

Vertreter der ganzheitlichen Medizin (▸ alternative Therapien) können eine Trennung in körperliche und seelische Erkrankungen nicht nachvollziehen, da sie meinen, dass beide Bereiche im ständigen Wechselspiel zueinander stehen und die Therapie deshalb umfassend sein muss.

Ein Teil der seelischen Störungen und Erkrankungen steht in eindeutigem Zusammenhang mit körperlichen (z. B. Depression im Wochenbett als Ausdruck der großen hormonellen Veränderungen) oder seelischen Ereignissen (z. B. reaktive Depression durch Verlust der Angehörigen, der Heimat usw.). Für einen anderen Teil sind solche Zusammenhänge nicht erkennbar. Inwieweit das Gewicht auf gesellschaftliche Ursachen oder Stoffwechselveränderungen des Gehirns als auslösende Ursachen gelegt wird, wird innerhalb der Psychiatrie nicht einheitlich beurteilt und führt deshalb auch zu unterschiedlichen Therapieansätzen.

Psychologie, die Wissenschaft vom Verhalten und Erleben des Menschen (oder von Tieren) im Allgemeinen und des Individuums in Bezug auf sich selbst und auf seine Umwelt im Besonderen. Überschneidungen finden sich mit anderen Wissenschaften wie Medizin, Biologie, Soziologie, Philosophie, Anthropologie und Pädagogik. Die Psychologie ist kein Gebiet der Medizin, sollte auch nicht mit der Psychosomatik (▸ Psychiatrie) verwechselt werden und hat einen völlig eigenen Studiengang an der Universität. Psychologen können in freier Praxis, in Krankenhäusern, bei der Polizei, in der Werbebranche und anderen Berufsfeldern tätig sein.

Psychosomatik, ▸ Psychiatrie. Je nach Organisationsstruktur des Krankenhauses kann die psychosomatische Abteilung der inneren Medizin oder der Psychiatrie zugeordnet sein.

Psychotherapie, Sammelbegriff für alle (mit Ausnahme der medikamentösen oder auf mechanischem Wege eingreifenden) Therapieverfahren, die zur Behandlung seelisch bedingter körperlicher Leiden und von Erkrankungen, die mit einer Änderung des seelischen Befindens einhergehen, angewendet werden. Art und Weise der angewendeten Therapien sind so vielfältig, dass an dieser Stelle nur eine unvollständige Aufzählung erfolgen kann. Zu den bekanntesten Verfahren gehören Psychoanalyse, Gesprächstherapie, Verhaltenstherapie und Gestalttherapie. Psychotherapie kann je nach Art des Verfahrens und Lage des Einzelfalls für eine Person oder für mehrere gleichzeitig (Paar-, Familien- oder Gruppentherapie) angeboten werden. In Krankenhäusern sind die Therapeuten Ärzte und Psychologen, in der Rehabilitation auch vereinzelt Sozialpädagogen, in der freien Praxis auch andere Berufsgruppen (z. B. Heilpraktiker), die aber alle über eine entsprechende Zusatzausbildung verfügen müssen.

Puls, die vom ▸ Herzen ausgehende rhythmische Bewegung des Blutstroms, die an den Körperstellen, an denen ▸ Arterien relativ oberflächlich liegen, auch gefühlt werden kann. Aus der Beschaffenheit des Pulsschlags (schnell oder langsam, hart oder weich, voll oder flach) können bereits durch reines Betasten Rückschlüsse auf die Funktionstüchtigkeit des Herzens bzw. des ▸ Blutkreislaufs gezogen werden. Die Pulswelle kann auch mit mechanisch, optisch und/oder elektronisch arbeitenden Apparaten dargestellt und aufgezeichnet werden. Die Pulskurve ist aber nicht zu verwechseln mit der Kurve bei Blutdruckmessung.

Pulsoxymetrie, kontinuierliche Bestimmung des Sauerstoffgehalts im Blut (in % der maximal möglichen Sauerstoffsättigung des Blutes von 100 %) mittels eines speziellen Messsystems. Die Pulsoxymetrie gehört mittlerweile zum festen Bestandteil des ▸ Monitorings in der Notfall- und Intensivmedizin sowie der Anästhesiologie. Auch in anderen Bereichen (z. B. ▸ Wachstation), wo Patienten überwacht werden müssen, kommt sie zunehmend zum Einsatz. Ihr Vorteil liegt in der einfachen Anwendung (die Messfühler sind meist schnell und unproblematisch zu platzieren) und im frühzeitigen Erkennen des Abfallens des Sauerstoffgehaltes, lange bevor klinische Zeichen wie Blaufärbung der Haut zu sehen sind. Bei Kreislaufzentralisation (▸ Schock) kann die Messung allerdings unzuverlässig sein.

Punktion, das Einbringen einer Hohlnadel in Blutgefäße, Hohlorgane, Körpergewebe oder Tumoren – im Bedarfsfall unter Zuhilfenahme bildgebender Verfahren (▸ Röntgen, ▸ Sonographie) oder ▸ Endoskopie – zur Entnahme von Flüssigkeiten (Blut, Erguss, Eiter) oder Gewebe (▸ Biopsie) zu diagnostischen oder therapeutischen (z. B. Ablassen eines Kniegelenkergusses) Zwecken oder zum Einbringen von Medikamenten, Infusionen, Kontrastmitteln usw.

Qualitätsmanagement, Abk. **Q.M.,** in Gesundheitsdiensten und -einrichtungen. Anhand geeigneter Kriterien und Merkmale sowie mithilfe standardisierter Methoden und bestimmter Datenerfassungsinstrumente werden beim Q.M. die Bemühungen um gute Leistungsergebnisse eines gesundheitlichen Dienstes oder einer Gesundheitseinrichtung systematisch vorangetrieben. Voraussetzung dafür ist u. a. ein gewisser Aufwand an Dokumentation und Datenauswertung. Der Patient oder Klient wird als Kunde gesehen, der einen persönlichen Anspruch auf kompetente, verständliche und von ihm selbst mitbestimmte Behandlung in guter Atmosphäre **(Prozessqualität)** sowie auf wirkungsvolle, möglichst anhaltende Hilfe zu seiner Genesung, zur Erlangung höherer Eigenständigkeit oder besseren (Wieder-)Eingliederung **(Ergebnisqualität)** hat. Individuell erbrachte Leistungen mit ihrem jeweiligen Personalzeitbedarf und Preis müssen unter Beachtung der Fallsteuerungszuständigkeiten zwecks Beurteilung im Q.-M.-System sowohl zu objektiven Patientenbefunden als auch zur subjektiven Patientenbefindlichkeit in Beziehung gesetzt werden. Kunde ist nach den Prinzipien des Q.M. also in der Regel nicht der Zahler (z.B. eine Versicherung oder Sozialkasse). Gleichwohl wird auch diesem ein Anspruch darauf zugestanden, dass Kosten bzw. materieller Fallaufwand in klarer Beziehung zu einer feststellbaren Leistungsqualität stehen müssen. **Qualitätssteuerung** nennt man den Teil des Q.-M.-Systems, der sich auf Ebene des Leistungserbringers um die »Rückmeldung« ermittelter Mängel und deren Korrektur im Ablauf des Behandlungsprozesses kümmert bzw. für die Ebene der Kostenträger Anhaltspunkte zur Ausgestaltung von Angebotsstrukturen sowie des Zuweisungs- und Bewilligungsverfahrens für Versicherte liefert (Wer gehört wie lange in welche Einrichtung?). Für Q.-M.-Systeme gibt es bereits grobe (übergeordnete) internationale Normierungen (z.B. DIN-EN ISO 9000 ff.), die eine gewisse Vergleichbarkeit der »Produktqualität« zulassen (wobei hier das »Produkt« natürlich kein Gegenstand, sondern eine Kombination aus nachvollziehbaren Bewertungen [das diagnostische Behandlungsergebnis und die Patientenzufriedenheit betreffend] ist).

Qualitätssicherung, Ziel des ▸ Qualitätsmanagements.

Querschnittlähmung, Bezeichnung für Lähmungen und andere Störungen, die durch eine teilweise (inkomplette Querschnittlähmung) oder vollständige (komplette Querschnittlähmung) Schädigung des ▸ Rückenmarks in waagerechter (horizontaler) Ebene (z. B. durch Verletzungen, ▸ Bandscheibenvorfall, Tumoren, Entzündungen, ▸ MS oder sonstige Erkrankungen) entstehen. Die fußwärts gerichteten Nerven fallen dabei abhängig von der Höhe der Schädigung aus. Die Folge sind Lähmungen, Wegfall der Schmerz-, Temperatur-, Berührungs- und Lageempfindung sowie Störungen im Bereich des vegetativen Nervensystems. Unterhalb des 1. Brustwirbels sind nicht die Arme, sondern die Beine betroffen **(Paraplegie)**, oberhalb davon auch die Arme **(Tetraplegie)**. Liegt die Schädigung im Bereich der oberen Halswirbelsäule, kommt es zu einem kompletten Ausfall der Atmung, da jetzt nicht nur die Atemmuskeln zwischen den Rippen, sondern auch das Zwerchfell von der Lähmung betroffen ist. Tritt die Querschnittslähmung akut auf (wie z. B. bei einem Unfall), kann ein so genannter spinaler Schock die Folge sein. Zur Diagnostik gehören die gründliche neurologische Untersuchung, ▸ Computertomographie, ▸ Kernspintomographie und Myelographie. Die Therapie richtet sich nach der auslösenden Ursache (z. B. operative Wirbelsäulenstabilisierung, Entfernung der Bandscheibe usw.) zur Verhinderung von Sekundärschäden. Diesem Ziel dienen auch pflegerische Maßnahmen. In den Bereich der ▸ Rehabilitation fallen Erhalt und Training der verbliebenen Körperfunktionen sowie die Versorgung mit Hilfsmitteln (z. B. Rollstuhl).

Querschnittszentrum, nicht zu verwechseln mit ▸ Querschnitt-Zentrum. Es handelt sich um eine Gesundheitseinrichtung mit zumeist regionalem Einzugsgebiet, die nach einem besonderen Konzept gestaltet ist. Für Patienten bestimmter Diagnosegruppen wird ein Gesamtangebot der im Behandlungsverlauf erforderlichen Leistungen quer durch alle Phasen unter einem Dach angeboten (Akutversorgung; klinisch-medizinische Behandlung und Pflege; rehabilitationsmedizinische Therapie; Verordnung, Erprobung und Anpassung von Hilfsmitteln; ambulant-medizinische Nachsorge; gesundheitlich-soziale Beratung, auch arbeitstherapeutische Vorbereitung auf die schulisch-berufliche [Wieder-]Eingliederung). Dieses Konzept eignet sich besonders für Erkrankungen bzw. Gesundheitsschäden mit komplexem und längerfristigem Behandlungsbedarf, wenn die Zahl der in einer enger gefassten Versorgungsregion betroffenen, jüngeren und erwachsenen Patienten nicht zu klein ist (z.B. Herzinfarktpatienten, Patienten nach Schädel-Hirn-Verletzungen, mit schwereren neurologischen Erkrankungen sowie nach Rückenmarksverletzungen). Querschnittszentren können sich vor Ort auch aus Teileinrichtungen in verschiedener Trägerschaft durch Abschluss einer Kooperationsvereinbarung bilden.

Querschnitt-Zentrum, Zentrum für Patienten mit ▸ Querschnittlähmung. Es handelt sich um eine Einrichtung zur ▸ Rehabilitation von Menschen nach Rückenmarksverletzungen. Das Querschnitt-Zentrum kann nach dem Konzept eines ▸ Querschnittszentrums gestaltet sein, aber auch nur die nachklinisch-postakute, medizinische Rehabilitation von Menschen mit Querschnittlähmungen (das heißt die »Reha«-Phasen vor der beruflich-sozialen Wiedereingliederung) betreffen (▸ Rehabilitationszentrum).

R/S

Radiojodtherapie, Injektion von radioaktivem Jod (meist Jod 131), welches sich selektiv in der ▸ Schilddrüse anreichert und dort besonders hormonaktives Gewebe zerstört wie z.B. bei Schilddrüsenüberfunktion mit diffuser Speicherung oder bei ▸ Krebs, wenn eine Operation nicht infrage kommt. ▸ auch Nuklearmedizin.

Radiologie, Lehre von den Eigenschaften der verschiedenen ionisierenden Strahlungsarten und deren Anwendung in Diagnostik (z.B. Röntgen, Computertomographie, Szintigraphie usw.) und Therapie (Nuklearmedizin). Mittlerweile werden auch andere bildgebende Verfahren, die nicht mit ionisierender Strahlung arbeiten, von Radiologen durchgeführt wie die Kernspintomographie und die Ultraschalldiagnostik.

Reanimation, Wiederbelebung, zusammenfassender Ausdruck für alle Maßnahmen, die zur

Behebung eines Stillstandes von Atmung, Herz bzw. Blutkreislauf ergriffen werden können. Dies kann mit einfach zu erlernenden Techniken mittels Mund-zu-Mund- bzw. Mund-zu-Nase-Beatmung und ▸Herzmassage auch von Laien durchgeführt werden. Erstes Ziel ist die Wiederherstellung der ausreichenden Sauerstoffversorgung von Gehirn und Herz innerhalb der Überlebenszeit dieser Organe, die für das Gehirn unter normalen Umständen nur wenige Minuten beträgt. Vorgegangen wird nach der **ABC-Regel.**

ABC-Regel:

+ A = **A**temwege frei machen
+ B = **B**eatmung
+ C = **C**irculation (Kreislauf) in Gang bringen

Geschultes Fachpersonal (Ärzte, Rettungsassistenten, Pflegepersonal) mit entsprechender technischer Ausstattung kann weitergehende Maßnahmen durchführen wie Beatmung über Maske, ▸Intubation, ▸Defibrillation und die Gabe von kreislaufwirksamen Medikamenten. So rasch es geht, muss dann auch wenn möglich die Behandlung der zugrunde liegenden Ursache (z.B. ▸Herzinfarkt, Schock jeglicher Genese, ▸Aspiration usw.) erfolgen. Der Ausgang der Reanimation

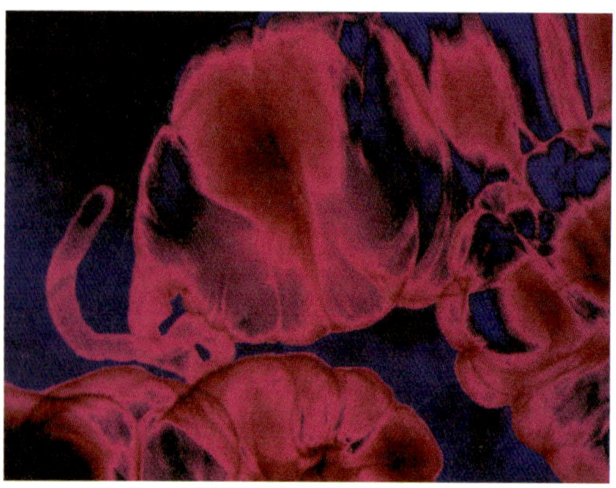

Radiologie: Radiologische Aufnahme des Darms, links im Bild der Wurmfortsatz, im Volksmund Blinddarm genannt.

hängt wesentlich ab vom schnellstmöglichen Beginn, von der Ausgangsverfassung des Betroffenen (z.B. gesundes Kind oder alter und kranker Mensch) und der Störung, die zum Atem- oder Herzstillstand geführt hat.

Rechtsherzkatheter, Pulmonaliskatheter, ▸Herzkatheter.

Regelversorgung, ▸Versorgungskategorien.

Rehabilitation, Abk. **Reha,** zielgerichteter, planmäßig und gemeinsam von einem Team unter Mitwirkung des Betroffenen gestalteter Behandlungsprozess. Er wirkt darauf hin, eingetretene oder drohende gesundheitliche Schäden nicht zu dauerhafter Einbuße der körperlichen, geistigen oder seelischen Funktionsfähigkeit oder Integrität führen zu lassen **(1. Reha-Ebene).** Er bezweckt bei nicht vermeidbaren Einschränkungen der genannten Art die Verhinderung aller vermeidbaren Verluste an Erlebens- und Aktivitätsmöglichkeiten, und zwar durch Hilfen zur persönlichen Schadensverarbeitung, Verbesserung der Kompensationsfähigkeit, Training verbliebener Funktionen und soziale Ausgleichsmaßnahmen **(2. Reha-Ebene).** Soweit Verluste an Handlungs- und Erlebensmöglichkeiten hingenommen werden müssen, zielt Reha darauf, soziale Benachteiligungen und Mängel in den individuell angemessenen Entwicklungsmöglichkeiten

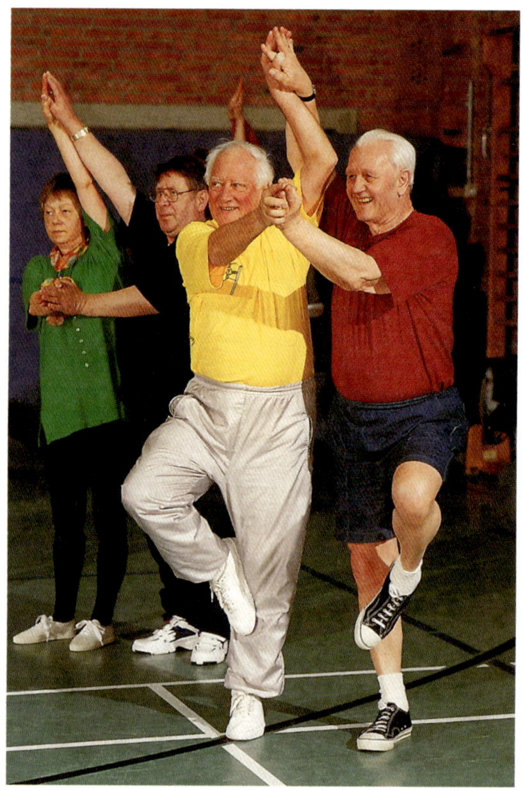

Rehabilitation: Herzinfarktpatienten beim Sport während ihrer Rehabilitationsmaßnahme.

der betroffenen Person zu verhüten oder zu beseitigen **(3. Reha-Ebene).** Auf der 1. Reha-Ebene **(Schadensebene)** geht es also um Prävention von Behinderungen, auf der 2. Ebene **(funktionelle Behinderungsebene)** um den Erhalt und den Ausgleich von Fähigkeiten und auf der 3. Ebene **(Handikap-Ebene)** um den Abbau von Hindernissen für die Lebensqualität und gesellschaftliche Teilhabe. Besonderheiten der Reha sind neben der teamartigen, interdisziplinären Kooperationsstruktur der Leistungserbringer, der Leistungsträger und der Betroffenen (ersatzweise der Angehörigen) zum einen der ganzheitliche Ansatz (nicht ein Gesundheitsschaden, sondern ein Mensch in seinen persönlichen sozialen Bezügen und mit seinen individuellen Bedürfnissen wird behandelt), zum anderen die Notwendigkeit, verschiedenste (Kosten- und Leistungs-)Träger über längere Zeitstrecken und trotz z.T. unterschiedlicher gesetzlicher Handlungsaufträge im Rahmen einer personengerechten Reha-Planung zu koordinieren. Reha richtet sich nicht nur an den Betroffenen, sondern immer auch an sein persönliches „soziales Netz" und oft auch auf die Gesellschaft als Ganzes, auf die zum Zweck der Schaffung geeigneter Lebensbedingungen für behinderte Menschen eingewirkt wird (z.B. Barrierenbeseitigung, Integrationshilfen, soziale Schutz- und Gleichstellungsgesetze).

Mit Konzept-, Kooperations-, Rechts- und Grundsatzfragen des schwierigen Sachgebiets der Reha befassen sich zahlreiche Institutionen/Gremien, z.B. in der Selbsthilfe, bei den Sozialverbänden und den freien Wohlfahrtsorganisationen. Zwei umfassend organisierte und auf Reha spezialisierte Fachverbände sind die Deutsche Vereinigung für die Rehabilitation Behinderter e.V. (DVfR) in Heidelberg und die Bundesarbeitsgemeinschaft für Rehabilitation (BAR) in Frankfurt am Main.

Rehabilitationseinrichtungen, Fachkrankenhäuser für chronisch Kranke, Heilstätten, Kurkliniken, Behindertenzentren, Berufsbildungswerke und Berufsförderungswerke für Behinderte, Werkstätten für Behinderte sowie Rehabilitations- und Integrationsfirmen des »zweiten Arbeitsmarktes« können summarisch als Rehabilitationseinrichtungen bezeichnet werden. Sie decken gemeinsam das weite Feld der ▸ Rehabilitation ab, sind teils heterogen für viele verschiedene Betroffene offen, teils auch auf bestimmte Erkrankungen spezialisiert und verfolgen die unterschiedlichsten Aufgaben nach vielfältigsten Konzepten. Typisch ist auch die Vielfalt der öffentlichen, freigemeinnützigen, privaten und anderen Einrichtungsträgerschaften. Gemeinsam ist ihnen lediglich, dass sie Menschen mit Behinderungen oder chronischen Erkrankungen mit Behinderungswert dienen.

Rehabilitationszentrum, ▸ Rehabilitationseinrichtung, die meist ein umfassendes Angebot von Maßnahmen der Rehabilitation anbietet und oft ein überregionales Einzugsgebiet hat.

Reimplantation, ▸ Replantation.

Rekonstruktion, Wiederherstellung, ▸ Wiederherstellungschirurgie.

Rektoskopie, ▸ Endoskopie des Enddarms mit einem starren oder flexiblen Endoskop zur Untersuchung, Biopsie und/oder Durchführung kleinerer Eingriffe (z.B. Abtragen von Polypen, Hämorrhoiden, ▸ Varizen).

Remission, vorübergehendes teilweises (partielle Remission) oder vollständiges (komplette Remission) Zurückgehen objektiv fassbarer oder subjektiver Symptome einer Krankheit.

Replantation, Wiedereinpflanzen eines Organs oder Körperteils nach vorheriger Verlagerung (z.B. Neueinpflanzen eines Harnleiters in die Blase, der angeboren eine falsche Einmündung hatte) oder Verlust (z.B. Wiederannähen eines abgetrennten Fingers). Wichtig und oft nicht einfach ist die Wiederherstellung der Verbindung kleiner Blutgefäße und Nerven. ▸ Wiederherstellungschirurgie, ▸ Mikrochirurgie.

Reposition, das In-die-richtige-Lage-Bringen einer Körperpartie, z.B. ausgetretener Inhalt des Bauchraumes durch eine Bruchpforte, Einrichten verschobener Knochenteile nach Knochenbruch. Auch das Drehen des Kindes in die zur Geburt günstige Schädellage kann als Reposition bezeichnet werden.

Reproduktionsmedizin, alle medizinischen Maßnahmen, um Menschen mit gestörter Fähigkeit zur Fortpflanzung (▸ Fertilität) zu eigenem Nachwuchs zu verhelfen. Neben der ▸ Fertilisierungsbehandlung und der künstlichen Befruchtung der Eizelle im Körper der Frau durch männliche Samenzellen (vom Partner oder von einem Samenspender) eröffnen sich durch die Fortschritte in der Medizin weitere Möglichkeiten. So ist es fast schon routinemäßig durchführbar, reife Eizellen der Frau zu entnehmen, sie außerhalb des Körpers mit Spermien zu befruchten, Embryonen anzuzüchten und diese wieder in die Gebärmutter meist der biologischen Mutter oder – in wenigen Fällen – einer anderen Frau (Leihmutter) einzupflanzen, wo sie sich dann wie in einer normalen Schwangerschaft weiterentwickeln können.

Diese Maßnahmen, von den Betroffenen, die meist schon einen langen Leidensweg hinter sich haben, oft als letzte Hoffnung betrachtet, sind gesamtgesellschaftlich nicht unumstritten und führen nicht nur zur Diskussion ethischer Fragen (was passiert mit überzähligen Embryonen?), sondern können auch gerichtliche Auseinandersetzungen nach sich ziehen (z. B., wenn die Leihmutter das Kind behalten will).

Resistenz, 1. die angeborene Widerstandsfähigkeit (nicht zu verwechseln mit der erworbenen ▸ Immunität) von Menschen, Tieren und Pflanzen gegenüber Giften und Infektionen. Die Resistenz kann nicht nur zwischen den Arten und Individuen einer Spezies variieren, sondern ändert sich beim Individuum selbst auch abhängig von den Lebensumständen.

2. als Resistenz wird weiterhin die primär vorhandene oder die Entwicklung einer Widerstandsfähigkeit von Bakterien und anderen Mikroorganismen gegen eine sie schädigende Maßnahme (z. B. Antibiotika) bezeichnet. Das vermehrte Auftreten resistenter Bakterien kann durch folgende Faktoren begünstigt werden. Bleiben nach einer ausreichend lange durchgeführten Antibiotikatherapie nur die vorher bereits resistenten Erreger übrig, haben sie wegen fehlender Konkurrenz besonders günstige Vermehrungsbedingungen. Die Bakterien, die bereits seit Urzeiten unseren Planeten bevölkern und biologisch gesehen eine ausgesprochen erfolgreiche Spezies sind, haben wegen ihrer schnellen Reproduktionsfähigkeit die Möglichkeit, sich durch Änderungen der Erbinformation sehr rasch an neue Verhältnisse anzupassen. Deshalb können sie ihre Erbinformation in kurzer Zeit so ändern, dass sich eine Resistenz entwickelt, ja diese Information kann nicht nur auf eigene Nachkommen, sondern sogar auf andere Bakterienstämme übertragen werden. Fachleute warnen daher seit einiger Zeit eindringlich vor dem unkritischen Einsatz von Antibiotika ohne zwingende Notwendigkeit oder in der Tiermast.

Rettungsassistent, Abk. **RA,** Berufsbezeichnung für im ▸ Rettungsdienst tätige nicht ärztliche Helfer, die eine zweijährige Ausbildung absolviert haben müssen.

Rettungsdienst, alle Einrichtungen, die mit der möglichst schnellen Bergung, der vorklinischen Versorgung und dem Transport von Menschen in das nächste geeignete Krankenhaus, die durch einen Unfall, eine Erkrankung oder sonstige Umstände in eine akute und oft auch lebensbedrohliche Notlage geraten sind. Wer am Rettungsdienst beteiligt ist, ist von Region zu Region unterschiedlich und von örtlichen Gegebenheiten abhängig. Meist sind es die Feuerwehr (nicht immer nur zur Brandbekämpfung und Bergung, sondern z. T. auch im medizinischen Bereich tätig) und/oder eine oder mehrere der bekannten Rettungsorganisationen wie Arbeiter Samariter Bund

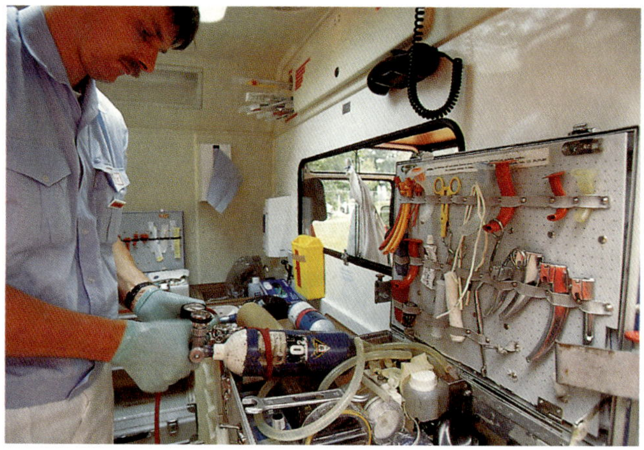

Rettungsdienst: Bei Dienstantritt überprüft der Rettungsassistent die Geräte und die Ausrüstung des Rettungswagens.

(ASB), Deutsches Rotes Kreuz **(DRK),** Johanniter- Unfall-Hilfe **(JUH)** und Malteser Hilfsdienst **(MHD).** Hinzu kommt noch die Polizei (z. B. Absicherung der Unfallstelle) und bei großen Katastrophen Technisches Hilfswerk **(THW)** und/oder Bundeswehr (wie beim Oder-Hochwasser 1997). Je nach Region zählen dazu weiterhin die Deutsche Lebensrettungsgesellschaft **(DLRG),** die Gesellschaft zur Bergung Schiffbrüchiger **(DGzRS),** die Seenotrettung oder die Bergwacht.

Gesteuert werden die Einsätze im Rettungsdienst über regional eingerichtete Rettungsleitstellen, die den Notruf entgegennehmen und aufgrund der vorliegenden Informationen entscheiden, welche, wie viele und wie dringlich Rettungskräfte bzw. –mittel zum Einsatz kommen. Zur medizinischen Versorgung können dies sein:

1. der **Rettungshubschrauber (RTH),** der in der Regel mit einem Arzt, einem Rettungsassistenten

(RA) und dem Piloten besetzt ist. Das Team ist mit allen nötigen Hilfsmitteln zur Beatmung, einem kombinierten Gerät zur Ableitung eines ▸EKG und zur ▸Defibrillation, Medikamenten und sonstigem Gerät (z. B. Blutdruckmessgerät, Absaugvorrichtungen usw.) ausgerüstet. Der RTH soll in erster Linie Arzt und RA möglichst schnell zum Einsatzort bzw. zum Patienten bringen. Nicht immer ist er auch für den Transport das geeignete Mittel. So sollten Patienten mit Herzinfarkt besser über Land transportiert werden, unter anderem deshalb, weil Maßnahmen der ▸Reanimation während des Fluges schwer durchzuführen oder wie die Defibrillation sogar gefährlich sein können. Für bestimmte Fälle, z. B. bei Wirbelsäulenverletzten, eignet er sich dagegen zum Transport besser als das Auto und kann deshalb hier auch zu Sekundärtransporten eingesetzt werden.

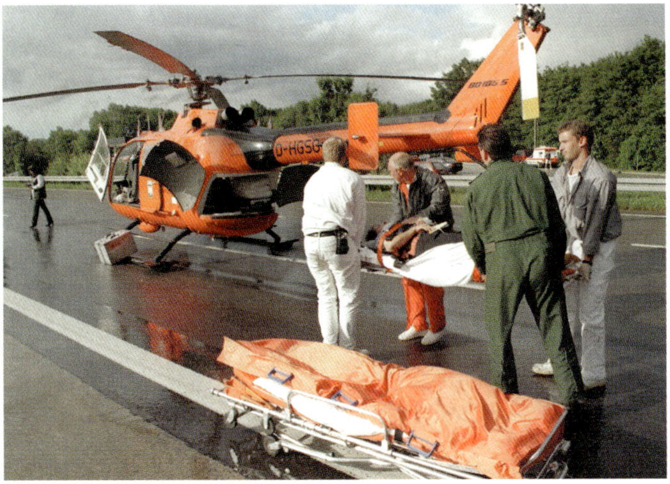

Rettungsdienst: Der Rettungshubschrauber ist das schnellste Rettungsmittel des Rettungsdienstes.

2. der **Notarztwagen (NAW),** der in der Regel mit einem Arzt und zwei RA besetzt ist und in der Ausstattung fast identisch ist mit dem RTW und somit auch zum Transport geeignet ist.

3. das **Notarzteinsatzfahrzeug (NEF),** ein PKW, der es nicht erlaubt, Patienten zu transportieren, sondern Arzt und RA (zugleich der Fahrer) samt Ausrüstung schnell zum Einsatzort zu bringen im Rendezvoussystem mit einem RTW.

4. der **Rettungstransportwagen (RTW),** besetzt mit 2 oder 3 RA, hat nicht nur die notwendige Ausrüstung an Bord, sondern kann einen Patienten liegend transportieren. RTW und NEF ergeben zusammen funktionell einen NAW.

5. der **Krankentransportwagen (KTW)** ist nur zum Transport von Kranken, die liegend transportiert werden müssen bzw. nicht im Taxi gefahren werden können und die nicht der unmittelbaren Versorgung durch Notarzt oder erfahrenen RA bedürfen, gedacht. Die räumliche und apparative Ausstattung ist gegenüber dem RTW reduziert.

Daneben gibt es mancherorts speziell personell besetzte (Kinderarzt) und eingerichtete (z. B. ▸Inkubator) entsprechende Fahrzeuge für Kinder, Neu- und Frühgeborene.

NEF und NAW sind häufig an Krankenhäusern stationiert, da sich die Notärzte meist aus dem dortigen ärztlichen Personal rekrutieren, in der Regel aus den Fachbereichen ▸Anästhesiologie, ▸Chirurgie oder ▸innere Medizin bzw. ▸Pädiatrie bei Kinder-NAW. **Notarzt** ist eine bei der ▸Ärztekammmer nach einem vorgeschriebenen Ausbildungsgang und einer Prüfung erhältliche Zusatzbezeichnung. Der **Notarztdienst** darf nicht verwechselt werden mit dem **ärztlichen Notfalldienst,** der in der Regel von niedergelassenen Ärzten organisiert und durchgeführt wird zur Behandlung dringender Fälle zu den Zeiten, zu denen die Arztpraxen geschlossen sind.

Rettungstransportwagen, ▸Rettungsdienst.

Rheuma, Rheumatismus, eine große Zahl unterschiedlichster Erkrankungen, denen gemeinsam ist, dass verschiedenartige, fließende und wechselnde Schmerzen am Bewegungsapparat auftreten. Man spricht deshalb auch vom **rheumatischen Formenkreis.** Die einzelnen Krankheiten unterscheiden sich z. T. erheblich, was Ursache, betroffene Gewebe (Muskeln, Gelenke, Sehnen), Symptome und Mitbeteiligung anderer Organe angeht. Grundsätzlich kann man folgende Einteilungen treffen:

1. nach der Ursache:

a) nicht entzündlich, die Beschwerden sind durch degenerative und Alterungsprozesse verursacht,

b) entzündlich, z. B. durch Infektionen oder indirekt durch Autoimmunprozesse (▸Immunsystem);

2. nach den betroffenen Körperpartien wie Muskelrheuma, Gelenkrheuma usw.

Aufgrund der Vielfalt ist die Erhebung der exakten Diagnose auch für Spezialisten oft nicht einfach und die Behandlungsmethoden sind sehr unterschiedlich. Sie reichen von ▸Krankengymnastik und Verfahren der ▸physikalischen Medizin bis hin zur operativen Behandlung zur Erhaltung der Funktionsfähigkeit des Bewegungsapparates.

Rheumaliga, eine Selbsthilfeorganisation von Patienten, die sich die Beratung, soziale Betreuung und Interessenvertretung an ▸Rheuma erkrankter Menschen zur Aufgabe gemacht hat. Die Aktivitäten finden auf Landesebene statt, reichen aber auch in den internationalen Bereich hinein.

Rheumatologie, Teilgebiet der inneren Medizin; befasst sich mit den Ursachen, der Diagnostik, der Therapie und der Rehabilitation von und bei Erkrankungen des rheumatischen Formenkreises (▸Rheuma).

Robodoc, neues, noch nicht allgemein eingeführtes System, mit welchem unter Einsatz von computergesteuerten Robotern bestimmte Schritte einer Operation genau vorausgeplant und präzise durchgeführt werden können. So ist es möglich, nach vorheriger computergestützter Auswertung von Röntgenbildern und dem Markieren wichtiger Punkte z. B. das Ausfräsen der Markhöhle des Oberschenkels zur ▸Implantation eines künstlichen Gelenks nicht nur vorher am Computer zu simulieren, sondern mithilfe des Roboters auch passgenau durchzuführen. Das führt zu einem exakten Sitz der Endoprothese (▸Prothese), beugt der Komplikation der Prothesenlockerung vor und beschleunigt die Heilung.

Auch in der Herzchirurgie wird ein Robodocsystem entwickelt. In Zukunft wird es solche und ähnliche (▸Computernavigation) Systeme auch für andere operative Fächer geben.

EINSATZ VON ROBOTERN IN DER MEDIZIN:

Einsatzgebiet	an welcher Stelle?	Was wird gemacht?	Bemerkungen
Herz	Herzmuskel	Bypassoperationen:	Zum Teil kann am
	Herzkranzgefäße	Der Roboter führt die Kamera,	offenen Herzen operiert
		bereitet kleine Gefäße vor, die als	werden (ohne Herz-
		»Blutumleitung« eingenäht werden	Lungen-Maschine)
	Herzklappen	Korrekturen an der	kaum Erfahrungen
		Mitralklappe	vorhanden
Nervensystem	Gehirn	Entnahme von Gewebeproben	präzises Lokalisieren und
		und minimalinvasive Chirurgie	geringeres Verletzungs-
		bei Tumoren im Hirn	risiko für gesundes Gewebe
Orthopädie	Hüfte	Bohrungen in den	überaus große
	Knie	Knochen für Prothesen	Passgenauigkeit und damit
	Schulter		bessere Stabilität
	Wirbelsäule	Operationen zur Stabilisierung,	
		z. B. nach einem Unfall	
		oder bei Skoliose	
Urologie	Prostata	Führen der Kamera	Eine gleichzeitige
	Blase	bei Laparaskopien	Sonographie informiert
			den Roboter über
			zu entfernendes Gewebe
Allgemeinchirurgie	Magen, Darm	Führen der Kamera	Einsparungseffekt bei
	Galle	bei Laparaskopien; der Roboter	Assistenten (»Solochirurgie«);
	Eingeweidebruch	kennt die Stimme des Operateurs	Nähte über Fernsteuerung
		und beherrscht 25 Befehle	in der Erprobung
Augen	Augenhintergrund	mikrochirurgische Operationen an	zurzeit in der
		Blutgefäßen des Augenhintergrunds	Erprobung
Mund-, Kiefer-	Fehlbildungen	Eingriffe zur Verlagerung	Zurzeit wird dies
und Gesichts-	der	der Knochen nach einer	geplant; erste
chirurgie	Gesichtsknochen	Computersimulation	Erprobungen vermutlich
			in drei Jahren

Röntgen, Name des Entdeckers der nach ihm benannten ionisierenden Strahlen W. C. Röntgen (*1845, † 1923, Nobelpreis 1901), im allgemeinen Sprachgebrauch für die Anwendung dieser Strahlen in Diagnostik und Therapie verwendet. Es handelt sich um eine unsichtbare elektromagnetische

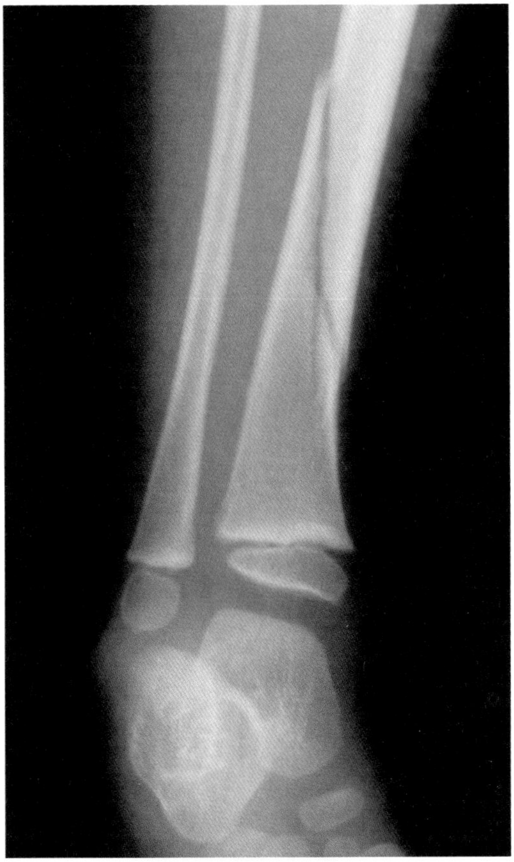

Röntgen: Das klassische Einsatzgebiet für Röntgen: Röntgenaufnahme eines Unterschenkelbruchs.

Strahlung mit sehr kurzer Wellenlänge, die deshalb eine hohe Energiedichte und ein gutes Durchdringungsvermögen besitzt. Da ihr Entdecker sie X-Strahlen nannte, heißt Röntgen im Englischen **X-ray.** Zu ihrer Herstellung wird die Röntgenröhre verwendet, ein luftleeres Gefäß, in welchem beschleunigte Elektronen auf ein festes Metallblech auftreffen. Die Röntgenstrahlung durchdringt unterschiedlich dichte Strukturen verschieden stark, sodass im Körper liegende Gewebe verschiedener Dichte darstellbar gemacht werden können. Durch Entwicklung zusätzlicher Methoden und Techniken (z.B. Anwendung von ▸Kontrastmitteln wie bei ▸Angiographie und Urographie, ▸Computertomographie) haben sich die Anwendungsmöglichkeiten in der Diagnostik stetig erweitert, obwohl auch hier durch die Entwicklung und Verfeinerung von Verfahren, die ohne ionisierende Strahlung auskommen (▸Kernspintomographie, ▸Ultraschall), die Anwendung der Röntgenstrahlung langfristig zurückgehen wird. Eher rückläufig ist auch die Anwendung in der Therapie, z.B. zur Bestrahlung akuter Gelenkentzündungen, da hier auch Alternativen existieren (▸Elektrotherapie, ▸Lasermedizin, ▸Ultraschall). Da Röntgen abhängig von der Dauer und der Häufigkeit der Strahlenbelastung die Entartung von Zellen begünstigt, sollten das Personal Bleischürzen, die von den Röntgenstrahlen nicht durchdrungen werden, tragen, die Keimdrüsen der Patienten möglichst abgedeckt und die Indikation in der Schwangerschaft extrem streng gestellt werden.

Rückenmark, die Fortsetzung des zentralen Nervensystems in den Wirbelkanal hinein; es reicht vom Hinterhauptsloch bis etwa in Höhe des 2. Lendenwirbels. Von dort gehen pro Wirbel nach rechts und links Nervenwurzeln ab, die Impulse vom Rückenmark zu den Muskeln weiterleiten (motorische Nerven) und Empfindungen des Körpers, z.B. Schmerz, Berührung, Temperatur usw., zurück zum Rückenmark leiten (sensible Nerven), sowie Leitungsbahnen des vegetativen Nervensystems. Umspült wird das Rückenmark vom Liquor (▸Hydrozephalus). Es kann geschädigt werden aufgrund von Durchblutungsstörungen, Infektionen, Nervenerkrankungen (z.B. ▸MS) oder mechanisch durch ▸Bandscheibenvorfall oder Verletzungen (▸Querschnittlähmung).

Sanitäter, Bezeichnung für medizinische Helfer im ▸Rettungsdienst und beim Militär. Im zivilen Bereich gibt es dafür eine Ausbildung mit der Berufsbezeichnung ▸Rettungsassistent.

Sarkom, bösartige Neubildungen im Bereich der Binde- und Stützgewebe z.B. der Muskeln (Myosarkom), der Knochen (Osteosarkom), des Fettgewebes (Liposarkom) usw., ▸Krebs.

Sauerstoffüberdrucktherapie, durch atmosphärischen Überdruck kann der Anteil des nicht an die roten Blutkörperchen gebundenen, sondern des physikalisch gelösten Sauerstoffs im Blut erhöht werden. Dies kann in speziell zur Einzel- oder Gruppentherapie konstruierten Druckkammern erreicht werden als Akuttherapie bei Kohlenmonoxidvergiftung, zur Behandlung von Durch-

blutungsstörungen oder zur Sensibilisierung von Krebszellen gegenüber einer ▸ Strahlentherapie.
Da durch den Überdruck auch andere Gase, so auch der Stickstoff aus der Luft, gelöst werden können, kann die Sauerstoffüberdrucktherapie auch bei Luftembolie (▸ Embolie) oder bei der Taucherkrankheit eingesetzt werden. Hier kommt es bei raschem Auftauchen aus großer Tiefe durch Dekompression zum umgekehrten Vorgang, nämlich zum Übertritt gelösten Stickstoffs in die Gasphase; die Gasblasen können dann überall kleine Embolien verursachen, was zur ▸ Querschnittlähmung führen kann.

Schilddrüse, glandula thyreoidea, eine Drüse, die unterhalb des Kehlkopfs, verbunden durch einen Mittellappen, schmetterlingsförmig der Luftröhre aufliegt. Die Schilddrüse produziert die jodhaltigen ▸ Hormone **Trijodthyronin** (T_3) und **Tetrajodthyronin** (T_4 oder Thyroxin), die direkt in das Blut abgegeben werden und den Stoffwechsel und im Kindesalter auch das Wachstum (mit) stimulieren. Normalerweise wird die Hormonproduktion durch Regelkreise gesteuert, die über Zwischenhirn und ▸ Hypophyse laufen. Kommt es dort zu Störungen oder entwickeln sich Drüsenzellen, die sich nicht dieser Steuerung unterwerfen **(autonomes Adenom),** kann es zu Über- und Unterfunktionen kommen. Es kann mit und ohne Funktionsanomalien zur Vergrößerung **(Struma)** der Schilddrüse kommen, die im Extremfall bis in den Brustraum hineinreichen **(retrosternale Struma)** und die Luftröhre erheblich einengen kann, was zu Atembeschwerden führt. Weiterhin kann es zu Autoimmunerkrankungen (▸ Immunsystem) und ▸ Krebs der Schilddrüse kommen. Die Diagnose wird durch klinische Untersuchung und Befragung auf Zeichen von Über- oder Unterfunktion, vor allem durch Blutuntersuchungen hinsichtlich der Hormonaktivität und durch ▸ Szintigraphie gestellt. Die Therapie richtet sich nach der zugrunde liegendem Störung und kann in der Gabe von Schilddrüsenhormonen, von Medikamenten, die die Hormonproduktion hemmen **(Thyreostatika)** und anderen Maßnahmen wie Operation oder ▸ Radiojodtherapie bestehen. Bei manchen Menschen kann durch Zufuhr von Jod (durch jodhaltige Kontrast- oder Desinfektionsmittel) eine akute Überfunktion ausgelöst werden.

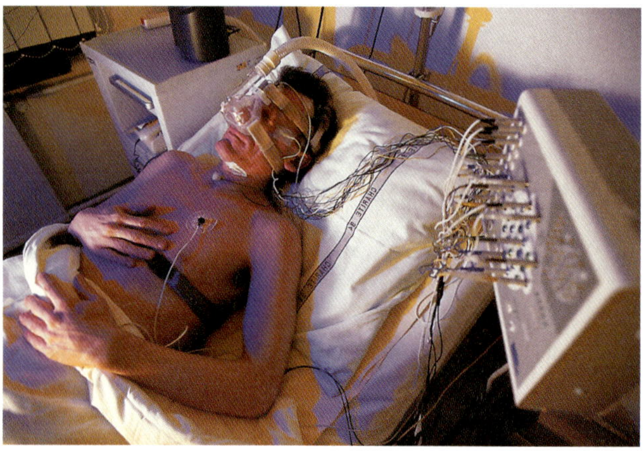

Schlaflabor: Ein Patient im Schlaflabor: Um die Ursache für die Schlafapnoe zu finden, werden alle wichtigen Funktionen aufgezeichnet; eine Unterversorgung mit Sauerstoff verhindert die Beatmungsmaske.

Schlafapnoe, mehr als 10 Sekunden dauernde Phasen von Atemstillstand während des Schlafes, die bis zu 600-mal pro Nacht auftreten können und vom Schlafenden selbst oft gar nicht registriert werden. Die Ursache liegt meist in der Erschlaffung der Rachenmuskulatur, wodurch die oberen Atemwege verlegt werden, kann aber auch durch eine Atemfehlsteuerung des Gehirns verursacht sein. Die Folgen des wiederholten Sauerstoffmangels sind Stress am Blutkreislauf, wie erhöhter Blutdruck, chronische Müdigkeit, verminderte Leistungsfähigkeit und Gefahr durch plötzliches Einschlafen (z. B. am Steuer). Schlafapnoe tritt häufig vor allem bei Männern im mittleren Lebensalter auf und wird begünstigt durch Übergewicht und Alkoholkonsum. Häufiges Symptom ist das Schnarchen. Die Betroffenen kommen nicht selten auf Drängen des geplagten Partners zum HNO-Arzt. Die Diagnose wird durch Untersuchung in einem ▸ Schlaflabor gesichert. Wenn Gewichtsreduktion und Alkoholkarenz nicht zum Erfolg führen, können die verlegten Atemwege durch Überdruckatmung über eine Maske offen gehalten werden.

Schlaflabor, eine meist an Krankenhäusern befindliche spezielle Untersuchungseinheit, in der die Schlafphasen und Körperfunktionen mittels ▸ EEG, ▸ EKG, ▸ EMG, ▸ Pulsoxymetrie usw. kontinuierlich überwacht werden können. Dies geschieht zu Forschungszwecken, aber auch um Störungen wie ▸ Schlafapnoe feststellen zu können. Die Patienten sollten sich vorher erkundigen, ob das Schlaflabor eine Akkreditierung der Deutschen Gesellschaft für Schlafmedizin besitzt.

Schlafmedizin, Zweig der Medizin, der sich mit den Ursachen, der Diagnostik und der Therapie von Schlafstörungen befasst.

Schlaganfall, ▸ Apoplex.

Schlaganfallfachabteilung, ▸ Stroke-Unit.

Schmerzambulanz, meist von Ärzten der Anästhesiologie oder Neurologie betreute spezielle Ambulanz zur Behandlung schwieriger akuter oder chronischer Schmerzzustände. In die Schmerzambulanz können einerseits Patienten des Krankenhauses kommen, wenn die Möglichkeiten der ▸ Schmerztherapie in der Abteilung, wo sie anderweitig behandelt werden, überschritten werden bzw. wenn interdisziplinäre Zusammenarbeit nötig ist. Andererseits können auch Patienten von außerhalb dort vorstellig werden, falls die Schmerzambulanz eine Kassenzulassung besitzt auch mit einer Überweisung des Hausarztes auf Krankenschein. Bei manchen Schmerzambulanzen besteht die Möglichkeit einer vorübergehenden stationären oder teilstationären Betreuung, insbesondere wenn invasive Verfahren der Schmerztherapie (wie z.B. das Einlegen eines Periduralkatheters und folgender Einstellung mit darüber applizierten Opiaten, ▸ PDA) zur Anwendung kommen.

Schmerzprophylaxe, vorbeugende Maßnahmen, damit ein wahrscheinlich auftretender Schmerz gar nicht erst in größerem Ausmaß entsteht. So kann z.B. eine Lokal- oder Leitungsanästhesie (▸ Anästhesie) bereits vor der Operation, auch wenn für diese zusätzlich eine Vollnarkose durchgeführt werden muss, oder vor Ende der Narkose angelegt werden, um die Schmerzen im Wundgebiet zumindest für einige Stunden auszuschalten, bei Verfahren mit der möglichen Einlage eines Katheters (▸ Periduralanästhesie, ▸ Plexusanästhesie) auch länger.

Schmerztherapie, die Behandlung akuter und chronischer Schmerzen. Abhängig von der Ursache der Schmerzen, dem Willen des Patienten, dem Wissen und den Fähigkeiten der Ärzte, den personellen und apparativen Möglichkeiten zur Durchführung und gegebenenfalls anschließenden Überwachung, stehen folgende Maßnahmen ggf. auch in Kombination zur Verfügung:

1. die Gabe von Medikamenten unterschiedlichster Darreichungsform (z.B. Tabletten, Zäpfchen, als Infusion usw.) und chemischer Beschaffenheit. Die stärksten Schmerzmittel zählen zu den **Opiaten** (stammen also vom Schlafmohn ab) und fallen deshalb unter das ▸ Betäubungsmittelgesetz. Sehr wichtig ist, dass die Konzentration der Medikamente im Blut (Blutspiegel) möglichst gleichmäßig ist, ohne »Gipfel« und »Täler«. Mittlerweile liegen sowohl bei akuten wie auch bei chronischen Schmerzzuständen positive Erfahrungen vor über programmierbare Pumpen zur Infusion von Schmerzmitteln in einen Venenkatheter oder einen Periduralkatheter (▸ Periduralanästhesie), die innerhalb eines limitierten Bereiches durch den Patienten selbst gesteuert werden können.

SCHMERZTHERAPIE

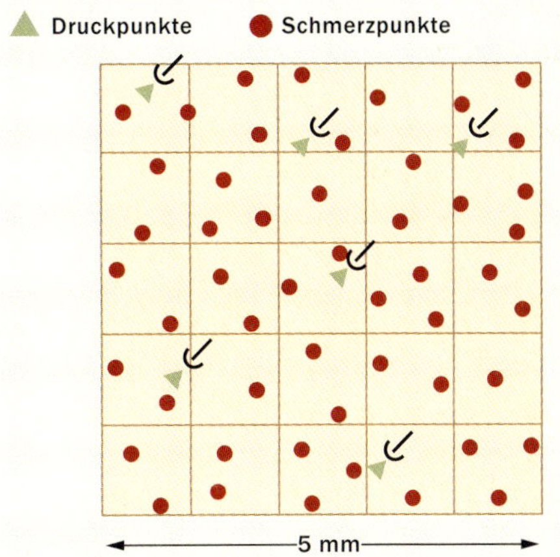

Schmerztherapie: Für eine gezielte Schmerztherapie muss die Verteilung der Schmerzpunkte auf der Haut bekannt sein.

2. lokale Betäubungsmittel kommen zur Anwendung als Lokal- oder Leitungsanästhesie (▸ Anästhesie) bzw. im Rahmen einer ▸ Neuraltherapie.
3. Elektrostimulation: Über flächige Elektroden werden die schmerzhaften Bereiche bzw. der betroffene Nerv stimuliert und quasi abgelenkt vom eigentlichen Schmerzgeschehen. Dieses Verfahren wird mancherorts auch in der Geburtshilfe angewendet.
4. Verfahren der ▸ Psychotherapie wie Suggestion oder Hypnose. Hier geht es vor allem um die Veränderung der Schmerzwahrnehmung. Andere psychotherapeutische Verfahren können zur Anwendung kommen, wenn entweder die Schmerzen selbst eine psychische Ursache haben oder aber es durch lange bestehende oder massive Schmerzen zu reaktiven psychischen Störungen, allen voran der Depression, gekommen ist.

5. alternative Methoden wie Akupunktur, Homöopathie, manuelle Therapie oder Naturheilverfahren.
6. operative Verfahren. Hier ist nicht die operative Beseitigung einer schmerzauslösenden Ursache (z.B. Entfernung eines entzündeten Blinddarms bzw. des Wurmfortsatzes) gemeint, sondern es handelt sich um Eingriffe, die schmerzleitende Bahnen im peripheren oder zentralen Nervensystem dauerhaft zerstören. Die ▸ Indikation muss hier besonders streng gestellt werden, da das Ergebnis in der Regel nicht mehr rückgängig gemacht werden kann.

Schnellschnitt, sofortige Untersuchung einer Gewebeprobe nach Entnahme während einer laufenden Operation durch einen Pathologen, um das weitere operative Vorgehen festlegen zu können.

Schock, in der Umgangssprache gebräuchliche Bezeichnung für einen psychischen Zustand nach einem Schreckerlebnis. In der Medizin bedeutet Schock das Unvermögen des Organismus, alle Körperregionen angemessen und mit ausreichendem Blutdruck zu durchbluten. Es kommt dann meist zu einer Art Notfallschaltung, in der vorwiegend die unmittelbar überlebensnotwendigen Organe Gehirn und Herz versorgt werden **(Zentralisation),** was zwangsläufig zu einer Mangeldurchblutung anderer Bereiche führt. Das hat langfristig negative Folgen für den Organismus und kann im schlimmsten Fall zum Multiorganversagen führen. Das klinische Bild und auch die Prognose ergeben sich aus den Ursachen und der Dauer des Schockzustandes bis zum Einsatz effizienter therapeutischer Maßnahmen und den Folgen der körpereigenen Kompensationsmechanismen. Die häufigsten Formen des Schocks sind:
1. **hypovolämischer Schock** durch große Verluste von:
a) Blut (z.B. bei Verletzungen, im Rahmen einer Geburt, infolge ▸ Gerinnungsstörungen, durch Krampfadern der Speiseröhre oder ein Magengeschwür u.a.);
b) Wasser und sonstigen Flüssigkeiten (Erbrechen, Durchfall, extremes Schwitzen, über die Niere, nach Verbrennungen in die geschädigten Areale oder in so genannte dritte Räume wie z.B. bei Bauchwassersucht, auch Aszites genannt);
2. **kardiogener Schock** durch starke Einschränkung oder völliges Versagen der Pumpfunktion des Herzens z.B. durch Herzinfarkt, massive Herzrhythmusstörungen usw;
3. **septischer Schock** durch eine generalisierte ▸ Infektion. Durch Stoffe aus den Bakterien selbst oder durch solche, die im Rahmen der Entzündungsreaktion vom Körper selbst gebildet werden, kommt es zu einer Weitstellung und zu vermehrter Durchlässigkeit der kleinen Blutgefäße mit der Folge, dass das Blutvolumen relativ gesehen nicht mehr ausreicht, zumal noch Ödeme entstehen können;
4. **anaphylaktischer Schock** im Rahmen einer akuten Reaktion bei Allergien. Durch Stoffe, die durch die überschießende Abwehr des ▸ Immunsystems entstehen, kommt es zu ähnlichen Folgen wie beim septischen Schock;
5. **neurogener Schock** durch akute Beeinträchtigung oder Ausfall von Nerven, die an der Steuerung der Kreislaufregulation beteiligt sind (z.B. spinaler Schock nach ▸ Querschnittlähmung);
6. **Schock durch andere Ursachen** wie Störungen im Bereich der ▸ Hormone oder des Stoffwechsels (z.B. **hypoglykämischer Schock** bei Unterzuckerung des Blutes durch ein Übermaß an ▸ Insulin).
Ein Schock ist immer ein akut lebensbedrohlicher Zustand, der sofort in ärztliche Behandlung gehört. Die Sterblichkeit ist trotz der Verbesserungen im Rettungsdienst und der Fortschritte in der Notfall- und Intensivmedizin immer noch hoch.

Schrittmacher, Abk. **SM,** ein elektrischer Impulsgeber für einen Muskel. Meist ist damit der ▸ Herzschrittmacher gemeint. Es gibt aber auch SM zur Stimulation des Zwerchfellmuskels, um die Atmung bei hoher Querschnittlähmung zu unterstützen.

Schulmedizin, das medizinische Wissen, welches an den Universitäten gelehrt wird bzw. allgemein als richtig anerkannt ist, wobei der Schwerpunkt auf naturwissenschaftlich erfass- und messbaren Methoden in Diagnostik und Therapie liegt. Parallel dazu gibt es eine Reihe anderer Formen der Diagnostik und vor allem der Behandlung (Akupunktur, alternative Therapien, Erfahrungsheilkunde, Homöopathie, Naturheilkunde, Phytotherapie), die den Bewertungskriterien der Schulmedizin nur zum kleineren Teil entsprechen, daher von dieser mit wenigen Ausnahmen entweder gar nicht oder nur als begleitende Therapie anerkannt werden. Vertreter beider Richtungen liefern sich teilweise heftige und oft eher emotional als sachlich geführte Diskussionen, was durch die Tatsache begünstigt wird, dass jeder eher die nicht zufrieden stellend behandelten Patienten der »anderen Seite« zu sehen bekommt als die erfolgreich therapierten. Zum Glück für die Patienten entwickelt sich heute mancherorts ein ernsthafter Dialog in gegenseitigem Respekt und es kommt partiell auch zur Zusammenarbeit. So wird z. B. in klinikeigenen Schmerzambulanzen bereits die Akupunktur eingesetzt oder es kommen in manchen geburtshilflichen Abteilungen auch Arzneimittel der Homöopathie zur Anwendung.

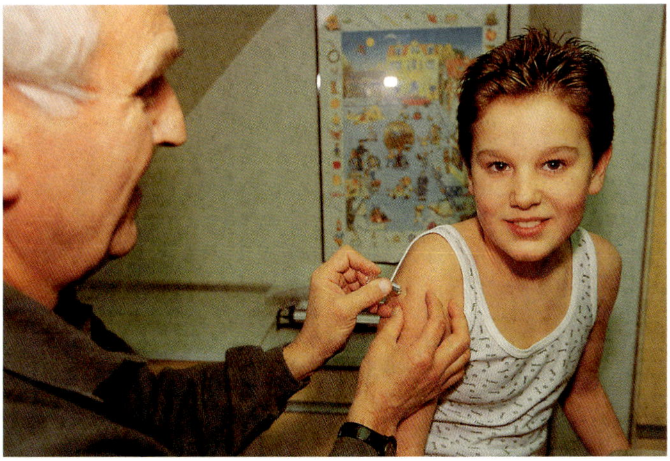

Schutzimpfung: Nicht ganz geheuer ist dem jungen Patienten die Impfung mit der Spritze.

Schulung, eine Unterweisung von Personal und/oder Patienten sowie gegebenenfalls deren Angehörigen im Hinblick auf die Grundlagen und die sich daraus ergebenden notwendigen Änderungen der Lebensführung. Bei der Schulung von Diabetikern betrifft dies z. B. die Diät, Möglichkeiten und Grenzen körperlicher Betätigung, Warnzeichen für drohende Entgleisungen der Blutzuckerwerte, Umgang mit ▸ Insulin(pumpen) und Sekundärfolgen der Erkrankung usw.

Schuppenflechtenarthritis, Gelenkentzündung, die bei der Schuppenflechte (Psoriasis) auftreten kann. Dies ist keine Pilzerkrankung (wie der deutsche Name nahe legt), sondern eine Hauterkrankung, bei der es durch überstürzte Hautneubildung zu scharf begrenzten Herden mit übermäßiger Hornhautbildung und damit auch zum Abschuppen kommt. Eine erbliche Vorbelastung wird angenommen, der begünstigende Einfluss psychischer Faktoren ist wahrscheinlich.

Schutzimpfung, vorbeugende Maßnahme mit dem Ziel, künstlich eine ▸ Immunität gegen bestimmte Krankheitserreger zu erzeugen. Dies kann als passive oder aktive Immunisierung durchgeführt werden.

1. Bei der **passiven Immunisierung** erhält der Organismus bereits fertige Antikörper (▸ Immunsystem) gegen die Erreger oder deren Giftstoffe im Rahmen einer drohenden oder bereits eingetretenen ▸ Infektion, wenn für den Aufbau einer selbst entwickelten Immunität keine Zeit mehr bleibt bzw. die Erkrankung so schwerwiegend ist, dass man sich darauf nicht verlassen will (z. B. bei der Tollwut). Dieser Schutz existiert nur, solange die fremden Antikörper im Körper bleiben, da ja das eigene Immunsystem nicht aktiviert wurde und demzufolge auch keine eigenen Antikörper bilden kann. Die bekannteste passive Immunisierung ist die Gabe von Tetagam nach Verletzungen, wenn kein sicherer ausreichender Impfschutz gegen Wundstarrkrampf (Tetanus) besteht, meist in Verbindung mit einer aktiven Immunisierung im Hinblick auf die Zukunft.

2. Die **aktive Immunisierung** durch Impfstoffe, die den Körper zum Aufbau einer eigenen spezifischen Immunität stimulieren sollen. Sie kann auf mehrere Weisen erfolgen:

a) durch in ihrer Wirkung abgeschwächte, aber noch lebende und vermehrungsfähige Erreger **(Lebendimpfstoffe)** wie bei der Schluckimpfung gegen Kinderlähmung oder als intramuskuläre Injektion bei der Masern-Mumps-Röteln-Impfung;

b) durch abgetötete Erreger wie bei der Chole-

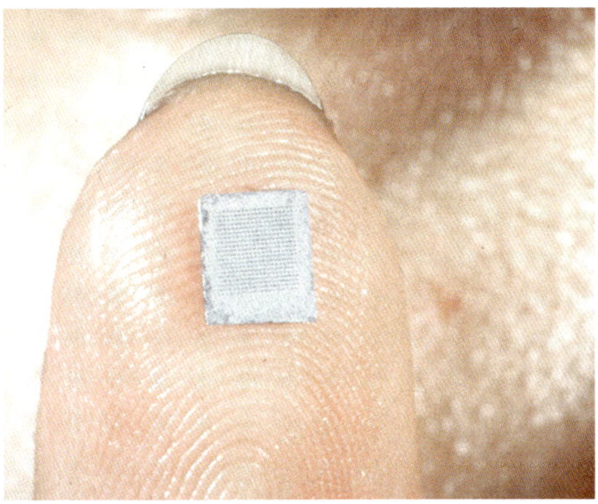

Schutzimpfung: Um für die Patienten das Impfen angenehmer zu machen, wurde ein Impfpflaster entwickelt: Der Impfstoff wird durch bis zu 400 Mikronadeln pro Quadratzentimeter in den Körper gebracht.

raimpfung oder immunologisch zur Antikörperbildung relevante Teile derselben wie beim neuen Keuchhustenimpfstoff in Form von **Totimpfstoffen;** c) durch Toxoide, das sind Stoffe, die schädlichen Giften von ▸ Bakterien ähnlich sind, aber nicht deren Giftigkeit haben wie bei der Schutzimpfung gegen Diphterie oder Tetanus.

Alle verabreichten Impfungen müssen in einem **Impfpass** dokumentiert werden. Da die künstlich erzeugte Immunität meist nicht lebenslang anhält, müssen die Schutzimpfungen konsequenterweise in bestimmten Abständen wiederholt werden.

Während das Konzept der Schutzimpfung in der Schulmedizin fast unumstritten ist und das Auftreten von ernsten Nebenwirkungen und Komplikationen als so gering eingeschätzt wird, dass die Vorteile die möglichen Nachteile überwiegen, gibt es auch sehr kritische Stimmen. Die Auseinandersetzung gleicht über weite Strecken einem Glaubenskrieg. Da in der Bundesrepublik Deutschland keine Impfpflicht (mehr) besteht und zu jeder Schutzimpfung eine ▸ Einwilligung nach entsprechender ▸ Aufklärung erforderlich ist, sollten sich die Patienten bzw. die Eltern von zu impfenden Kindern über alle möglichen Vor- und Nachteile informieren können, als Voraussetzung für eine kompetente Entscheidung. Normalerweise impfen die niedergelassenen Ärzte. Im Krankenhaus wird meist nur die BCG-Impfung gegen Tuberkulose bei Neugeborenen und relativ häufig die passive und aktive Immunisierung gegen Wundstarrkrampf bei verletzten Patienten durchgeführt.

Schweigepflicht, Verpflichtung des Arztes, Apothekers, von Angehörigen anderer Heil- und medizinischer Assistenzberufe (z.B. Pflegeberufe, Hebammen, Krankengymnasten, Laborpersonal usw.) über alle, auch nicht medizinische Sachverhalte, die ihnen in der Ausübung ihres Berufes bekannt werden, Stillschweigen zu wahren, auch über den Tod des betreffenden Patienten hinaus. Der Patient selbst kann von der Schweigepflicht entbinden. Von der Schweigepflicht entbunden ist man aber auch, wenn eine gesetzlich festgelegte Offenbarungspflicht (z.B. Meldepflicht von Erkrankungen nach dem ▸ Bundesseuchengesetz, Angaben gegenüber Sozialleistungsträgern usw.) oder eine Anzeigepflicht (z.B. in Hinblick auf die Verhinderung oder Aufklärung einer Straftat) besteht sowie im Sinne eines rechtfertigenden Notstands (z.B. bei Selbstmordgefahr) bzw. im Fall des Anzeigerechts (z.B. Weiterleitung von Daten an das Krebsregister unter Wahrung der Bestimmungen des Datenschutzes).

Sektion, ▸ Obduktion. Nicht zu verwechseln mit Sectio caesarea, dem Kaiserschnitt.

Selbstbestimmungsrecht, ein Grundrecht (Art. 1 und 2 GG), das bezogen auf das Verhältnis von Arzt und Patient das Recht auf freie Wahl von Arzt und Therapie beinhaltet sowie das Recht, die Einwilligung zu diagnostischen, therapeutischen und sonstigen (z.B. Obduktion, Organspende, Sterbehilfe usw.) Maßnahmen zu erteilen oder zu verweigern, außer es liegen Gründe für eine ▸ Unterbringung oder ▸ Zwangsbehandlung vor.

Senkungsoperation, ▸ Beckenbodenschwäche.

Senologie, Lehre von den Ursachen, der Diagnostik und der Therapie von Erkrankungen der weiblichen Brust bzw. der Brustdrüsen.

SHT, Abk. für **S**chädel-**H**irn-**T**rauma, also einer Verletzung im Bereich der Knochen, Blutgefäße und des Hirngewebes im Bereich des Schädels, welche bezüglich ihres Schweregrades von einer leichten Gehirnerschütterung **(Commotio),** über Blutungen an und im Gehirn **(epidurale, subdurale** und **intracerebrale Hämatome)** und Prellungen **(Contusio)** mit Schwellung einzelner Hirnareale oder des gesamten Gehirns bis zum Hirntod reichen kann. Wegen des drohenden oder bestehenden erhöhten Hirndrucks sind operative Maßnahmen zur Entlastung (z.B. Entfernung einer Blutung oder eines Stückes Schädelknochen) oder Überwachung (▸ Implantation einer Hirndrucksonde zur Messung des aktuellen Drucks) bzw. medikamentöse und sonstige Behandlung und ▸ Monitoring auf einer ▸ Intensivstation nötig. Da die Symptome bzw. die Schäden nach einem so genannten freien Intervall erst später offenbar werden können, sollte auch bereits bei Verdacht (der sich z.B. aus dem Unfallhergang ergeben kann) eine schnelle Abklärung und ggf. Überwachung in einem geeigneten Krankenhaus erfolgen. Da bei fast einem Drittel aller schwer Schädel-Hirn-Traumatisierten zusätzlich eine Verletzung der Halswirbelsäule besteht, sollten all diese Patienten bis zum Beweis des Gegenteils so schonend behandelt und transportiert werden, als hätten sie eine solche.

Shunt, eine Verbindung zwischen zwei flüssigkeitsgefüllten Systemen im Körper, die normalerweise so nicht besteht. Diese kann angeboren (z.B. als Loch in der Scheidewand des Herzens), erworben (z.B. eine Verbindung zwischen Vene und Arterie, die nach einer Verletzung entstanden ist) oder künstlich angelegt sein (z. B. zum Anlegen einer Dialyse oder zur Ableitung von Liquor bei ▸ Hydrozephalus). ▸ Fistel.

SHUNT

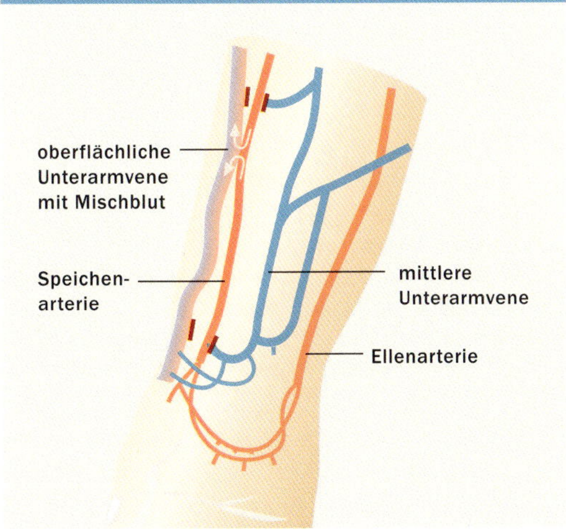

Shunt: Die künstliche Verbindung zwischen arteriellen und venösen Blutgefäßen ist in bestimmten Fällen notwendig.

Skoliose, c-förmige (nur eine Krümmung) oder s-förmige (mit Gegenkrümmung) seitliche Verbiegung der Wirbelsäule mit Verdrehung und Versteifung der betroffenen Wirbelkörper. Die Fehlform kann angeboren oder erworben sein, durch Verformung der Wirbelkörper selbst (z. B. durch Verletzung, entzündliche Veränderungen, ▸ Krebs) oder Erkrankungen des Muskel- und Bindegewebes, welches die Wirbelsäule in ihrer Form hält. Auch eine Beinlängendifferenz kann zu Skoliose führen. Probleme ergeben sich nicht nur wegen Schmerzen oder aus kosmetischen Gründen, sondern, wenn die Brustwirbelsäule betroffen ist, auch aus der ungleichen Belüftung der Lungenflügel, was je nach Schweregrad zu einer schweren Beeinträchtigung der Atemfunktion führen kann. Die Therapie erfolgt abhängig vom Schweregrad der Skoliose und dem Alter des Patienten durch Krankengymnastik, ein angepasstes medizinisches Korsett oder durch Operation.

Sonographie, ▸ Ultraschalldiagnostik.

Sozialdienst im Krankenhaus, Abk. **SDK;** von spezialisierten Sozialarbeitern und/oder Sozialpädagogen versehener Dienst im Krankenhaus mit der Aufgabe, sowohl den Patienten als auch den behandelnden Arzt, ggf. den vorbehandelnden niedergelassenen Arzt, fallbezogen zu beraten bzw. rechtzeitig vor der Krankenhausentlassung die weitere Gesundheits- und Alltagsversorgung des Patienten vermittelnd vorzubereiten. Im SDK werden gute Kenntnisse sozial- und gesundheitsrechtlicher Bestimmungen, regionales und z.T. überregionales Wissen um die Angebotsstrukturen ambulanter und stationärer Versorgung durch Vertragsärzte, ▸ Rehabilitationseinrichtungen und -dienste, Pflegestätten, Selbsthilfegruppen und mobile Serviceanbieter sowie eine Befähigung zur klienten-/patientenzentrierten Gesprächsführung und zum Zusammenwirken mit Angehörigen benötigt.

Sozialpädiatrie, ein Behandlungskonzept für Kinder, bei dem verschiedene Fachgruppen zusammenarbeiten wie Pädiatrie, Psychologie, Kinderkrankenpflege, Logopädie, Sozialpädagogik, Spieltherapie, Krankengymnastik usw. mit dem Ziel eines umfassenden und koordinierten Vorgehens.

Sozialversicherung, Abk. **SV.** Neben den familiären, nachbarschaftlichen oder karitativ-freigemeinnützigen Hilfsstrukturen, neben dem privaten Versicherungssektor, den freiwilligen ▸ Zusatzversicherungen und vor allem dem öffentlichen Erziehungs-, Gesundheits- und Fürsorgewesen staatlicher Träger (Bund, Länder, Kommunen) bildet die SV das Kernstück des sozialen Sicherungsnetzes in

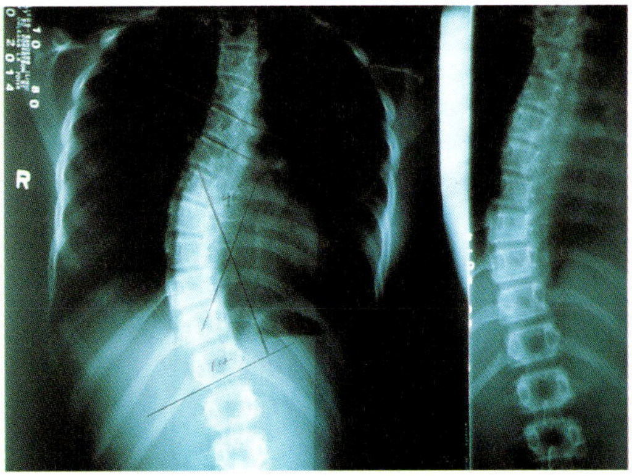

Skoliose: Die seitlich verkrümmte Wirbelsäule eines 12-jährigen Mädchens zeigt diese Röntgenaufnahme.

Deutschland. Aufgaben, Leistungen, Organisation, Versichertenmitgliedschaft und Finanzierung der SV – gegliedert in die fünf Zweige Krankenversicherung, Rentenversicherung, Arbeitslosenversicherung (Arbeitsämter), berufsgenossenschaftliche und öffentliche Unfallversicherung sowie ▸ Pflegeversicherung – sind gesetzlich geregelt. Wichtigs-

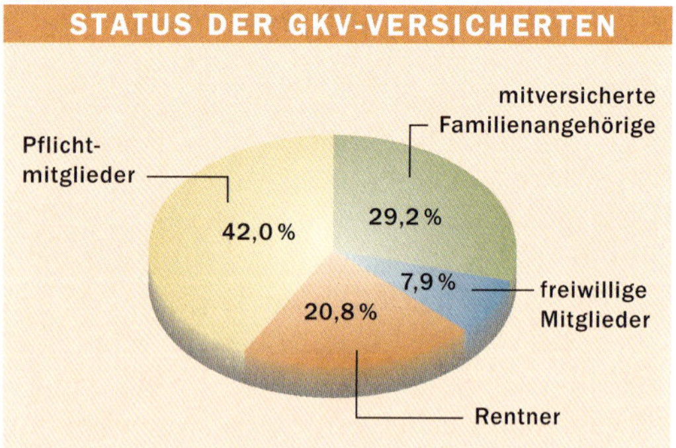

Sozialversicherung: Die Versicherungsstruktur der gesetzlichen Krankenversicherung (GKV) ist geprägt von einem hohen Anteil mit versicherter Familienangehöriger und Rentner.
(Quelle: Gesundheitsbericht für Deutschland, Statistisches Bundesamt 1998)

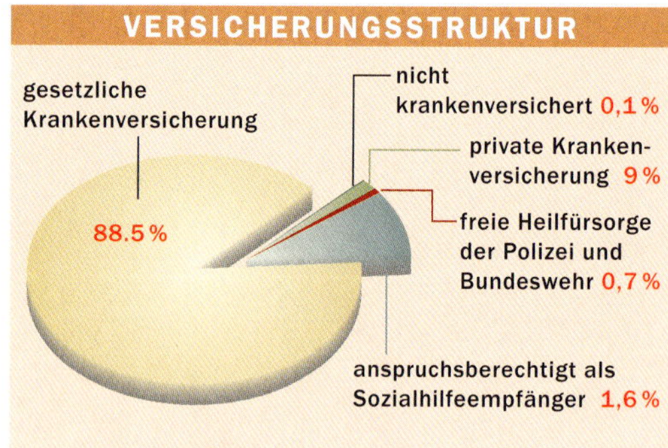

Sozialversicherung: Die gesetzliche Krankenversicherung (GKV) trägt die Hauptlast am Krankenversicherungsschutz der Bevölkerung.
(Quelle: Gesundheitsbericht für Deutschland, Statistisches Bundesamt 1998)

tes Regelwerk ist das Sozialgesetzbuch (SGB) mit seinen bisher elf Teilen (Büchern). Die SV-Zweige sind jeweils auf Absicherung bestimmter Lebensrisiken zugeschnitten: Krankheit/vorübergehende Arbeitsunfähigkeit (gesetzliche Krankenversicherung/Krankenkassen), Alters- und Invalidenversorgung, Erhalt der Erwerbsfähigkeit (gesetzliche Rentenversicherung), Arbeitslosigkeit, Arbeitsförderungs- und Arbeitsvermittlungsbedürftigkeit (Bundesanstalt für Arbeit/Arbeitsämter), Arbeitsunfall und Berufskrankheit (gesetzliche Unfallversicherung) und Pflegebedürftigkeit (gesetzliche Pflegeversicherung bei den Krankenkassen). Die große Mehrheit der deutschen Bevölkerung ist sozialversichert oder hat mindestens Zugang zu Leistungen der SV als Familienmitglied eines Versicherten.

Spastik, eine Vermehrung der Muskelspannung mit Steigerung von Muskeleigenreflexen, dem Auftreten sonst nicht vorhandener Reflexe und krankhaften Mitbewegungen, entweder eine Körperseite **(Hemispastik),** jeweils Arme oder Beine **(Paraspastik)** oder alle Extremitäten **(Tetraspastik)** betreffend. Ursache ist die Schädigung einer bestimmten Nervenbahn, z.B. durch ▸ Apoplex, Sauerstoffmangel oder Verletzung von Gehirn (▸ SHT) oder Rückenmark (z.B. Querschnittlähmung). Da die betroffene Muskulatur trotz gesteigerter Aktivität in ihrer Funktion schwer beeinträchtigt ist, wird dies auch als Lähmung bezeichnet, genauer als **zentrale spastische Lähmung** im Gegensatz zur **peripheren Lähmung,** wo vom Gehirn oder Rückenmark abgehende Nerven(wurzeln) betroffen sind, bei der die Muskeln schlaff, die Eigenreflexe aufgehoben sind und die Muskulatur verkümmert.

Spezialklinik, ▸ Krankenhaus.

Spina bifida, angeborene Spaltbildung des hinteren oder vorderen Teils der Wirbelsäule und unter

KRANKENKASSEN

Kassenart	1990 Westen	1995 Westen	1995 Osten	1997 Westen	1997 Osten
Insgesamt	1147	875	85	498	56
Allgemeine Ortskrankenkassen	267	84	8	12	6
Betriebskrankenkassen	692	633	57	424	33
Innungskrankenkassen	152	122	18	28	15
Landwirtsch. Krankenkassen	19	19	2	18	2
See-Krankenkasse	1	1	0	1	0
Bundesknappschaft	1	1	0	1	0
Ersatzkassen für Arbeiter	8	8	0	7	0
Ersatzkassen für Angestellte	7	7	0	7	0

Sozialversicherung: Die Zahl der Krankenkassen hat seit 1970 stark abgenommen: 1970 bestanden in Westdeutschland 1.815 Krankenkassen, 1997 waren es nur noch 498. Vor allem bei den Allgemeinen Ortskrankenkassen und den Betriebs- und Innungskrankenkassen hat ein Konzentrationsprozess stattgefunden.
(Quelle: Gesundheitsbericht für Deutschland, Statistisches Bundesamt 1998)

Umständen des Rückenmarks, am häufigsten hinten im Lendenwirbel- oder Kreuzbeinbereich. Die Spaltbildung kann komplett (mit dem Leben nicht vereinbar) oder teilweise sein. Abhängig vom Typ kann es zu Empfindungsstörungen, Blasenentleerungsstörungen, Lähmungen und anderen Beschwerden in den betroffenen und darunter liegenden Körpersegmenten, die von den abgehenden Nervenwurzeln versorgt werden, kommen. Die Ursache ist in schädigenden Einflüssen (Gift, ▸ Infektion) während der Entwicklung der Wirbelsäule und des Rückenmarks in der Frühschwangerschaft zu suchen. Der Defekt kann operativ verschlossen werden, dadurch werden aber bestehende Lähmungen nicht behoben. Fußdeformitäten können teilweise orthopädisch korrigiert werden, ansonsten können Maßnahmen wie in der ▸ Rehabilitation zur Anwendung kommen.

Spinalanästhesie, ▸ Periduralanaesthesie.

Sporttherapie, ▸ Bewegungstherapie.

Stammzellen, ▸ Knochenmark.

Station, Bezeichnung für eine organisatorische Einheit im Krankenhaus zur stationären Behandlung von Kranken. Sie umfasst eine bestimmte Anzahl von Betten und untersteht ärztlicher **(Stationsarzt)** und pflegerischer Leitung **(Stationsschwester).** Meist ist die Station einer Fachrichtung (z.B. Chirurgie, Urologie usw.) zugeordnet, es gibt aber auch interdisziplinär geführte Stationen (▸ Intensivstation).

stationäre Behandlung, ▸ Krankenhaus.

Stationsarzt, ▸ Station, ▸ Arzt.

Sterbebegleitung, die ärztliche, pflegerische und seelsorgerische Begleitung Sterbender, um ihre Beschwerden zu lindern (▸ Palliativmedizin), sie zu pflegen und ihnen vor allem in geistiger Hinsicht beizustehen und zu helfen, sich auf den bevorstehenden Tod vorzubereiten. ▸ Hospiz.

Sterbehilfe, Euthanasie, Bezeichnung für alle Handlungen, die das Leiden und Sterben eines unheilbar kranken Menschen nicht verlängern. Zu unterscheiden ist dabei die aktive Sterbehilfe, die den Sterbeprozess vorzeitig herbeiführt und deren Ziel der Tod des Kranken ist (z.B. durch Injektion von Medikamenten) von der passiven Sterbehilfe, bei der auf alle Therapiemaßnahmen, die das Leben ohne Aussicht auf Heilung verlängern (z.B. Beginn einer Beatmung, einer Therapie mit Antibiotika usw.), bewusst verzichtet wird.

Die **aktive Sterbehilfe** ist in der Bundesrepublik Deutschland grundsätzlich unzulässig und damit strafbar, auch dann, wenn sie auf Verlangen oder mit ausdrücklicher Billigung des Patienten durchgeführt wird. Straflos bleibt dagegen die Beihilfe zum Selbstmord (z.B. die Beschaffung von Giften und/oder Medikamenten, die der Betreffende dann aber aus freiem Willen selbst einnehmen muss). Ein Grenzfall, aber zulässig ist die Gabe von starken Schmerzmitteln zur unmittelbaren Linderung des Leidens, auch wenn sie gleichzeitig den Sterbeprozess beschleunigen, dann, wenn die Bekämpfung der Schmerzen und nicht die Tötungsabsicht das Handeln bestimmt.

Passive Sterbehilfe ist prinzipiell zulässig, im Einzelfall müssen aber alle Umstände abgewogen werden. Von großer Wichtigkeit ist der Wunsch des Patienten selbst, sofern er noch zu einer eindeutigen und zweifelsfreien Willensäußerung in der Lage ist. Ist dies nicht mehr der Fall, kann ein vorher niedergelegtes ▸ Patiententestament zur Entscheidungsfindung herangezogen werden. Ansonsten muss versucht werden, über Angehörige den mutmaßlichen Willen des Betreffenden in Erfahrung zu bringen. Die Entscheidung zur passiven Sterbehilfe ist oft schwer zu treffen und sollte möglichst im Team getroffen werden, auf alle Fälle aber unter Beteiligung erfahrener Ärzte.

Eine Behandlung über den Zeitpunkt des gesicherten Hirntodes (▸ Hirntoddiagnostik) hinaus ist unzulässig, es sei denn, sie dient zum Erhalt von für eine ▸ Transplantation vorgesehenen Organen (▸ Organspende).

Sterblichkeit, statistische Größe, die die Zahl von Verstorbenen an einer bestimmten Krankheit (z.B. ▸ Krebs) bezeichnet, bezogen auf die Zahl der an dieser erkrankten Personen und/oder auf einen definierten Zeitraum.

Sterilisation, 1. Methode zur Abtötung und kompletten Entfernung von Keimen durch chemische oder physikalische Maßnahmen (z.B. unter Überdruck mit heißem Dampf). Im Vergleich zur ▸ Desinfektion werden an das Ergebnis der Sterilisation höhere Ansprüche gestellt. Anwendung v. a. an Instrumenten, die z.B. im Rahmen einer Operation benutzt werden, und anderen Materialien (▸ Katheter, ▸ künstliche Gelenke usw.), die in das Körperinnere eingebracht werden;

2. das Aufheben der Fortpflanzungsfähigkeit (▸ Fertilität) z.B. mittels Durchtrennung von Eileiter nd/oder Samenstrang. Die Betroffenen müssen dabei ganz genau über die Möglichkeit des Misserfolgs der Maßnahme einerseits und die äußerst geringen Chancen, diese rückgängig

machen zu können, andererseits aufgeklärt werden (▸ Aufklärung).

Sterilität, 1. Bezeichnung für die völlige Abwesenheit von Mikroorganismen z.B. auf Untersuchungs- oder Operationsinstrumenten, welche durch ▸ Sterilisation erzielt werden kann;
2. Bezeichnung für das Fehlen der Fortpflanzungsfähigkeit. Die Sterilität kann angeboren sein, aber auch erworben werden (▸ Fertilität).

Stethoskop, Instrument zur ▸ Auskultation z.B. von Herztönen. Es besteht aus einer Membran oder einem Trichter, die auf die betreffende Körperstelle aufgelegt werden, und einem Schlauch, der sich aufteilt und über zwei Metallrohre die Geräuschphänomene unmittelbar zu den Ohren des Untersuchers weiterleitet. Es gibt spezielle Stethoskope für Kinder, solche mit Wahlmöglichkeiten für Trichter oder Membran oder zu Lehrzwecken auch mit eingebautem Mikrofon **(Phonoskop).**

Stoßwellenbehandlung, wird angewendet zur Zertrümmerung von Gallen-, Nieren- oder Blasensteinen **(Lithotrypsie)** als:
1. **extrakorporale Stoßwellenlithotrypsie** (ESWL). In unter Umständen mehreren Sitzungen werden von außen, ohne Eröffnung des Körpers, Stoßwellen appliziert. Die zielgenaue Einstellung erfolgt durch Röntgen. Ziel ist es, die Steine so zu zerkleinern, dass sie auf natürlichem Wege abgehen können. Früher ging das nur in einer Art Badewanne, da die Stoßwellen über die Luft nicht adäquat weitergeleitet werden können. Heute liegt der Patient auf einer Liege, die Stoßwellen werden über Wasserkissen geleitet. Eine Narkose oder Leitungsanästhesie (▸ Anästhesie) ist in der Regel nicht nötig, wohl aber eine zusätzliche Gabe von Schmerz- und/oder Beruhigungsmitteln;
2. **perkutane Nephrolithotrypsie** (PNL). Nach ▸ Punktion des Nierenbeckens unter Röntgen- oder Ultraschallkontrolle wird ein spezielles Endoskop eingeführt, über das die Stoßwellen direkt an den Stein gebracht werden;
3. **transurethral** kann ein spezielles Endoskop über die Harnröhre in die Blase eingeführt werden, um dort Steine zu zertrümmern.

Strahlentherapie, im engeren Sinne die Anwendung ionisierender Strahlung zur Zerstörung bösartiger Neubildungen (▸ Krebs), im Einzelfall kombiniert mit ▸ Chemotherapie oder Operation. Da Zellen im Stadium der Teilung empfindlicher reagieren, ist die Strahlentherapie besonders für schnell wachsende Tumoren geeignet. Der Tumor sollte sensibler gegen Strahlung sein als das umliegende Gewebe. Durch Applikation der Strahlung von verschiedenen Punkten auf das Ziel kann erreicht werden, dass die Dosis im Tumorbereich höher ist als in den gesunden Geweben, die diesen umgeben. Zur Anwendung kommen Strahlen unterschiedlicher Eindringtiefe sowohl von außen als auch durch Einbringen strahlender Substanzen in den Körper hinein (▸ Nuklearmedizin, ▸ Radiojodtherapie). Als akute Nebenwirkung kann ein **Strahlenkater** auftreten mit Kopfschmerz, Schwindel, Übelkeit, Erbrechen und Appetitlosigkeit. Durch Schädigung des gesunden Gewebes kann es dort zu entzündlichen Reaktionen, im weiteren Verlauf zu Geschwüren, Ausbildung von ▸ Fisteln, zu bindegewebigem Umbau und zur Rückbildung oder dem Untergang von Gewebe kommen. Langfristig können dort auch neue bösartige Neubildungen entstehen. Um all diese Komplikationen zu minimieren bzw. den Therapieerfolg zu optimieren, werden heute computergesteuerte Behandlungspläne erstellt.
In der Umgangssprache wird oft nicht differenziert zwischen der Anwendung ionisierender Strahlung und anderen Therapieformen wie z.B. Bestrahlung

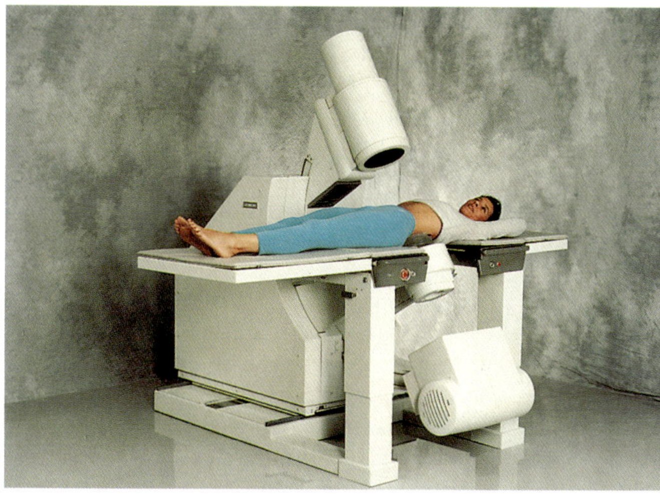

Stoßwellentherapie: Lithotripter gehören in den Krankenhäusern der Maximalversorgung, aber auch in vielen kleineren Häusern inzwischen zum Standard.

mit UV-Licht, Infrarotlampen oder Kurzwellen (▸ Elektrotherapie), was zu Missverständnissen führen kann.

Stroke-Unit, Schlaganfallfachabteilung, Spezialabteilung zur Diagnostik und Therapie von Menschen, die einen Schlaganfall (▸ Apoplex) erlitten haben. Sie kann dem Fachbereich innere Medizin oder Neurologie zugeordnet sein oder auch interdisziplinär betreut werden. Hier wird das Know-how der modernen Behandlung bei Apoplex konzentriert, um möglichst effizient und schnell zu sein und damit das Ausmaß der Hirnschäden zu begrenzen. ▸ Hypothermie.

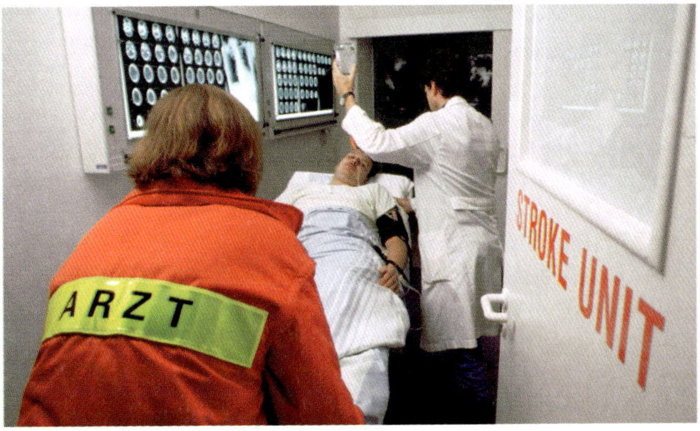

Stroke Unit: In der Begleitung des Notarztes wird ein Patient in die Schlaganfall-Fachabteilung des Universitätsklinikums in Erfurt eingeliefert; an der Wand die Computertomographie des Kopfes.

Schlaganfallfachabteilungen (»Stroke-Units«) in Deutschland:

+ **Baden-Württemberg:** Mannheim, Heidelberg, Stuttgart
+ **Bayern:** München, Nürnberg
+ **Berlin**
+ **Hamburg**
+ **Hessen:** Bad Zwesten, Nidda-Bad Salzhausen
+ **Mecklenburg-Vorpommern:** Greifswald, Rostock
+ **Niedersachsen:** Bad Pyrmont, Sande, Seesen
+ **Nordrhein-Westfalen:** Bielefeld, Bochum, Düsseldorf, Essen, Frechen, Köln, Minden, Recklinghausen
+ **Saarland:** Saarbrücken
+ **Sachsen:** Dresden
+ **Sachsen-Anhalt:** Magdeburg
+ **Thüringen:** Erfurt, Jena

Sucht, im engeren Sinne die körperliche und/oder seelische Abhängigkeit von (erlaubten) Genussgiften (Tabak, Alkohol), von Medikamenten und meist unerlaubten Drogen (Heroin, Marihuana, Kokain, LSD, Designerdrogen, Ecstasy usw.). ▸ Drogenmissbrauch, ▸ Methadon.
Im weiteren Sinne ist Sucht auch die Abhängigkeit von anderen Dingen wie z. B. die **Spielsucht** (Sucht nach Glücksspiel) oder Arbeitssucht, die einen Menschen ebenso in psychische Abhängigkeit führen können.
Eine erfolgreiche Behandlung von Sucht ist nur durch konsequent durchgeführte Entziehungsmaßnahmen **(Entziehungskur)** über einen längeren Zeitraum möglich. Diese werden durch ▸ Psychotherapie und ambulante Nachsorge zusätzlich unterstützt.

Symptom, Krankheitszeichen, Erscheinungen, die mit einer Erkrankung einhergehen. Symptome können objektiv fassbar (z. B. Hautausschlag, Zungenbelag) oder messbar (z. B. Fieber, Puls) sein oder subjektiv vom Patienten empfunden werden wie Juckreiz oder Schmerz, bei denen allenfalls die Folgen (Kratzen, Erhöhung von Blutdruck und Herzfrequenz) sichtbar sind, die zum Teil aber auch andere Ursachen haben könnten (Nervosität, Aufregung). Hier ist der Arzt auf die Angaben des Patienten angewiesen. Die Symptome insgesamt führen dann zu einer (Verdachts-)Diagnose, die u. U. durch weitergehende Untersuchungen bestätigt oder ausgeschlossen werden muss.

Szintigraphie, ▸ Nuklearmedizin.

Tachykardie, ▸ Herzfrequenz.

Tagegeld, Krankentagegeld, Versicherungsleistung mit Lohnersatzfunktion, die an Erwerbstätige im Krankheitsfall pro Krankheitstag gewährt wird. Bei gesetzlich Krankenversicherten heißt diese Leistung **Krankengeld** und setzt nach dem Ablauf der ▸ Entgeltfortzahlung des Arbeitgebers ein. Krankengeld wird gewährt, solange ärztlich die Arbeitsunfähigkeit bescheinigt ist, es sei denn, die Rentenversicherung (▸ Sozialversicherung) leitet zur Wiederherstellung der Erwerbsfähigkeit das Verfahren der ▸ Rehabilitation oder – bei entsprechender Antragstellung des Versicherten – im Fall dauerhafter und schwerer Gesundheitsschäden der Erwerbsunfähigkeitsrente ein.
Nicht gesetzlich Krankenversicherte können im Rahmen der privaten Krankenversicherung eine **Krankentagegeldversicherung** abschließen. Die zu wählende Höhe des Tagegelds muss – anders als im Fall des Krankengeldes – keine direkte Beziehung zur Höhe des Arbeitseinkommens aufweisen. Privat gibt es auch gestaffelte Tagegeldvereinbarungen für den Fall ambulanter oder stationärer Behandlung. In letzterem Fall heißt die Leistung dann **Krankenhaustagegeld.**

Tagesklinik, teilstationäre Einrichtung, die im Anschluss an eine stationäre Behandlung den schrittweisen Übergang in das Alltagsleben ermöglichen soll. Tageskliniken gibt es vor allem im Bereich der ▸ Psychiatrie.

Telemedizin, durch die modernen Möglichkeiten der Kommunikationstechnologie und die technischen Fortschritte in der Medizin selbst ist es möglich geworden, nicht nur Informationen weltweit schnell zu übermitteln, sondern auch Handlungsabläufe wie Operationen unmittelbar an weit entfernte Orte zu übertragen. So können über Videokameras sogar endoskopische (▸ Endoskopie) Eingriffe nicht nur zur Dokumentation aufgenommen werden, sondern via Satellit übertragen und andernorts von Ärzten beobachtet und kommentiert werden **(Videokonferenz).** Auch das Internet bietet bereits Möglichkeiten zur bundes- und weltweiten Kommunikation unter Ärzten. Der Vorteil ist, dass bei sehr speziellen Fragestellungen und Vorgehensweisen kompetente Beratung direkt eingeholt werden kann.

Therapie, Behandlung, Bezeichnung für alle Maßnahmen, die der Heilung oder Linderung von Erkrankungen oder Beschwerden dienen.

Thoraxchirurgie, Teilgebiet der Chirurgie, welches sich mit der Ursache, der Diagnostik von Verletzungen und Erkrankungen der Organe befasst, die einer operativen Behandlung mit Eröffnung der Brusthöhle bedürfen.

Thrombose, das Auftreten ortsständiger Blutgerinnsel in Venen oder Arterien. Begünstigt werden Thrombosen durch folgende Faktoren:
1. Schädigung der Gefäßinnenwand durch Verletzung oder ▸ Arteriosklerose;
2. Veränderung (z. B. Wirbelbildung bei Gefäßanomalie, -aussackungen oder ▸ Varizen) oder Verlangsamung des Blutstroms (z. B. aufgrund längerer Untätigkeit der Beine nach langem Sitzen, Stehen oder Bettlägerigkeit bzw. Rückstau des Blutes);
3. Veränderung des Verhältnisses von Plasma und zellulären Bestandteilen des Blutes zugunsten der Letzteren (z. B. durch extreme Wasserverluste);

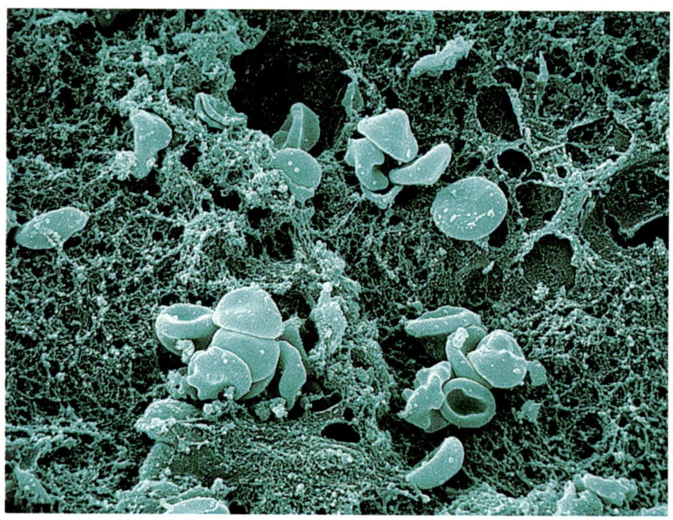

Thrombose: Blutplättchen verkleben zu einem Thrombus und behindern den freien Blutfluss.

4. bei ▸ Gerinnungsstörungen, die mit einer erhöhten Gerinnungsneigung des Blutes einhergehen;
5. hormonelle Einflüsse, z. B. ist das Risiko, eine Thrombose zu bekommen, durch die Antibabypille und während der Schwangerschaft (hier zusätzlich in der Spätschwangerschaft durch mechanische Faktoren) erhöht.

Es kommt zu einer Einengung oder Verlegung des Gefäßlumens mit Rückstau und Wassereinlagerungen der abhängigen Partien im venösen Bereich, unter Umständen begleitet von Hautrötung, Überwärmung und Schmerzen, insbesondere wenn eine Entzündung dazutritt **(Thrombophlebitits).** Eine gefürchtete Komplikation ist die Lungenembolie (▸ Embolie) v. a. bei tiefen Bein- und Beckenvenenthrombosen. Weiterhin kann es zu Geschwüren mit schlechter Heilungstendenz meist an Unterschenkel und Knöchelbereich kommen. Die Folgen auf der arteriellen Seite sind arterielle Durchblutungsstörungen bis hin zum kompletten Gefäßverschluss **(Infarkt).**

Thromboseprophylaxe, Maßnahmen zur Prophylaxe von Thrombosen im Rahmen operativer Eingriffe bzw. von Bettlägrigkeit. Thromboseprophylaxe kann durchgeführt werden:
1. auf mechanischem Wege durch Stütz- und Gummistrümpfe, Hochlagerung der Beine, ▸ Krankengymnastik und frühestmögliche ▸ Mobilisation;
2. durch künstlich herbeigeführte Verminderung der Gerinnungsfähigkeit des Blutes durch Verdünnung (Hämodilution) mit Infusionen oder durch ▸ Medikamente wie Heparinspritzen, Gabe von Acetylsalicilsäure (ASS; ▸ Nebenwirkungen) oder wie in speziellen Fällen Stoffe, die die Gerinnungsfaktoren (▸ Gerinnungsstörungen) des Blutes in ihrer Funktion hemmen.

Tinnitus, Bezeichnung für im Ohr wahrnehmbare Geräusche, die nicht durch von außen kommende Schallwellen entstehen, sondern im Bereich des Ohres selbst, und meist nur vom Betroffenen wahrgenommen werden, außer dem Geräuschen, die durch abnorme Blutströmung im Kopfbereich zustande kommen und von einem Untersucher durch ▸ Auskultation auch gehört werden können. Es gibt tiefe Geräusche wie Summen, Brausen, Brummen und Blasen, die meist durch Erkrankungen des Mittelohrs verursacht sind. Hohe Geräusche wie Pfeifen, Zischen, Klingeln lassen eher auf Schäden des Innenohrs (z. B. durch Knalltrauma, ▸ Tumoren am Hörnerv, Vergiftungen mit Arsen, Nebenwirkung von einigen Medikamenten oder Durchblutungsstörungen wie Morbus Menière) schließen. Pulsierende Geräusche können bei erhöhtem Blutdruck, Gefäßfehlbildungen, auch fortgeleitet aus weiter entfernten Blutgefäßen, und bei Verminderung der roten Blutkörperchen (Anämie) auftreten.

Zunächst sollte versucht werden, soweit möglich die zugrunde liegende Störung zu behandeln (z. B. Normalisierung des Blutdrucks). Leider ist es in vielen Fällen nicht möglich, die Geräusche vollständig zum Verschwinden zu bringen. Die Patienten leiden sehr darunter. Es kann versucht werden, die Geräusche mit einem so genannten Masker zu übertönen oder durch Maßnahmen der ▸ Psychotherapie dem Patienten bei der Entwicklung von Strategien zu helfen, mit dem Tinnitus leben zu können. Sehr selten kann der Tinnitus auch spontan verschwinden.

Tracheoskopie, Spiegelung der Luftröhre mit einem speziellen ▸ Endoskop im Rahmen der Diagnostik von Erkrankungen der Luftröhre und eventuell auch zur Durchführung kleinerer Eingriffe wie z. B. Entfernung eines Schleimhautpolypen. Eine Tracheoskopie wird oft gemeinsam durchgeführt mit ▸ Bronchoskopie oder ▸ Laryngoskopie.

Tracheotomie, Luftröhrenschnitt, die Eröffnung der Luftröhre von vorne zur Einlage eines Tubus (▸ Intubation). Sie wird angewendet:
1. notfallmäßig meist als **Koniotomie** bei akuter Verlegung der Atemwege im und oberhalb vom Kehlkopfbereich (z. B. durch Verletzung, durch Schwellung oder Membranen wie bei der Diphterie);
2. bei absehbarer Langzeitintubation, um Druckschäden durch den Tubus am Kehlkopf zu verhindern;
3. vor manchen geplanten Operationen im Kehlkopf- und Zungengrundbereich oder größeren kieferchirurgischen Eingriffen;
4. wenn bei inoperablem Krebs des Zungengrund- oder Kehlkopfbereichs eine Verlegung in dieser Region absehbar ist, um ein qualvolles Ersticken zu verhindern.

Durchgeführt wird die Tracheotomie von Chirurgen oder HNO-Ärzten. Probleme kann es geben bei massiven Vergrößerungen der normalerweise auch gut durchbluteten ▸ Schilddrüse.

Transfusion, 1. ▸ Bluttransfusion.
2. Transfusion nennt man auch, wenn während der Schwangerschaft durch eine Störung kindliches Blut in den Blutkreislauf der Mutter übertritt **(feto-**

maternale Transfusion) oder bei eineiigen Mehrlingen das Blut von einem auf ein anderes Kind übertragen wird **(fetofetale Transfusion).**

Transplantation, die Übertragung von Zellen, Geweben oder Organen zu Behandlungszwecken innerhalb eines Individuums oder von einem auf das andere. Es gibt hinsichtlich der Spender und Empfänger verschiedene Formen der Transplantation:

1. **autogene Transplantation:** hierbei sind Spender und Empfänger identisch; sie wird angewendet z. B. bei Verbrennungen, wenn von einer anderen Körperstelle Spalthaut entnommen und zur Deckung des geschädigten Bezirks verwendet wird;
2. **syngene Transplantation:** Spender und Empfänger sind genetisch, also in ihren Erbeigenschaften identisch, was nur bei eineiigen Mehrlingen (Zwillinge, Drillinge usw.) der Fall ist (abgesehen von geklonten Tieren);
3. **allogene Transplantation:** Spender und Empfänger sind genetisch verschieden, gehören aber derselben Art an, also z. B. von Mensch zu Mensch;
4. **xenogene Transplantation:** Spender und Empfänger gehören verschiedenen Spezies an, also z. B. von Affe auf Mensch (wurde bereits versucht).

Sind Spender und Empfänger genetisch verschieden, dann muss mit einer Abwehrreaktion des ▸ Immunsystems auf Empfängerseite gerechnet werden, da das Transplantat als fremd erkannt wird. Die Reaktion kann schlimmstenfalls in einer sofortigen Abstoßung des Transplantats enden. Sind sich Spender oder Empfänger sehr ähnlich, was ihre Erbeigenschaften angeht, oder findet die Transplantation in einem Bereich statt, in dem wenig immunkompetente Zellen vorhanden sind (z. B. Hornhaut des Auges), fällt die Reaktion nicht so heftig aus und kann manchmal sogar ganz ausbleiben. Häufig müssen aber Medikamente, die die Immunabwehr unterdrücken **(Immunsuppressiva)** gegeben werden.

Ist das Immunsystem des Empfängers sehr stark beeinträchtigt (z. B. nach ▸ Chemotherapie oder bei angeborenen Immundefekten) und enthält das Transplantat immunkompetente Zellen des Spenders, richten sich diese gegen den Empfänger.

Aus all diesen Gründen wurden zentrale Datenbanken (z. B. **Eurotransplant** in Leiden/Niederlande) geschaffen, in denen die immunologisch relevanten Daten von potenziellen Empfängern (z. B. Patienten, die dauerhaft eine Dialyse benötigen) gespeichert werden. Steht ein Spenderorgan zur Verfügung, wird dann nach einem passenden Empfänger gesucht. Das System hat geographische Grenzen, da entnommene Organe (▸ Organspende) nicht auf unbegrenzte Dauer nach Entnahme funktionstüchtig gehalten werden können. Bei Zellen und Geweben kann das anders sein (▸ Knochenbank).

Transplantationschirurgie, Teilgebiet der Chirurgie, welches sich auf die Transplantation von Organen (▸ Organspende) spezialisiert hat. In den Abteilungen für Transplantationschirurgie muss über die rein fachlichen Kenntisse hinaus das notwendige organisatorische Vorgehen gut beherrscht werden, da wegen der eingeschränkten Überlebenszeit der Organe immer Zeitdruck herrscht. Die Teams müssen oft zu einer Entnahme fliegen, dort mit nicht vertrauten Verhältnissen im Operationssaal zurechtkommen und deshalb ein hohes Maß an Flexibilität und Kooperationsfähigkeit besitzen. Unerlässlich ist auch die Zusammenarbeit mit den Abteilungen der inneren Medizin (z. B. Kardiologie oder Nephrologie), von denen die Empfänger vorher und meist auch hinterher nach abgeschlossener Wundheilung betreut werden.

Trauma, die medizinische Bezeichnung für eine Verletzung von Körper oder Seele.

Tropenmedizin, Fachgebiet der Medizin, das sich mit den Ursachen, der Diagnostik und der Therapie von Erkrankungen befasst, die vorwiegend in tropischen Gebieten unserer Erde auftreten (z. B. tropische Malaria, Schlafkrankheit usw.). Da die meisten Tropenkrankheiten ▸ Infektionskrankheiten sind, werden diese Kenntnisse aufgrund des zunehmenden Ferntourismus auch in unseren Breiten zunehmend benötigt.

Tropf, in der Umgangssprache Bezeichnung für eine ▸ Infusion.

Tuberkulose, Schwindsucht, Abk. **Tbc,** eine ▸ Infektionskrankheit, bei der das von R. Koch (* 1843, † 1910) entdeckte **Mycobacterium tuberculosis** (▸ Bakterien) eine zentrale Rolle spielt. Die Tbc befällt zwar häufig die Lunge, kann aber im Prinzip alle Organe befallen und ist meldepflichtig nach dem ▸ Bundesseuchengesetz im Fall von Erkrankung oder Tod.

Die Tbc tritt vor allem unter schlechten Lebensbedingungen (Ernährung, ▸ Hygiene) auf. Die Verlaufsformen sind vielfältig, der häufigste Übertragungsweg ist die Tröpfcheninfektion (▸ Infektion); die Diagnose wird durch Nachweis des Erregers gesichert, Tbc kann aber bei Fehlen desselben nicht ausgeschlossen werden. Die Anfangssymptome wie Abgeschlagenheit, Nachtschweiß oder leicht erhöhte Körpertemperatur sind so allgemein, dass zunächst nicht immer an eine Tbc gedacht wird, zumal die Sterblichkeit an Tbc in der Bundesrepublik Deutschland nach dem 2. Weltkrieg deutlich zurückgegangen ist. Das könnte sich europaweit durch die aktuellen Probleme wie massenhaftes Flüchtlingselend in Sammellagern wieder drastisch ändern.

Die Therapie erfolgt durch Chemotherapie mit speziellen gegen den Tbc-Erreger gerichteten Medikamenten **(Tuberkulostatika)**, von denen zwei oder drei kombiniert werden, über mindestens sechs Monate, bei Bedarf auch länger. Eine ▸ Schutzimpfung mit dem BCG-Impfstoff ist möglich und wird vor allem gefährdeten Personen (z. B. Ärzte, Pflegepersonal) angeraten.

Tumor, im weiteren Sinne jegliche Größenzunahme eines Gewebes oder Organs, sei es durch Schwellung oder vermehrte Durchblutung wie z. B. bei Entzündung oder durch echte Zellvermehrung. Im allgemeinen Sprachgebrauch hat sich die Bedeutung des Wortes Tumor auf gut- oder bösartige Neubildungen (▸ Krebs) reduziert.

Tumorbiologie, ganzheitliches Konzept der Therapie von Patienten mit Krebs. Da primär auf die Selbstheilungskräfte des Betroffenen gesetzt wird, kommen vorrangig, aber nicht ausschließlich, Behandlungsformen aus dem Spektrum der alternativen Therapien zum Einsatz. Großer Wert wird auch auf Verfahren gelegt, die die psychische Einstellung zu der Erkrankung verändern können.

Überdruckkammer, ▸ Sauerstoffüberdrucktherapie.

Ultraschall, Schallwellen, die mit einer Frequenz von 20 kHz oberhalb des menschlichen Hörvermögens liegen. Sie kommen zur Anwendung in der ▸ Ultraschalldiagnostik und der ▸ Ultraschalltherapie.

Ultraschalldiagnostik, bildgebendes Verfahren zur Diagnostik von Erkrankungen, und zwar als:

1. **Impulsechoverfahren:** Dabei werden die Schallwellen durch einen angeregten piezoelektrischen Kristall über den Schallkopf **(Transducer)** ausgesandt und die reflektierten Wellen wieder empfangen. Diese können als Kurve (A-Bild) oder als Querschnittbild (B-Bild) auf einem Bildschirm abgebildet werden. Im zweiten Fall sind die Lichtpunkte um so heller, je stärker das Echo ist. Der Vorteil liegt darin, dass dieses bildgebende Verfahren ohne ionisierende Strahlung (▸ Röntgen) auskommt. Die Anwendung erfolgt in vielen Bereichen, vor allem aber in der Geburtshilfe, der inneren Medizin (Untersuchung der Bauchorgane), der ▸ Urologie (Niere) und der Orthopädie (Hüfte bei Kindern). Eine Variante ist das M-Scan-Verfahren, wo ein ortsständiger Schallkopf die Bewegungen reflektierender Flächen registriert, z. B. die von Herzklappen als eine Methode der Echokardiographie.

2. **Dauerschallverfahren** oder **Dopplersonographie:** hier sendet der Schallkopf ständig Schallwellen gleicher Frequenz aus. Wenn diese auf eine sich bewegende Grenzfläche treffen, werden sie mit veränderter Frequenz reflektiert (Dopplereffekt).

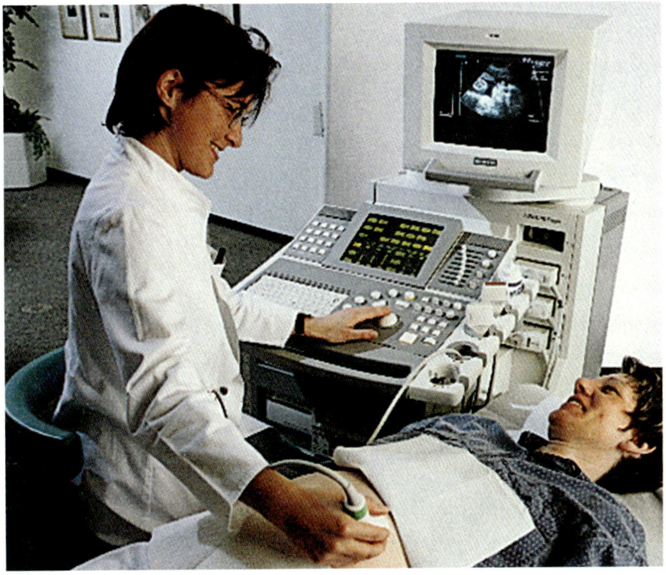

Ultraschall: In der Gynäkologie hat die Ultraschalluntersuchung ihren festen Platz: Sonographie der Gebärmutter bei einer Schwangeren.

Durch das Zusammentreffen der ausgesandten und reflektierten Wellen entsteht ein Ton, der durch Verstärkung hörbar gemacht werden kann. Dieses Verfahren wird angewandt z. B. während Schwangerschaft und Geburt zur Überwachung der kindlichen Herztöne (▸ CTG) oder in der ▸ Angiologie zur Beurteilung von Strömungsveränderungen in den Blutgefäßen.

Ultraschalltherapie, Anwendung von Ultraschall in der Behandlung von Schäden und Verletzungen des Bewegungsapparates, bei ▸ Rheuma und Nervenleiden. Dabei entsteht Wärme, inwieweit noch andere Effekte eine Rolle spielen, ist derzeit noch nicht abschließend geklärt.

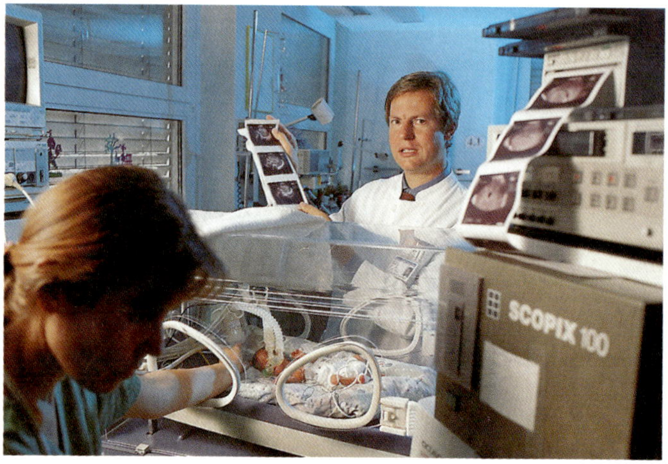

Ultraschall: Dopplersonographie bei einem Neugeborenen: Zur genauen Untersuchung wird ein Bild des Kopfes gemacht, um die Blutgefäße im Gehirn beurteilen zu können.

Unfallversicherung, ▸ Sozialversicherung, ▸ Berufsgenossenschaft.

Universitätsklinik/um, ▸ Krankenhaus, das aus vielen einzelnen Kliniken fast aller Fachrichtungen besteht und zur medizinischen Fakultät einer Universität gehört, daher ist der Träger das Land. Das bedeutet, dass mindestens ein Teil der Ärzte, v. a. die leitenden Ärzte, in Forschung und Lehre tätig sind.

Unterbringung, die rechtlich einwandfrei zu begründende Unterbringung eines Menschen gegen seinen Willen oder auch ohne seine Zustimmung in einer psychiatrischen (▸ Psychiatrie) oder anderen therapeutischen Einrichtung. Dies kann notwendig werden, um eine Gefahr für den Betroffenen selbst oder andere abzuwenden oder zur forensischen Begutachtung bei dringendem Verdacht auf eine begangene Straftat. Die Unterbringung erfolgt durch richterliche Anordnung bzw. Genehmigung, basierend auf einer ärztlichen Begutachtung. Rechtsgrundlagen können sein das ▸ Bundesseuchengesetz, die Strafprozessordnung, das Betreuungsgesetz sowie das auf Landesebene geregelte Unterbringungsgesetz (UBG) für psychisch Kranke und Süchtige.

Untersuchung, ▸ Diagnostik.

Urographie, die röntgenologische Darstellung der Harnwege mittels eines Kontrastmittels. Dieses kann, wenn es rasch und konzentriert über die Nieren ausgeschieden wird, als Infusion verabreicht werden oder retrograd über die Harnröhre in die ableitenden Harnwege eingebracht werden.

Urologie, Fachgebiet der Medizin, das sich mit den Ursachen, der Diagnostik und der konservativen und operativen Behandlung von Erkrankungen der Niere, der ableitenden Harnwege und der männlichen Geschlechtsorgane befasst. Zusammenarbeit und Überschneidungen sind möglich mit der Anästhesiologie, der Nephrologie und der Kinderchirurgie.

Vaginaloperation, Eingriff an der Scheide z. B. bei Beckenbodenschwäche, Polypen, Tumoren, Missbildungen und sonstigen operativ angehbaren Erkrankungen.

Varizen, ▸ Krampfadern.

Venenkatheter, ▸ zentraler Venenkatheter.

Vererbungsdiagnose, ▸ Genetik.

Versorgungskategorien, im Krankenhauswesen erstellt zur Einteilung der Kliniken für akutmedizinische Behandlung, die im jeweiligen Krankenhausplan der Bundesländer als notwendig anerkannt und gelistet sind **(Plankrankenhäuser)** in Gruppen nach der Art und dem Umfang ihres Versorgungsauftrages zulasten/im Auftrag der gesetzlichen Krankenversicherung.

Von **(örtlichen) Krankenhäusern der Grund- und Regelversorgung** spricht man, wenn 45 Betten oder mehr vorhanden und mindestens die drei am häufigsten benötigten medizinischen Fachbereiche mit ständiger ärztlicher Dienstpräsenz einschließlich ärztlicher Nachtbereitschaft vorhanden sind, nämlich Innere Medizin, Allgemeinchirurgie und Gynäkologie. Hinzu kommen oft noch Belegbetten (▸ Belegabteilung) dieser oder anderer Fachrichtungen, in denen örtlich niedergelassene Vertragsärzte ihre Patienten stationär behandeln können. Die übliche personelle und apparative Grundausstattung muss vorhanden sein.

Von **Krankenhäusern der Regionalversorgung** ist dann die Rede, wenn in größerem Umfang

Patienten aus dem Bereich einer ganzen Region behandelt werden und weitere Disziplinen vertreten sind z.B. Unfallchirurgie, HNO, Urologie und Radiologie. Sie dienen Patienten, für die regional wegen größerer Fallzahl Spezialkliniken nicht wohnortnah bereitgestellt zu werden brauchen (wie dies in Einzelbereichen, etwa bei Lungenfachkliniken oder psychiatrischen Akutkliniken, durchaus geschieht). Krankenhäuser der Regionalversorgung widmen sich dem örtlich nicht abgedeckten (nicht abzudeckenden) stationären Akutbehandlungsbedarf eines überörtlichen Einzugsgebietes, ohne jedoch in größerem Umfang schwierigste Behandlungsmaßnahmen anbieten zu können.

Dies ist den **Krankenhäusern der Maximalversorgung** vorbehalten, die sich in ihrer Angebotsbreite, personellen wie auch apparativen Ausstattung am Ziel eines medizinischen Vollprogrammes orientieren (u.a. mit Spezialisierungen innerhalb der auch anderswo angebotenen Abteilungen, z.B. innere Medizin mit Kardiologie, Onkologie, Hämatologie usw., aber auch durch zusätzliche Abteilungen wie Dermatologie, Augenheilkunde, Neurologie, Neurochirurgie, Nephrologie usw.). Krankenhäuser der Maximalversorgung sind ▸ Universitätskliniken, oft auch **akademische Lehrkrankenhäuser** einer Universität und betreiben oft Ausbildungseinrichtungen für Krankenpflege und andere nicht ärztliche Heilberufe. In ihnen soll das akutmedizinische Spektrum möglichst vollständig abgedeckt werden können – von der Versorgung Mehrfachverletzter über komplizierte Entbindungen bis zur Dialyse für akut und chronisch Nierenkranke oder zur Herz- und Hirnchirurgie. Weitere Zentralfunktionen des Gesundheitswesens – z.B. in der überregionalen Notfall- und Katastrophenmedizin – treten meist hinzu. Charakteristisch ist die besonders aufwendige apparative Ausstattung (etwa ▸ Kernspintomographie, eigene klinisch-medizinische Labortechnik, ▸ Nuklearmedizin). Einige besonders aufwendige Behandlungen können dennoch – schon wegen geringer Fallzahlen und bestimmter Forschungsspezialisierungen – nicht an allen, sondern nur an wenigen Krankenhäusern der Maximalversorgung durchgeführt werden. Als Beispiel seien hier Transplantationen zentraler vitaler Organe (wie Herz, Lunge oder Leber) genannt.

Verweildauer, die Anzahl der Tage des stationären Aufenthalts eines Patienten. Die Verweildauer kann in der Krankenhausstatistik durchschnittlich für alle Patienten oder bezogen auf bestimmte Erkrankungen oder Operationen angegeben werden.

Die Verkürzung der durchschnittlichen stationären Liegezeit ist u.a. ein Ziel der Gesundheitsreform, mit deren Hilfe die explodierenden Kosten im Gesundheitswesen eingedämmt werden sollen.

VERWEILDAUER

Bundesländer	Tage
Berlin	12,8
Hamburg	12,3
Nordrhein-Westfalen	11,4
Sachsen	11,3
Baden-Württemberg	11,2
Brandenburg	11,1
Bayern	10,9
Thüringen	10,9
Bremen	10,8
Rheinland-Pfalz	10,6
Sachsen-Anhalt	10,6
Niedersachsen	10,5
Hessen	10,5
Schleswig-Holstein	10,4
Saarland	10,3
Mecklenburg-Vorpommern	9,4

Verweildauer: Dank der modernen Medizin ist die Dauer des Klinikaufenthalts in den letzten Jahren immer mehr gesunken. Im Durchschnitt wird heute ein Patient nach 11 Tagen wieder aus der Klinik entlassen.

Verweilkanüle, relativ stumpfe, flexible Hohlnadel aus Kunststoff, in die für die ▸ Punktion eine Metallnadel **(Mandrin)** eingefügt ist und über die die Plastiknadel in die Vene vorgeschoben wird. Anschließend wird die Metallnadel zurückgezogen und die Verweilkanüle z.B. mit Pflaster fixiert. Verweilkanülen werden immer dann gelegt, wenn eine Kanüle z.B. für die Gabe von Infusionen länger verweilen soll; eine starre Metallnadel ist wegen der Gefahr der Verletzung und Dislokation zum längeren Verweilen in einer Gliedmaße nicht geeignet.

videoassistiert, Einsatz von Videokameras bei ▸ Operationen; ▸ auch Laparaskopie, ▸ Telemedizin.

Videokonferenz, ▸ Telemedizin.

Viren, kleinste Partikel, die keinen eigenen Stoffwechsel besitzen und sich, obwohl sie über eine Erbinformation verfügen, nicht eigenständig ver-

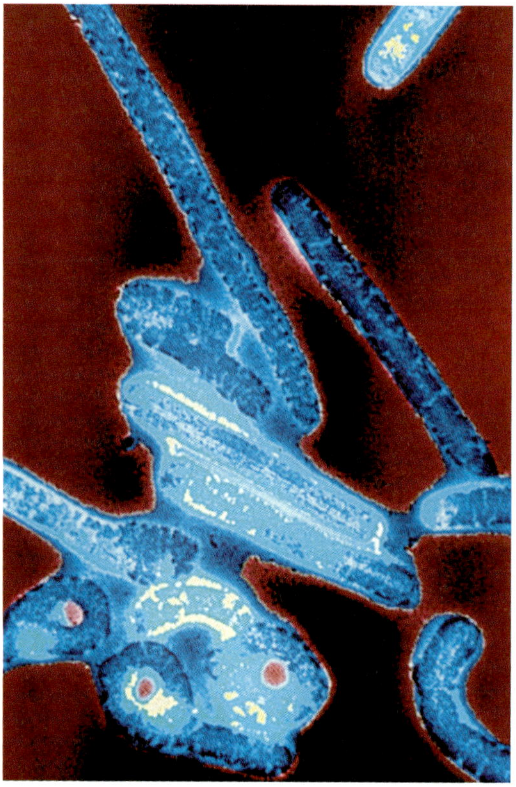

Viren: Das Ebolavirus, eines der gefährlichsten Viren, da die von ihm ausgelöste Ebolakrankheit immer tödlich verläuft.

mehren können, sondern dazu eine Wirtszelle benötigen, die daran meistens zugrunde geht oder durch bestimmte Virusarten zur Entartung gebracht werden kann (▸ Krebs). Viren kommen in vielfältigen Formen und Größen vor. Sie sind mit einem Durchmesser von 10 bis 300 Nanometer so klein, dass sie nicht im normalen Lichtmikroskop, wohl aber mit dem Elektronenmikroskop zu sehen sind. Viren werden für viele ▸ Infektionskrankheiten verantwortlich gemacht (die bekanntesten sind Masern, Mumps, Röteln, Windpocken, Pocken, grippale Infekte, die echte Grippe, Hepatitis, Aids, Tollwut und Kinderlähmung). Da die Viren keine selbstständige Vermehrungsfähigkeit haben, bieten sie auch keine Angriffsfläche für ▸ Antibiotika. Zur Vorbeugung wurde für viele Viruserkrankungen eine spezielle Schutzimpfung entwickelt.

Visite, ganz allgemein Besuch. Im Krankenhaus ist damit der Besuch von Ärzten gemeint, meist zusammen mit der Stationsschwester und/oder weiteren Ärzten und Personal, um im Beisein des und ggf. mit dem Patienten das aktuelle Befinden, das weitere Vorgehen und den wahrscheinlichen oder möglichen Verlauf seiner Erkrankung zu besprechen. Ist der Chefarzt anwesend, spricht man von **Chefvisite.**

Vitalfunktionen, Pulsrate, Körpertemperatur, Blutdruck und Atemfrequenz einer Person. Die Vitalfunktionen werden gewöhnlich überprüft, um einen schnellen Eindruck von dem allgemeinen Gesundheitszustand eines Patienten zu erhalten. Für erwachsene Patienten gelten für die verschiedenen Funktionen folgende Werte (im Ruhezustand): Puls etwa 80 Schläge/min, Körpertemperatur 37 °C, Blutdruck 120:80, Atemfrequenz 12-15 Atemzüge/min.

Vitamine, komplizierte organische Verbindungen, die der Körper in kleinen Mengen für das normale Wachstum und den Stoffwechsel benötigt. Vitamine sind ein wichtiger Bestandteil einer ausgewogenen Ernährung. Sie kommen in normalen Lebensmitteln vor, können aber auch künstlich zugegeben werden, um den Ernährungswert von Lebensmitteln zu steigern. Es sind zahlreiche verschiedene Vitamine bekannt, und jedes einzelne hat eine genau definierte Aufgabe bei den Funktionen des Körpers. Vitamin C wird z. B. für das Ausheilen von Wunden und Knochenbrüchen benötigt; Vitamin A verleiht dem Körper Widerstandskraft gegenüber **Infektionen.** Die meisten Vitamine sind für den Körper so wichtig, dass sich in ihrer Abwesenheit bestimmte Krankheiten entwickeln. So führt z. B. Vitamin-D-Mangel zu **Rachitis.**

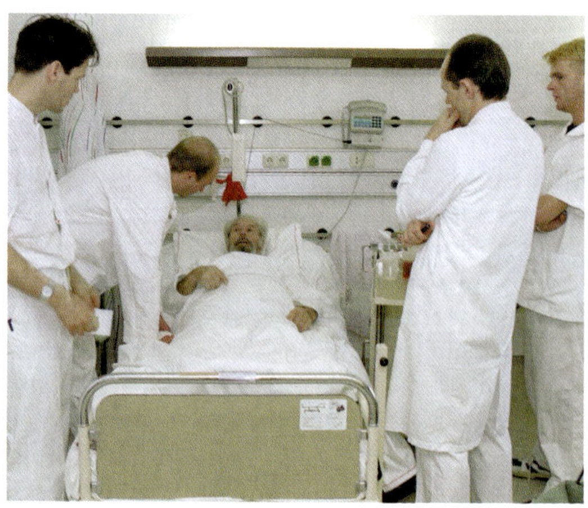

Visite: Ärzte und Pfleger kontrollieren bei der täglichen Visite den Genesungsprozess.

Wachkoma, Coma vigile, apallisches Syndrom, Mittelhirn- oder Decerebrationssyndrom, Enthirnungsstarre, kommt durch eine Schädigung der Großhirnrinde z. B. durch Verletzungen, Sauerstoffmangel oder Vergiftungen zustande. Es handelt sich um einen Bewusstseinszustand, in welchem der ▸ Patient, da er die Augen geöffnet hat, wach erscheint, aber es lässt sich kein Blickkontakt mit Fixieren der Augen oder eine sonstige sinnvolle Reaktion erkennen. Parallel dazu bestehen eine ▸ Spastik der Muskulatur sowie unter Umständen Streckkrämpfe und Störungen der Temperatur- und Atemregulation. Dies kann ein vorübergehender Zustand sein, wenn die Großhirnrinde nur funktionell, aber nicht substanziell geschädigt wurde und in der Lage ist, sich zu erholen. Oder es folgt eine weitere Verschlechterung, die letztlich zum Hirntod (▸ Hirntoddiagnostik) führt. In der Mehrzahl der Fälle bleibt das Wachkoma ein Dauerzustand. Bei guter Pflege können die Patienten jahrelang so weiterleben und versterben dann meist an sekundären Erkrankungen. In Einzelfällen sollen Menschen aus dem Wachkoma auch nach längerer Dauer wieder erwacht sein, meist nach äußerst intensiven Bemühungen in Betreuung, Pflege und Therapie (z. B. Krankengymnastik) von den Angehörigen und Fachpersonal.

Wachstation, eine spezielle Station für Patienten, die z. B. nach einer Operation, nach einer schweren Verletzung, aber auch anderen ernsten Erkrankungen (z. B. Magenblutung) der engmaschigen Überwachung ihrer vitalen Funktionen wie Atmung, Kreislauf und Flüssigkeitshaushalt bedürfen, ohne dass Maßnahmen der ▸ Intensivmedizin wie z. B. Beatmung, Rechtsherzkatheter usw. notwendig sind. Die funktionelle Abgrenzung gegenüber der ▸ Intensivstation ist je nach personeller und apparativer Ausstattung verschieden, in kleineren Häusern können beide Stationen auch zusammengefasst sein. Die Wachstation ist nicht zu verwechseln mit dem ▸ Aufwachraum.

Wassergeburt, in manchen geburtshilflichen Abteilungen angebotene Form der Geburt. Die Mutter sitzt dabei in angenehm warm temperiertem Wasser, was für sich ja schon entspannend wirkt. Das Kind erlebt durch die unter Wasser stattfindende Geburt den Übergang aus der mit Fruchtwasser gefüllten Eihöhle der Gebärmutter in die Außenwelt nicht so krass. Die Versorgung mit Sauerstoff über die Nabelschnur muss dabei aber noch ausreichend möglich sein.

Wasserkopf, ▸ Hydrozephalus.

WHO, Abk. für englisch **W**orld **H**ealth **O**rganization, deutsch Weltgesundheitsorganisation. Die WHO – mit Generalsekretariat in Genf – ist eine der wichtigsten Sonderorganisationen der UNO. 1948 gegründet und mit sechs Regionalbüros in fünf Erdteilen auch dezentral vertreten, verfolgt sie als satzungsgemäßes Ziel, »den höchstmöglichen Gesundheitszustand der Menschen in allen Völkern« zu fördern. Sie führt eigene Informations- und Aufklärungskampagnen durch, berät nationale Gesundheitsdienste, konzipiert Strategien gegen epidemische und endemische Krankheiten, befasst sich mit der Qualitätsbewertung von Gesundheitssystemen und erarbeitet internationale Normen für Diagnostik, Medikamente, Nahrungsmittel und gesundheitsrelevante Stoffe aller Art. Ein besonderes Augenmerk legt sie auf unmittelbare und längerfristige gesundheitliche Folgen großer Schadensereignisse (Kriege, Naturkatastrophen). Unter medizinischen Gesichtspunkten begutachtet und begleitet sie die bedeutendsten Entwicklungen in vielen Lebensbereichen (Megatrends), besonders bezüglich der Arbeitswelt, der Ernährungs- und Umweltsituation sowie der Wasser- und Siedlungshygiene (▸ Hygiene). Sie sucht seit einigen Jahrzehnten auch Einfluss zu nehmen auf medizinische Forschungsaktivitäten und -ziele. Gewisse Erfolge hat die WHO bei der weltweiten Gleichstellung von Menschen mit psychischen Störungen und Suchtkrankheiten in ihrem Hilfeanspruch, bei Vereinheitlichung des akutmedizinischen Vokabulars (**Internationaler Diagnosenschlüssel,** ICD) und, auf dem Weg der Durchsetzung von Massenimpfungsprogrammen, im Bereich der Bekämpfung von Pocken- und z. T. auch Polioepidemien, erzielt, in anderen Bereichen (z. B. gegen Verbreitung von Malaria oder Aids) konnte sie bisher keine überzeugenden Ergebnisse vorweisen.

Die WHO gibt viele Schriften und Aufklärungsmaterialien in zahlreichen Sprachen heraus, die – oft kostengünstig oder gar kostenlos – bezogen werden können beim zuständigen Regionalbüro. Die

Anschrift des europäischen Regionalbüros lautet: WHO, Scherfigsvej 8, DK-2100 Kopenhagen/O.

Wiederherstellungschirurgie, Spezialgebiet der ▸ Chirurgie, welches sich mit der Wiederherstellung von Körperformen und/oder -funktionen meist nach Verletzungen, Verbrennungen und eingreifenden Operationen bei ▸ Krebs bzw. seltener auch bei angeborenen Fehlbildungen auf dem Wege der operativen Behandlung befasst. Überschneidungen und Zusammenarbeit mit anderen operativen Fächern wie ▸ MKG, ▸ HNO, ▸ Orthopädie usw. sind möglich. ▸ ästhetische Chirurgie, ▸ plastische Chirurgie, ▸ Replantation.

Yoga, eine aus dem indischen Kulturkreis stammende Lehre, die durch konzentrative Übungen von Körper, Atmung und Geist nicht nur die körperliche Gesundheit fördern, sondern vor allem die Entwicklung zu höheren Bewusstseinszuständen vermitteln will. Es gibt im Yoga mehrere Arten von Übungen. Im Westen werden fast ausschließlich Methoden des **Hatha-Yoga** gelehrt und verbreitet, die schwerpunktmäßig aus körperlichen Übungen, aber auch Atemübungen und einer bestimmten Art der Meditation bestehen. Die meisten Menschen unseres Kulturkreises sehen in Yoga in erster Linie eine Erfolg versprechende und ganzheitliche Methode, mit der sie zu besserem Aussehen, Gesundheit und Zufriedenheit gelangen können. Für den spirituell weitergehend interessierten Menschen ist Hatha-Yoga dagegen nur eine erste Stufe im Rahmen der Bewusstseinsentwicklung, die dann durch andere Arten des Yoga gefördert wird.

zentraler Venenkatheter, Abk. **ZVK,** ▸ Katheter, der nach Punktion einer Vene unter sterilen Bedingungen (▸ Sterilität) und Lokalanästhesie (▸ Anästhesie) über diese in die obere oder untere Hohlvene bis kurz vor das rechte Herz vorgeschoben wird. Die Punktion kann erfolgen im Bereich der Armbeuge, am Hals (Jugularvene), unter dem Schlüsselbein oder seltener in der Leistengegend. Über den ZVK kann der **zentrale Venendruck** gemessen werden, der erniedrigt ist bei vermindertem Blutvolumen (durch Verlust von Blut, Plasmaeiweißstoffen oder Wasser) und erhöht bei Vermehrung des Blutvolumens (z.B. bei Nierenfunktionsstörung mit eingeschränkter oder fehlender Urinausscheidung) oder Rückstau des Blutes bei eingeschränkter Pumpfunktion **(Insuffizienz)** des rechten (z.B. bei ▸ Embolie in den Lungenarterien) oder des linken Herzens (z.B. durch altersbedingte Herzschwäche, ▸ Herzinfarkt, Herzrhythmusstörungen usw.). Weiterhin können über den ZVK Medikamente (z.B. Zytostatika, ▸ Chemotherapie) und Infusionen (z.B. zur künstlichen Ernährung) verabreicht werden, die die Wand kleinerer Venen mit dünnerem Durchmesser schädigen würden. Die Punktionsstelle muss sorgfältig behandelt und möglichst keimfrei gehalten werden, damit sich über den ZVK keine Infektion in den Körper hinein ausbreitet. Zur Dauertherapie mit Zytostatika bei Krebskranken, die sowieso eine herabgesetzte Immunität haben, kann der ZVK in Narkose durch einen langen künstlich angelegten Hauttunnel gelegt werden. Vorsicht geboten ist auch beim Wechseln von Infusionsschläuchen oder dem Spritzen von Mediakmenten wegen der Möglichkeit der Luftembolie.

Zivildienstleistende, Ersatzdienstleistende, Abk. **Zivi,** Wehrdienstverweigerer, die alternativ zum Nutzen der Allgemeinheit einen zivilen Ersatzdienst leisten. Dies kann unter anderem auch im Rettungsdienst oder im Krankenhaus geschehen, in der Regel zu Hilfsdiensten nach kurzer Einweisungszeit.

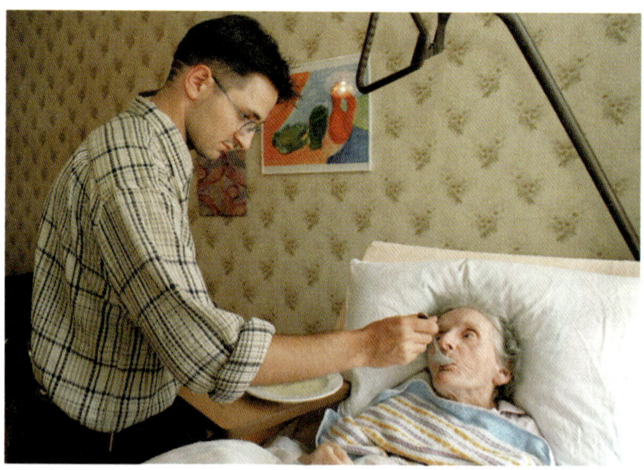

Zivildienst: Zivildienstleistende sind aus dem Gesundheitswesen nicht mehr wegzudenken. Sie verrichten oft Arbeiten, für die examinierte Pflegekräfte keine Zeit haben.

Zusatzversicherung, 1. **zur Alterssicherung:** Neben der gesetzlichen Rentenversicherung und der individuellen privaten Altersvorsorge stellen im öffentlichen Dienst (Zusatzversorgungskassen der Kommunen, Länder, des Bundes und der von ihnen geförderten oder betriebenen Unternehmen) sowie in Teilen der Privatwirtschaft (ergänzende Betriebs- oder Belegschaftsrenten) die Zusatz-Altersversicherungen ein meist auf Freiwilligkeit der Teilnahme basierendes System dar, das mithilfe oft vergleichsweise hoher Arbeitgeberleistungen und unter Beitragsbeteiligung Betroffener im Alter die Einkommenslücke zwischen Rentenentwicklung und Entwicklung der Arbeitseinkommen Erwerbstätiger verringern oder schließen soll. Die Leistungen **(Versorgungsrenten)** sind – wie auch die Beiträge – nach gesetzlichen Vorgaben dynamisch gestaltet. Die Zusatzaltersversorgung wird von öffentlichen Körperschaften oder öffentlich beaufsichtigten Unternehmenszusammenschlüssen auf der Basis von Tarifverträgen und Landesrecht durchgeführt. Die Aufsicht obliegt aber dem Bundesminister der Finanzen.

2. Im Sinne **freiwilliger Zusatzkrankenversicherung:** private Verträge ermöglichen hierbei ergänzend zur gesetzlichen Krankenversicherung die Versicherung zahlreicher Zusatzleistungen im Krankheitsfall bei der privaten Versicherungswirtschaft. Meist stehen finanzielle Absicherungen gegen Mehrkosten oder gegen Einkommensausfälle der vom Kranken abhängigen Familienmitglieder (▸ Tagegeld) und bestimmte Wahlleistungen (Einzelzimmer und freie Arztwahl im Krankenhaus, ergänzende Kostenübernahme bei Prothetik-, Hilfsmittel- und Zahnersatzleistungen) im Vordergrund. Im Einzelfall ist auch schon Pflegebedürftigkeit Gegenstand von Zusatzversicherungen.

Zuzahlung, aufgrund gesetzlicher Bestimmungen zu leistende Selbstbeteiligung der Patienten an den Kosten für Arzneimittel, Rehabilitationsmaßnahmen (Massagen, Kuren usw.) und Krankenhauskosten. Bei Arzneimitteln orientiert sich die Zuzahlung an der Packungsgröße, beim Aufenthalt in Krankenhäusern oder Kurkliniken an der Dauer des Aufenthalts. Bestimmte Personengruppen (z. B. Kinder) sind von der Zuzahlung ausgenommen.

Zwangsbehandlung, ärztliche Handlungen, die gegen das ▸ Selbstbestimmungsrecht des Patienten durchgeführt werden dürfen. Darunter fallen z. B. Maßnahmen, die das Ausbreiten von Geschlechtskrankheiten verhindern sollen oder die Entnahme einer Blutprobe zur Untersuchung auf Alkohol und/oder Drogen im Rahmen einer Straftat.

Zyklusstörungen, Störungen im zeitlichen und sonstigen Ablauf der weiblichen Monatsregel (Menstruation, Periode).

Zyste, durch eine Kapsel abgeschlossener, mit Flüssigkeit, breiigem Inhalt oder Gewebeteilen ausgefüllter, ein- oder mehrkammeriger abnormer Hohlraum im Gewebe.

Echte Zysten sind mit Epithel ausgekleidet, **falsche Zysten** (Pseudozysten) dagegen nur von einer bindegewebigen Kapsel umgeben. Ursachen können unter anderem angeborene Gewebefehlbildungen oder z. B. Flüssigkeitsansammlungen in normalen Gewebehohlräumen sein (z. B. Eierstockzysten). Die Größe schwankt zwischen mikroskopisch kleinen und mehreren Kilogramm schweren Gebilden.

Zystektomie, im weiteren Sinne die operative Entfernung von Zysten, im engeren Sinne die Entfernung der Harnblase.

Zystoskopie, die Endoskopie der Harnblase mit einem speziellen starren Endoskop, dem **Zystoskop,** zur Diagnostik und der Durchführung kleinerer Eingriffe (z. B. Zertrümmern von Blasensteinen).

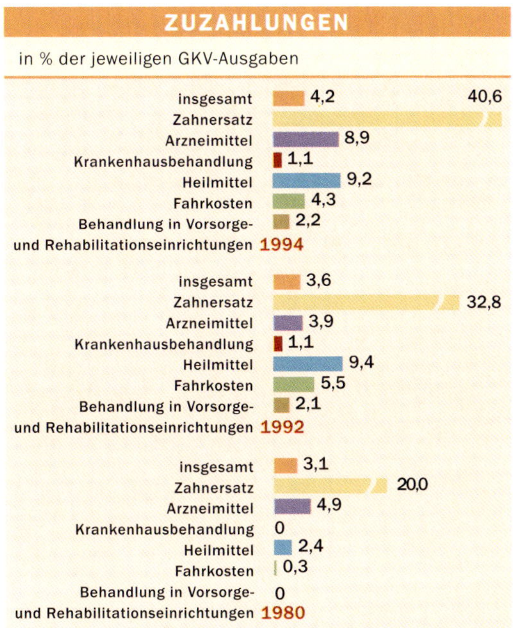

Zuzahlung: Die Patienten müssen einen immer höheren Anteil an den Arznei- und Heilmittelkosten übernehmen: Zwischen 1992 und 1994 hat sich der Versichertenanteil an den Arzneimittelkosten mehr als verdoppelt.

(Quelle: Gesundheitsbericht für Deutschland, Statistisches Bundesamt 1998)

Eine Operation ist notwendig, und was dann?

Aufklärungspflicht des Arztes:

+ Vor jeder Operation muss Sie Ihr Arzt gründlich informieren. Dazu gehört nicht nur, dass Sie der Arzt über den geplanten Eingriff aufklärt, sondern auch über Behandlungsalternativen. Lediglich bei gleichwertigen Möglichkeiten entfällt diese Pflicht. Kann eine Operation durch Medikamentengabe vermieden werden, darf der Arzt dies allerdings nicht verschweigen. Da der Arzt im Streitfall nachweisen muss, dass er seiner Aufklärungspflicht nachgekommen ist, wird er sich dies dokumentieren lassen, z.B. durch eine entsprechende Erklärung Ihrerseits.
+ Im Zweifel lassen Sie sich durch einen zweiten Arzt beraten. In jedem Fall muss der Arzt sich so verständlich ausdrücken, dass Sie die Beratung auch verstehen. Falls Sie etwas nicht verstanden haben, fragen Sie lieber noch einmal nach.

Sie vermuten einen Behandlungsfehler:

+ Vermuten Sie einen Behandlungsfehler, verfassen Sie möglichst frühzeitig ein (Gedächtnis-) Protokoll mit den wichtigen Details der Behandlung. Wichtig sind dabei die Namen der Ärzte, die Sie behandelt haben, die Namen des Pflegepersonals auf Ihrer Station, die Namen der Zeugen, z.B. Ihrer Mitpatienten im Krankenhauszimmer, die Daten aller ärztlichen Maßnahmen.

Der erste Schritt: Das Gespräch mit Ihrem Arzt

+ Im Gespräch mit Ihnen kann Ihr Arzt eventuell erklären, warum die Operation nicht so erfolgreich verlaufen ist, wie Sie sich das gewünscht haben.

Die notwendigen Unterlagen:

+ Zur genauen Prüfung fordern Sie die vollständigen Kopien Ihrer Krankenunterlagen an. Auf die Aushändigung haben Sie einen Rechtsanspruch, der im Todesfall auch auf die Erben übergeht. Die Kosten für die Erstellung der Kopien müssen Sie tragen. Zur Kostenhöhe hat das Amtsgericht Frankfurt am Main festgestellt, dass diese eine Mark pro Kopie und die Portokosten nicht überschreiten dürfen (Aktenzeichen: 30 C 1340/98-47).

Ihre Krankenkasse hilft:

+ Die Krankenkassen haben bei Behandlungsfehlern einen Ersatzanspruch gegen den Arzt bzw. gegen den Träger des Krankenhauses. Sie sind also an einer Klärung stark interessiert und bezahlen bei einem begründeten Verdacht auch notwendige Gutachten. Sie müssen sich also mit Ihrer Krankenkasse in Verbindung setzen.

Was Sie noch tun können:

+ Alle Kosten, die Ihnen durch die Behandlung entstehen, müssen Sie mit Quittungen belegen. Nur dann haben Sie Aussicht, dass Sie Ihre Auslagen wiedererhalten. Versuchen Sie, sich gütlich mit Ihrem Arzt zu einigen. Die Patientenberatung der Verbraucherzentralen oder Schlichtungsstellen der Ärztekammern sind Ihnen dabei behilflich. Eine Strafanzeige sollte der allerletzte Schritt sein, sie verschärft den Konflikt und verzögert im Allgemeinen die Klärung. Vorher sollten Sie die Kostenübernahme mit ihrer Rechtsschutzversicherung geklärt haben.

Anschriften von Institutionen, bei denen Sie weitere Informations- und Beratungsangebote einholen können:

Aktion Psychisch Kranke e.V. (APK)
Brungs-Gasse 4–6
53117 Bonn
Tel. (02 28) 67 67 40
Fax (02 28) 67 67 42

Aktion Sonnenschein – Hilfe für das mehrfachbehinderte Kind e.V.
Heiglhofstr. 63
81377 München
Tel. (089) 1009-0
Fax (089)71936-10

Amputierteninitiative e.V
Spanische Allee 158
14129 Berlin
Tel. (0 30) 8 03 26 75

Arbeitsgemeinschaft Allergiekrankes Kind – Hilfen für Kinder mit Asthma, Ekzem oder Heuschnupfen e. V. (AAK)
Nassaustr. 32
35745 Herborn
Tel. (0 27 72) 9 28 70 30
Fax (0 27 72) 92 87-48

Arbeitsgemeinschaft Spina bifida und Hydrocephalus e.V. (ASbH)
Münsterstr. 13
44145 Dortmund
Tel. (02 31) 86 10 50-0
Fax (02 31) 86 10 50-50

Arbeitskreis der Pankreatektomierten e.V. (AdP)
[Patienten nach Bauchspeicheldrüsen-Entfernung]
Krefelder Str. 52
41539 Dormagen
Tel. (0 21 33) 4 23 29
Fax (0 21 33) 4 26 91

Arbeitskreis Kunstfehler in der Geburtshilfe
Münsterstr. 261
44145 Dortmund
Tel. (02 31) 52 58 72
Fax (02 31) 52 60 48

Arbeitskreis überaktives Kind e.V.
Dietrichstr. 9
30159 Hannover
Tel. (05 11) 363 27 29
Fax (05 11) 363 27 72

AVK – Selbsthilfegruppe [Arterielle Verschlußkrankheiten]
c/o Manfred Pfeiffer
An der Oberhecke 34
55270 Sörgenloch
Tel. (0 61 36) 92 40 50

Bund diabetischer Kinder und Jugendlicher e.V.
Hahnbrunner Str. 46
67659 Kaiserslautern
Tel. (06 31) 7 64 88
Fax (06 31) 9 72 22

Bund zur Förderung Sehbehinderter e.V. (BFS)
Körnerstr. 7
68535 Edingen-Neckarhausen
Tel. (0 62 03) 1 28 72
Fax (0 62 03) 18 15 56

Bundesarbeitsgemeinschaft Hilfe für Behinderte e.V. (BAG H)
Kichfelderstr. 149
40215 Düsseldorf
Tel. (02 11) 3 10 06-0
Fax (02 11) 3 10 06-48

Bundesarbeitsgemeinschaft für hörgeschädigte Studenten und Absolventen e.V. (BhSA)
c/o Andreas Kammerbauer
Hinter der Hochstätte 2a
65239 Hochheim/Main
Tel. (06146) 835537
Fax (06146) 835538

Bundeselternvereinigung für anthroposophische Heilpädagogik und Sozialtherapie e.V. (BfAHS)
Schloßstr. 9
61209 Echzell
Tel. (0 60 35) 81-1 90
Fax (0 60 35) 81-2 17

Bundesgemeinschaft der Eltern und Freunde hörgeschädigter Kinder e.V.
Pirolkamp 18
22397 Hamburg
Tel. (0 40) 6 07 03 44
Fax (0 40) 6 07 23 61

Bundesinteressengemeinschaft Geburtshilfegeschädigter e.V.
Nordsehler Str. 30
31655 Stadthagen
Tel. (0 57 21) 7 23 72
Fax (0 57 21) 8 17 83

Bundesselbsthilfeverband für Osteoporose e.V.
Kirchfeldstr. 149
40215 Düsseldorf
Tel. (02 11) 31 91 65
Fax (02 11) 33 22 02

Bundesverband Contergan-geschädigter e.V. – Hilfswerk für vorgeburtlich Geschädigte
Paffrather Str. 132–134
51069 Köln
Tel. (02 21) 6 80 34 79
Fax (02 21) 68 20 10

Bundesverband der Angehörigen psychisch Kranker e.V. (BAPK)
Thomas-Mann-Str. 49a
53111 Bonn
Tel. (02 28) 63 26 46
Fax (02 28) 65 80 63

Bundesverband der Kehlkopf-losen e.V. (BdK)
Obererle 65
45897 Gelsenkirchen
Tel. (02 09) 59 22 82
Fax (02 09) 59 77 48

Bundesverband der Organtrans-plantierten e.V. (BDO)
Paul-Rücker-Str. 22
47059 Duisburg
Tel. (02 03) 44 20 10
Fax (02 03) 44 21 27

Bundesverband für die Rehabilitation der Aphasiker e.V. [Sprachverlust nach Schlaganfall]
Robert-Koch-Str. 34
97000 Würzburg
Tel. (09 31) 25 01 30-0
Fax (09 31) 25 01 30-39

Bundesverband für Körper- und Mehrfachbehinderte e. V. (BKM)
Brehmstr. 5–7
40239 Düsseldorf
Tel. (02 11) 6 40 04-0
Fax (02 11) 6 40 04-20

Bundesverband herzkranker Kinder e.V. (BhK)
Robensstr. 20–22
52070 Aachen
Tel. (02 41) 91 23 32
Fax (02 41) 91 23 33

Bundesverband Hilfe für das autistische Kind – Vereinigung zur Förderung autistischer Menschen e.V.
Bebelallee 141
22297 Hamburg
Tel. (0 40) 5 11 56 04
Fax (0 40) 5 11 08 13

Bundesverband Kleinwüchsige Menschen und ihre Familien e.V.
Westerstr. 98–104
28199 Bremen
Tel. (04 21) 50 21 22
Fax (04 21) 50 57 52

Bundesverband Legasthenie e.V.
Königstr. 32
30175 Hannover
Tel. (05 11) 31 87 38
Fax (05 11) 31 87 39

Bundesverband Neurodermitis-kranker in Deutschland e.V. (BNKD)
Oberstr. 171
56154 Boppard
Tel. (0 67 42) 87 13-0
Fax (0 67 42) 27 95

Bundesverband Polio e.V. [Kinderlähmung]
Thaerstr. 27
35392 Gießen
Tel. (06 41) 2 34 33
Fax (06 41) 20 19 84

Bundesverband Poliomelitis e.V.
Weserbergland-Klinik
37669 Höxter
Tel. (0 52 71) 98 34 43

Bundesverband Psychiatrie-Erfahrener e.V. (BPE)
Thomas-Mann-Str. 49a
53111 Bonn
Tel. (02 28) 63 26 46
Fax (02 28) 65 80 63

Bundesverband Selbsthilfe Körperbehinderter e.V. (BSK)
Altkrautheimer Str. 17
74238 Krautheim/Jagst
Tel. (0 62 94) 68-1 10
Fax (0 62 94) 9 53 83

Bundesverband Skoliose-Selbsthilfe e.V.
c/o Ria Hunger
Mühlweg 12
74838 Limbach
Tel. (0 62 87) 47 92
Fax (0 62 87) 47 92

Bundesvereinigung Lebenshilfe für Menschen mit geistiger Behinderung e.V. (Lebenshilfe)
Raiffeisenstr. 18
35043 Marburg
Tel. (0 64 21) 4 91-0
Fax (0 64 21) 13 91-3 70

Bundesvereinigung Stotterer-Selbsthilfe e.V.
Gereonswall 112
50670 Köln
Tel. (02 21) 13 91-6 07
Fax (02 21) 4 91-1 67

CFM-Selbsthilfe, Bundesverband e.V.
[Cystische Fibrose/Mucoviscidose]
Meyerholz 3
28832 Achim
Tel. (0 42 02) 8 22 80
Fax (0 42 02) 60 73

Dachverband psychosozialer Hilfsvereinigungen e.V. (DpsH)
Thomas-Mann-Str. 49a
53111 Bonn
Tel. (02 28) 63 26 46
Fax (02 28) 65 80 63

Deutsche AIDS-Hilfe e.V. (AIDS-Hilfe)
Dieffenbachstr. 33
10967 Berlin
Tel. (0 30) 69 00 87-0
Fax (0 30) 69 00 87-42

Deutsche Alzheimer Gesellschaft e.V. (dag)
Kantstr.152
10623 Berlin
Tel. (0 30) 31 50 57-33
Fax (0 30) 31 50 57-35

Deutsche Epilepsievereinigung e.V.
Zillestr. 102
10585 Berlin
Tel. (0 30) 3 42 44 14
Fax (0 30) 3 42 44 66

Deutsche Gefäßliga e.V.
Guttmannstraße 1
76307 Karlsbad-Langensteinbach
Tel. (0 72 53) 2 62 28

Deutsche Gesellschaft für Muskelkranke e.V. (DGfM)
Im Moos 4
79112 Freiburg
Tel. (0 76 65) 94 47-0
Fax (0 76 65) 94 47-20

Deutsche Gesellschaft für Osteogenesis imperfecta Betroffene e.V.
[Glasknochenkrankheit]
Offenbacher Str. 60
63165 Mühlheim
Tel. (0 61 08) 6 92 76
Fax (0 61 08) 7 63 34

Deutsche Gesellschaft zur Bekämpfung der Mukoviscidose e.V. (dgbm)
Bendenweg 101
53121 Bonn
Tel. (02 28) 9 87 80-0
Fax (02 28) 9 87 80-77

Deutsche Gesellschaft zur Bekämpfung von Fettstoffwechselstörungen und ihren Folgeerkrankungen e.V. – Lipid-Liga
Waldklausenweg 20
81377 München
Tel. (0 89) 7 19 10 01
Fax (0 89) 7 14 26 87

Deutsche Gesellschaft zur Förderung der Gehörlosen und Schwerhörigen e.V. (DGFGS)
Niemöllerallee 18
81739 München
Tel. (0 89) 67 92 02 48
Fax (0 89) 67 92 02 49

Deutsche Hämophilieberatung – Verein zur Beratung bei Blutkrankheiten e.V.
Königsstr. 53
47051 Duisburg
Tel. (02 03) 3 00 98-0
Fax (02 03) 3 00 98-99

Deutsche Hämophiliegesellschaft zur Bekämpfung von Blutungskrankheiten e. V.
Halenseering 3
22149 Hamburg
Tel. (0 40) 6 72 29 70
Fax (0 40) 6 72 49 44

Deutsche Heredo-Ataxie Gesellschaft – Bundesverband e.V. (DAHG)
[erbliche Bewegungsstörung]
Haußmannstr. 6
70188 Stuttgart
Tel. (07 11) 2 15 51 14
Fax (07 11) 2 15 52 14

Deutsche Huntington-Hilfe e.V.
[erbliche Bewegungsstörung]
Börsenstr. 10
47051 Duisburg
Tel. (02 03) 2 29 15
Fax (02 03) 2 29 25

Deutsche Ileostomie-Colostomie-Urostomie – Vereinigung e.V. (ILCO)
[mit künstlichem Ausgang von Verdauungs- und/oder Harnwegen]
Landshuter Str. 30
85356 Freising
Tel. (0 81 61) 93 43-0, 02
Fax (0 81 61) 93 43-04

Deutsche Herzstiftung e.V.
Vogtstraße 50
60322 Frankfurt am Main
Tel. (0 69) 95 51 28-0

Deutsche Interessengemeinschaft für Kinder mit Phenylketonurie (PKU) und verwandten angeborenen Stoffwechselstörungen e.V.
c/o Hansjörg Schmidt
Adlerstr. 6
91077 Kleinsendelbach
Tel. (0 91 26) 44 53
Fax (0 91 26) 3 09 46

Deutsche Interessengemeinschaft für Verkehrsunfallopfer e.V. – dignitas
Angelika Oidtmann
Friedlandstr. 6
41747 Viersen
Tel. (0 21 62) 2 00 32
Fax (0 21 62) 35 23 12

Deutsche Krebsgesellschaft e.V.
Paul-Ehrlich-Straße 41
60596 Frankfurt am Main

Deutsche Leukämie Forschungshilfe, Aktion für krebskranke Kinder e.V.
Joachimistr. 20
53113 Bonn
Tel. (02 28) 9 13 94 30
Fax (02 28) 9 13 94 33

Deutsche Leukämie-Hilfe
Thomas-Mann-Str. 40
53111 Bonn
Tel. (02 28) 7 29 90 67
Fax (02 28) 7 29 90 11

Deutsche Liga zur Bekämpfung des hohen Blutdrucks e.V. Hochdruckliga
Postfach 102040
69010 Heidelberg
Tel (0 62 21) 4748 00
[Montag – Freitag 9 bis 17 Uhr]

Deutsche Morbus Crohn-/ Colitis ulcerosa-Vereinigung (DCCV) – Bundesverband für entzündliche Erkrankungen des Verdauungstraktes e.V.
Paracelsusstr. 15
51375 Leverkusen
Tel. (02 14) 8 76 08-0
Fax (02 14) 8 76 08-88

Deutsche Multiple Sklerose Gesellschaft e.V. (DMSG)
Vahrenwalder Str. 205–207
30165 Hannover
Tel. (05 11) 9 68 34-0
Fax (05 11) 9 68 34-50

Deutsche Myastenie-Gesellschaft e.V. [Muskelschwäche]
Lagenmarckstr. 106
28199 Bremen
Tel. (04 21) 59 20 60
Fax (04 21) 50 82 26

Deutsche Narkolepsie-Gesellschaft
c/o Günter Baus
[plötzliche Schlafanfälle]
Auf den Schollen 7
42781 Haan
Tel. (0 21 29) 5 37 23
Fax (0 21 29) 3 29 45

Deutscher Neurodermitiker-Bund
Spaldingstr. 210
20097 Hamburg
Tel. (0 40) 23 08 10
Fax (0 40) 23 10 08

Deutsche Parkinson Vereinigung – Bundesverband e.V. (DPVB)
Moselstr. 31
41464 Neuss
Tel. (0 21 01) 4 10 16, 4 10 17
Fax (0 21 01) 4 54 45

Deutsche Retinitis Pigmentosa Vereinigung e.V. (DRPV)
c/o Frau B. Fritze
[Netzhauterkrankung des Auges]
Vaalser Str. 108
52074 Aachen
Tel. (02 41) 87 00 18
Fax (02 41) 87 39 61

Deutsche Rheuma-Liga e.V. (DRhL)
Maximilianstr. 14
53111 Bonn
Tel. (02 28) 7 66 06-0
Fax (02 28) 7 66 06-20

Deutsche Sarkoidose Vereinigung e.V.
c/o Renate Braune
[Boeck'sche Lungenerkrankung]
Uerdinger Str. 43
40668 Meerbusch
Tel. (0 21 50) 73 60
Fax (0 21 50) 73 60

Deutsche Sektion der Internationalen Liga gegen Epilepsie e.V.
Herforder Str. 5–7
33602 Bielefeld
Tel. (05 21) 12 41 92 (10–12Uhr)
Fax (05 21) 12 41 72

Deutsche Tinnitus-Liga e.V. (DLT)
Am Lohsiepen 18
42369 Wuppertal
Tel. (02 02) 24 65 20
Fax (02 02) 2 46 52 20

Deutsche Vereinigung Morbus Bechterew e.V. (DVMB)
[rheumatische Wirbelsäulenversteifung]
Metzgergasse 16
97421 Schweinfurt
Tel. (0 97 21) 2 20 33
Fax (0 97 21) 2 29 55

Deutsche Zöliakie-Gesellschaft e.V. (DZG)
[Gluten-Unverträglichkeit]
Filderhauptstr. 61
70599 Stuttgart
Tel. (07 11) 45 45 14
Fax (07 11) 4 56 78 17

Deutscher Allergie- und Asthma-Bund e.V. (DAAB)
Hindenburgstr. 110
41061 Mönchengladbach
Tel. (0 21 61) 8 14 94-0
Fax (0 21 61) 8 14 94-30

Deutscher Blindenverband e.V. (DBV)
Bismarckallee 30
53173 Bonn
Tel. (02 28) 95 58 20
Fax (02 28) 35 77 19

Deutscher Diabetiker-Bund e.V.
p.A. Zentrum für jugendliche Diabetiker
Danziger Weg 1
58511 Lüdenscheid
Tel. (0 23 51) 98 91 53
Fax (0 23 51) 98 91 50

Deutscher Diabetiker-Verband e.V.
Bund diabetischer Kinder und Jugendlicher e.V.
Hahnbrunner Str. 46
67659 Kaiserslautern
Tel. (06 31) 7 64 88
Fax (06 31) 9 72 22

Deutscher Gehörlosen-Bund e.V.
Paradeplatz 3
24768 Rendsburg
Tel. (0 43 31) 58 97-22
Fax (0 43 31) 58 97-45

Deutscher Psoriasis-Bund e.V. (DPB)
Oberaltenallee 20 A
22081 Hamburg
Tel. (0 40) 22 33 99
Fax (0 40) 2 27 09 86

Deutscher Schwerhörigenbund
Breite Str. 3
13187 Berlin
Tel. (0 30) 47 54 11 14
Fax (0 30) 47 54 11 16

Deutscher Verein der Blinden und Sehbehinderten in Studium und Beruf e.V. (DVBS)
Frauenbergstr. 8
35039 Marburg
Tel. (0 64 21) 9 48 88-0
Fax (0 64 21) 9 48 88-10

Deutsche Schmerzliga e.V.
Roßmarkt 23
60311 Frankfurt am Main
Tel (0 69) 29 98 80 75
Fax (0 69) 29 98 80 33

Dialysepatienten Deutschlands e.V.
Weberstr. 2
55130 Mainz
Tel. (0 23 51) 98 91 53
Fax (0 23 51) 98 91 50

Elternverband Deutscher Gehörlosenschulen e.V. (EDG)
Schenefelder Landstr. 126 a
22589 Hamburg
Tel. (0 40) 8 70 45 28
Fax (0 40) 87 76 80

Fachverband Schlafapanoe/Chronische Schlafstörungen im Sozialverband VdK
Wurzer Str. 4a
53175 Bonn
Tel (02 28) 82 09 30
Fax (02 28) 8 20 93 43

Förderverein für CFS/ME-Erkrankte – fatigatio e.V.
[Chronisches Erschöpfungssyndrom]
Westpreußenstr. 35
53119 Bonn
Tel. (02 28) 66 02 33
Fax (02 28) 66 06 87

Frauenselbsthilfe nach Krebs – Bundesverband e.V.
B 6, 10/11
68159 Mannheim
Tel. (06 21) 2 44 34
Fax (06 21) 15 48 77

Freundeskreis Camphill e.V. [kindgerechte/anthroposophische Pädagogik]
Gütergotzer Str. 85
14165 Berlin
Tel. (0 30) 8 01 20 69
Fax (0 30) 8 01 20 69

Gaucher-Gesellschaft Deutschland e.V.
[angeborene Stoffwechselstörung]
An der Ausschacht 9
59556 Lippstadt
Tel. (0 29 41) 188 70
Fax (0 29 41) 188 70

Gesellschaft zur Förderung behinderter türkischer Kinder e.V.
Vahrenwalder Str. 194
30165 Hannover

Hilfe für Inkontinente Personen e.V.
Wickrather Str. 35
40547 Düsseldorf
Tel. (02 11) 59 21 27
Fax (02 11) 59 24 94

Interessengemeinschaft Eltern für Impfaufklärung (EFI)
c/o Angelika Kögel
Lehár-Straße 65 1/2
86179 Augsburg
Tel. (08 21) 88 12 76

Interessengemeinschaft Hämophiler e.V. [Bluterkrankheit]
Johannesstr. 38
53225 Bonn
Tel. (02 28) 4 29 89 55
Fax (02 28) 4 29 89 66

Interessengemeinschaft Sturge-Weber-Syndrom e.V.
[Gefäßfehlbildungen im Gesichts- und Hirnbereich]
Dammstr.26
74248 Ellhafen
Tel. (0 71 34) 176 29
Fax (0 71 34) 90 19 93

Interessengemeinschaft Mineralfasergeschädigter e.V. (igm)
c/o Susanne Falkenhain
[Erkrankungen der Haut, der Atmungs- und Verdauungsorgane]
Sonnenbergweg 7
69493 Hirschberg/Bergstraße
Tel. (0 62 01) 5 50 16
Fax (0 62 01) 5 50 16 (identisch)

Interessengemeinschaft von Geburt an Behinderter e.V.
Wilhelm-Hauff-Str. 1
12159 Berlin
Tel. (0 30) 8 59 40 21

Interessenvertretung »selbstbestimmt Leben« Deutschland e.V. (ISL)
Jordanstr. 5
34117 Kassel
Tel. (05 61) 7 28 85-46
Fax (05 61) 7 28 85-29

Kuratorium für Dialyse und Nierentransplantantion e.V. (KDNT)
Martin-Beheim-Str. 20
63263 Neu-Isenburg
Tel. (0 61 02) 3 59-0
Fax (0 61 02) 3 59 86

Kuratorium ZNS für Unfallverletzte mit Schäden des Zentralen Nervensystems e.V. (KZNS)
Rochusstr. 24
53123 Bonn
Tel. (02 28) 9 78 45-0
Fax (02 28) 9 78 45-55

Hamburger Landesarbeitsgemeinschaft Hilfe für Behinderte
Richardtstr.45
22081 Hamburg

Landesarbeitsgemeinschaft Hilfe für Behinderte Hessen
Raiffeisenstr.15
35043 Marburg

Landesarbeitsgemeinschaft Hilfe für Behinderte Baden-Württemberg
Unterländerstr.55
70435 Stuttgart

Landesarbeitsgemeinschaft Hilfe für Behinderte Berlin
Schiffbauerdamm 13
10117 Berlin

Landesarbeitsgemeinschaft Hilfe für Behinderte Brandenburg
Heinersdorferstr. 4
16303 Schwedt/Oder

Landesarbeitsgemeinschaft Hilfe für Behinderte Bremen
Waller Heerstr. 55
28217 Bremen

Landesarbeitsgemeinschaft Hilfe für behinderte in Bayern
Weißenberger Str. 43
81667 München

Landesarbeitsgemeinschaft Hilfe für Behinderte Mecklenburg-Vorpommern
c/o Rheuma Liga LV
Rigaer Str. 21
18107 Rostock

Landesarbeitsgemeinschaft Hilfe für Behinderte Saarland
Hafenstr.4
66111 Saarbrücken

Landesarbeitsgemeinschaft Hilfe für Behinderte Sachsen
Michelangelostr. 2
01217 Dresden

Landesarbeitsgemeinschaft Hilfe für Behinderte Thüringen
Musäus-Ring 24 c
07747 Jena-Lobeda/Ost

Landesarbeitsgemeinschaft Hilfe für Behinderte Niedersachsen
Lathusenstr. 20
30625 Hannover

Landesarbeitsgemeinschaft NW Hilfe für Behinderte
Beelertstiege 5–6
48143 Münster

Landesarbeitsgemeinschaft Hilfe für Behinderte Rheinland-Pfalz
Klarastr. 29
55116 Mainz

»lernen, fördern« – Bundesverband zur Förderung Lernbehinderter e.V.
Rolandstr. 61
50677 Köln
Tel. (0221) 38 06 66
Fax (02 21) 38 59 54

Marfan-Hilfe (Deutschland) e.V. (MH)
[angeborene Bindegewebserkrankung]
Marthastr. 10
51375 Köln
Tel. (02 21) 6 80 56 83
Fax (02 21) 6 80 56 83

NCL-Gruppe Deutschland
Vierkaten 32b
21629 Neu Wulmstorf
Tel. (0 40) 7 00 75 21

Notgemeinschaft Medizingeschädigter e.V. (NGM)
Vogelherd 2
91058 Erlangen
Tel. (0 91 31) 60 24 26
Fax (0 91 31) 60 24 84

Osteoporose-Gesellschaft München e.V. – Selbsthilfegruppe –
Christopherstr. 12
80538 München
Tel. (0 89) 29 89 64
Fax (0 89) 29 31 27

Schädel-Hirn-Patienten in Not e.V. (SHP)
[Neurologisch Geschädigte im und nach dem Wachkoma]
Byreuther Str. 33
92224 Amberg
Tel. (0 96 21) 6 48 00
Fax (0 96 21) 6 36 63

Patientenliga Atemwegserkrankungen e.V.
Wormser Str. 81
55276 Oppenheim
Tel. (0 61 33) 35 43

Schilddrüsen Liga Deutschland e.V.
Matthias-Grünewald-Str.11
53175 Bonn
Tel. (02 28) 3 77 92 87
Fax (02 28) 3 77 92 87

Schutzverband für Impfgeschädigte e.V. (SVI)
In den Gärten 3
35625 Hüttenberg
Tel. (0 64 41) 7 16 70
Fax (0 64 41) 7 16 70

Selbsthilfegruppe JEMAH e.V.
[Jugendliche und Erwachsene mit angeborenem Herzfehlern]
Tel. (0 20) 46 50 41 25 oder
(0 35 46) 18 77 17

Selbsthilfegruppe Sklerodermie in Deutschland e.V.
c/o Helga Kandora
[Autoimmunerkrankung des Gefäß- und Bindegewebssystems]
Friedhofstr. 16
74076 Heilbronn
Tel. (0 71 31) 16 16 56
Fax (0 71 31) 16 16 57

Stiftung »Hilfswerk für behinderte Kinder« SdöR
Ludwig-Erhard-Platz 1
53179 Bonn
Tel. (02 28) 8 31-0
Fax (02 28) 8 31-26 55

Stiftung Deutsche Schlaganfall-Hilfe SdbR (sdsh)
Carl-Bertelsmann-Str. 256
33335 Gütersloh
Tel. (0 52 41) 97 70-0
Fax (0 52 41) 70 20 71

Stiftung für das behinderte Kind zur Förderung von Vorsorge und Früherkennung SdbR
Gartenstr.179
60596 Frankfurt
Tel. (0 69) 63 71 09
Fax (0 69) 63 69 76

Verband arbeits- und berufsbedingt Erkrankter e.V.
Stammheimer Str. 8B
63674 Altenstadt
Tel. (0 60 47) 6 81 39
Fax (0 60 47) 6 73 35

Verband Deutscher Sonderpädagogen e.V. (vds) – Fachverband für Behindertenpädagogik –
Ohmstr. 7
97076 Würzburg
Tel (09 31) 2 40 20
Fax (09 31) 2 40 23

Verband Deutscher Selbsthilfen in der Schlafmedizin
Postfach 1107
42755 Haan
Tel (0 21 29) 5 37 23
Fax (0 21 29) 3 29 45

Verein kleinwüchsiger Menschen e.V.
c/o Harald Berndt
Haupstr. 14
56857 Oberhonnefeld
Tel. (0 26 34) 95 60 51
Fax)0 26 34) 95 60 52

Verein leberkrankes Kind e.V.
Windmühlenstr. 19
29399 Wahrenholz
Tel. (0 58 35) 82 41
Fax (0 58 35) 82 41

Verein zur Förderung der Integration Behinderter e.V. (VFI)
Biegenstr. 34
35037 Marburg
Tel. (0 64 21) 6 10 44
Fax (0 64 21) 68 19 75

Internetadressen zum Thema

Auch im Internet finden Sie Informationen zum Thema Kliniken in Deutschland. Die nachstehende Liste gibt Ihnen einen kleinen Überblick; einen Anspruch auf Vollständigkeit erhebt sie nicht. Bei der Suche nach Internetadressen haben wir uns von dem Gedanken der »Adressenbeständigkeit« leiten lassen und davon, wieweit sie Links zu anderen Seiten bieten. Bedingt durch das Medium können sich einzelne Adressen auch geändert haben. Bedenken Sie das bitte bei Ihrer Recherche. Stand der Adressen ist Mai 1999.

http://www.aak.de
Arbeitsgemeinschaft Allergiekrankes Kind
http://www.daab.de
Deutscher Allergie- und Asthma-Bund e.V. (DAAB)
http://www.info-med.de/gast/kliniken/kliniken.htm
Kliniken, Datenbank deutscher Kliniken, Reha-Kliniken und Fachkliniken
htt http://www.info-med.de
Info-Med
die »Hauptseite« der obigen Klinikliste von der »Online-Arbeitsgemeinschaft für interdisziplinäre Fortbildung in der Medizin«
http://www.Patientenschutz.de
Patientenschutz e.V. Deutschland
»Hier entsteht die neue Homepage des Patientenschutz e.V.«, die letzten dokumentierten technischen Schwierigkeiten sind vom 20.4.99
http://www.medinfo.de/patient/index2.htm
Institutionen rund um die Gesundheit. Links von »MedInfo«
http://www.medinfo.de
Medinfo. Umfangreiches Angebot (Nachfolger des IPIS, dem Internet-Patienten-Informierungs-Dienst)
http://home.t-online.de/home/com-net/aerzte.htm
Ratgeber für den Umgang mit Ärzten

Nachfolgend finden Sie einige Bücher, die sich mit dem Thema Kliniken in Deutschland auseinander setzen und in denen Sie weitere Tipps lesen können. Diese Liste erhebt keinen Anspruch auf Vollständigkeit.

CASPAREK, GUSTAV *(Hrsg.): Spezial-Kliniken in Deutschland. Ein Wegweiser zu gezielter Behandlung.* Bielefeld (Univers-Verlag) 1983.

DEPPE, HANS-ULRICH UND ANDERE *(Hrsg.): Das Krankenhaus. Kosten, Technik oder humane Versorgung.* Frankfurt am Main u. a. (Campus-Verlag) 1989.

DEUTSCHE HERZSTIFTUNG E.V. *(Hrsg.): Herz-Kreislauf-Reha-Klinik. Wohin nach der Akutbehandlung oder auch später.* Wegweiser für Ärzte und Patienten. Ausgabe für Ärzte und Kliniken, Redaktion: Max J. Halhuber und andere. Frankfurt am Main (Hofmann) 1991

DEUTSCHE HERZSTIFTUNG E.V. *Herz-Kreislauf-Reha-Klinik. Wohin nach der Akutbehandlung oder auch später.* Wegweiser für Ärzte und Patienten und Laien, Redaktion: Max J. Halhuber und andere. Frankfurt am Main (Hofmann) 1991.

DEUTSCHE HERZSTIFTUNG E.V. *Herz-Kreislauf-Reha-Kliniken und Kliniken für Behandlung herzkranker Kinder und Jugendlicher.* Wegweiser für Ärzte und Patienten. Ausgabe für Patienten und Laien, Redaktion: Thomas Wendt und andere. Frankfurt am Main (Hofmann) ²1991.

ERSTER MÜNCHNER KRANKENHAUSFÜHRER. *Ein Wegweiser durch alle Münchner Krankenhäuser.* München (Jakob) 1989.

ERSTER STUTTGARTER KRANKENHAUSFÜHRER. *Ein Wegweiser durch die Stuttgarter, Reutlinger und Tübinger Krankenhäuser.* München (Jakob) 1989.

HERZ-FÜHRER 1997/98. *Kliniken, Chefärzte, Behandlungsschwerpunkte, Leistungszahlen.* Darmstadt (NAC-Fachverlag) 1997.

HOLZHÜTER, RAINER: VORSICHT, KRANKENHAUS! *Die Misere in deutschen Krankenhäusern.* Berlin (Ullstein) 1996.

KLINIK & REHA. *Das Verzeichnis aller deutschen Krankenhäuser und Reha-Kliniken. Mit wichtigen Angaben zu Führungspersonal, Sondereinrichtungen, Fachschulen, Trägern, medizinisch technischen Geräten usw.* Mit jährlich aktualisierten Adressen. Ausgabe 2. Kulmbach (Baumann Zeitschr.-Verlag) 1998; erscheint jährlich.

KLINIKFÜHRER GEBURT. *Eltern-Ratgeber. Wo soll Ihr Baby zur Welt kommen? Alle Informationen über die Entbindungsstationen in Ihrer Nähe.* Ausgabe 1998. München (Gruner und Jahr) 1998; erscheint jährlich.

KLINIK-WEGWEISER. *Der Leitfaden für Ärzte, Apotheker und Verwaltung in den neuen Bundesländern. Ausbau und Einrichtung von Kliniken und Krankenhäusern,* Redaktion: Heinz Neumann. Bonn (Beta-Verlag) 1993.

KRANKENHAUSVERZEICHNIS. *Verzeichnis der Krankenhäuser und der Vorsorge- oder Rehabilitationseinrichtungen in Deutschland.* Stuttgart (Metzler-Poeschel) 1997.

MESSING, NORBERT: *Bio-Kliniken & Kur. Krankenanstalten, Sanatorien und Kurheime. Natürliche Heilweisen. Vitalstoffreiche Ernährung.* Bad Schönborn (Verlag Ganzheitliche Gesundheit) 1994.

MÖLLER, ARMIN E. / KOBLINSCHKE, ALF / KÜHL, WOLFGANG: *Helfen, heilen, relaxen. Der deutsche Kur- und Klinikführer. Kur, Kururlaub und Rehabilitation. Ratgeber für Patienten, ihre Angehörigen und Ärzte.* Bergisch Gladbach (Lübbe) 1995.

MÜHLBAUER, BERND H. *(Hrsg.): Krankenhaus der Zukunft.* Ulm (Universitäts-Verlag Ulm) 1989.

NEUMANN, HEINZ *(Redaktion): Klinik-Wegweiser.* Der Leitfaden für Ärzte, Apotheker und Verwaltung in den neuen Bundesländern. Ausbau und Einrichtungen von Kliniken und Krankenhäusern. Bonn (Beta-Verlag)

SPARTY, LEO: *Kliniken - Krankenhäuser - Sanatorien - Kurkliniken, in denen Naturheilverfahren zur Anwendung gelangen. Organisationen, die sich mit Naturheilverfahren befassen.* Bonn (Reha-Verlag) 1988.

STATISTISCHES BUNDESAMT WIESBADEN *(Hrsg.): . Verzeichnis der Krankenhäuser und der Vorsorge- oder Rehabilitationseinrichtungen in Deutschland.* Stuttgart u. a. (Kohlhammer) 1992.

WÖLFL, NORBERT: *Die richtige Klinik. Handbuch der Spezialkliniken.* Lizenzausgabe Augsburg (Weltbild-Verlag) 1991.

Abromeit/plus neunundvierzig photo/Visum, Hamburg 112, 150

The Associated Press, Frankfurt am Main 181

A. Tsiaras, New York 17

Bibliographisches Institut & F. A. Brockhaus, Mannheim 101, 110

dpa Bildarchiv, Frankfurt am Main und Stuttgart 10, 29, 89, 90, 91, 93, 101, 105, 107, 123, 129, 134, 138, 139, 142, 145, 175, 194, 196

Photo- und Presseagentur FOCUS, Hamburg 22, 97, 112, 161

Großhandels-u. Lagerei BG, Mannheim 105

images.de digital photo, Berlin 92, 133, 140, 148, 159, 167, 187

Institut für wissenschaftliche Fotografie, M. Kage, Weißenstein 188

Helga Lade Fotoagentur, Frankfurt am Main 114

MEV Verlag, Augsburg 13

R. Nobel/plus neunundvierzig photo/Visum, Hamburg 174, 178

Tierbilder Okapia, Frankfurt am Main 18, 94, 96, 102, 110, 115, 116, 119, 120, 122, 126, 128, 130, 144, 150, 151, 156, 160, 172, 177, 183, 194

T. Pflaum/plus neunundvierzig photo/Visum, Hamburg 15, 90, 102, 111, 114, 122, 123, 148, 151, 155, 192

plus neunundvierzig photo/Visum, Hamburg 15, 23, 26, 90, 94, 99, 102, 106, 111, 112, 114, 122, 123, 129, 142, 143, 148, 150, 151, 154, 155, 172, 174, 178, 181, 192

Siemens, Erlangen und Mannheim 186, 191

W. Steche/plus neunundvierzig photo/Visum, Hamburg 23, 94, 99, 106, 129, 142, 143, 154, 172, 181

St. Jude Medical, Nürnberg 131

Stvw. Ludwigshafen 30

R. Wolf Endoskope, Knittlingen 118

Weitere grafische Darstellungen, Karten und Zeichnungen Bibliographisches Institut & F. A. Brockhaus, Mannheim